"十二五"普通高等教育本科国家级规划教材

"十四五"普通高等教育本科规划教材

供基础、临床、护理、预防、口腔、中医、药学、医学技术类等专业用

核 医 学

Nuclear Medicine

（第5版）

主　　编 王荣福

副 主 编 范　岩　霍　力　崔亚利　刘志翔　卢　洁　王　攀　陆　陟

编　　委（按姓名汉语拼音排序）

崔亚利（哈尔滨医科大学附属肿瘤医院）　　陆　陟（大连医科大学附属第一医院）
范　岩（北京大学第一医院）　　　　　　　宋少莉（复旦大学附属肿瘤医院）
付　巍（桂林医学院附属医院）　　　　　　苏新辉（浙江大学医学院附属第一医院）
黄　蕤（四川大学华西医院）　　　　　　　田　蓉（四川大学华西医院）
霍　力（中国医学科学院北京协和医院）　　王爱辉（承德医学院附属医院）
季仲友（福建医科大学附属协和医院）　　　王　攀（遵义医科大学附属医院）
康　磊（北京大学第一医院）　　　　　　　王　茜（北京大学人民医院）
李芳巍（牡丹江医科大学）　　　　　　　　王荣福（北京大学第一医院，北京大学国际医院）
李河北（北京大学人民医院）　　　　　　　王雪鹃（中国医学科学院肿瘤医院）
李小东（北京大学国际医院）　　　　　　　武　军（山西医科大学附属汾阳医院）
廖栩鹤（北京大学第一医院）　　　　　　　张卫方（北京大学第三医院）
刘　纯（兰州大学第一医院）　　　　　　　赵梅莘（北京大学第三医院）
刘甫庚（北京大学第五临床医学院）　　　　赵　倩（宁夏医科大学总医院）
刘　萌（北京大学第一医院）　　　　　　　周海中（扬州大学临床医学院）
刘志翔（山东第二医科大学附属医院）　　　朱小华（华中科技大学同济医学院附属同济医院）
卢　洁（首都医科大学宣武医院）

北京大学医学出版社

HEYIXUE

图书在版编目（CIP）数据

核医学 / 王荣福主编. -- 5 版. -- 北京 : 北京大学医学出版社, 2025. 6. -- ISBN 978-7-5659-3218-2

Ⅰ. R81

中国国家版本馆CIP数据核字第20247CN667号

核医学（第 5 版）

主　　编：王荣福
出版发行：北京大学医学出版社
地　　址：（100191）北京市海淀区学院路 38 号　北京大学医学部院内
电　　话：发行部 010-82802230；图书邮购 010-82802495
网　　址：http://www.pumpress.com.cn
E-mail：booksale@bjmu.edu.cn
印　　刷：北京信彩瑞禾印刷厂
经　　销：新华书店
责任编辑：王孟通　　**责任校对**：靳新强　　**责任印制**：李　啸
开　　本：850 mm×1168 mm　1/16　　**印张**：22.75　　**字数**：653 千字
版　　次：2003 年 2 月第 1 版　2025 年 6 月第 5 版　2025 年 6 月第 1 次印刷
书　　号：ISBN 978-7-5659-3218-2
定　　价：68.00 元
版权所有，违者必究
（凡属质量问题请与本社发行部联系退换）

第 5 轮修订说明

国务院办公厅印发的《关于加快医学教育创新发展的指导意见》提出以新理念谋划医学发展、以新定位推进医学教育发展、以新内涵强化医学生培养、以新医科统领医学教育创新，要求全力提升院校医学人才培养质量，培养仁心仁术的医学人才，发挥课程思政作用，着力培养医学生救死扶伤精神。《教育部关于深化本科教育教学改革全面提高人才培养质量的意见》要求严格教学管理，把思想政治教育贯穿人才培养全过程，全面提高课程建设质量，推动高水平教材编写使用，推动教材体系向教学体系转化。《普通高等学校教材管理办法》要求全面加强党的领导，落实国家事权，加强普通高等学校教材管理，打造精品教材。以上这些重要文件都对医学人才培养及教材建设提出了更高的要求，因此新时代本科临床医学教材建设面临更大的挑战。

北京大学医学出版社出版的本科临床医学专业教材，从 2001 年第 1 轮建设起始，历经多轮修订，高比例入选了教育部"十五""十一五""十二五"普通高等教育国家级规划教材。本套教材因骨干建设院校覆盖广，编委队伍水平高，教材体系种类完备，教材内容实用、衔接合理，编写体例符合人才培养需求，实现了由纸质教材向"纸质+数字"的新形态教材转变，得到了广大院校师生的好评，为我国高等医学教育人才培养做出了积极贡献。

为深入贯彻党的二十大精神，落实立德树人根本任务，更好地支持新时代高等医学教育事业发展，服务于我国本科临床医学专业人才培养，北京大学医学出版社有选择性地组织各地院校申报，通过广泛调研、综合论证，启动了第 5 轮教材建设，共计 53 种教材。

第 5 轮教材建设延续研究型与教学型院校相结合的特点，注重不同地区的院校代表性，调整优化编写队伍，遴选教学经验丰富的学院教师与临床教师参编，为教材的实用性、权威性、院校普适性奠定了基础。第 5 轮教材主要做了如下修订：

1. 更新知识体系

继续以"符合人才培养需求、体现教育改革成果、教材形式新颖创新"为指导思想，坚持"三基、五性、三特定"原则，对照教育部本科临床医学类专业教学质量国家标准，密切结合国家执业医师资格考试、全国硕士研究生入学考试大纲，结合各地院校教学实际更新教材知识体系，更新已有定论的理论及临床实践知识，力求使教材既符合多数院校教学现状，又适度引领教学改革。

2. 创新编写特色

以深化岗位胜任力培养为导向，坚持引入案例，使教材贴近情境式学习、基于案例的学习、问题导向学习，促进学生的临床评判性思维能力培养；部分医学基础课教材设置"临床联系"模块，临床专业课教材设置"基础回顾"模块，探索知识整合，体现学科交叉；启发创新思维，促进"新医科"人才培养；适当加入"知识拓展"模块，引导学生自学，探索学习目标设计。

3. 融入课程思政

将思政元素、党的二十大精神潜移默化地融入教材中，着力培养学生"敬佑生命、救死扶伤、甘于奉献、大爱无疆"的医者精神，引导学生始终把人民群众生命安全和身体健康放在首位。

4. 优化数字内容

在第4轮教材与二维码技术结合，实现融媒体新形态教材建设的基础上，改进二维码技术，优化激活及使用形式，按章（或节）设置一个数字资源二维码，融知识拓展、案例解析、微课、视频等于一体。

为便于教师教学、学生自学，编写了与教材配套的PPT课件。PPT课件统一制作成压缩包，用微信"扫一扫"扫描教材封底激活码，即可激活教材正文二维码，导出PPT课件。

第5轮教材主要供本科临床医学类专业使用，也可供基础、护理、预防、口腔、中医、药学、医学技术类等开设相同课程的专业使用，临床专业课教材同时可作为住院医师规范化培训辅导教材使用。希望广大师生多提宝贵意见，反馈使用信息，以便我们逐步完善教材内容，提高教材质量。

序

医学关乎人类生命的存在与繁衍，医学卫生事业的发展涉及国家安全、经济发展、社会文明和人民福祉。医者德为先，能为重，技为精。医学教育应既科学、严谨、规范，又充满温情与关怀。"健康中国"的美好愿景与目标，激励着医务工作者为之奋斗。医学教育要坚守为国育才、立德树人的根本任务，落实《关于深化新时代学校思想政治理论课改革创新的若干意见》《高等学校课程思政建设指导纲要》《教育部关于深化本科教育教学改革全面提高人才培养质量的意见》《关于深化医教协同进一步推进医学教育改革与发展的意见》《关于加快医学教育创新发展的指导意见》等文件精神，以适应我国"大医学、大卫生、大健康"的发展需求，为"健康中国"筑牢人才基础。

近年来，高等院校探索新医科建设，推进现代医学教育教学新模式，坚持以人和健康为中心，建立健全覆盖生命全周期和健康全过程、"促防诊控治康"一体化的人才培养体系，高度重视身心、社会、环境等要素，融通医工理文学科，提升新时代医学生的整体素养；运用现代数字信息技术，增强情境化教学，加强临床实践教学，有效地提高了学生专业胜任力。同时，高等院校深化落实党和国家关于加强大学生思想政治教育的指示精神，将思想政治教育贯穿于人才培养体系和课程教学，使习近平新时代中国特色社会主义思想进课堂、入头脑，培养人民群众满意的、医术精湛的社会主义卫生健康事业接班人。

北京大学是经历过百年洗礼的老校，为我国建设和发展做出了杰出贡献，与全国医学教育界的同道们共同努力，在医学教育教学研究、教师培养、教材建设、实践教学规范等多方面不断改革创新。北京大学医学出版社秉承医学教育宗旨，落实党和国家对教材建设的要求和任务，立足北大医学，服务全国高等医学教育，与各院校教师一起不懈努力，打造精品教材，以高质量完成课程教学活动的"最后一公里"。本套本科临床医学专业教材是在教育及卫生健康部门领导的关心指导下，由医学教育专家顶层设计，北京大学医学部携手全国各兄弟院校群策群力、共同建设的成果。本套教材多年来与高等医学教育改革相伴而行，与时俱进，历经多轮修订，体系日趋完善，符合专业要求，编写队伍与院校构成合理，编写体例不断优化创新，实现了纸质教材与数字教学资源结合的精品新形态教材建设。实践证明，这套教材满足本科医学教育的专业标准要求，在适应多数院校的教学能力与资源的情况下，能很好地引导、深化专业教学，已成为本科医学人才培养的精品教材，为我国高等医学教育事业发展做出了突出贡献。

第5轮教材建设坚持以习近平新时代中国特色社会主义思想为指引，积极探索思政元素融入教材，落实立德树人根本任务，坚持现代医学教育理念，体现生命全周期、健康全覆盖的整体要求，与相关学科恰当融合，全面更新了医学知识和能力体系，体现了"中国本科医学教育标准—临床医学专业（2022）"的要求，配合教学模式与方法的改革，吸收"金课程"建设经验，优化教材体例，融入医学文化，重视中华医学文明，强调适用、实用，行稳致远，开创新局，锤炼精品。

在第 5 轮教材出版之际，欣为之序。相信第 5 轮教材的高质量建设一定会为我国新时代高等医学教育人才培养和健康中国事业发展做出更大贡献。

前 言

核医学是现代医学的重要组成部分，在医学领域中具有独特的地位和作用。日新月异的核医学新技术、新方法在现代临床疾病研究、诊断和治疗中，发挥着越来越重要的作用。

2003年，五年制医学本科教材《核医学》第1版正式出版；并分别于2009年、2013年、2018年进行了第2版、第3版和第4版的再版。在20余年的教学实践中，《核医学》受到全国广大师生的厚爱，使用反响良好并获批为"十二五"普通高等教育本科国家级规划教材。

随着现代医学的飞速发展，尤其是在"循证医学""精准医学"与"转化医学"等医学新理念不断深化和"以治病为中心向以人民健康为中心"的卫生发展模式转换之际，以"核素示踪技术"为核心内容的核医学与分子影像学的潜在应用已展现美好前景。这对《核医学》教材的编写提出了更新、更高的要求。为顺应医学进展和教学需求，在吸纳了许多有利于教材建设的宝贵意见与建议后，《核医学》第5版应运而生。它是由北京大学、北京协和医学院、复旦大学、浙江大学、华中科技大学、四川大学、兰州大学、扬州大学、首都医科大学、哈尔滨医科大学、大连医科大学、福建医科大学、山西医科大学、宁夏医科大学、遵义医科大学、山东第二医科大学、牡丹江医科大学、承德医学院和桂林医学院等19所高等医学院校、31位多年从事核医学教学的优秀中青年骨干教师联合编写的。

《核医学》第5版编写的整体目标在于：培养具有良好的临床医学综合素质和临床问题解决能力的医学本科毕业生，为他们在核医学领域进一步深造打下一定的基础，以利于今后更好地应用核医学理论知识和基本技能解决临床医学中的实际问题。它既是五年制医学本科生、其他学制医学生及其毕业后医学继续教育的核医学教材，亦可作为非核医学专业的各科医师继续教育的参考书。

在《核医学》第4版的基础上，《核医学》第5版在编写上还具有如下特色：①编写内容规范。本教材与临床医学专业本科人才培养目标、专业核心能力、主要实践环节相结合，严格把握内容深浅度，突出"三基"（即基础理论、基本知识和基本技能），体现"五性"（即思想性、科学性、先进性、启发性和适用性），强调理论和实践相结合。②编写理念新颖。本教材力求反映新的医学教育理念、临床思维、内容和方法。在介绍核医学基本知识之外，还简明扼要地概述核医学的研究进展，并增加案例分析部分，确保教材的新颖性与可读性。③参编院校覆盖面大、权威性强。本教材的编写集中了全国核医学界的优秀力量，不仅在内容上涵盖本专业教学大纲的要求，力求概念准确、重点突出，而且充分考虑到核医学发展的区域平衡性，内容简明、精练，注重实用。④突出核医学特色，加强学科之间的互补性，重点突出核医学在临床实践中被公认的优势检查项目，客观、科学地与相关学科进行比较。

根据临床医学本科课程教学要求和培养临床医师的主要目标，《核医学》第 5 版以临床核医学介绍为重点，编写遵循由浅入深、从易到难的原则，淘汰了不实用的陈旧内容，保留了图文并茂的风格与样式，更新了高质量图片和表格，同时在文后设置了中英文专业词汇索引。每章还增补了学习目标、思考题、案例分析和 PPT 课件。

全书共 13 章。第一、二章介绍核医学基础知识，包括总论、核物理与电离辐射生物效应及防护，增加了"全景 PET/CT，PET/MR，医用回旋加速器和药物合成、分装系统装置，核医学诊疗一体化"内容。第三至十一章分别介绍核医学在各类疾病中的具体应用，分别从显像原理、操作方法、诊断要点与临床应用等方面进行深入浅出的介绍，尤其是增加了 ^{18}F-FDG PET/CT 葡萄糖代谢显像在肿瘤筛查中的临床应用，在血液与淋巴系统及炎症章节突显 ^{18}F-FDG PET/CT 葡萄糖代谢显像在淋巴瘤诊断、分期和再分期、疗效评价和预后判断中的作用，以及其在类风湿疾病和自身免疫性疾病中的重要临床应用价值。第十二章介绍了临床常规核素治疗甲状腺疾病、恶性肿瘤骨转移骨痛及其相关临床应用；特别介绍了近年来日益发展的放射性核素治疗新技术和新方法，如发射 α 粒子的放射性核素镭 [^{223}Ra]（氯化镭）和锕 [^{225}Ac]-PSMA 治疗前列腺癌骨转移，镥 [^{177}Lu]-DOTATATE 治疗神经内分泌肿瘤、镥 [^{177}Lu]-PSMA 治疗转移性去势抵抗性前列腺癌及其骨转移以及钇 [^{90}Y] 微球治疗肝癌等。第十三章介绍了放射体外分析方法及其应用，强调实验室外部、室间的质量控制和质量保证的重要性，增加了"ISO15189 质量控制体系"内容。

在教材编写过程中，北京大学医学出版社、各参编单位领导予以鼎力支持，各位编委齐心协力、通力合作，在此致以诚挚的谢意。教材编写是一项复杂的系统工程，每一位编者都注入了相当多的心血，力求做到完美。若仍存在不妥之处，真诚地希望广大读者给予批评指正，以便在修订和再版时完善。

王荣福

目 录

- 第一章　总论 …………………… 1
  - 第一节　核医学的定义、内容和特点 …………… 1
  - 第二节　放射性药物 ……………… 3
  - 第三节　核医学仪器 ……………… 9
  - 第四节　核医学的诊断与治疗原理 …………… 21
  - 第五节　放射性核素示踪技术 ……… 26
  - 第六节　分子核医学与分子影像技术应用 …………… 28
  - 第七节　核医学发展与展望 ………… 30

- 第二章　核物理与电离辐射生物效应及防护 …………… 38
  - 第一节　核物理 …………………… 38
  - 第二节　电离辐射的生物效应及防护 …………… 44
  - 第三节　核医学的诊治剂量和安全性 …………… 53

- 第三章　肿瘤 ……………………… 56
  - 第一节　肿瘤PET/CT（MR）代谢显像 …………… 56
  - 第二节　其他肿瘤显像 …………… 69
  - 第三节　肿瘤受体显像 …………… 71
  - 第四节　肿瘤免疫显像 …………… 76
  - 第五节　肿瘤前哨淋巴结显像 ……… 81
  - 第六节　肿瘤基因表达显像 ………… 84
  - 第七节　SPECT/CT肿瘤显像 ……… 86
  - 第八节　与相关影像学检查比较 …… 89

- 第四章　心血管系统 ……………… 92
  - 第一节　心肌灌注显像 …………… 92
  - 第二节　心肌代谢显像 …………… 104
  - 第三节　心室显像及心功能测定 …… 106
  - 第四节　心脏淀粉样变显像 ………… 112
  - 第五节　心脏神经受体显像 ………… 117
  - 第六节　与相关影像学检查比较 …… 120

- 第五章　神经系统 ………………… 123
  - 第一节　脑血流灌注显像及局部脑血流测定 …………… 123
  - 第二节　脑代谢断层显像 …………… 129
  - 第三节　神经递质和受体显像 ……… 133
  - 第四节　放射性核素脑血管显像 …… 136
  - 第五节　脑脊液显像 ……………… 139
  - 第六节　相关影像学检查比较及进展 …………… 144

- 第六章　内分泌系统 ……………… 149
  - 第一节　甲状腺功能测定及显像 …… 149
  - 第二节　甲状旁腺显像 …………… 160
  - 第三节　肾上腺显像 ……………… 164
  - 第四节　与相关影像学检查比较 …… 167

第七章　骨骼系统 …………… 171
第一节　骨显像 ………………… 171
第二节　骨矿物质含量及骨密度测定 …………………………… 192
第三节　与相关影像学检查比较 …… 195

第八章　泌尿生殖系统 ………… 197
第一节　肾动态显像 …………… 197
第二节　肾小球滤过率及肾有效血浆流量的测定 ……………… 201
第三节　肾图检查及肾检查的介入试验 ………………………… 203
第四节　肾静态显像 …………… 214
第五节　膀胱输尿管反流显像、阴囊显像和输卵管显像 ……… 216
第六节　与相关影像学检查比较 …… 218

第九章　呼吸系统 ……………… 220
第一节　肺灌注显像 …………… 220
第二节　肺通气显像 …………… 225
第三节　下肢静脉显像 ………… 236
第四节　与相关影像学检查比较 …… 239

第十章　消化系统 ……………… 242
第一节　肝胆显像 ……………… 242
第二节　肝显像 ………………… 247
第三节　消化道显像 …………… 251
第四节　唾液腺显像 …………… 255
第五节　上消化道功能测定和显像 …………………………… 257
第六节　与相关影像学检查比较 …… 264

第十一章　血液与淋巴系统及炎症显像 ………………………… 267
第一节　血液系统疾病显像 …… 267
第二节　淋巴显像 ……………… 274
第三节　脾显像与骨髓显像 …… 278
第四节　血容量的测定、红细胞寿命测定及 ^{51}Cr 红细胞破坏部位测定 ……………………………… 282
第五节　炎症显像 ……………… 284
第六节　相关检查技术比较与进展 … 287

第十二章　放射性核素治疗 …… 289
第一节　^{131}I 治疗甲状腺疾病 …… 289
第二节　放射性核素治疗骨转移瘤 ……………………………… 303
第三节　放射性粒子植入治疗 … 308
第四节　放射免疫治疗与导向治疗 ……………………………… 311
第五节　其他核素治疗 ………… 314

第十三章　放射体外分析 ……… 325
第一节　放射免疫分析 ………… 325
第二节　免疫放射分析 ………… 331
第三节　其他放射体外分析 …… 333
第四节　非放射性标记免疫分析 … 335
第五节　ISO15189 质量控制体系 … 336
第六节　放射体外分析的临床应用 ……………………………… 339

主要参考文献 …………………… 346

中英文专业词汇索引 …………… 347

第一章 总论

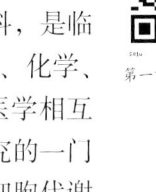

第一章数字资源

核医学（nuclear medicine）是一门涉及多学科、多领域的综合性、交叉性医学学科，是临床医学诊治疾病的重要路径，是现代医学的重要组成部分。它是利用核物理学、数学、化学、电子学、生物学、计算机及人工智能（artificial intelligence，AI）技术等相关学科与医学相互融合的结果，对疾病进行诊断、治疗和研究的独立临床学科。它既是从事生物医学研究的一门新技术，又拥有自身理论和方法，并能反映机体组织或器官血流、受体密度及活性、细胞代谢和功能变化，在医学领域中具有其他学科不可取代的作用。

核医学检测手段多样，既可通过体外分析检测生物样品中超微量的生物活性物质，也可应用放射性核素成像技术反映活体功能代谢，是目前能在活体内安全、无创地可视化病理生理、功能代谢与生物化学动态变化过程的唯一方法。同时，也可利用病灶高度靶向浓聚的放射性核素（radionuclide）对疾病进行内照射治疗。核医学分子影像精准诊断与核素靶向治疗（target therapy）真正实现了诊疗一体化（theranostics）。

第一节 核医学的定义、内容和特点

一、核医学的定义

核医学是核科学技术与医学相结合的产物，是应用放射性核素及其标记化合物（labeled compound）或生物制品（biologics）进行疾病诊断、治疗和医学研究的一门学科。

二、核医学的内容

核医学以其应用和研究范围的侧重点不同，可分为临床核医学（clinical nuclear medicine）和分子核医学（molecular nuclear medicine）。

临床核医学是利用放射性核素及其标记物诊断和治疗疾病的临床医学学科，包括诊断核医学（diagnostic nuclear medicine）和治疗核医学（therapeutic nuclear medicine）。随着科学不断发展和完善，临床核医学又逐步形成了各种系统核医学，如肿瘤核医学、神经系统核医学、心血管系统核医学、内分泌系统核医学、骨骼系统核医学、泌尿生殖系统核医学、呼吸系统核医学、消化系统核医学、血液与淋巴系统核医学、儿科核医学、放射性核素治疗和体外分析。

诊断核医学是利用放射性药物（radiopharmaceuticals）或简称核药，选择性浓聚在组织器官时衰变发射γ光子或特征X射线的特点进行脏器功能测定和核素显像，其主要由放射性核素显像（radionuclide imaging，RI）及脏器功能测定为主的体内（in vivo）诊断和实验室生物样本检测为主的体外（in vitro）诊断组成。体内诊断，包括单光子发射计算机断层显像（single photon emission computed tomography，SPECT）、单光子发射计算机断层显像/计算机断层成像（single photon emission computed tomography/computed tomography，SPECT/CT）、正电子发射断层显像（positron emission tomography，PET）、正电子发射断层显像/计算机断层成像（positron emission tomography/computed tomography，PET/CT）、正电子发射断层显像/磁共振成像（positron emission tomography/magnetic resonance imaging，PET/MRI）及甲状腺功能摄碘测定等，广泛应用于临床；体外分析诊断以放射免疫分析（radioimmunoassay，RIA）和化学发光免疫分析（chemiluminescence immunoassay，CLIA）为代表，检测体内微量生物活性物质，为临床辅助诊断和治疗监测提供依据。

治疗核医学是通过高度选择性聚集的放射性核素或其标记物所发射出的射程很短的β粒子或α粒子，对病变进行内照射治疗。

分子核医学是传统的实验核医学（experimental nuclear medicine）的升华，后者利用放射性核素示踪技术与分子生物学技术（molecular biological technique）紧密有机结合，衍生了分子核医学。分子核医学从分子水平研究和观察疾病的病理生理变化和代谢、功能改变，是分子影像学较成熟的技术之一，是分子影像学的最重要组成部分。

分子核医学和临床核医学是同一学科的不同分支，二者的划分没有明确的界限。分子核医学的研究成果不断推动临床核医学的发展，而临床核医学在应用实践中又不断向分子核医学提出新的研究课题，二者相互促进，不断发展。

三、核医学的优势特点

1. **安全、无创** 放射性核素显像为安全无创性检查，使用的放射性核素物理半衰期（physical half life，$T_{1/2}$）短，显像剂化学量极微。患者所接受的辐射吸收剂量（absorbed dose）低，发生不良反应的概率极低。

2. **分子功能影像** 核医学功能代谢及分子影像是现代医学影像的重要内容之一，其显像原理与X射线（X-ray）、超声（ultrasound，US）、计算机断层成像（computed tomography，CT）和磁共振成像（magnetic resonance imaging，MRI）等检查截然不同（表1-1）。核医学显像是以核素示踪技术为基础，以放射性浓度为重建变量，以组织吸收功能差异为诊断依据，将显像剂引入人体后，探测并记录引入体内靶组织或器官的放射性示踪剂发射的γ光子（γ-photon），以影像的方式显示出来，提供有关脏器和病变的血流、功能、代谢和受体密度信息，甚至是分子水平的化学信息，有助于疾病的早期诊断。

表1-1 现代医学影像学技术及成像原理、性质

影像学技术	成像原理	性质		
CT	衰减系数（CT值）	形态	解剖	
B超	超声波反射	形态	解剖	
MRI	质子密度（T_1、T_2）	解剖	功能	
γ相机	放射性浓度（平面）	血流	功能	
SPECT	放射性浓度（半定量）	血流	代谢	功能
PET	放射性浓度（定量）	血流	代谢	功能

3. 灵敏度高和特异性强 放射免疫分析（radioimmunoassay，RIA）技术利用抗原（antigen）与抗体（antibody）特异性结合，精确定量分析，开创了微量生物活性物质检测的新纪元，至今仍然广泛应用于临床；20 世纪 90 年代多种非放射免疫分析技术的相继发展，使得检测灵敏度达到 $10^{-18} \sim 10^{-12}$ mol。

4. 同时提供形态解剖和功能代谢信息 图像融合（image fusion）是现代影像医学的主流，其技术主要是通过核医学 SPECT 和 PET 获得的高灵敏功能代谢影像与 CT、MRI 获得的精细解剖结构影像叠加、配准，更有利于对病变进行精确的定位、定性和定量诊断。当今 SPECT 和 PET 同机配置了 CT 或 MR 装置，即 SEPCT/CT、PET/CT 和 PET/MR，其应用价值得到临床肯定，彻底改写了传统的核医学影像由于显像仪器分辨率的限制不能提供病变细微结构的历史。这是核医学功能代谢显像发展的一个新的里程碑。

分子核医学与时俱进，已不局限于本身"分子影像"诊断领域，而是将分子显像技术进一步拓展，从而衍生出新的分子靶向治疗。这将使以影像诊断为主的分子核医学逐步发展延伸至诊断与治疗并重的分子功能显像和分子靶向治疗领域，从而实现诊疗一体化。

第二节 放射性药物

一、放射性药物的概念与特点

（一）概念

放射性药物（radiopharmaceuticals）是指含有放射性核素的药物，即核药，是可用于人体进行医学诊断、治疗和研究的一类特殊制剂。获得国家药品批准文号的放射性药物又称为放射性药品。一般而言，放射性药物与放射性药品有着不同的含义。

放射性药物通常由放射性核素和被标记物两部分组成。被标记物可以是化合物、抗生素、生物制品等，其化学或生物学性能决定着放射性药物的体内生物分布（解剖/组织学靶向定位作用）；其分子内含有放射性原子，核素衰变发射的 γ 光子可被探测而用于诊断，发射 β 粒子或 α 粒子可利用其辐射生物学效应治疗疾病。

放射性药品是指有相应资质并允许以商品形式销售的放射性药物。《放射性药品管理办法》根据医疗机构使用放射性药品的类别，及该类放射性药品对操作人员、设备、环境的相应要求，将其由低到高分为Ⅰ类、Ⅱ类、Ⅲ类和Ⅳ类。

《放射性药品使用许可证》所规定允许使用的放射性药品几乎涵盖了所有临床使用的放射性药物。

（二）特点

放射性药物是一类特殊药物，与普通药物不同，主要具有以下几方面的特点。

1. 具有放射性 放射性药物自行不断衰变、释放出射线，与普通药物的作用基础明显不同。在其制备、贮存、运输、使用及废物处理等过程中，均需要严格执行国家制定的《放射性药品管理办法》等有关法规，直接归属于核医学科管理。在临床使用过程中，要注意放射性有着特殊的双重性评价，合理使用既要达到诊断或治疗疾病的目的，又要减少对患者不必要的辐射损伤。

2. 具有特定的物理半衰期和有效期 放射性药物中的放射性核素会自发地进行放射性衰

变，其放射性强度随时间的推移而不断降低，其内在的质量也可能改变。因此，大多数放射性药物的有效期比较短，不能长期贮存，且每次使用时均需要根据该放射性药物的物理半衰期进行衰减校正（attenuation correction，AC）。

3. 计量单位与作用机制不同 放射性药物以放射性活度（radioactivity）为计量单位，与普通药物用量（g 或 mg）不同。放射性药物是利用放射性核素发出的 β 粒子或 α 粒子引起的生物效应达到治疗作用，而普通药物是依靠药物的药理作用发挥治疗作用。

4. 脱标及辐射自分解 放射性药物在贮存过程中，标记的放射性核素会脱离被标记物，致使放射化学纯度及比活度改变。另外，某些被标记物比较敏感，在 γ 光子的作用下可发生化学结构改变或生物活性丧失，导致放射性药物在体内的生物学行为改变，这种现象称作辐射自分解（radio autolysis）。发生辐射自分解的程度通常与放射性药物的放射性浓度或比活度成正比，放射性浓度与比活度越高，辐射自分解作用越明显。

二、放射性药物中的核素来源

放射性药物制备包括放射性核素的生产、被标记物的合成和核素标记 3 个重要环节。依据放射性核素的生产方式和用途不同主要分为以下几种。

（一）核反应堆产生

1. 从核燃料的裂变产物中分离提取，碘 [^{131}I]、氙 [^{133}Xe]、钼 [^{99}Mo] 等常用核素都是铀 [^{235}U] 的裂变产物。

2. 利用核反应堆强大的中子流轰击各种靶核，吸收中子后的靶核发生重新排列，变为不稳定的新核素（放射性核素），如磷 [^{31}P]（n，γ）^{32}P、铬 [^{50}Cr]（n，γ）^{51}Cr 和锶 [^{88}Sr]（n，γ）^{89}Sr 等。

核反应堆产生放射性核素的优点是：能同时辐照多种样品、产生量大、辐照操作简单，成本低，是目前医用放射性核素的主要来源。缺点是：多为富中子核素，通常有 β$^-$ 衰变，不用于诊断用放射性药物；反应堆产物与靶核大多数属于同一元素，化学性质相同，难以得到高比活度的产品。

（二）回旋加速器产生

回旋加速器（cyclotron）能加速负离子（H$^-$、D$^-$ 等）、质子、氘核等带电粒子。这些粒子轰击各种靶核，引起不同的核反应，生成多种放射性核素。医学中常用的加速器生产的放射性核素有：

1. 碳 [^{11}C]、氮 [^{13}N]、氧 [^{15}O]、氟 [^{18}F] 等缺中子正电子核素，核能量 > 1.02 MeV，以 β$^+$ 衰变方式进行衰变，发射正电子；后者在组织中湮灭时放出两个能量相同（0.511 keV）、方向相反的 γ 光子，用于 PET 或双探头符合线路探测成像；短半衰期或超短半衰期核素，如 ^{11}C、^{13}N、^{15}O 只能在回旋加速器附近就地使用。

2. 碘 [^{123}I]、铊 [^{201}Tl]、镓 [^{67}Ga]、铟 [^{111}In] 等缺中子核素，核能量 < 1.02 MeV，以电子俘获衰变方式进行衰变，发射光子是特征 X 射线，适用于 γ 相机和 SPECT 显像，半衰期比较长，适合远途运输使用。

（三）发生器产生

锝 [^{99m}Tc]、镓 [^{68}Ga]、铟 [^{113}In]、铷 [^{82}Rb]、镥 [^{177}Lu]、氪 [^{81m}Kr] 等核素均由发生

器生产。特别是 ^{99m}Tc 广泛应用于临床，其能量、物理半衰期适宜，与多种化合物结合力强。目前绝大多数单光子显像剂均为 ^{99m}Tc 标记的放射性药物。

发生器是从长半衰期的核素（称为母体）中分离其衰变产生的短半衰期的核素（称为子体）的装置。在这种母、子体系中，母体不断衰变，子体不断增长，最后母、子体的放射性达到平衡，每隔一定时间可以从放射性核素发生器（radionuclide generator）中分离出子体。

医学中常用的发生器有：^{99}Mo-^{99m}Tc 发生器、锗 [^{68}Ge] - 镓 [^{68}Ga] 发生器、钨 [^{188}W] - 铼 [^{188}Re] 发生器、锶 [^{82}Sr] - 铷 [^{82}Rb] 发生器、铷 [^{81}Rb] - 氪 [^{81m}Kr] 发生器等。比如 ^{99}Mo-^{99m}Tc 发生器母体核素半衰期为 66 h，可以使用 1 周以上，淋洗操作简便、使用安全，可以得到较高的放射性核素纯度。市售的 ^{99}Mo-^{99m}Tc 发生器无菌、无热原，用生理盐水淋洗后可以直接使用。

三、放射性药物中放射性核素的标记

放射性核素的标记是指将具有示踪作用的放射性核素引入化合物分子中。标记方法主要有：

1. 同位素交换法 是将待标记分子中的一个或多个原子用其放射性同位素置换的标记方法。

2. 化学合成法 是制备放射性药物较经典、较基本的方法之一，其反应机制和方法与一般化学合成类似，只是使用了含有放射性核素的合成原料，而且常常是微量反应。

3. 生物合成法 是利用生物活体（动植物或微生物）的生理代谢或生物酶的活性作用，将放射性核素引入被标记分子上的方法。生物合成法对于生物大分子和结构复杂的难以通过化学反应途径进行标记的物质进行标记是很有用的方法。

四、放射性药物的分类

放射性药物种类繁多，按照临床核医学的用途分为体内放射性药物和体外放射性药物两大类。体外放射性药物主要是指放射性核素标记的免疫诊断试剂，常用于体外放免分析的试剂药盒。体内放射性药物又可分为诊断用放射性药物和治疗用放射性药物。根据放射性核素物理性能特征，有些放射性核素既可用于显像诊断，又可用于核素治疗，如 ^{131}I 主要用于甲状腺功能亢进症和分化型甲状腺癌的治疗，也可用于甲状腺疾病显像诊断，这就是核医学用同一种放射性核素实现诊疗一体化的成功典范。利用放射性核素标记特异性抗体或受体配体的分子探针（molecular probe），既可进行相关疾病的诊断，又可进行疾病治疗。这是核医学近年来用不同放射性核素，如 [^{68}Ga/^{177}Lu 标记前列腺特异膜抗原（prostate specific membrane antigen，PSMA），^{68}Ga/^{177}Lu-PSMA] 进行诊疗一体化的发展趋势。

本章重点介绍体内放射性药物。

（一）诊断用放射性药物

诊断用放射性药物（diagnostic radiopharmaceutical）是利用获得体内靶器官或病变组织的影像或功能参数，进行疾病诊断的一类体内放射性药物，也称为显像剂（imaging agent）或示踪剂（tracer）。放射性药物引入人体后，由于核射线 γ 光子穿透力强，容易被核医学探测仪器在体外探测到，适用于显像；同时由于 γ 光子在组织内电离密度较低，机体所受电离辐射损伤较小。

诊断用放射性药物多采用发射γ光子（能量以 100～250 keV 为宜）的核素及其标记物。^{99m}Tc 是显像检查中最常用的放射性核素，广泛用于心、脑、肾、骨、肺、甲状腺等器官疾病的诊断。此外，cyclotron 生产的正电子放射性核素标记的药物，如 ^{18}F-氟代脱氧葡萄糖（^{18}F-fluorodeoxyglucose，^{18}F-FDG）临床应用最为广泛；还有 ^{11}C、^{13}N 和 ^{15}O 等短半衰期正电子核素标记的药物及长半衰期正电子核素铜 [^{60}Cu、^{62}Cu、^{64}Cu]、溴 [^{76}Br]、碘 [^{124}I] 和锆 [^{89}Zr] 标记的药物也显示出良好的应用前景。

诊断用放射性药物具有共性要求如下：

1. 衰变方式　γ相机和 SPECT/CT 理想的显像剂，应是通过同质异能跃迁或电子俘获的衰变方式，单纯发射γ光子或 X 射线。PET/CT 显像，放射线核素则是通过 $β^+$ 衰变单纯发射正电子，后者在组织湮灭时放出两个能量相同（511 keV）、方向相反的γ光子。

2. 光子能量　γ相机和 SPECT/CT 显像，光子能量范围 100～250 keV 最为理想；PET/CT 和带有符合线路探测技术的双探头 SPECT/CT 利用 511 keV 的γ光子显像。

3. 有效半衰期适当　放射性核素半衰期要保证放射性药物的制备、给药和完成显像检查过程。半衰期太短不利于制备、运输、检查等，过长又会增加患者的辐射剂量，也不利于重复使用。理想的诊断放射性药物半衰期在 6 h 左右比较合理。

4. 靶/非靶比值较高　靶/非靶比值是指放射性药物在靶器官或组织中的浓聚与非靶器官或组织，特别是与邻近靶器官或组织中的浓聚量之比。平面显像要求靶/非靶比值在 5∶1 以上，断层显像在 2∶1 左右才能获得有诊断价值的图像。

（二）治疗用放射性药物

治疗用放射性药物（therapeutic radiopharmaceutical）是指能够高度选择性浓聚在病灶组织，产生局部电离辐射生物效应，从而抑制或破坏病变组织发挥治疗作用的一类体内放射性药物。

目前，^{131}I 是治疗甲状腺疾病最常用的核药；来昔决南钐 [^{153}Sm] 注射液，钐 [^{153}Sm] 标记乙二胺四亚甲基膦酸（^{153}Sm-ethylene diamine tetramethylene phosphonic acid，^{153}Sm-EDTMP）、镥 [^{177}Lu] 氧奥曲肽注射液，镥 [^{177}Lu] 标记大环配体-奥曲肽（^{177}Lu-1,4,7,10-tetraazacyclododecane-1,4,7,10-tetraacetic acid-D-Phe1-Tyr3-Thr8-octreotide，^{177}Lu-DOTATATE）肽受体放射性核素治疗（peptide receptor radionuclide therapy，PRRT）神经内分泌肿瘤（neuroendocrine tumor，NET），^{177}Lu-PSMA 治疗转移性去势抵抗性前列腺癌（metastatic castration-resistant prostate cancer，mCRPC）及其骨转移，^{131}I-MIBG 治疗嗜铬细胞瘤，钇 [^{90}Y]-微球肝动脉介入治疗原发性或转移性肝癌，^{125}I 粒子组织间植入治疗等取得了长足进展，并日趋规范化，其临床应用价值已得到认可。

1. 治疗用放射性药物的共性要求

（1）衰变方式：使用的放射性核素衰变方式多是 $β^-$ 衰变。$β^-$ 粒子在组织中的电离较大，产生的局部电离辐射生物效应要比具有相同能量的γ光子或 X 射线大得多。同时它在组织内具有一定的射程（数毫米或数厘米），既能保证一定的作用范围，又对稍远的正常组织不造成明显损伤。α粒子在组织中电离密度要比 $β^-$ 粒子大，且它的有效照射范围更小（数微米），对周围组织的辐射损伤小，如果能控制它在组织中的精确分布，应用潜力很大。电子俘获衰变释放的俄歇电子在组织内的射程约毫米水平，生物学特性接近或高于线性能量传递（linear energy transfer，LET）粒子，在放射性核素靶向治疗中具有很大的潜在优势。

（2）射线能量：从治疗角度考虑，射线能量越高越好。对于治疗用射线的最低能量限值尚没有准确的界定，一般要求 $β^-$ 粒子最大能量在 1 MeV 以上。

（3）有效半衰期：放射性核素有效半衰期不能过短也不宜过长，以数小时或数天比较理想。

（4）靶/非靶比值：靶/非靶比值越高越好。靶/非靶比值过低不仅对原发病变达不到有效治疗，还可能对骨髓或其他敏感组织或器官造成潜在的辐射危害（radiation hazard）。

（5）保证治疗用放射性药物的放射化学纯度和准确剂量也同样至关重要。

2. 治疗用放射性药物的作用机制　治疗用放射性药物的治疗作用是依靠射线的辐射生物学效应，不是药物本身的药理作用。与化疗药物和外照射治疗相比，治疗用放射性药物的作用机制有以下特点：

（1）放射性药物的辐射作用有一定的范围，即使不直接进入细胞内，也可以对邻近的病变细胞有致死杀伤的作用，而化疗药物一般必须进入细胞内才能发挥作用。

（2）由于放射性药物的选择性靶向作用，在体内可以达到高的靶/非靶比值，如 ^{89}Sr 在骨转移肿瘤中的摄取比正常骨组织高 36 倍，可以明显提高治疗效果而又减少对正常组织的伤害。

（3）近年来对射线束外照射生物效应的研究表明，超分割放射治疗（2 次或 2 次以上/天）比常规分割治疗（1 次/天）对大部分肿瘤可能得到更大的生物效应并减少对正常组织的损伤。

常见的诊断和治疗用放射性药物见表 1-2。

表 1-2　常见的诊断和治疗用放射性药物

分类	放射性药物	临床应用
神经系统显像剂	^{99m}Tc-ECD、^{99m}Tc-HMPAO	脑血流灌注显像
	^{18}F-FDG、$^{15}O_2$	脑代谢显像
	^{18}F-FDOPA	中枢神经多巴胺受体显像
心血管系统显像剂	^{99m}Tc-MIBI、$^{201}TlCl$、^{82}Rb-RbCl、$^{13}NH_3 \cdot H_2O$	心肌灌注显像
	^{99m}Tc-红细胞、^{99m}Tc-HSA	心室显像
	^{99m}Tc-PYP	甲状腺素转运蛋白淀粉样变（ATTR）型心脏淀粉样蛋白显像、急性心肌梗死灶显像
	^{99m}Tc-MAA、^{99m}Tc-血小板	血栓显像
	^{18}F-FDG、^{11}C-乙酸盐、^{11}C-PA	心肌代谢显像
	^{123}I-MIBG	心肌受体显像
肺显像剂	^{99m}Tc-MAA	肺灌注显像
	^{99m}Tc-DTPA 气溶胶、Technegas、^{133}Xe、^{81m}Kr	肺通气显像
消化系统显像剂	^{99m}Tc-PHY、^{99m}Tc-SC	肝显像
	^{99m}Tc-PHY、^{99m}Tc-变性红细胞	脾显像
	^{99m}Tc-红细胞	肝血池显像
	^{99m}Tc-EHIDA	肝胆显像
	^{99m}Tc-DTPA、^{99m}Tc-SC	胃排空、胃食管反流显像
	$^{99m}TcO_4^-$	异位胃黏膜显像
内分泌系统显像剂	$^{99m}TcO_4^-$	甲状腺显像
	^{123}I 或 ^{131}I-NaI	甲状腺功能吸碘测定、甲状腺显像、分化型甲状腺癌转移灶
	^{99m}Tc-MIBI、$^{201}TlCl$	甲状腺癌转移灶
	^{131}I-胆固醇	甲状旁腺显像
	^{131}I 或 ^{123}I-MIBG	肾上腺皮质显像或肾上腺髓质显像
骨显像剂	^{99m}Tc-DTPA、^{18}F-NaF	骨显像
泌尿系统显像剂	^{99m}Tc-DTPA	肾动态显像及肾小球滤过功能测定
	^{99m}Tc-EC、^{123}I 或 ^{131}I-OIH、^{99m}Tc-MAG$_3$	肾动态显像及肾小管分泌功能测定
	^{99m}Tc-DMSA、^{99m}Tc-GH	肾静态显像
炎症显像剂	^{67}Ga-枸橼酸镓、^{111}In 或 ^{99m}Tc-白细胞	炎症显像
淋巴显像剂	^{99m}Tc-硫化锑、^{99m}Tc-ASC、^{99m}Tc-DX	淋巴显像

续表

分类	放射性药物	临床应用
肿瘤显像剂	^{67}Ga-柠檬酸镓、^{99m}Tc-MIBI、^{201}TlCl	肿瘤非特异显像
	^{18}F-FDG、^{18}F-FLT、^{18}F-FET、^{11}C-MET、^{11}C-胆碱	肿瘤代谢显像
	^{18}F-FMISO	肿瘤乏氧显像
	放射性核素标记的单克隆抗体	放射免疫显像
	^{123}I、^{111}In 或 ^{99m}Tc-奥曲肽	肿瘤受体显像
放射性核素治疗药物	^{131}I-NaI	甲状腺功能亢进（甲亢）与甲状腺癌治疗
	^{32}P-CrPO$_4$ 胶体	腔内治疗、组织间介入治疗
	^{32}P-Na$_2$HPO$_4$	治疗真性红细胞增多症和原发性血小板增多症
	^{32}P 或 ^{90}Y-微球	肿瘤动脉栓塞治疗
	^{89}SrCl$_2$、^{153}Sm-EDTMP、^{223}RaCl	骨转移癌骨痛治疗
	^{177}Lu-PSMA	前列腺癌骨转移
	^{177}Lu-DOTADATE	神经内分泌肿瘤
	^{125}I 或 ^{103}Pd 粒子	肿瘤粒子植入内照射治疗
	^{131}I-MIBG	嗜铬细胞瘤治疗

五、放射性药物的质量控制

为保证放射性药物使用的安全性、有效性和稳定性，必须根据国家制定的标准严格进行质量控制。核医学科需要对放射性药物经常或定期地进行检测，检测内容主要有物理性质检测，包括：

1. 性状 放射性药物一般为注射液或口服液，大多数为无色澄清液体，如 ^{131}I 口服液；但有少数药物有色，如胶体磷[^{32}P]酸铬注射液（绿色）、铬[^{51}Cr]酸钠注射液（黄色）、^{131}I-马尿酸纳注射液（淡棕色）；还有部分药物为含有颗粒的悬浮剂，如 ^{99m}Tc-MAA、^{99m}Tc-SC。

2. 放射性核纯度（radionuclide purity） 指特定放射性核素的放射性活度占总放射性活度的百分数，其纯度应该在 99.5% 以上。如果放射性药物中混有放射性杂质，不仅会给受试者增加额外伤害，还会影响显像质量。

3. 放射性活度（radioactivity） 指单位时间内原子核衰变数，是放射性药物的一个重要指标，使用前必须准确测定。一般放射性药物质量标准中，活度测定值的均值为标示值 ±10%，治疗用药的活度测定值应该控制在标示值 ±10%。

4. 化学鉴定和生物学性质检测 比如 pH 值、放射化学纯度、化学纯度和无菌、无热原、毒性检定和生物分布试验。

六、放射性药物使用原则

放射性药物是一类特殊药物，临床工作中引入体内的放射性药物剂量均处于安全范围，其目的是诊断或治疗疾病，利大于弊。尽管如此，在使用放射性药物之前还是应该充分考虑合理优化的原则。

（一）使用的总原则

1. 在决定是否给患者使用放射性药物进行诊断或治疗时，首先要进行正当性判断，即权衡预期的需要或治疗后的益处与辐射引起的危害，得出进行这项检查或治疗是否值得的结论。

2．若有几种同类放射性药物可供诊断检查使用，选择导致辐射吸收剂量最小者；对用于治疗疾病的放射性药物，则选择病灶辐射吸收剂量最大而全身及重要器官辐射吸收剂量较小者。

3．诊断检查时尽量采用先进的测量和显像设备，以便获得更多的信息，提高诊断水平，同时尽可能降低使用的放射性活度。

4．采用必要的保护（如封闭某些器官）和促排措施，以尽量减少不必要的照射。

5．对恶性疾病患者可以适当放宽限制。

6．对小儿、妊娠期及哺乳期妇女、近期准备生育的妇女应用放射性药物时要从严考虑。

（二）儿童应用原则

由于儿童对辐射较成人敏感，所以一般情况下放射性检查不作为首选的方法，在应用上遵循低剂量、延长检查时间的原则。小儿所用的放射性药物一般根据年龄、体重或体表面积按成人剂量折算，也可按年龄组估算用药量，即 1 岁以内用成人剂量的 20%～30%，1～3 岁用 30%～50%，3～6 岁用 40%～70%，5～15 岁用 60%～90%。

（三）育龄妇女应用原则

原则上妊娠期应该不用放射性药物（特殊情况除外）。未妊娠的育龄妇女在需要进行放射性检查时，要将检查时间安排在妊娠可能性不大的月经开始后 10 天内进行，即世界卫生组织提出的"十日法则"。对月经紊乱妇女，建议对血清人绒毛膜促性腺激素（human chorionic gonadotropin，HCG）进行排查；哺乳期妇女应慎用放射性检查，必要时可以参考放射性药物在乳汁内的有效半衰期，在用药后的 5～10 个有效半衰期内停止哺乳。

第三节　核医学仪器

在医学中用于探测和记录放射性核素发出射线的种类、能量、活度以及随时间变化规律和空间分布的仪器，统称为核医学仪器，是核医学的基本组成部分。

核医学仪器的飞速发展，促进了核医学诊疗水平的不断进步，根据其使用目的的不同，可分为显像仪器（包括 γ 相机、SPECT 或 SPECT/CT、PET 或 PET/CT 和 PET/MR）、器官功能测定仪器（如甲状腺功能仪、肾功能仪）、体外样本测量仪器（如非放射免疫分析仪、γ 闪烁探测器、液体闪烁计数器、γ 放射免疫计数仪、γ 能谱仪）、生产和制备放射性药物仪器、辐射防护仪器和放射性核素治疗仪器等。其中显像仪器是最重要的组成部分，也是核医学仪器发展最快速的部分。核探测仪器种类繁多，基本原理建立在射线与物质相互作用的基础上，其探测和测量辐射的原理主要是利用电离作用、荧光现象、感光作用等电离辐射效应。

放射性探测仪器按探测原理可分为电离探测仪（ionization detector）和闪烁探测仪（scintillation detector）两大类。电离探测仪主要用于辐射防护和测定放射源活度，包括辐射剂量监测仪、表面污染监测仪、放射性活度测量仪等；闪烁探测仪按其用途可分为放射性核素显像仪器、器官功能测定仪器、体外样本测量仪器及少数放射防护用仪器等。

一、γ 相机

γ 相机（γ camera）是核医学实现一次成像的基本显像设备，可以显示放射性药物在组织器官内的分布及代谢状况，获取放射性药物在体内特定器官或组织的转运和分布信息，以二维图像的方式反映特定器官或组织功能及代谢变化。

γ相机由探头［准直器、NaI（Tl）晶体、光导、光电倍增管矩阵］、电子学线路、显示记录装置及显像床四部分组成，其中探头是γ相机的核心，具有准直探测和定位射线的功能。

（一）γ相机基本结构

1. 准直器　是由铅或铅钨合金从中央打孔或者是四周合拢形成的装置，放于患者与晶体之间。从患者体内发射出的γ光子只有垂直进入准直器的才能进到晶体而被探测到，其他方向的γ光子则被准直器吸收或阻挡，其作用是保证γ相机的分辨率和定位的准确。所以患者体内的放射性物质发出的γ光子只有少数能作为显像信号进入准直器。

准直器分为针孔型和多孔型两大类。多孔型又有平行孔型、发散型、汇聚型和斜孔型等，以平行孔型最常用。针孔型准直器用于器官小而又要求高分辨率的显像，例如甲状腺、腕关节等。根据放射性核素射线能量的不同，需分别选用低能（75～170 keV）、中能（170～300 keV）、高能（270～360 keV）和超高能（511 keV）准直器。

2. 晶体　NaI（Tl）晶体是目前应用最广泛的γ相机闪烁晶体。它的作用是把经准直器进入的光子转换成荧光光子，荧光光子被光电倍增管光阴极吸收后转换成电子，并经数次成倍放大，形成电压增加的电脉冲信号。Tl（铊）元素在这里用作激活剂，减少信号失真，增加探测效率。γ相机晶体的直径可为280～564 mm，厚度为6.5～16.3 mm，现在多数的γ相机使用9.7 mm厚晶体。大的晶体探测范围大，但价格较高。晶体厚度对γ光子的探测效率及图像的分辨率有明显影响。增加晶体厚度，可增加射线被完全吸收的概率，提高探测灵敏度；但是，也增加了多次康普顿散射的概率，降低图像的分辨率。可见探测效率与图像的分辨率是一对矛盾。因此，在选择闪烁晶体厚度时要兼顾探测效率与图像分辨率。为保证良好的空间分辨率，多选用较薄的晶体，常用的晶体厚度为95 mm（3/8英寸）。另外，使用发射不同能量γ光子的核素也要选择不同厚度的闪烁晶体，一般γ光子能量增高，选择晶体的厚度增加，光子探测效率也增加。NaI（Tl）晶体的大小可根据需要进行加工，晶体的直径可为250～500 mm。目前，矩形大视野NaI（Tl）晶体可达到500 mm×600 mm。

3. 光电倍增管　光电倍增管横截面的形状多样，有圆形、正方形、六角形等。数量众多的光电倍增管均匀地排列在晶体后面，紧贴着晶体。当射线进入晶体后，与晶体相互作用产生的信号可被该部位一个或多个光电倍增管吸收，转变成电压信号输出。由这些输出信号的综合与加权，最终形成显像图像。在显像图中的定位取决于每一个光电倍增管感受到信号的多少和强度。因此，光电倍增管的数量多少与定位的准确性有关。数量多可增加显像的空间分辨率和定位的准确性。

4. 脉冲幅度分析器　光电倍增管输出的电压脉冲高度与光子的能量成正比，脉冲幅度分析器就是选择性地记录探测器输出的特定幅度电脉冲信号。因此，在临床工作中，可根据所应用的放射性核素发射的光子能量调节脉冲幅度分析器，设置窗位和窗宽，选择性地记录特定的脉冲信号，排除本底及其他的干扰脉冲信号。在设置能量时，窗位中心要对准目标光子的能峰，窗宽要基本包括整个光电峰。通常窗宽设置为20%。例如，采用^{99m}Tc标记的放射性药物进行显像时，窗位中心设在140 keV，窗宽设置为20%时，窗宽为126～154 keV。

5. 信号分析和数据处理系统　电子学线路和计算机构成γ相机的信号分析和数据处理系统。电子学线路除脉冲幅度分析器外还有前置放大器、主放大器及均匀性校正电路、位置线路等，对信号进行放大及根据一定的校正因子对采集到的数据进行均匀性校正等。现代新型的γ相机在每一个光电倍增管的底部均设置信号处理线路，这样就可减少信号的失真，提高准确度和空间分辨率。

(二)γ相机工作原理

准直器通过吸收作用，选择性地允许 γ 光子通过，从而按一定规律将放射性核素的分布投影到晶体平面上。γ 光子与晶体作用后产生的次级电子使晶体分子激发，激发态（excited state）的分子回复到基态（ground state）时产生荧光光子，光子通过光导被紧贴着晶体的光电倍增管光阴极（photocathode）吸收，转换成电子再经过十多级连续地成倍放大，形成电脉冲信号。上述探测过程就是 γ 相机工作的基本过程（图 1-1）。位置电路根据光电倍增管的位置和输出脉冲幅度确定闪烁中心位置并输出相应的位置信号。能量信号还对位置信号进行归一化，使位置信号的幅度即图像的大小与 γ 光子的能量无关。显示系统在与 γ 光子闪烁光中心的对应位置显示闪烁光点时，成像装置记录大量的闪烁光点，构成一幅图像。

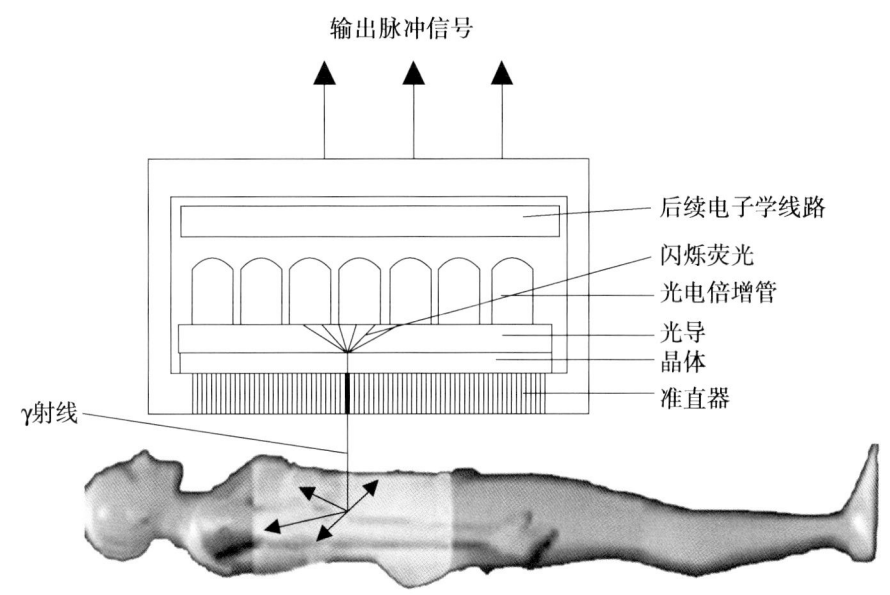

图 1-1　晶体闪烁探测器模式图

由于 γ 相机采用大型晶体，实现了一次成像，不仅可进行静态显像，更重要的是还能够进行快速连续动态显像，为进行器官动态功能研究提供重要信息。如果附有特殊装置，通过探头和床的配合运动可以进行全身显像。

二、SPECT 及双探头符合探测

(一) SPECT 基本结构

SPECT 是 γ 相机与电子计算机技术相结合发展起来的一种核医学显像检查仪器。其基本结构与 γ 相机相似，但其电子学线路的数字化程度比 γ 相机更高，其主要区别是增加了探头的旋转装置和断层重建的软件系统。SPECT 的探头结构也由准直器、晶体、光导、光电倍增管组成，其外形可以是圆形、方形或矩形，有单探头（图 1-2）、双探头（图 1-3）和多探头等不同类型。

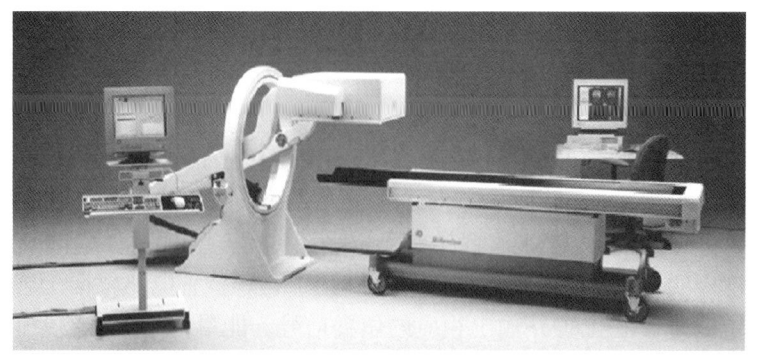

图 1-2　单探头 SPECT

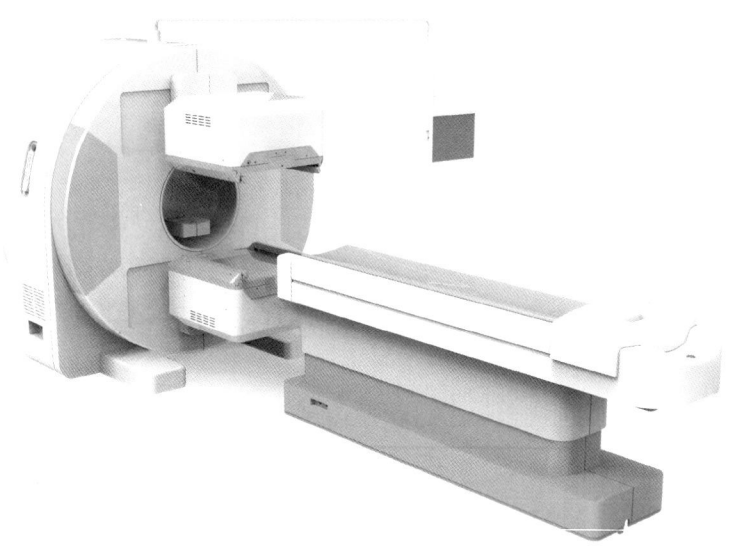

图 1-3　双探头 SPECT

（二）SPECT 工作原理

SPECT 工作原理是利用引入体内的放射性核素发出的 γ 光子经碘化钠晶体产生荧光，荧光光子再与光电倍增管的光阴极发生相互作用，产生光电效应。光电效应产生的光电子经光电倍增管逐级放大后在光阳极形成电脉冲，其经过放大器放大成形，再经过位置计算电路形成 X、Y 位置信号。各个光电倍增管输出信号之和为能量信号 Z。X、Y 信号经处理后加入显示器偏转极，Z 信号加入启辉极，从而在荧光屏上形成闪烁影像。利用滤波反投影方法（filtered back-projection，FBP），借助计算机处理系统可以从一系列投影影像中重建横向断层影像。SPECT 的探头借助运动机架围绕身体或受检器官旋转 360° 或 180° 进行完全角度或有限角度的放射性探测，从多角度、多方位采集一系列平面影像，由横向断层影像的三维信息再经影像重建组合获得矢状断层、冠状断层或任意斜位方向的断层，然后利用专用的计算机软件处理，可以获得符合临床要求的各种断层图像。

（三）SPECT 成像特点

SPECT 的图像是反映放射性药物在体内分布的断层图。放射性药物能够选择性聚集在特定器官、组织或病变部位，使其与邻近组织之间的放射性分布形成一定程度的浓度差。而放射性药物中的放射性核素可发射出具有一定穿透力的 γ 光子，SPECT 在体外探测、记录到这种放射性浓度差，从而显示出器官、组织或病变部位的形态、位置、大小，以及器官功能变化。SPECT 显像与 γ 相机的平面图像相比具有明显优越性，克服了平面显像对器官、组织重叠造成的小病灶掩盖，提高了对深部病灶的分辨率和定位准确性。

（四）SPECT 数据采集和断层图像重建

SPECT 的数据采集，实质上是用大视野 γ 相机探头通过可旋转机架围绕患者旋转，每隔一定角度采集一帧图像，获得靶器官各方位的放射性分布信息。然后通过计算机处理、重建成断层影像。常用图像重建方法是 FBP 技术。当 SPECT 的探头沿人体旋转的时候，得到一系列平面图像，这些图像被称为投影。当得到人体某一断层所有角度的投影后，就可以根据这些投影得到这个断层的放射性分布断层图，即原始影像。将原始影像在各个方向上的投影值反向投影到影像矩阵单元中，将所有方向上的反投影值相加后，靶器官的显影就清晰了。所以断层图像中某一点的放射性计数可以视为所有经过该点的射线反投影之和，整幅重建图像可以视为所有方向上的反投影累加而成。简而言之，这种通过滤波的方式滤除噪声并应用反投影方法进行图像重建的技术，被称为滤波反投影技术。

（五）图像的衰减校正

核医学显像所用放射性核素 γ 光子的能量主要在 80～500 keV，人体组织的衰减（attenuation）对投影值有较大影响。例如，^{201}Tl 心肌灌注显像，心肌中 ^{201}Tl 发射的 γ 光子仅有 25% 能穿过组织器官到达前胸壁，人体躯干外围组织很厚，导致断层图像越靠近中心部位，γ 光子衰减越多，损失也越多，肥胖患者尤其严重。SPECT 断层重建算法忽略了人体组织对 γ 光子的衰减作用，使图像定量不准，出现伪影（artifact）。人体对 γ 光子的衰减是影响图像质量的主要因素之一，衰减校正（attenuation correction，AC）是解决人体衰减的主要方法。AC 是在探头对侧设置放射源，利用放射源发射出的 γ 光子从患者体外穿透人体，在 SPECT 探头上成像。在同一台 SPECT 上同时获得透射（transmission）图像和发射（emission）图像，从透射图像求得被显像部位的三维衰减系数分布图，对发射断层图像进行衰减校正。

（六）SPECT/CT 图像融合技术

SPECT/CT 是将 SPECT 和 CT 两种设备安装在同一机架上（图 1-4），两种显像技术的定位坐标系统相互校准，在两次扫描期间患者处于同一检查床上且保持体位不变，可防止因患者移位产生的误差，在一定程度上解决了时间配准的问题。

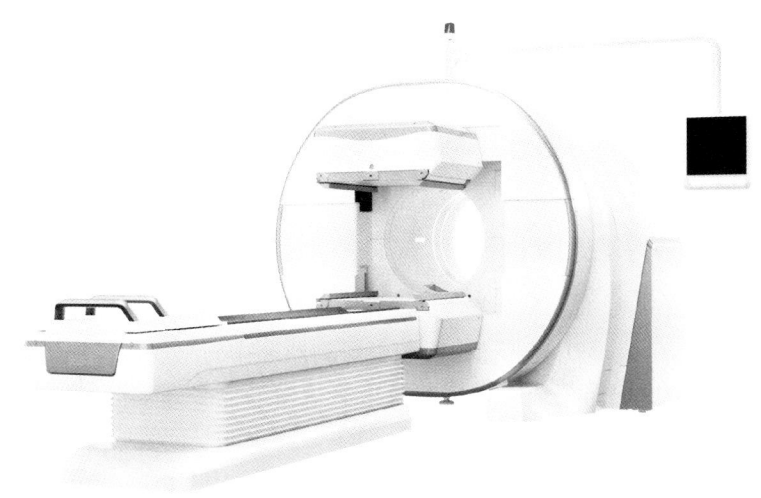

图 1-4　双探头 SPECT/CT

图像融合是通过对不同显像模式获得的同一对象的图像数据进行空间配准，然后采用一定的算法将各图像数据中所含的信息进行整合，形成新的图像数据的信息技术。通过图像融合，可以将各种信息结合在一起，发挥不同显像方法各自的优点，弥补信息不完整、部分信息不准确的缺陷，合理利用信息资源，为临床提供更加全面和准确的资料。通过 SPECT/CT 图像融合技术，可以将 SPECT 灵敏反映体内组织器官生理、生化和功能的变化与 CT 提供的精确解剖结构信息相结合，真正实现功能、代谢、生化影像与解剖结构影像的实时融合，为临床提供更加全面、客观、准确的诊断依据。CT 提供的图像数据还可用于 SPECT 的衰减校正，有效提高 SPECT 的图像质量。

（七）双探头符合探测

双探头符合线路 SPECT（coincidence circuit SPECT）是一种在常规 SPECT 上实现对正电子核素探测的影像设备。它在双探头 SPECT 基础上，对探头设计、电子路线、图像校正、图像重建方法等方面进行改进，可以适应对正电子湮灭辐射产生的两个方向相反的 511 keV γ 光子进行符合探测成像，被称为双探头符合线路 SPECT 或 SPECT/PET。它主要由可变角双探头 SPECT 系统、符合探测技术和衰减校正装置构成。

最早实现正电子显像的设计是利用 511 keV 高能光子进行单光子显像。采用 254 mm（1 英寸）晶体厚度的切割技术在不太影响普通单光子放射性核素（如 ^{99m}Tc）使用性能的前提下，将 SPECT 测量的能量范围扩大到 511 keV，并配有超高能准直器，探测正电子湮灭辐射时产生的两个 511 keV γ 光子中的一个，它是一种单光子探测方式。现在使用超高能准直器的双核素显像（140 keV 和 511 keV）用于心肌灌注（^{99m}Tc-MIBI）和代谢（^{18}F-FDG）显像，对于心肌梗死患者判断有无存活心肌非常重要。但是对于腹部和脑部检查，由于超高能准直器的分辨率和灵敏度难以被临床接受，而且高能准直器过于笨重，必须要庞大的机架支撑，因此现在临床上已较少使用。

三、PET、PET/CT、PET/MR 及图像融合技术

PET 的临床应用是核医学发展的一个重要里程碑，使核医学迈入分子核医学时代。其优势在于利用人体正常组织结构含有的必需元素碳、氮、氧、氟与氢的生物学行为类似等正电子核素 ^{11}C、^{13}N、^{15}O、^{18}F 标记化合物（无机物、蛋白质、氨基酸、多肽、单克隆抗体等），通过 PET 显像，从分子水平上显示机体及病灶组织细胞的代谢、功能、血流、细胞增殖和受体分布状况等，为临床提供更多生理和病理方面的诊断信息。近年来，在以 PET 仪器为基础的机架上配置 CT 或 MR 成像系统的 PET/CT 或 PET/MR 多模态跨尺度的生物医学成像大装置，实现了衰减校正和同机图像融合，将功能代谢信息和解剖定位信息有效整合，进一步提高了诊断的灵敏度和准确率。

（一）PET 基本结构及原理

PET 的基本结构由探头（晶体、光电倍增管、高压电源）、电子学线路、数据处理系统、扫描机架及同步检查床组成。PET 的探头由若干探测器环排列组成，探测器一般由若干晶体、光电倍增管及放大和定位电路组成。常用的探测器结构组合多为 4×64 组合，即 4 个光电倍增管与 64 个微晶体组合为一个单元。探测器环越多，探头的轴向视野越大，一次扫描可获得的断层面也越多。PET 晶体要求较高，时间分辨率好、阻止本领强、光产额高，目前大多采用高原子序数或高密度的晶体材料制成，如锗酸铋（$Bi_4Ge_3O_{12}$，BGO）、掺铈的氧化正硅酸

镥（Lu_2SiO_5：Ce，LSO）、掺铈的氧化正硅酸钇镥（$Lu_{1.9}Y_{0.1}SiO_5$：Ce，LYSO），3 种晶体的性能各有特点，不同生产厂家都有使用。近年来，随着 PET/CT 设备硬件优化和日趋完善，几乎所有生产 PET/CT 的厂商 PET 探测器均采用体积切割小的 LYSO 晶体，光电器件为硅光电倍增管（silicon photomultiplier，SiPM），设计专用集成电路（application specific integrated circuit，ASIC）、离散定位电路（discretized positioning circuit，DPC）、多电压阈值（multi-voltage threshold，MVT）等集成芯片器件应用，实现 PET 探测器全面数字化，大大提升了整体 PET 性能。利用飞行时间（time of flight，TOF）技术，PET 探测器能分辨出一对有湮灭反应产生的方向相反的 γ 光子到达探测器的时间差，凭这个时间差，就可以确定湮灭事件发生的具体范围，即精确定位，大大提高了 PET 时间和空间分辨率。TOF 技术赋能于 PET 整体性能，从而实现了 PET 更快的扫描、更低的注射药量、更高的信噪比和更好的图像质量。

PET 显像原理是将发射正电子的核素与生物学相关的特定分子连接制备成正电子放射性药物，注入体内后参加相应生物活动，同时发出正电子，湮灭后形成能量相同（511 keV）、方向相反的两个 γ 光子。在 PET 探测器接收 γ 光子的过程中，应用电子准直或符合探测技术即可得到正电子放射性药物的分布情况，经计算机图像重建后进一步转化为可视的图像。

（二）PET/CT 及图像融合技术

在医学影像学中，图像融合技术（imaging fusion technique）是指将解剖形态图像和功能代谢图像融合为一体的技术；是将不同的医学影像，或同一类型但采用不同方法获得的图像，进行空间匹配或迭合，使两个或多个图像数据集有机地组合到一幅图像上。随着电子计算机技术的飞速发展，可将不同设备采集的图像数据通过计算机软件进行图像融合。PET/CT 由 PET 和 CT 两部分组成，两者组合在同一个机架内（图 1-5）。PET 可以显示病变部位的病理生理特征，更容易发现病灶；CT 可以精确定位病灶，显示病灶结构变化。PET/CT 独有的融合图像，将 PET 图像与 CT 图像融合，可以发挥两者的优势互补作用，同时反映病理生理变化及形态结构，产生了 1+1＞2 的效果，明显提高了诊断的准确率。同时 CT 具有衰减校正作用，与传统 PET 透射扫描所使用的棒源相比，使全身显像时间缩短 40%，大大提高了设备的利用率，衰减校正后的 PET 图像质量也优于传统 PET 图像，分辨率提高了 25% 以上，校正效率也提高了 30%。采用功能代谢图像和 CT 解剖结构图像相结合，确定放射治疗靶区的方法也被临床广泛接受和认可。

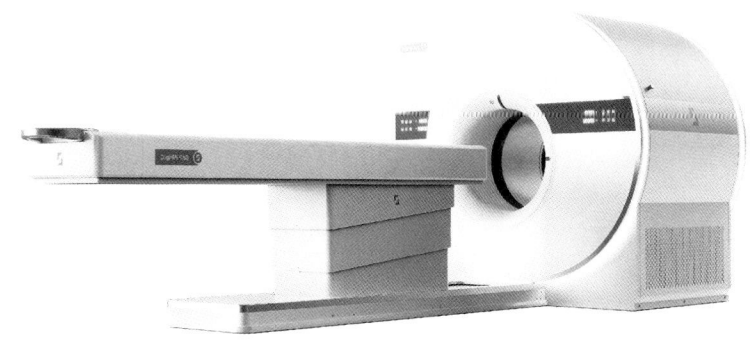

图 1-5 PET/CT

PET/CT 相较于其他影像模态的独特优势之一是其通过动态 PET 扫描进行示踪剂动力学研究，可以测量药物代谢动力学和药效动力学等生理参数。传统 PET 设备由于轴向视野（15～25 cm）的局限性，只能完成单床位的动态成像，尽管已有研究采用多床位多次来回穿梭扫描的方式获取"全身动态"图像，但是受限于较低的时间分辨率和设备灵敏度，此种方式获得的参数图像信噪比低，也无法快速获取示踪剂的动力学参数信息。全景 PET/CT（total-body PET/CT）具备 194 cm 的超长轴向视野，可同时完整覆盖整个人体（图 1-6）。相较于传统 PET/CT 设备，total-body PET/CT 具有 40 倍灵敏度和 6 倍信噪比的提升，实现了全身同时动态成像的技术突破，从而能准确地获得各脏器同步化的动力学参数指标，开启了一个全新的 total-body PET 显像时代。

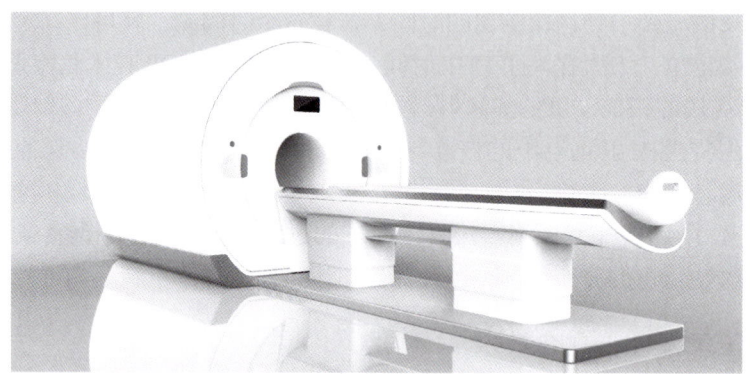

图 1-6　total-body PET/CT

（三）PET/MR 图像融合技术

PET/MR 真正实现了解剖结构影像与功能、代谢、生化影像的实时融合，成为现代影像医学的发展方向之一。PET/MR 一体机是最新研制成功的高端影像融合设备，实现了在同一个设备上同时进行 PET 和 MR 信号采集，并且通过一次扫描得到 PET 和 MR 融合信息的全身成像（图 1-7）。

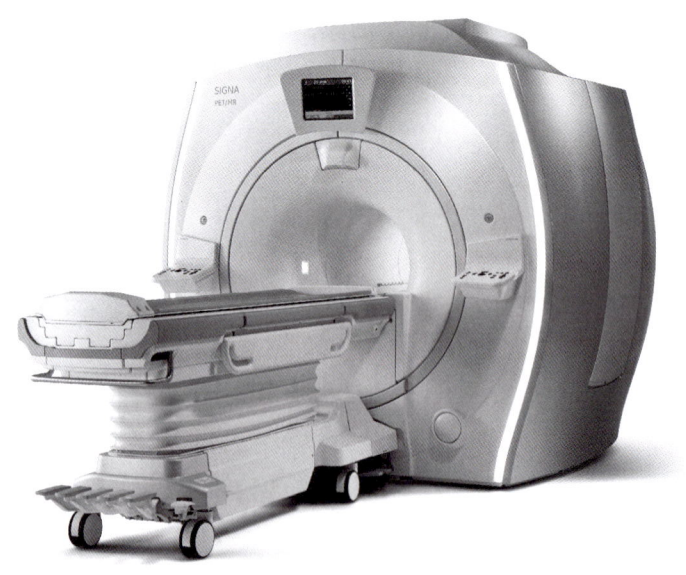

图 1-7　PET/MR

MR 具有高空间分辨率和高软组织分辨能力的特点，PET 具有高探测灵敏度和靶向示踪特异性，两者具有高度互补性，PET/MR 兼具两者的特点。同时 MR 成像软件可保证多次扫描的

100%定位一致性，便于治疗前后的随访观察，从而为临床诊断的准确性提供了最为可靠的保障。由于该系统可在 PET 扫描过程中同时进行 MR 信号的采集，不仅极大缩短了患者扫描时间，也不存在二次扫描所带来的定位偏差的可能性，还真正实现了代谢和生理功能在 PET 与 MR 上的同步，有助于对疾病的精确诊断。由于 MR 不存在辐射，可以反复多次进行检查，这对于危重患者、辐射过敏患者和儿童等特殊群体来说，无疑是最为理想的影像学检查手段。

（四）小动物 PET

PET 作为目前核医学诊断和研究最先进的分子显像方法，已从临床应用推广到了小动物科学实验。近几年来，随着新的探测技术的不断涌现，专门用于小动物显像的 PET 扫描仪的各项性能日臻完善，正逐渐成为现代生物医学研究的一项重要工具。小型动物比人体小很多，所以小型 PET 的空间分辨率等主要指标要远高于临床应用的 PET，目前大多厂家采用了 LYSO 晶体阵列耦合位置灵敏 PMT 的探测器技术方案。在电子学系统中采用了流水线模数转换、低电压差分信号（low-voltage differential signaling，LVDS）串行输出、现场可编程门阵列（field programmable gate array，FPGA）数据处理、位置能量显示查找表（look-up-table，LUT）远程下载、统一时钟分配、传输控制协议/互联网络协（transmission control protocol/internet protocol，TCP/IP）数据传输等主流技术，使系统速度和稳定性得到保障。

小动物 PET 主要应用于生命科学基础研究，在药物开发、疾病研究、基因显像等领域发挥重要作用。应用小动物 PET 可进行新药试剂的实验应用和新药研发，了解实验动物体内药物供应过程和不同基因治疗效果，以动物作模型研究人类疾病和尝试不同新治疗方法，研发新放射性示踪剂做临床影像诊断的探针。除了小动物 PET 以外，为了满足示踪研究的定位问题，小动物 PET/CT、PET/MR 和小动物 PET/SPECT/CT/ 光学等多模态分子影像设备已广泛应用于生物医学科学研究（图 1-8）。

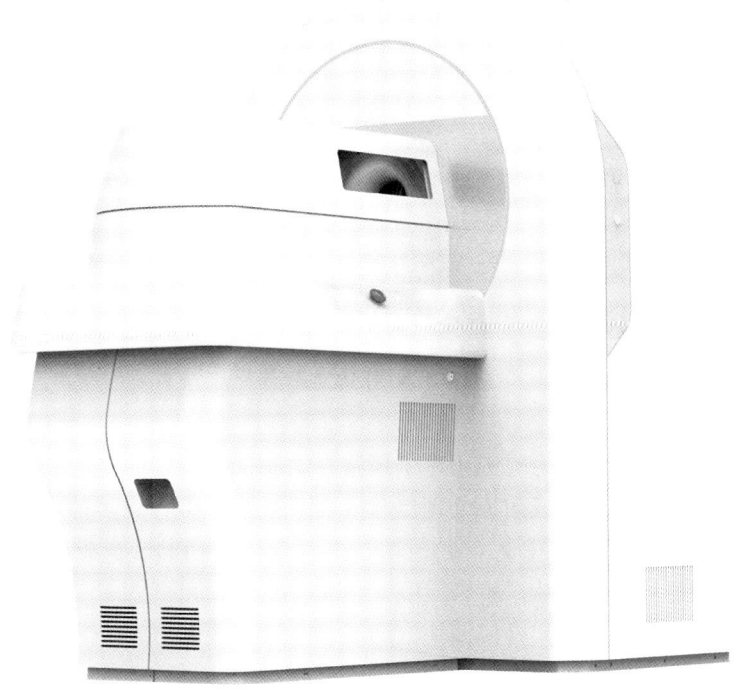

图 1-8　小动物 PET/SPECT/CT

四、医用回旋加速器与自动化学合成及药物分装系统装置

医用回旋加速器（cyclotron）是"粒子加速器（particle accelerator）"的一种，其设计、制造的理论基础是拉莫尔定律和劳伦斯回旋加速理论。现代回旋加速器则结合了托马斯提出的磁场强度随方位角变化场（azimuth-varied field，AVF）变化的原理，采用规律变化的磁场系统，修正粒子加速过程中的相位移动、相对速度减慢和粒子回旋频率变化等，提高粒子加速效率和聚焦度。现代医用回旋加速器多采用分离扇形磁铁调变磁场技术，属等时性回旋加速器范畴。医用回旋加速器生产放射性核素的原理是带电粒子在磁场和交变电场作用下，反复在磁场做弯曲运动（回旋）并被交变电场反复加速，直至达到预期所需粒子能量，通过粒子束流引出系统，轰击靶系统中的靶材料，获得所需正电子放射性核素。四川绵阳中国工程物理研究院流体物理研究所已研制出首个国产医用回旋加速器，并在国内外安装运用（图1-9）。

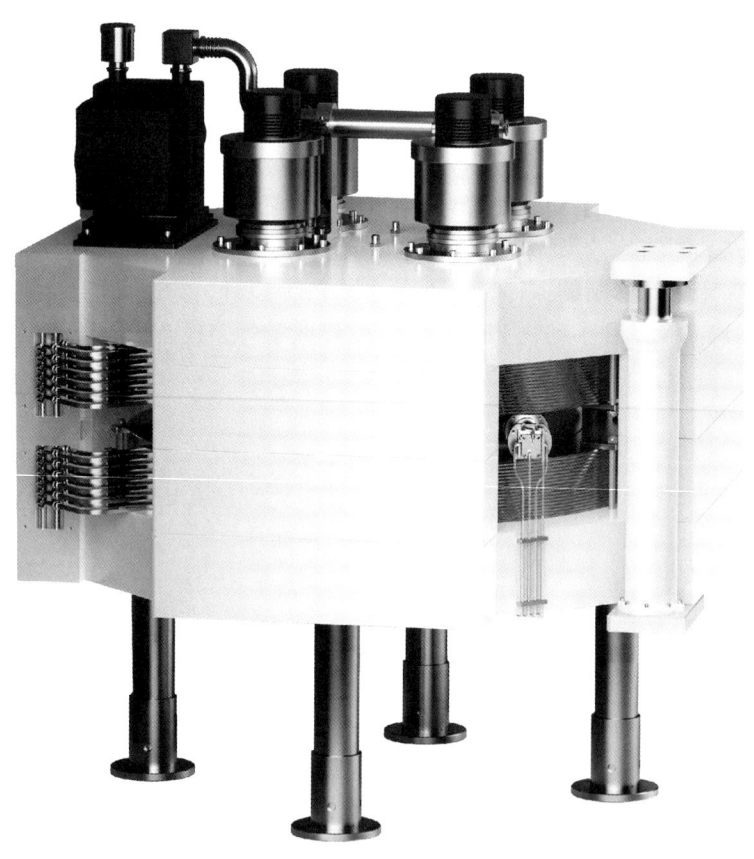

图1-9 医用回旋加速器

正电子药物合成模块系统是为完成正电子药物自动化标记过程而专门设计的系统装置。主要采用一次性使用的包埋盒、集成射流处理器和一套市售试剂可合成多种化合物。目前主要有 ^{18}F、^{11}C 和 ^{68}Ga 标记的药物合成模块。^{18}F 药物合成模块以 ^{18}F-FDG 合成模块为主，集成了靶水 ^{18}F 离子富集与洗脱、脱水干燥、加热反应、纯化等功能，可通过计算机远程控制 ^{18}F-FDG 合成。目前，应用最多的是卡套式合成模块，即所有药盒集成到卡套上，这样可最大限度地保障整个药物制备过程中尽量避免暴露于细菌和热原。核医学药物自动分装装置产业化发展十分迅速。各家公司的自动分装装置均致力于通过自动化装置提升药品分装精度及速度，解决操作人员辐射防护问题，并进一步实现个性化给药及提升软件与平台交互性。外观上，自动分装装

置均是可移动的推车式构造，方便根据患者需求分装给药。

五、功能测定仪器

利用放射性示踪核素进行器官功能的动态检查，是核医学诊断的一个重要方面，能用于上述测量的设备称为器官功能测定仪器。根据探测目的不同，器官功能测定仪器可分为甲状腺功能测定仪、肾图仪、多功能测定仪、γ心功能测定仪、局部脑血流量测定仪和骨密度仪等。下面将主要介绍前三类仪器。

（一）甲状腺功能测定仪

甲状腺功能测定仪主要用于甲状腺功能的测定和诊断，是用放射性碘作示踪核素以检查甲状腺生理功能的装置，故又称为甲状腺摄碘率测定仪。它实际上是一台单探头γ光子计数测量装置。整个测量装置由准直器、闪烁体、光电倍增管、前置放大器和定标器组成。仪器的探头是带有张角型准直器的γ闪烁探头，其后配有的光电倍增管将探头输出的光信号变为电信号，电信号经过前置放大后直接送入自动定标器进行记录。用于甲状腺摄碘率测定，闪烁探头一般选 NaI（Tl）晶体，准直器张角长度约为 20 cm。当患者颈部贴近准直器时，张口刚好把甲状腺完全覆盖。此时，探头晶体表面与颈部距离，即工作距离为 20～30 cm，准直器的视野直径为 12～15 cm。

（二）肾图仪

放射性核素肾图指的是在静脉注射合适的放射性示踪剂之后，记录两侧肾的时间-放射性曲线。这种描记放射性核素肾图的仪器被称为肾图仪，专门用于人体肾功能测定，是临床上广泛应用的核医学仪器之一。普通肾图仪有两个探头、两套计数率仪和一套自动平衡记录仪。两个探头分别对准左右肾，静脉注射可通过肾快速排泄的示踪剂后，两个探头分别探测并描记左右肾放射性随时间变化的时间-放射性曲线，即为肾图；分析肾图曲线可以分别获得双肾血流灌注、分泌及排泄状况，对肾功能及上尿路的通畅情况进行评价。另外，肾图仪也可配有第3个探头，在测定肾功能时用于对准膀胱，描记膀胱内的放射性随时间的变化，可以评价双侧肾的尿液生成及排泄情况，为临床提供更多的诊断信息。

（三）多功能测定仪

多功能测定仪的结构与肾图仪类似，可配有 4～6 个探头，设有 4～6 路测量系统。多功能测定仪的探测器采用γ闪烁探头，晶体前分别装有张角型、聚焦型的准直器。张角型准直器配有甲状腺探测的专用标尺。整套系统可进行肾功能、甲状腺功能、膀胱残余尿量、心脏及脑功能等多项测定，可一机多用。

六、体外分析检测仪器及辐射防护仪器

（一）非放射免疫分析仪器

非放射免疫分析技术是传统放射免疫分析技术的升华，其原理和方法是在放射免疫分析的基础之上发展起来的，都是标记示踪技术与特异性抗原与抗体、配体与受体相结合的产物，

只是选用的标记物从过去的放射性物质（如 ^{125}I、^{3}H 或 ^{14}C）替换成现在的非放射性物质（如酶、镧元素、荧光）或利用吖啶酯直接发光技术。非放射免疫分析技术在临床中主要用于内分泌激素、蛋白质、肿瘤标志物、多肽、核酸、神经递质、受体、细胞因子等各种生物活性物质的检测，极大提高了检测技术的灵敏度与特异性，实现了全自动操作，是核医学体外分析技术的进一步发展。

（二）γ闪烁计数器与手持式γ探测仪

1. γ闪烁计数器 γ光子计数的典型装置是配备井型闪烁探测仪的γ计数器。井型探测器的几何条件接近4π立体角，探测效率较高，还易于用铅屏蔽探测器，降低本底计数。电子线路部分通常有放大器、单道或多道脉冲幅度分析器、定时计数器、打印机等。很多仪器还配备计算机进行数据采集和处理，并有自动换样功能。

应注意有一部分γ光子从井口处逃逸，逃逸的比例与放射源在井中的位置有关，也和样品体积有关。不同的逃逸比例导致不同的几何条件，从而引起探测效率的变化。样品离井口越近，探测效率越低；体积大的样品探测效率低于体积小的样品。因此，当比较样品的活度或计数率时，样品的体积应尽量相同。

由于井型γ计数器的探测效率很高，只能测量很低活度的放射性样品。如果放射性样品的活度过高，计数器的死时间（分辨时间）会影响测量结果。必要时应进行死时间校正。

2. 手持式γ探测仪 主要由两部分组成：探头和信号处理显示器。探头有闪烁型和半导体型两类。信号处理显示器由数字显示装置和声控信号处理系统组成。它的探测原理与γ相机的原理相同，即将照射到晶体上的γ光子转换成电信号，由信号处理显示器进行记录，γ光子的强弱可通过计数高低来确定。

肿瘤患者手术前经肿块周围或其他途径注射放射性核素标记的药物，如 ^{99m}Tc-胶体，因淋巴系统具有清除异物的功能，此放射性药物会随着淋巴管分布到邻近的淋巴结。如果淋巴结有癌转移，它就会滞留在转移的淋巴结内持续数小时。手术中用手持式γ探测仪贴近淋巴组织，可直接探测、跟踪和识别转移的淋巴结，可在术中指引寻找转移的前哨淋巴结，并指导术者彻底清除转移的淋巴结。

（三）医用放射性核素活度计

医用放射性核素活度计（medical radionuclide activity meter）是用于测量放射性药物或试剂中放射性活度的一种专用放射性计量仪器。医用放射性核素活度计的射线探测器工作在饱和区的电流电离室。电离室通常为密封的圆柱形，内部充入工作气体（通常为惰性气体）；在圆柱的中央有开口，以放置样品。

医用放射性核素活度计的特点是几何探测效率高，可测量各种核素产生的电离电流。对常用放射性核素，工厂已利用一系列已知活度的放射性核素的标准源进行刻度，获得了不同放射性核素活度的刻度系数或能量响应曲线。使用时只要选择待测核素的按钮或菜单，就能利用相应的刻度系数将电离电流转换成活度的读数。医用核素活度计在原理上设有核素选择功能，使用时应选择正确的核素按键或菜单，利用正确的刻度系数，保证读数的正确性。

（四）液体闪烁计数器

液体闪烁计数器（liquid scintillation counter）采用的闪烁体是液态，也就是将闪烁体溶解在适当的溶液中，配制成为闪烁液，将放射性样品置于闪烁液中进行测量。液体闪烁测量主要用于能量低、射程短、易被空气和其他物质吸收的α粒子以及低能β粒子（如 ^{3}H、^{14}C）的测量。液体闪烁计数探测的原理是放射性核素发射射线，其能量首先被溶剂分子吸收，使溶剂分子激发。溶剂将激发能量传递给闪烁体，使闪烁体分子激发，激发态的闪烁体分子恢复至基态时发射出荧光光子，光子透过闪烁液及闪烁瓶壁，输入光电倍增管完成能量转换。经过后续电子学线路放大、分析后得以记录和显示。配有电子计算机的液体闪烁计数器可以自动进行样品测量及数据记录、处理。

（五）辐射防护和剂量监测仪器

核医学工作不可避免地要接触放射性核素，辐射防护工作是日常工作的重要环节之一。辐射防护仪器是核医学仪器的重要组成部分，在日常工作中必不可少。

1. 表面污染监测仪　是用于监测放射性工作场所的桌台面、地板、墙壁、手、衣服、鞋等表面放射性污染的仪器，可以分别测量 α、β、γ 放射性污染的情况，多为便携式，也有固定式。测量结果以剂量率（mR/h、mGy/h）或每秒计数（counts per second，CPS）表示，剂量值超过预设限值后将触发报警装置。

2. 个人剂量监测仪　是用来测量个人接受外照射剂量的仪器，其射线探测器部分体积较小，可佩戴在人体的适当部位，包括胶片剂量监测计和热释光剂量监测计。

第四节　核医学的诊断与治疗原理

临床核医学主要包括放射性诊断和放射性治疗两部分。放射性诊断由放射性核素显像、脏器功能测定和体外放射免疫分析组成；放射性治疗分为内照射或介入治疗和敷贴治疗。内照射或介入治疗是将放射性核素引入人体靶器官或靶组织内，利用放射性核素发射的粒子（主要是 β^- 粒子或 α 粒子）抑制或破坏病变组织。敷贴治疗使用发生 β^- 衰变的放射性核素制作的敷贴器附着于病变表面进行照射，以达到治疗疾病的目的。

一、放射性核素显像

（一）放射性核素显像的基本原理

放射性核素显像是核素示踪技术的具体应用，其基本原理是引入体内的放射性核素或其标记化合物（显像剂），能够选择性聚集在靶器官或靶组织内；不同的显像剂聚集的机制不同，在体内具有特殊的代谢分布规律，形成器官内、外或正常组织与病变组织之间聚集显像剂的差别。由于显像剂不断发出 γ 光子，利用核探测仪器能够在体外探测到 γ 光子，从而在体外显示出脏器、组织或病变部位的形态、位置、大小以及脏器的功能变化，记录显像剂在体内的分布状态及其动态变化过程，获得反映器官或组织代谢功能与结构的影像，建立时间 - 放射性曲线，并通过计算机进行半定量或定量分析，借此获得正常组织或病变组织在血流、代谢、功能、受体密度等方面的信息，为临床诊断与鉴别诊断疾病、评价疗效及判断预后等提供帮助。

与超声、CT、MR 等成像方法不同，显像剂是放射性核素显像的必备条件之一，在影像显示方面起着重要的作用。在不同脏器或组织进行核素显像时，需要使用不同的显像剂；同一脏器的不同功能或不同显像目的也需要不同的显像剂。这是因为不同的显像剂在特定的脏器、组织或病变中选择性聚集的机制不同，所获得影像结果也不同。

显像剂聚集机制归纳起来主要有以下几种方式：特异性结合、合成代谢、细胞吞噬、循环通路、选择性浓聚、选择性排泄、通透弥散、离子交换和化学吸附等。依据所获得影像的显示结果，常用显像剂可概括为四大类型。

1. 阴性显像剂 这类显像剂到达靶器官，能被正常组织高度摄取，病变组织摄取较少或不摄取。在体外通过核医学仪器探测正常组织与病变组织的放射性浓度差，可较好地显示器官的形态、位置、大小、放射性分布及功能状态。

2. 阳性显像剂 这类显像剂在靶器官或靶组织中的生物分布状态与阴性显像剂相反，即病变组织高度摄取显像剂，正常组织摄取较少或不摄取。在体外进行放射性核素显像可清晰地显示病变组织的形态、大小、受体密度及分布等。

3. 排泄型显像剂 这类显像剂能够被体内某器官中靶细胞选择性摄取并迅速清除或被靶组织滤过，通过生理性通道排泄至终端。经动态显像可观察体内显像剂自始至终的完整变化过程，以此判断器官的功能及通道有无异常。

4. 通过型显像剂 这类显像剂进入体内的某些正常生理通道（如消化道、血管、蛛网膜下隙）既不会渗出也不会被吸收，只是通过生理通道，利用动态显像技术可获得显像剂流经该通道、路径上的器官及生物区（池）的影像。

（二）放射性核素显像类型和方法

1. 显像类型 通常根据显像剂发出γ光子的种类或显像仪器分为：

（1）单光子显像（single photon imaging）：是利用单光子显像仪器（如 SPECT）探测显像剂中放射性核素发射的γ光子的显像技术，是临床最常用的显像类型之一。

（2）正电子显像（positron imaging）：是利用正电子显像仪器（如 PET）探测显像剂中放射性核素发射的正电子产生的双光子的显像技术。

（3）复合式显像（multimodality imaging）：是用计算机特殊软件将单光子或正电子显像获得的功能影像与 X-CT 或 MR 等结构影像合成为一帧影像的图像融合技术，也称多模态显像。复合式显像分为异机融合图像技术和同机融合图像技术。由于异机融合图像准确性和精确性较差，目前临床上主要应用同机融合图像技术。通过复合式显像获得的融合图像使解剖结构更为清晰，病灶定位更加精确，更能准确地反映器官和病变组织的代谢和功能。

（4）韧致辐射显像（bremsstrahlung imaging）：是利用显像剂中放射性核素发射的 $β^-$ 粒子显像技术，临床较少应用。韧致辐射显像主要用于观察将发生 $β^-$ 衰变的放射性核素用于治疗疾病时放射性核素在靶组织内的分布状态。

2. 显像方法 根据显像剂特性、显像仪器功能、显像范围、影像采集时间、方式及是否介入等，将显像分为以下几种方法：

（1）根据影像获取的层面分为平面显像和断层显像

1）平面显像（planar imaging）：是将显像仪器的探头置于体表一定位置，采集器官放射性分布影像的方法。平面显像在探头投影方向上的放射性前后叠加，易掩盖局部放射性的异常改变，漏诊深部较小的病变。利用前位、侧位、斜位和后位等多体位显像，可尽量弥补这种不足。

2）断层显像（tomography）：是将显像仪器的可旋转或环形探测器围绕受检器官进行间断或连续360°旋转以采集信息，经计算机处理并重建横断面、冠状面和矢状面断层影像。断层显像能较准确真实地反映器官内放射性的分布状况，有助于提高对深部较小病变的检出率及定量分析的准确性，是临床重要的显像方法。

（2）根据影像获取的状态分为静态显像和动态显像

1）静态显像（static imaging）：是指体内显像剂在器官或病变部位处于相对稳定分布时进行的显像。由于在一定时间内放射性变化不大，静态显像可清晰地显示器官或组织的解剖形态与功能状态，特别有利于观察器官或病变的位置、形态、大小和放射性分布情况。

2）动态显像（dynamic imaging）：用显像仪器的快速采集功能（如1秒/帧）连续自动获

取器官或组织内显像剂放射性计数及空间位置随时间变化的系列影像，即为动态显像。通过计算机勾画感兴趣区（region of interest，ROI）技术，生成系列影像中同一 ROI 内的时间 - 放射性曲线，利用该曲线可获得多项定量分析参数。

(3) 根据影像获取的部位分为局部显像和全身显像

1) 局部显像（regional imaging）：用显像仪器获得某个器官或机体某一部位的影像，即为局部显像。局部显像可用较大的采集矩阵及较长的采集时间来获得，采集的影像分辨率更高、清晰度更好。

2) 全身显像（whole body imaging）：显像仪器的探头沿身体长轴从头至足匀速移动，依次采集全身各部位的放射性并形成一幅完整的全身影像。或用 SPECT/CT 或 PET/CT 行全身断层显像，依探头视野范围逐段采集信息，经图像处理后重建全身断层影像。

(4) 根据影像获取的时间分为早期显像和延迟显像

1) 早期显像（early imaging）：显像剂注入体内后 2 h 以内进行显像称为早期显像，此时主要反映血流灌注、血管床和早期功能状况，常规显像一般采用这类显像。

2) 延迟显像（delay imaging）：显像剂注入体内 2 h 后进行显像称为延迟显像。有的病变组织细胞摄取显像剂速度相对较慢，早期显像时靶与非靶组织（target and non-target tissue，T/NT）的比值较低，图像不易分辨。由于正常组织对显像剂的清除较快，延迟显像可增加 T/NT 的比值，对于良恶性疾病的鉴别诊断有较大意义。

(5) 根据显像时机体的状态分为静息显像和负荷显像

1) 静息显像（rest imaging）：当显像剂引入人体或影像采集时，受检者在没有受到生理性刺激或药物干扰的安静状态下所进行的显像，称为静息显像。

2) 负荷显像（stress imaging）：受检者在生理活动或药物干预状态下达到负荷亚极限状态，将显像剂引入体内后显像，也称为介入显像（interventional imaging）。负荷显像可提高静息状态下不易发现的早期病变诊断率。如药物或运动负荷心肌灌注显像、乙酰唑胺介入脑血流灌注显像，临床上常用于检查心、脑的储备功能，提高心、脑疾病诊断的敏感性和特异性。

（三）放射性核素显像的图像分析要点

核医学显像是以脏器和组织的生理、生化和病理生理变化为基础，以图像方式显示放射性示踪剂在某一器官、组织或病变部位的分布、摄取、代谢和排泄过程，可以观察到细胞、分子甚至基因水平的变化，综合地反映脏器功能和形态的改变。由于组织功能的复杂性决定了核医学影像的多变性，因此对于核医学图像的分析判断，必须掌握科学的思维方法，运用生理、生化和解剖知识，排除各种影响因素的干扰，并密切结合临床表现及其他影像学方法的结果，对所获得图像的有关信息进行正确分析。这样才能得出符合客观实际的结论，避免出现人为的诊断失误。对核医学图像进行分析判断应注意以下几个方面。

1. 图像质量　进行图像分析首先应当对已获得的核医学图像质量有一个正确的评价。按照严格的显像条件和正确的方法进行图像采集和数据处理，是获得高质量图像的基本保证。一个良好的图像应符合被检器官图像清晰、轮廓完整、对比度适当、病变部位显示清楚、解剖标志准确以及图像失真度小等要求。可能影响到图像质量的因素是多方面的，比如放射性示踪剂的放射化学纯度、显像时间、受检者的体位、采集的放大倍数和矩阵大小、计算函数的选择等。对不符合质量标准的图像要及时分析原因并进行复查。若因某种原因不能复查，在进行图像分析时要认真考虑这些机械的或人为的误差对图像的临床评价带来的影响，以免得出错误的结论。

2. 正常图像识别　放射性核素显像的图像分析与其他医学影像的分析既有共性，又有其自身的基本规律和特点。首先，应明确显像剂、显像类型和方法；其次，认识和掌握正常图像的特点是识别异常、准确诊断的基本前提。核医学图像所表现出的脏器和组织的位置、形态、大小和放射性分布都与脏器和组织的解剖结构和生理功能状态有密切关系。一般来说，实质性器官的位置、形态、大小与其体表投影非常接近，放射性分布大致均匀，较厚的组织显像剂分布相对浓密。比如甲状腺显像时，正常甲状腺呈蝴蝶形，分为左右两叶，其下 1/3 由峡部相连，两叶显像剂分布均匀，峡部及两叶周边因组织较薄，显像剂分布较中间部分略为稀疏。

3. 异常图像分析　核医学方法所获得的图像通常可以分为静态平面图像、动态图像和断层图像等类型，不同的图像类型应从不同的角度进行分析判断。

(1) 静态平面图像分析：①位置，通过观察受检器官与体表解剖标志和邻近器官之间的关系，确定器官有无移位和反位，必须在排除了正常变异后方能确定是否有位置的异常。②形态大小，观察受检器官的形状和大小是否正常、轮廓是否清晰、边缘是否完整、有无凸出或凹陷，器官如果失去正常形态的话，应判定是受检器官内部疾病所致，还是器官外部邻近组织的病变压迫所致。③放射性分布，仔细观察受检器官内的放射性分布是否均匀，有无放射性浓聚、减低（稀疏）或缺损区。④对称性，对于脑、骨骼等对称性器官的图像进行分析时，还应该注意两侧相对应的部位放射性分布是否一致。

(2) 动态图像分析：动态图像分析除静态图像分析内容外，还应注意几点：①显像顺序，注意观察受检器官内的显像剂由于时间的变化，其空间位置的移动是否符合解剖和生理的功能状态，如放射性核素心血管显像正常的顺序是上腔静脉、右心房、右心室、肺动脉、肺、左心房、左心室及主动脉等依次显影。如果右心相时主动脉过早出现放射性填充或左心室过早显影，提示血液有由右至左的分流；当左心室显影后右心室影像重现，两肺持续出现放射性，则提示存在着血液有由左至右的分流。②时相变化，确定受检器官的功能状态时，影像出现或消失的时间超出正常规律时（显像时间延长、显像时间缩短或不显影），可判断受检器官的功能异常。

(3) 断层图像分析：正确掌握受检器官、组织的断层方位和各层的正常所见十分重要，阅片时应重点分析各层影像的形态、大小和放射性分布。通常器官的横断面是自下而上获得断层影像；矢状面是自右向左获得断层影像；冠状面是自前向后获得断层影像。心脏的长、短轴与躯干的长、短轴不一致，故心脏断层显像分别以短轴、水平长轴和垂直长轴表示。在分析放射性核素断层影像时，由于受检器官或组织与周围的比邻关系显示得不够明确，不仅要密切联系解剖和生理学知识，还要经过长期临床实践才能正确地分析和评价图像。

(4) 密切结合临床分析：核医学影像如同其他影像学方法一样，图像本身一般并不能提供直接的疾病诊断，除了密切联系生理、病理和解剖学知识外，还必须结合临床相关资料进行综合分析，才能得出较为符合客观实际的结论，必要时进行查体，绝不能看图识字，否则会造成某些人为误差。

（四）放射性核素显像的特点

SPECT/CT、PET/CT 及 PET/MR 的发展，使得核医学放射性核素显像跨入了现代的分子影像时代。多模态显像获得的融合图像将器官或病变的生理生化、病理生理和组织学变化等信息汇集一体，为临床提供高清影像及准确可靠的诊疗依据。因此，与 CT、MRI 和超声影像等建立于解剖结构改变基础之上的影像学方法相比，放射性核素显像有以下几个显著特点。

1. 提供分子水平的代谢和化学信息　核医学分子影像建立在分子示踪的基础之上，能够从病变细胞基因的异常表达、受体密度的变化及代谢活性的异常等分子水平揭示疾病的发生发展过程，已成为当今医学影像研究热点和发展方向。特别是随着 PET/CT 和 PET/MR 的临床广泛使用，核医学显像可反映活体内的动态化学或代谢过程，从分子水平上探索疾病早期细微的代谢和功能变化，使核医学显像进入分子影像时代。

2. 有助于疾病的早期诊断　核医学影像是融器官结构、形态、血流、代谢及功能等信息为一体的多元化分子功能影像,可观察到靶器官的位置、形态大小、组织结构变化和放射性分布状态,可从基因、代谢、功能、组织结构的变化早期诊断疾病的发生、发展过程。如核素全身骨显像用于恶性肿瘤骨转移的诊断,比常规 X 射线平片检查提早 3～6 个月发现病理改变。

3. 可用于定量分析　放射性核素显像具有多种动态显像方式,使脏器、组织和病变部位的血流和功能等情况得以动态显示。根据系列影像的相关数据可计算出多种功能参数并进行定量分析,有利于疾病的随访与疗效观察。

4. 具有较高的特异性　放射性核素显像可以根据显像目的,选择某些脏器、组织或病变特异性聚集的显像剂,所获得影像具有较高的特异性,可显示诸如受体、肿瘤、炎症、异位组织及转移性病变组织的影像,而这些病变单靠形态学检查常常是难以确定的,甚至根本不可能显示。如神经系统疾病的受体研究中,放射性核素受体显像是唯一可行的影像学方法。

5. 安全、无创　放射性核素显像引入体内的显像剂化学量极微,一般无过敏反应和药物毒性反应,不良反应发生率远低于 X 射线对比剂和磁共振对比剂。如肾动态显像中,目前没有文献报道肾动态显像剂 ^{99m}Tc-二乙三胺五乙酸(^{99m}Tc-diethylenetriaminepentaacetic acid,^{99m}Tc-DTPA)、^{99m}Tc-乙烯双半胱氨酸(^{99m}Tc-ethylenedicysteine,^{99m}Tc-EC)、^{99m}Tc-巯基乙酰三甘氨酸(^{99m}Tc-mercaptoacetyltriglycine,^{99m}Tc-MAG$_3$)等对肾功能有损伤,临床上可常规用于慢性肾功能不全的分肾功能检测,受检者辐射吸收剂量也明显低于 CT 检查。幼儿对于短半衰期或超短半衰期核素检查已不列为禁忌。因此,放射性核素显像是一种安全、无创的检查方法。

二、体外分析检测法

经典体外检查法是美国科学家 Yalow 和 Berson 创建的放射免疫分析(radioimmunoassay,RIA)。Yalow 荣获 1977 年诺贝尔生理学或医学奖。RIA 是将核技术与免疫诊断技术相结合而建立的微量生物活性物质分析法。由于 RIA 开创了生物医学微量物质分析的新纪元,并具有灵敏度高、特异性强、准确性好、应用范围广等优点,可以检测内分泌激素、蛋白质、多肽、核酸、神经递质、受体、细胞因子、细胞表面抗原、肿瘤标志物等各种生物活性物质。之后相继建立了免疫放射分析、竞争性蛋白结合分析、受体放射分析及放射受体分析等分析方法。20 世纪 90 年代,在放射免疫分析技术的基础之上建立了非放射分析法,如酶标记免疫分析(enzyme immunoassay,EIA)、化学发光免疫分析(chemiluminescence immunoassay,CLIA)、电化学发光免疫分析(electrochemiluminescence immunoassay,ECLIA)和时间分辨荧光免疫分析(time-resolved fluoroimmunoassay,TRFIA)等,极大地推动了生物医学微量分析技术的发展,是对核医学放射免疫分析技术的发展。

三、放射性核素治疗

放射性核素治疗始于 20 世纪 40 年代,用口服 ^{131}I 治疗甲状腺功能亢进(甲亢)和分化型甲状腺癌。随着核医学的发展及长期放射性核素治疗临床实践经验的积累,用于治疗的放射性核素种类及治疗方法越来越多。目前临床使用放射性核素治疗的疾病主要包括:^{131}I 治疗功能自主性甲状腺腺瘤和分化型甲状腺癌转移灶,^{32}P 治疗血液系统疾病,^{125}I 粒子组织间植入治疗前列腺癌等恶性肿瘤,^{89}SrCl$_2$ 或 ^{188}Re-1-羟基亚乙基二膦酸盐(^{188}Re-hydroxyethylidene diphosphonate，^{188}Re-HEDP）等治疗恶性肿瘤骨转移性骨痛，^{32}P-胶体腔内治疗恶性胸腹腔积液和关节积液，^{131}I-间位碘代苄胍（^{131}I-meta-iodoenzylguanidine，^{131}I-MIBG）治疗嗜铬细胞瘤，^{131}I 标记单克隆抗体治疗恶性肿瘤及 ^{90}Sr 或 ^{32}P 敷贴器治疗皮肤和眼科疾病等。近年来镥[^{177}Lu] 标记前列腺特异性膜抗原（^{177}Lu-prostate specific membrane antigen，^{177}Lu-PSMA）治疗前列腺癌骨转移和 ^{177}Lu-DOTATADE 治疗神经内分泌肿瘤取得了重大突破，其临床价值已得到肯定。放射性核素治疗的原理是引入器官或病变组织内的放射性核素发出粒子（α 粒子、β⁻ 粒子）产生辐射损伤，导致细胞变性、分裂增殖能力丧失、代谢紊乱及死亡，从而达到抑制或破坏病变组织的治疗目的。放射性核素治疗具有方法简便、安全、作用持久、疗效好、毒副作用小、并发症少、实用价值高等优点。

第五节 放射性核素示踪技术

当代医学影像的发展趋势是：从反映精细解剖结构向反映脏器分子代谢功能发展，从单一成像模态向多模态融合（如 SPECT/CT、PET/CT、PET/MR）发展，从单纯影像诊断向"诊疗一体化"发展。在精准医疗时代，基于放射性核素示踪技术（radionuclide tracer technique）的分子核医学（molecular nuclear medicine）在疾病的个体化精准诊疗方面，显示出日趋重要的科学价值和应用前景。

一、放射性核素示踪技术的定义及原理

放射性核素示踪技术是以放射性核素或其标记化合物作为示踪剂，应用核射线与核辐射探测仪器，通过检测示踪剂在自发衰变过程中发射出的射线，来显示目标分子的踪迹，用于研究其在生物体系或外界环境中的分布及运动规律。

放射性核素示踪技术的创立可以追溯到 20 世纪初。1923 年，匈牙利化学家 Hevesy 首次应用天然放射性核素铅 [^{212}Pb] 研究铅盐在豆科植物内的分布和变化，为此创立了同位素示踪方法（isotopic indicator trace method），并于 1943 年获得诺贝尔化学奖。相继发展起来的体外放射分析、功能测定、放射性核素显像和核素治疗，均基于放射性核素示踪技术的原理。放射性核素示踪技术是核医学基础研究和临床应用最根本和最重要的方法学基础。

放射性核素示踪技术原理的核心是同一性（identity）与可测性（measurability）。前者是指放射性示踪剂与被测物质具有相同的化学性质（chemical property）和生物学行为（biological behavior），后者是指在生物体系或外部环境的代谢转化过程中，放射性核素自发衰变的射线可被探测和记录。

二、放射性核素示踪技术的特点及类型

（一）放射性核素示踪技术的特点

1. 灵敏度高 放射性核素作为示踪物时，可以精确地探测出极微量的物质，一般可达到 $10^{-18} \sim 10^{-14}$g。这对于研究体内或体外微量生物物质的含量具有重要应用价值。

2. 方法简便、准确 由于示踪剂中放射性核素发出的射线不受其他物理和化学因素的影响，同时放射性测量不受反应体系中其他非放射性杂质的干扰，因此减少了诸如分离、提纯等

许多耗时且可能导致误差的步骤，降低了待测物化学量的损失。

3. 合乎生理条件 放射性核素示踪过程反映的是被研究物质在生理剂量和原有生理状态下的代谢变化，所得结果更接近于真实的生理情况。此外，鉴于放射性核素示踪技术方法灵敏度高，所需化学量很少，几乎不干扰和破坏体内生理过程的平衡状态，因此允许在生理条件下或培养细胞体系中完成分析实验。

4. 定性、定量与定位研究相结合 放射性核素示踪技术不仅能进行定量测定和动态研究，还可定位观察，是分子核医学的关键核心技术，也是分子医学的主要研究方法或手段之一。

5. 专业技术性强 放射性核素示踪技术涉及核物理、核化学与放射化学、数学、基础医学、核医学、放射生物学、放射医学、生物医学工程、计算机和人工智能（artificial intelligence，AI）等多学科交叉合作，需要经过一定专业训练的技术人员。此外，放射性核素示踪技术需要特定的环境条件和放射防护；同时医疗机构或研究单位须具有《放射性药品使用许可证》《辐射安全许可证》等资质。

（二）放射性核素示踪技术类型

1. 物质代谢与转化、动态平衡、细胞动力学的示踪研究 将放射性核素示踪剂引入活体后，在不同时间点测定器官、组织或体液（包括分泌物、排泄物）的放射性动态分布状态，即可获取该示踪剂在活体的吸收、分布及排泄的数据资料；同时了解正常生理情况下或疾病状态下，生物体内某种物质运动的量变规律，从而揭示正常与异常细胞增殖的规律及特点。

2. 放射性核素稀释法 根据化学物质稀释前后质量相等的原理，分为核素正稀释法和核素反稀释法。可用于测定全身血容量、水含量及细胞外液量等。

3. 放射性自显影 放射性自显影技术（autoradiography，ARG）利用核射线使感光材料感光而形成潜影，是分子核医学的组成部分。根据观察范围和分辨率的不同可分为宏观自显影、微观自显影和电镜自显影。

4. 活化分析 活化分析（activation analysis）是利用适当能量的射线照射待测样品，使稳定核素通过核反应活化成放射性核素，经测量和能谱分析获得待测样品中稳定核素种类与含量的超微量分析技术。常用于生物医学样品中多种痕量元素的测定和法医学非破坏性鉴定。

5. 放射性核素显像、功能测定、体外放射分析以及放射性核素治疗等，均是利用示踪技术的原理。

三、放射性核素示踪技术的应用研究进展

放射性核素示踪技术的开创和广泛应用是生命科学发展史上最重大的成就之一，其在揭示生命现象的本质，阐明生命活动的物质基础、新陈代谢的变化规律以及疾病发生、发展规律方面，发挥着重要的作用。

放射性核素示踪技术是临床核医学与分子核医学的精髓和核心，其关键科学问题是在分子识别基础上，从分子水平上揭示人体的生理、生化及代谢变化，实现了在分子水平上对人体内部生理或病理过程进行无创、实时的功能成像，富有广阔的应用前景。

近年来，在活体内以分子或生物大分子作为靶目标的放射性分子成像技术异军崛起、日新月异。为了真正实现疾病精准诊疗的目的，研发具有我国自主知识产权的、与各种特定分子特异结合的分子探针（molecular probe）或显像剂（imaging agent），以及研发具有高灵敏度和高分辨率的多模态跨尺度生物医学成像仪器等是一条重要途径。分子核医学核素示踪技术能从分子水平上准确、科学地提供疾病早期诊断和治疗决策依据；并且利用聚集于靶点局部的放射性

核素发射的α粒子、β⁻粒子，达到靶向放射治疗的目的。随着放射免疫显像、受体显像、反义显像、报告基因显像、细胞凋亡显像等分子核医学研究领域中多个热点问题的深层次探索，以及相应研究成果的不断涌现和应用，我们充分相信，以放射性核素示踪技术为基石的分子核医学技术在疾病诊治与基础理论研究方面将彰显出独特的优势和重要的作用。

第六节　分子核医学与分子影像技术应用

在"精准医疗"（precision medicine）时代，分子影像（molecular imaging）在疾病的精准诊断与个体化治疗（personalized theraphy）中显示出日趋重要的科学价值和广阔的应用前景。

一、分子核医学

1. 基本概念　分子核医学也称为核医学分子影像（molecular imaging of nuclear medicine）。它是一门在核医学和分子生物学技术进一步发展和相互融合的条件下形成的新兴的核医学分支学科。分子核医学技术是应用核医学的放射性核素示踪技术，利用标记的分子探针与靶分子的高度特异结合能力，从分子水平上认识疾病，阐明病变组织中受体密度与功能变化、基因异常表达、生化代谢变化与细胞信号转导等机制。它为临床疾病诊断、治疗以及基础研究提供分子水平上的相关信息，具有灵敏度高、特异性强、可定量、可快速临床转化等优点，是目前最成熟和最重要的分子影像技术。

2. 主要内容　分子核医学内容宽广，主要包括代谢显像（metabolism imaging）、受体显像（receptor imaging）、放射免疫显像（radioimmunoimaging）、反义显像（antisense imaging）、报告基因显像（reporter gene imaging）、细胞凋亡显像（cell apoptosis imaging）、乏氧显像（hypoxia imaging）、放射性核素分子靶向治疗等。

二、分子影像

（一）基本概念

1999年，哈佛大学学者Weissleder R.等最先提出分子影像（molecular imaging）的概念，即应用影像学的方法，在细胞和分子水平上对活体状态下的生物过程进行定性研究和定量研究。2005年，美国核医学会（Society of Nuclear Medicine，SNM）和北美放射学会（Radiological Society of North America，RSNA）共同规范了分子影像的定义，即通过直接或间接方法，监测并记录分子或细胞的时空分布，从而显示机体生化、生理以及疾病诊断或治疗过程。

（二）基本要素

分子影像的发展主要依赖三大要素：①合适的分子影像探针；②生物信号放大系统；③敏感、快速和高分辨率的成像技术。其中分子探针是分子影像的核心所在，也是分子影像研究领域的前沿热点。分子探针是实现信号放大和高灵敏探测的首要前提。选择分子探针应遵循以下原则：①对靶分子具有高度特异性和亲和力；②能反映活体内靶分子含量；③具有较强的通透性，能顺利到达靶分子部位；④具有生物学兼容性，能参与正常的生理过程，无毒副作用；⑤在活体内相对稳定；⑥在血液循环中既能与靶分子充分结合，又有适当的清除期，以避免"高本底"对显像的影响。另外两个要素，即生物信号放大系统和先进成像技术，亦是分子影像的重要组成部分。例如，核医学分子探针的单位体积浓度一般只有纳摩尔（10^{-9} mol/L）甚至皮摩尔（10^{-12} mol/L）水平，成像信号很微弱，必须通过生物信号放大系统增大这些信号，特别是探测灵敏度较低的仪器更为需要。此外，还需要高灵敏度、高时间分辨率和高空间分辨率的仪器在体外探测到生物信号。

（三）基本分类

分子影像学融合了基础医学、临床医学、化学、信息科学、物理学、生物医学工程和计算机等多门学科，是新兴的综合交叉前沿学科。除了前述的分子核医学，分子影像还主要包括磁共振分子成像、光学分子成像和超声分子成像。

1. 磁共振分子成像　磁共振分子成像充分集合了磁共振成像（magnetic resonance imaging，MRI）的高分辨率、无限穿透深度和极佳软组织对比度等优势，应用新型分子对比剂，获得某些病变组织精细的解剖结构与复杂的生理生化信息。目前，最具有发展前景的磁共振分子成像包括MR灌注显像、扩散加权以及扩散张量成像、波谱分析及成像、血氧水平依赖成像等，其发展的关键科学问题是研发具有特异性的分子对比剂。

2. 光学分子成像　是利用生物自发光或荧光蛋白及荧光染料，在分子和细胞层面上对载体特定生物过程进行定性和定量研究，可以观测到疾病发展进程以及药物治疗反应，进行干细胞示踪与监测、基因治疗监测、细胞凋亡监测等研究。

3. 超声分子成像　是一种将目标分子（如特异性抗体或配体）连接到声学对比剂表面，构建靶向声学对比剂，使其主动结合到靶区进行特异性成像的方法。其主要研究范围包括血管形成与血栓探测、动脉粥样硬化斑块确定以及炎症标志物探测与定量等，可早期发现疾病在细胞和分子水平上的变化。

综上所述，每一种分子影像方法都有其优势和劣势，如分子核医学显像灵敏度与特异性高，但空间分辨率较低，具有一定的辐射作用；磁共振分子成像无创伤性、无射线辐射、具有良好的空间和时间分辨率，但是灵敏度较低；光学分子成像灵敏度高，但穿透能力较低；超声分子成像方便、无辐射作用，但其灵敏度、空间及时间分辨率较低。

（四）应用范围

分子影像是运用各种影像学方法显示组织、细胞和亚细胞水平的特定分子，反映活体状态下的分子变化，可为临床提供更加丰富的医学影像与分子生物学信息，从而指导疾病诊断、监测治疗效果、判断疾病预后等，并且实现影像指导下的精准治疗。它主要应用于肿瘤、心血管系统疾病、神经系统疾病等的研究。

（五）发展方向

近年来，随着分子生物学、分子免疫学、信息科学等相关学科的快速发展，疾病基因谱的不断发现，以及"精准医学""转化医学"概念的提出，分子影像在医学科学与生命科学研究领域中的作用也日臻重要，其发展方向主要有：

1. 多模态成像　理想的分子影像技术应能同时提供精细的解剖结构以及复杂的功能代谢、生理病理分子信息。但是，目前尚未有一种成像技术能够同时具备前述功能。因此，多模态成像技术是分子影像研究的必然趋势。目前，较为成熟的多模态成像方法包括PET/CT、PET/MR、MRI/荧光成像、光声成像（photoacoustic imaging，PAI）等。相对于多模态成像仪器的快速发展与成熟的临床应用而言，作为分子影像"灵魂"的多模态分子探针的研发和临床转化相对滞后，是未来工作的重点。

2. 影像组学与影像基因组学　由于实体肿瘤在基因、蛋白质、细胞、微环境、组织和器官层面上表现出空间与时间异质性，使病理学和分子生物学等有创检测方法结果的准确性及代表性受到限制。2012 年，荷兰学者 Lambin 首次提出"影像组学"（radiomics）概念。他认为影像组学应为"高通量地从放射影像中提取大量特征，采用自动或半自动分析方法将影像学数据转化为具有高分辨率的可挖掘数据空间"。Kumar 等进一步扩展影像组学定义为"高通量地从 CT、MRI 和 PET 中提取并分析大量高级的定量影像学特征"。将影像纹理特征与组织病理学类型及基因组学紧密结合，进行从影像组学到影像基因组学（image genomics）的前沿性探索具有重要意义。

3. 人工智能与健康大数据　人工智能是研发用于模拟、延伸和扩展人的智能的理论、方法、技术及应用系统的一门新的科学技术。近年来，健康大数据技术与医学影像辅助诊断的有机融合，产生了新的影像诊断模式方法，其通过从影像中提取海量特征来量化肿瘤、心脑血管疾病及慢性病等重大疾病，可以有效解决疾病的影像学表现难以定量评估的问题，具有重要的临床应用价值。深入探讨人工智能及健康大数据与分子影像的有机融合，必将推动分子影像走向卓越。

第七节　核医学发展与展望

自从 1896 年 Becquerel 发现铀盐的放射性，标志着人类初次认识放射性现象。1898 年 Curie 夫妇成功提取放射性钋和镭；1923 年 Hevesy 应用天然的放射性同位素 ^{212}Pb 研究植物不同部位的铅含量，后来又应用 ^{32}P 研究磷在活体的代谢途径等，提出了"示踪技术"的概念；1930 年 Lawrence 发明了回旋加速器，实现了人工生产放射性核素；1934 年 Joliot 和 Curie 应用人工核反应生产出放射性核素；1942 年 Fermi 等建立了第一座核反应堆，使得人工放射性核素的大批量生产成为可能；20 世纪 70 年代，^{99m}Tc 发生器的研制成功和广泛应用，为放射性核素显像的发展打下了坚实的基础，也为核医学显像的普及和提高起到了重要作用。21 世纪初，医用回旋加速器（cyclotron）和正电子药物合成系统应用大大推动了正电子药物研发与临床应用。

在显像仪器研制方面，1951 年 Cassen 研制出第一台扫描机，通过逐点打印获得器官的放射性分布图像，促进了核医学显像的发展；1952 年 David Kuhl 设计了扫描机光点打印法，1959 年他又研制了双探头扫描机进行断层扫描，并首先提出了发射式重建断层的技术，为日后 SPECT 和 PET 的研制奠定了基础；1957 年 Anger 研制出第一台 γ 相机，20 世纪 60 年代广泛应用于临床，使核医学显像由单纯的静态扫描进入动态显像，核医学也走向迅速发展阶段。20 世纪 80 年代，SPECT 广泛应用于临床，90 年代 PET 应用于临床，直到 21 世纪 PET/CT 的广泛应用和 PET/MR 的逐步应用，核医学显像仪器的发展已从静态影像进入动态影像，由平面成像进入断层成像，从功能影像发展成为当今的分子功能与解剖融合的多功能、多模态影像，成为当代影像学发展的热点。

在放射免疫分析方面，1959 年 Berson 和 Yalow 建立了放射免疫分析法，并首先用于测定血浆胰岛素浓度，后来逐步发展到能测定人体各种激素或微量物质，阐明了人体各种激素的分泌、调节及其规律。从 20 世纪 90 年代开始，在放射免疫分析技术基础上建立起来的化学发光、时间分辨荧光等非放射标记免疫分析技术被广泛应用于临床，经过近几十年的发展，方法更稳定、自动化程度更高、使用更方便、结果更准确。

核素治疗一直是核医学发展的重要领域。在核医学发展的初期，人们就在探索应用放射性核素衰变发射的射线治疗疾病，先后应用 ^{32}P、^{89}Sr、^{131}I 等核素治疗疾病。经过数十年的发展，如今 ^{131}I 治疗已经成为临床上治疗甲状腺功能亢进和分化型甲状腺癌的重要方法，甚至与内科治疗、手术治疗具有同等重要的地位，尤其 ^{131}I 治疗分化型甲状腺癌术后残留、局部淋巴结转移或肺等远处转移的疗效明显优于放射治疗和化学药物治疗。^{89}Sr 也因有效治疗转移性骨肿瘤而被广泛应用。随着生物技术的发展，抗体、受体等介导的放射性核素靶向治疗也得到了迅速发展，并部分应用于临床，将来有可能成为具有发展前景的新疗法。

我国核医学在老、中、青三代核医学工作者几十年的不懈共同努力奋斗下，从规模到水平都得到了可持续性、稳定、高质量发展，在某些领域已接近、达到或超越国际先进水平。20 世纪 50 年代，随着扫描机的问世，有了核医学显像；60 年代，γ 相机的使用，加速了核医学影像的迅速发展；70 年代，放射免疫分析广泛应用于临床，促进了核医学的普及，丰富了核医学的内涵，使得我国的核医学科室剧增，迄今近 1000 个；70 年代后，SPECT 的广泛使用及近年来 SPECT/CT 应用，达到 1000 多台，促进了核医学显像的高质量发展和诊断水平的明显提高；21 世纪，PET/CT（404 台）、SPECT/CT（495 台）和 PET/MR（23 台）的应用，则使得处于发展低潮时期的核医学再现生机，在本世纪形成了一个新的高峰，受到了医学界的广泛关注，也成为医学影像发展的新亮点。核素治疗的发展与普及，使得核医学科由一个医技科室成为一个有门诊、有病房（全国有核素治疗病房 340 个，2544 张床位）、诊断与治疗并重的真正临床科室。今天的中国核医学已发生了翻天覆地的变化，取得了令人瞩目的成就。今后的核医学将如何发展？核医学将面临怎样的挑战与机遇？这些已成为核医学界广泛关注的话题。

一、核医学分子影像是发展的方向

进入 21 世纪以来，整个医学影像技术的发展都十分迅速。320 排高速螺旋 CT、双源 CT、4D 成像和 3D 打印技术的使用，使得 CT 不再是过去的单纯平扫与增强的成像模式，CT 功能成像、CT 灌注成像、CT 内窥镜、CT 血管造影等成为当代 CT 成像的亮点，具备成像速度快、图像清晰的优势，在某些方面将有可能取代 SPECT 血流与灌注成像，甚至在某些方面也可取代传统的造影技术。磁共振功能成像也正朝着功能影像甚至分子影像的方向发展，对核医学功能影像富有挑战。近年来医学影像学技术发展迅速，临床医学对影像学的依赖越来越强，核医学分子影像特异诊断和核素靶向治疗在精准医疗时代彰显重要作用。2020 年国家教育部已将核医学专业设置为独立学科（学科代码 105125），2021 年国家八部委联合发布的《医用同位素中长期发展规划（2021—2035 年）》大大鼓舞了核科学工作者士气，进一步推动了核科学技术在医学领域的应用进程，这完全顺应国家"健康大中国"战略，满足社会和人民健康的需求，迎来了核医学发展的第二个"春天"。然而，核医学作为一个独立的学科面临巨大挑战与发展机遇。分子核医学与核医学分子影像是应用放射性核素示踪技术从分子水平认识疾病，阐明病变组织受体密度与功能的变化、基因的异常表达、生化代谢变化及细胞信息转导等，为临床诊断、治疗和疾病的研究提供分子水平信息。分子核医学的发展尤其是对于肿瘤疾病的早期诊断和治疗发挥了重要作用，使得肿瘤核医学的发展成为继心血管核医学之后又一亮点。这些伴随生物学技术发展而建立起来的显像方法，不仅促进了分子核医学的形成，也为医学影像技术走向"分子影像"时代迈出了第一步。当今核医学分子影像包含的内容十分丰富，很多新的显像剂和分子探针具有很好的发展前景，但是目前真正能够用于临床的还不多，因此，研发新的显像剂是核医学发展的首要任务。目前具有发展前景的技术主要有以下几个方面。

（一）代谢显像

1. 葡萄糖代谢显像 葡萄糖代谢显像（metabolism imaging）是核医学放射性核素显像的重要内容，是应用最早且最为成熟的分子影像技术，并已广泛应用于临床疾病诊治中。最常用的显像剂为氟[^{18}F]标记的氟代脱氧葡萄糖（^{18}F-fluorodeoxyglucose，^{18}F FDG），由于其具有良好的应用前景，著名核医学专家 Wagner 教授在第 43 届核医学年会上将 ^{18}F-FDG 命名为"世纪分子"（molecule of the century）。尽管该显像剂还存在许多不足，但是迄今仍然没有更好的显像剂来取代。^{18}F-FDG 代谢显像在肿瘤的早期诊断与分期、转移与复发监测、疗效评价，神经、精神疾病，脑功能的研究，以及心肌细胞的活性测定中发挥重要作用。可以预料，^{18}F-FDG 在今后数年甚至数十年都将是临床上重要的显像药物。^{18}F-FDG 代谢显像的不足主要表现在特异性欠佳，而且部分肿瘤的诊断阳性率低。因此，研发其他具有高特异性的显像剂也成为分子影像发展的当务之急。

2. 核苷酸代谢显像 可以反映细胞分裂增殖速度，对于肿瘤的诊断与鉴别诊断等具有一定价值。目前已经开发的核酸类代谢显像剂主要包括 ^{11}C- 胸腺嘧啶（^{11}C-thymine，^{11}C-TdR）和 ^{18}F- 氟代胸腺嘧啶（3'- 脱氧 -3'-^{18}F- 氟代胸腺嘧啶，^{18}F-fluorothymidine，^{18}F-FLT），这些显像剂能参与核酸的合成过程。其中，^{18}F-FLT 是一种胸腺嘧啶类似物，能够和胸腺嘧啶一样进入细胞内，并被细胞质内的人胸腺激酶 1（thymidine kinase 1，TK-1）磷酸化，但磷酸化后的代谢产物不能进一步参与脱氧核糖核酸（deoxyribonucleic acid，DNA）的合成。

3. 氨基酸代谢显像 氨基酸参与蛋白质的合成、转运和调控，体内蛋白质合成的异常与多种肿瘤及神经、精神疾病有关。用于人体氨基酸代谢显像的放射性药物较多，主要包括 L- 甲基 -^{11}C- 蛋氨酸（^{11}C-methionine，^{11}C-MET）、L-1-^{11}C- 亮氨酸、L-^{11}C- 酪氨酸、L-^{11}C- 苯丙氨酸、L-1-^{11}C- 蛋氨酸、L-2-^{18}F- 酪氨酸、O-（2-^{18}F- 氟代乙基）-L- 酪氨酸（^{18}F-fluoroethylthrosine，^{18}F-FET）、L-4-^{18}F- 苯丙氨酸、^{11}C- 氨基异丙氨酸及 ^{13}N- 谷氨酸等。

4. ^{11}C- 胆碱代谢显像 细胞中普遍存在磷酸胆碱反应，血液中的胆碱被细胞摄取后可以有不同的代谢途径，如参与氧化反应、参与神经递质的合成、参与磷酸化反应。在肿瘤细胞内胆碱参与磷脂代谢，由于肿瘤细胞具有短时间倍增、代谢旺盛的特点，因此肿瘤细胞膜的合成同样也比正常细胞快。^{11}C- 胆碱（^{11}C-choline）在肿瘤细胞内的代谢最终产物磷脂胆碱是细胞膜的重要组成成分，故肿瘤细胞摄取 ^{11}C- 胆碱的速率可以直接反映肿瘤细胞膜的合成速率，成为评价肿瘤细胞增殖的指标。

（二）受体显像

利用放射性核素标记的某些配体（ligand）能与靶组织中某些高亲和力的受体产生特异性结合，通过显像仪器显示活体内某些受体的功能与分布的显像技术称为受体显像（receptor imaging）。核医学受体显像为在生理情况下研究人体受体的分布（定位）、数量（密度）和功能（亲和力）提供了唯一的无创伤性手段。受体显像也为某些神经、精神疾病（如帕金森病）以及肿瘤的诊断和研究提供了重要信息。随着方法学的不断完善，尤其是多肽类药物受体显像的应用，受体显像必将成为分子影像的重要技术，并为受体介导的靶向治疗带来新的契机，发展前景良好。近年来，某些多肽类药物的受体显像取得了重要进展，尤其是放射性核素标记的奥曲肽显像（^{99m}Tc-OCT，^{177}Lu-DOTADATE）已经广泛地应用于神经内分泌肿瘤的诊断；反映新生血管生成的放射性核素标记精氨酸 - 甘氨酸 - 天冬氨酸（Arginine-Glycine-Aspartic acid，RGD）肽受体显像（^{99m}Tc-3PRGD2，^{18}F-Alfatide Ⅱ）也用于临床。这些都极大地拓展了核医学分子影像的应用范围。

（三）反义与基因显像

应用放射性核素标记人工合成的反义寡核苷酸，将其引入体内后，通过体内核酸分子杂交而与相应的靶基因结合，应用显像仪器便可观察其与病变组织中过度表达的目标 DNA 或信使核糖核酸（messenger ribonucleic acid，mRNA）发生特异性结合的过程，从而显示特异性癌基因过度表达的癌组织，定位和定量特异的靶基因，达到在基因水平早期、定性诊断疾病的目的；或者应用放射性核素标记抑癌基因的反义寡核苷酸，以显示抑癌基因的表达。这种以显示癌基因为基础的反义显像（antisense imaging），使肿瘤显像真正进入了基因水平，成为核医学显像中具有一定发展前景的技术，也有可能成为未来"分子影像学"的重要组成部分。同时，利用聚集于靶基因局部的放射性核素发射的射线，可破坏相关的致病基因，引起 DNA 链的断裂和损伤，以达到基因介导的放射治疗目的。

近几年来，基因治疗与干细胞移植治疗发展非常迅速，也为某些重大疾病的治疗带来了新的契机，包括缺血性疾病、神经退行性疾病、造血系统疾病以及恶性肿瘤等。基因重组技术未来可能可以治疗疾病，其机制是将特殊蛋白质制造基因，即治疗基因连接在病毒的 DNA 上，利用携带治疗基因的病毒"感染"患者，从而将治疗基因带到患者细胞的染色体 DNA 上，并转录到 mRNA，进而制造特殊蛋白质用于治疗疾病。如何监测携带治疗基因的病毒是否成功感染患者以及是否成功转录到 mRNA，对基因治疗技术的评估与完善非常重要。核素显像有机会解决上述基因治疗所面临的问题。人们可以在重组治疗基因的病毒 DNA 上同时插入一段报告基因（reporter gene），治疗基因与报告基因共表达，这样只要能在患者体内探测到报告基因的出现，就能推断出治疗基因的成功植入与表达。常用报告系统有单纯疱疹病毒胸苷激酶（herpes simplex virus thymidine kinase，HSV-TK）、生长抑素受体基因、雌激素受体基因和钠碘转运体基因报告系统等作为报告基因，以 ^{131}I- 氟 - 碘 - 阿糖基尿嘧啶（^{131}I-2′-fluoro-2′-deoxy-1-β-D-arabinofuranosyl-5-iodoral，^{131}I-FIAU）、9-（4-^{18}F-3 羟基甲基）鸟嘌呤（2-amino-9-[4-^{18}F-fluoro-3-(hydroxymethyl)-9H-purime-6(1H)-one，^{18}F-FHBG）、^{111}In- 奥曲肽、^{18}F- 雌激素等探针即可进行成像。同样的机制也可应用于干细胞移植治疗的监测。干细胞是一类具有自我复制和多向分化潜能的细胞，在心血管、神经、血液、肿瘤等疾病的治疗中显示了良好的应用前景。对于干细胞存活、迁移、定位和分化的监测是干细胞治疗成败与否的关键；而核素报告基因显像方法，将报告基因转染入移植的干细胞内，当干细胞移植到机体之后，应用核素标记的分子探针即可通过对其表达的产物进行监测，间接提供有关移植细胞存活状态、定位分布、分化增殖等的信息。这是干细胞监测最有前景的方法。如果同时给移植细胞转染多种基因，还可分别进行不同模式的显像。

（四）放射免疫显像与放射免疫治疗

尽管近年来进展不大，目前进入临床的药物也比较少，放射免疫显像（radioimmunoimaging，RII）与放射免疫治疗（radioimmunotherapy，RIT）仍然是核医学非常有前途的技术，主要是受限于目前的技术存在某些难点未得到很好的解决。但是，近几年国内外的研究也显示出新的希望，尤其是纳米抗体的制备以及工程抗体或人源化抗体的发展，可以克服传统的 RII 和 RIT 的不足。近年来，正电子核素 ^{68}Ga 标记人前列腺特异膜抗原（prostate specific membrane antigen，PSMA），即 ^{68}Ga-PSMA PET/CT 筛选出前列腺癌用常规疗法无效的患者和转移性去势抵抗性前列腺癌的 PSMA 高表达患者使用 ^{177}Lu/^{89}Zr-PSMA617 靶向治疗有效，并富有潜在的临床应用前景。程序性死亡受体 1（programmed death-1，PD-1）和近年来发现的一种负性共刺激分子，即程序性死亡受体 1 配体（programmed death-ligand1，PD-L1）是检查点抑制剂在肿瘤免疫治疗上取得的重大突破。利用放射性核素 ^{131}I、^{177}Lu、^{64}Cu、^{68}Ga、^{89}Zr 等标记 PD-1 和 PDL1，研发一种能够准确、动态、无创监测该免疫检查点并对该免疫抑制剂产生协同疗效的诊疗一体化放射性药物具有重要意义。这将为核医学肿瘤分子影像诊断与抗体介导的靶向治疗带来曙光。

(五)成纤维细胞激活蛋白抑制剂显像

成纤维细胞激活蛋白(fibroblast activation protein,FAP)在正常组织表达水平低,通常无法检测到,其在上皮癌高达90%,在小细胞肺癌100%,在腺癌85.7%广泛表达,是肿瘤成像和治疗的一个有前途的靶点。近年来,^{68}Ga 标记成纤维细胞激活蛋白抑制剂(^{68}Ga-fibroblast activation protein inhibitor,^{68}Ga-FAPI)与 ^{18}F-FDG 具有相似或略高的肿瘤/本底比,可用于多种肿瘤的诊断、转移灶检测和分期等。

(六)细胞凋亡显像

细胞凋亡又称程序性细胞死亡,是近些年人们关注的话题。在活体组织进行细胞凋亡显像(cell apoptosis imaging)在肿瘤放化疗疗效评估、治疗药物的设计与研究方面具有良好的发展前景。凋亡显像所针对的分子靶点是细胞膜上的磷脂酰丝氨酸(phosphatidylserine),而 35 kD 的生理蛋白——磷脂蛋白(Annexin V,又称膜联蛋白)对细胞膜上的磷脂酰丝氨酸分子具有很高的亲和力,在具有完整细胞膜的正常细胞中,注入体内的 ^{99m}Tc-Annexin V 不能进入细胞膜与磷脂酰丝氨酸结合,因此不能显影;而当细胞发生凋亡时,细胞膜受到破坏,^{99m}Tc-Annexin V 则通过与暴露于细胞膜外的磷脂酰丝氨酸结合而显影。在体外实验中,^{99m}Tc-Annexin V 可与凋亡的细胞结合,在肿瘤动物模型经过化疗之后随着肿瘤细胞的凋亡而使其显影,能够灵敏地监测治疗的反应。凋亡显像除了用于肿瘤治疗效果监测外,也用于心脏移植排异反应监测、急性心肌梗死与心肌炎评价等。

(七)乏氧显像

乏氧显像剂 ^{18}F- 氟咪索硝基(^{18}F-misonidazole,^{18}F-MISO)、^{99m}Tc-4,9- 二氮 -3,3,10,10- 四甲基十二烷 -2,11- 二酮肟(^{99m}Tc-4,9-diaza-3,3,10,10-tetramethylcdecane-2,11-dionedioxime,^{99m}Tc-HL91)等对乏氧组织有较高的亲和力,能被大多数恶性肿瘤病灶摄取,并随着对肿瘤进行有效的放疗和化疗而摄取减少,成为肿瘤诊断和治疗监测的重要手段。

二、核医学仪器的发展

核医学的发展在很大程度上依赖于显像仪器的发展。70 多年来,核医学显像仪器从早期的逐点打印扫描机到目前的 SPECT/CT 和 PET/CT,仪器的功能和质量都发生了根本改变。目前我国拥有 SPECT 和 SPECT/CT1000 多台、PET/CT500 台和 PET/MR 50 台,医用回旋加速器 150 套。与美国 PET/CT 拥有 5000 多台比较,我国的 PET/CT 配置数量还远远不足。目前国家卫健委已将 PET/MR、PET/CT 由甲类降为乙类大型医用设备进行管理,"十四五"规划配置 PET/CT 860 台,PET/MR 141 台。预计今后一段时间内装机量将大幅度增长。近年来国产 PET/CT 技术发展迅猛,已有 8 个厂家获得国家药品监督管理局颁发的医疗器械注册证。尤其上海联影与美国加州 Davis 研究所联合研制的 2 米长全景 PET/CT 已在临床运用;北京大学获国家"十三五"资助项目研发具有我国自主知识产权的全景 PET/CT 也正在紧锣密鼓实施中。这又是核医学历史上一个新的里程碑。

核医学仪器性能也在不断改善。融核医学功能影像与放射学形态影像为一体的多模态影像设备已经成为当今乃至今后医学影像发展的主流。最具代表性的仪器包括 PET/CT、SPECT/CT、PET/MR、SPECT/ 光学成像等。随着仪器研究的迅速进展,探测器也将有根本性改进。除了传统的碘化钠、BGO 晶体外,LSO、LYSO,甚至半导体晶体也已经应用于临床。尤其是半导体晶体,其性能优于传统的晶体,目前已经用于心脏专用的 SPECT。平板探测器也有可能用于某些探测系统之中。

多种成像模式的融合将成为今后影像技术发展的方向,而多功能分子探针的研究也将成为今后显像剂发展的重点。因为任何一种仪器都不可能解决疾病在诊断和治疗中的所有问题,现在不可能做到,估计将来也不可能实现。同样,无论科学技术如何发展,将来也不可能有一种显像剂或者分子探针能够解决临床所有的问题。因此,多种模式的影像、多种功能的成像、不同模式影像的优势互补、解剖影像与功能影像的强强联合,将成为今后影像学发展的方向。可以预料,随着影像学的发展,特别是不同影像设备之间的融合,影像学科各个专业的布局和学科设置也将发生重大改变。

三、靶向治疗是核素治疗的方向

靶向治疗（targeted therapy）是指在无创或微创条件下以病变组织为目标,采用有选择、针对性较强、患者易于接受、反应小的局部或全身治疗,最终达到有效控制肿瘤,减少病变周围正常组织损伤目的的各种手段的总称。目前,肿瘤核素靶向治疗凭借其放射性、特异性与靶向性,在肿瘤治疗中发挥着越来越重要的作用,成为肿瘤治疗的主攻方向。

核医学治疗的形成与发展历史甚至比诊断还长。早在 1901 年,Danlos 即应用放射性镭治疗结核性皮肤病灶,揭开了核素治疗的序幕。1903 年,Alexander Graham Bell 利用镭进行近距离肿瘤治疗。1905 年,Robert Abbe 利用镭治疗突眼性甲状腺肿。1913 年,Frederic Proescher 经静脉注射镭进行关于各种疾病治疗的研究。进入 20 世纪 30 年代,随着人工放射性核素的研制成功,核素治疗得到了进一步发展,1936 年,^{32}P 用于白血病的治疗,1942 年 ^{131}I 用于治疗甲状腺功能亢进症,1946 年 ^{131}I 用于治疗甲状腺癌。核素治疗以其安全、简便、靶向性强、毒性相对较低而得到广泛的认同。目前,应用核素治疗的疾病已达数十种,我国每年高达 60 万人次接受核素治疗。核素治疗与常规化学药物治疗或放射治疗相比,有如下特点:一是核素治疗一般是利用引入体内的放射性核素及其发射的射线治疗疾病;二是核素治疗药物对病变组织具有选择性或靶向性,对正常组织损伤很小;三是核素治疗作用持久;四是方法安全、简便、无创伤。核素治疗的发展方向主要集中在放射性核素研究和携带放射性核素的载体研究两个方面。尤其是靶向性放射性药物载体研究是核医学治疗研究的重点课题。目前,具有前景的研究领域主要有:放射免疫靶向治疗、受体介导的靶向治疗、放射性核素基因治疗、放射性核素微粒肿瘤组织间定向植入治疗等。尽管核素治疗不像核素诊断的发展那样迅速,但随着核医学发展方向的转移、新的治疗药物的研制以及新的治疗方法的建立,尤其近年来多肽偶联药物（peptide-drug conjugate,PDC）作为新型的偶联药物,如同抗体偶联药物（antibody-drug conjugate,ADC）,备受关注。PDC 是一种新兴的靶向治疗药物,具有更强的肿瘤穿透性和选择性。利用放射性核素标记多肽类似物进行多肽受体靶向放射性核素治疗（peptide receptor radionuclide therapy,PRRT）,对于手术无法切除或转移性肿瘤患者来说是一种较新的和很有希望的治疗方法。核素治疗的应用范围将不断扩大,核医学治疗在整个核医学中的地位将不断提高。可以预料,未来治疗核医学的发展,将会改变过去传统的治疗疾病的思维模式。尤其对于肿瘤,核素治疗将成为化学治疗、手术治疗及外放射治疗等综合治疗中必不可少的手段之一,在某些方面可代替外照射治疗或化疗。具有特异性、靶向性的治疗方法以及介入性局部治疗手段终将取代全身损伤性治疗方法。核医学治疗的发展有可能超过以诊断为目的的应用,并成为现代治疗学的重要分支。

四、分子影像赋能精准医疗

随着分子影像的发展及其在临床上越来越广泛的应用，分子影像在临床诊疗决策中的作用和对疗效的评估将得到进一步增强，助力临床诊疗水平提升。

1. 分子影像与治疗决策 治疗决策与准确的诊断密不可分，尤其是肿瘤治疗决策的制定在很大程度上取决于肿瘤的早期诊断与分期。随着 PET 分子影像的应用，约有 30% 的恶性肿瘤患者因为 PET 检查而改变了原来的治疗方案。分子影像在放疗计划中的应用，特别是在肿瘤生物适形调强放疗中的应用，提高了外照射治疗的精确性，也改善了治疗效果。心肌细胞活性的测定使得冠状动脉再通治疗适应证对患者的选择更加合理，提高了治疗效果和性价比；也使部分心肌坏死的患者避免了不必要的有创性冠状动脉再通手术，减轻了患者的痛苦和经济负担；也提高了冠心病（冠状动脉粥样硬化性心脏病）的治疗效果。

2. 分子影像与疗效监测 对治疗反应与疗效的早期评估是目前改善治疗质量、提高治疗效果的关键。传统的解剖学影像根据治疗前后肿瘤大小、形态的变化难以准确提供关于治疗效果的信息。已有资料表明，分子影像能够在肿瘤化疗和放疗的过程中早期监测治疗反应，甚至在实施治疗 24 h 后就有代谢活性的变化，其病灶代谢活性随着治疗实施而减低。因此，对于治疗无反应者及时调整治疗方案，不必在多个疗程后通过复查肿瘤的大小变化才评价治疗效果，避免了化疗所产生的不必要损害和无效治疗。可见分子影像在将来的治疗监测中将发挥巨大作用。此外，基因治疗和细胞移植治疗是具有前景的疾病治疗技术。尤其是在神经系统疾病、血液病和心脏疾病的治疗中已取得初步成果。然而，在采用基因或干细胞移植治疗后治疗基因是否成功表达以及表达的量及持续时间，在干细胞移植治疗后移植细胞在活体内的存活、迁移、定位和分化，这些都是关系到治疗成败的决定性因素。对于在活体内灵敏地监测这些过程，分子影像将会发挥重要作用。应用核素报告基因显像、光学成像和磁共振分子影像等方法能够有效地监测治疗基因的表达和移植细胞的活性，为临床治疗提供重要的依据。

3. 分子影像与肿瘤病灶残留和复发监测 恶性肿瘤经过手术、放疗以及化疗之后，是否还残存有活性的肿瘤组织，治疗之后是否有复发，对于提高肿瘤治愈率、提高生存率有着重要作用。传统的影像学手段根据治疗之后的形态学特征难以对肿瘤治疗后瘢痕与肿瘤残存组织进行鉴别。但核医学分子影像在这方面具有显著的优势。一般治疗后的瘢痕组织缺乏代谢活性，而肿瘤复发病灶则大多表现为活性增高，从而为制订进一步的治疗方案提供决策依据。

总之，核医学的发展既有许多新的机遇，也将面临更加严峻的挑战。核医学分子影像要不断发展并走向成熟，还有赖于相关学科的进步和多学科的技术支持。可以预料，多模态分子成像、影像组学到影像基因组学发展、人工智能与健康大数据的深入研究与应用，将是医学影像技术发展的重要方向，也是新时代特色社会主义不断满足人民群众对医疗服务日益增长的需求的追求目标和发展方向。

五、诊疗一体化

核医学诊疗一体化为个体化医疗（personalized medicine）开辟新思路，是核医学目前最有发展前景的领域。1998 年，John Funkhouser 开发了一种用于监测新型抗凝药物疗效的测试方法，首次提出诊疗一体化新概念。在核医学中，这个术语越来越多地特指同一种或两种相似的核素标记同一靶分子进行核素显像和治疗。早在 20 世纪 90 年代初，利用核素 ^{131}I 进行甲状腺摄碘功能测定和甲状腺显像对甲状腺疾病的诊断及用 ^{131}I 治疗甲状腺功能亢进

（hyperthyroidism）和分化型甲状腺癌（differentiated thyroid cancer，DTC）术后残留及局部淋巴结、脏器转移也是基于诊疗一体化的概念。近年研究的核素诊疗一体化是分别应用诊断和治疗核素药物，靶向用于疾病（特别是恶性肿瘤）特异性生物学靶点（target spot），在整体医学角度，实现"可视化"诊断与"精准"靶向治疗相结合，真正意义上践行个体化医疗。近年来，核素诊疗一体化已成功地应用于临床一系列其他恶性肿瘤，包括神经内分泌肿瘤和前列腺癌等。常用的诊断性核素为正电子核素，发射 γ 光子，具有半衰期短（^{68}Ga 半衰期 68 min，^{18}F 半衰期 110 min），PET/CT 成像分辨率高的特点。常用的治疗核素 ^{177}Lu 由核反应堆制备，发射 β 粒子，能量适中，半衰期为 6.75 d，适于肿瘤治疗。目前正在研究及临床转化的核医学诊疗一体化药物有：以生长抑素受体（somatostatin receptor，SSTR）为靶点的 ^{68}Ga/^{177}Lu-DOTADATE 诊治神经内分泌肿瘤；以前列腺特异膜抗原（PSMA）为靶点的 ^{68}Ga/^{177}Lu-PSMA 诊治转移性去势抵抗性前列腺癌（mCRPC）；以 CXCR4 为趋化因子基质细胞衍生因子-1（SDF-1/CXCL12）的特异受体为靶点的 ^{68}Ga/^{177}Lu 或 ^{90}Y-Pentixather 诊治高表达的胰腺癌、乳腺癌、肺癌、前列腺癌及结肠癌等实体肿瘤；以成纤维细胞激活蛋白（fibroblast activation protein，FAP）为靶点的 ^{68}Ga/^{64}Cu 和 ^{225}Ac 标记成纤维细胞激活蛋白抑制剂（^{68}Ga/^{64}Cu 和 ^{225}Ac-FAPI-04）应用于诊治高表达的乳腺癌、结肠癌、胰腺癌和肺癌的临床应用研究，尤其在胰腺癌诊治具有潜在的临床应用前景。

（王荣福　朱小华　刘萌）

思 考 题

1. 何谓核医学？其主要内容有哪些？
2. 简述放射性药物的基本概念及特点。
3. 简述 SPECT、PET 的基本结构和工作原理。
4. 放射性核素的显像原理及显像方法是什么？
5. 通过本章学习，谈谈你对核医学未来前景的认识。

第二章

核物理与电离辐射生物效应及防护

第二章数字资源

核物理（nuclear physics）、核化学（nuclear chemistry）与放射化学（radiochemistry）的兴起和发展，导致了核科学技术（nuclear science and technology）和放射性核素在医学领域的广泛应用。放射性核素在医学中的应用，为基础医学的研究、疾病的诊断和治疗开辟了新途径；同时，放射性核素产生的射线也可给人类带来辐射作用。为使核技术在医学中得到安全有效的应用，需要掌握与核医学密切相关的核物理基础与辐射防护知识。本章介绍核物理、辐射生物效应与放射防护的基本知识及核医学的诊治剂量和安全性，为全面深入学习和了解核医学奠定基础。

第一节 核 物 理

一、核物理基本概念

（一）原子组成

物质是由具有一定质量的原子构成的，单质是由同一种元素的原子构成的，化合物是由两种或两种以上元素的原子构成的，原子是化学作用的最小单位。原子由原子核（nucleus）和电子（electron）构成。原子核由质子（proton）和中子（neutron）组成。电子在一定的轨道上进行高速绕核运动，距离原子核越近，能量越低，运行速度越慢；距离原子核越远，能量越高，运行速度越快。电子运动的空间叫电子层，用字母 K、L、M、N、O 等表示，K 层（第一层）最多可有 2 个电子。L 层（第二层）最多有 8 个，第 n 层最多可容纳 $2n^2$ 个电子，最外层最多容纳 8 个电子。电子带负电荷，质子带正电荷，中子呈电中性，原子核的正电荷数目与电子数相等，故原子本身为电中性。原子的结构通常用 $^A_ZX_N$ 表示，X 为元素符号，Z 为质子数，N 为中子数，A 为质量数（mass number），元素质子数是确定的，$N=A-Z$，所以原子结构通常亦可省略为 ^AX，如 ^{131}I、^{18}F。原子处于不连续能量状态，处于最低的稳定能级状态称为基态（ground state），当原子在某些核反应，如受射线照射而发生核裂变及放射性衰变时，内层电子就可能获得能量而跃迁到能量较高的外层上，这样的状态称为激发态（excited state），激发态的原子核可简略为 ^{Am}X，如 ^{99m}Tc。激发态的原子通常是不稳定的，随即会通过放出光子释放过剩能量，使原子恢复到基态。

（二）核素、同位素、同质异能素

1. 核素（nuclide） 是指具有一定数目质子和一定数目中子的一种原子。①核素是一种

原子，原子核内质子数相同、中子数也相同的原子才是同一种核素，如 $_1^1H$、$_1^2H$、$_1^3H$ 就各为一种核素；② 绝大多数元素都包含多种核素，如 $_1^1H$、$_1^2H$、$_1^3H$ 为氢元素的 3 种核素；③ 不能用质量数确定核素的种类，如 $_6^{14}C$、$_7^{14}N$ 的质量数相同，但它们属于两种不同的核素。核素中的质子数不能等于 0，而中子数可以等于 0，如 $_1^1H$。

2. 同位素（isotope） 质子数相同而中子数不同的同一元素的不同原子互称为同位素（即同一元素的不同核素互称同位素），如 $_1^1H$、$_1^2H$、$_1^3H$ 3 种核素互为同位素。其特点有：①互为同位素的不同核素，因质子数相同，原子核外电子层结构相同，化学性质大致相同，但因质量数不同，物理性质略有差异；②天然存在的同位素，相互间保持一定的比率。元素的相对原子质量，就是按照该元素各种核素原子所占的一定百分比计算出来的平均值；③同位素之间的反应不属于化学反应。

3. 同质异能素（isomer） 具有相同质子数和中子数，但处于不同能量状态的核素互称为同质异能素，又称同核异能素。激发态的核素和基态的核素互为同质异能素。对于激发态的核素，通常在核素符号的质量数后面加写 m 来标记。如 ^{60m}Co 是 ^{60}Co 的激发态，^{60m}Co 与 ^{60}Co 互为同质异能素。

（三）稳定核素与放射性核素

原子核中质子和中子统称为核子。原子核的核子之间存在着很强的短程引力，称为核力。核力使原子核中的核子结合在一起。同时，原子核中又存在带正电荷的质子，质子之间存在静电排斥力。原子核的稳定性由核子之间的核力和质子之间的静电排斥力的相对大小决定，与核内质子数和中子数的比例密切相关。如果原子核质子数过多或过少，或者中子数过少或过多，原子核便不稳定。因此，核衰变具有自发性，是由原子核内部因素决定的，不受核外因素的影响。

核素可分为稳定核素（stable nuclide）和不稳定核素两类，稳定核素是指某元素中不发生或极不易发生放射性衰变（半衰期 > 10^{15} 年）的核素，不稳定核素的原子核处于不稳定状态，能自发地发出射线而衰变为另一种核素，又称为放射性核素（radionuclide）。放射性核素的原子自发地释放出一种或一种以上的射线并转化为另一种核素的过程称为放射性衰变（radioactive decay）。

二、放射性衰变类型

放射性核素自发地放出射线转化为另一种核素，衰变前的放射性核素称为母体，衰变过程中产生的新核素称为子体。在放射性衰变过程中，母体的原子数目随时间不断减少，子体的原子数则不断增加。若放射性母体经过一次衰变就转变成一种稳定的子体，称为单衰变。有时，放射性母体可经历若干次衰变，每次衰变所形成的中间子体都是不稳定的，本身又会发生衰变，一直持续到产生稳定的最终子体为止，这种衰变叫作连续衰变。由一个放射性母体、若干个放射性中间子体和一个最终稳定子体所形成的衰变链称作衰变系列。大多数放射性同位素是按一种母体只转变成一种子体的方式发生衰变。少数放射性同位素可以有两种或多种衰变方式，形成不同的子体，即一种母体能同时产生两种或多种子体，这样的衰变称为分支衰变。衰变过程都严格遵循质量守恒、能量守恒、动量守恒、核子数守恒和电荷守恒等基本定律。放射性衰变的主要方式有 α 衰变、β 衰变、电子俘获及 γ 衰变等。

1. α 衰变 原子核自发地放射出 α 粒子而转变成另一种核的过程叫作 α 衰变（alpha decay）。α 粒子由 2 个质子和 2 个中子组成，实质上就是氦原子核（$_2^4He$），α 衰变可表示为：

$$^A_ZX \rightarrow \,^{A-4}_{Z-2}Y + ^4_2He + Q \tag{2-1}$$

式中，X 为母核，Y 为子核，Q 为衰变过程中释放的能量（以 MeV 为单位）。母核放出 α 粒子后，原子序数减少 2，质量数减少 4。如果子核仍不稳定，其将以一定方式再发生衰变，直至最终变成稳定的原子核。衰变前后的核子数、电荷数和能量都遵循守恒定律。

对于天然放射性核素而言，这种衰变方式主要发生于质量数 A 大于 140 的重原子核，特别是原子序数 Z 大于 82 和质量数 A 大于 209 的放射性核素。α 粒子的质量大且带 2 个单位正电荷，射程短，穿透能力弱，在空气中只能穿透几厘米，一张薄纸就可阻挡 α 粒子的通过，因而不适合用于核医学显像。但 α 粒子射程短，能量单一，对局部的电离作用强，引入体内后，可对核素附近的生物组织产生严重损伤而不影响远处组织。故 α 射线对开展体内恶性组织的放射性核素治疗具有潜在的优势。

2. β⁻ 衰变　原子核释放出 β⁻ 射线的衰变方式称为 β⁻ 衰变（beta⁻ decay）。在 β⁻ 衰变中，原子核的质量数不变，中子数减少 1，核内一个中子转变为质子，子核比母核原子序数增加 1，同时发出一个 β⁻ 粒子（负电子）和反中微子（antineutrino，$\bar{\nu}$），β⁻ 衰变主要发生于质量轻、中子数过多的原子核。β⁻ 衰变可表示为：

$$^A_ZX \rightarrow \,^A_{Z+1}Y + \beta^- + \bar{\nu} + Q \tag{2-2}$$

反中微子（$\bar{\nu}$）是中微子的反粒子。中微子的自旋方向与运动方向相反，反中微子的自旋方向与运动方向相同，它们与物质相互作用的性质不同，中微子只有左旋，反中微子只有右旋。

β⁻ 射线的本质是高速运动的电子流，β⁻ 粒子穿透能力弱，例如 2MeV 的射线在软组织中的射程仅为厘米水平，不适合用于核素显像，但可用于核素治疗，如磷 [³²P] 用于真性红细胞增多症的治疗，碘 [¹³¹I] 用于甲状腺疾病的治疗等。

3. β⁺ 衰变　β⁺ 衰变主要发生于贫中子的核素，原子核发生衰变时释放出正电子的衰变，称为 β⁺ 衰变（beta⁺ decay），也叫正电子衰变（positron decay）。在 β⁺ 衰变中，发射一个正电子和一个中微子（neutrino，ν），衰变的原子核中一个质子转变为中子，质子数减少 1，质量数不变，但子核的核电荷数减少一个单位，β⁺ 衰变可表示为：

$$^A_ZX \rightarrow \,^A_{Z-1}Y + \beta^+ + \nu + Q \tag{2-3}$$

天然放射性核素不发生 β⁺ 衰变，人工放射性核素衰变时可发生 β⁺ 衰变。β⁺ 粒子不稳定，只能存在短暂时间。核衰变时释放的正电子射程仅 1～2 mm，其在较短的时间内与邻近的电子（β⁻ 粒子）碰撞而发生湮灭辐射（annihilation radiation），在发生湮灭辐射时失去电子质量，并转变成两个能量为 511 keV、方向相反的 γ 光子。正电子发射断层显像（positron emission tomography，PET）通过探测两个方向相反、能量相等的 511 keV γ 光子进行活体显像。

4. 电子俘获（electron capture，EC）　是 β 衰变的一种，指原子核从核外电子壳层（通常是内层）中俘获一个电子，使核内一个质子变成中子，同时放出一个中微子的过程。由于 K 层电子离核最近，它们被核俘获的概率比其他各层轨道电子的要高，因此轨道电子俘获也常被称为 K 电子俘获。已 β⁺ 衰变的核都能产生轨道电子俘获。一般核的原子序数越高、半衰期越长、伴随核衰变的核自旋变化越大，发生轨道电子俘获的概率越高。母核经电子俘获后，子核比母核中子数增加 1，质子数减少 1，质量数不变。电子俘获衰变时，原子核结构的变化与正电子衰变类似，主要发生在贫中子的原子核（图2-1）。

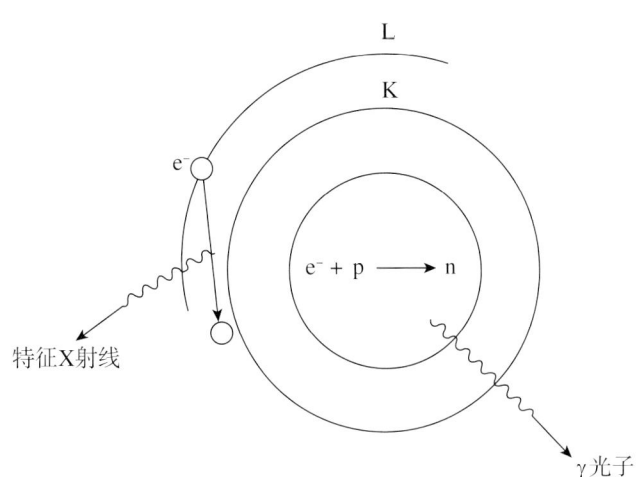

图2-1　电子俘获模式图

电子俘获衰变时核结构的改变可能伴随放出多种射线。例如，在原子核外，内层电子被俘入核内，外层轨道电子向内侧补充，两电子轨道之间的能量差转换成子核的特征X射线（characteristic X-ray）释放出来；或能量传递给更外层轨道电子，使之脱离轨道束缚而释出，这种电子被称为俄歇电子（Auger electron）。在原子核内，当质子转换成中子后，有时原子核还处于较高能量的激发态，其将通过放射出γ光子的形式恢复到基态，或把能量转给一个核外轨道电子，使之脱离轨道发射出来，这种电子称为内转换电子（internal conversion electron）（图2-2）。因此，电子俘获衰变的核素可以用于核医学显像、体外分析（X射线、γ光子）和放射性核素治疗（俄歇电子、内转换电子）。

5. γ衰变　原子核从不稳定的高能状态（激发态）恢复到稳定或较稳定的低能状态（基态），以发射γ光子形式释放过剩的能量，这一过程称为γ衰变（γ decay）（图2-2）。γ衰变时所放出的射线称作γ光子。通常在发生α衰变或β衰变时，所生成的核仍处于不稳定的较高能态（激发态），在转化到处于稳定的最低能态（基态）的过程中，产生这种衰变而放出γ光子。γ衰变可表示为：

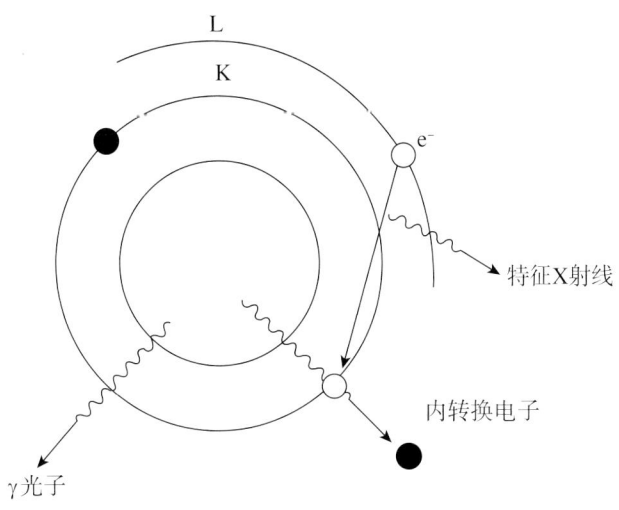

图2-2　γ衰变及内转换模式图

$$^{Am}_{Z}X \rightarrow ^{A}_{Z}Y + \gamma \tag{2-4}$$

γ光子的本质是中性的光子流，不带电荷，运动速度快（等于光速），电离能力很小，穿透力强，对机体组织的局部作用较β粒子和α粒子弱，适合放射性核素显像（radionuclide imaging）。发生γ衰变后质子数和中子数都不变，仅能级状态发生改变，所以又称同质异能跃迁（isomeric transition，IT）。

三、放射性衰变规律

放射性核素的原子核和普通元素的原子核显著不同，在于它的核不稳定性，这些不稳定的核会自发地发生衰变，放出射线，转变成其他元素的原子核。核衰变是原子核的自发衰变，而核衰变的特点是：核衰变是一个核内过程，仅决定于核本身的性质，任何外界作用，例如，温度、压强、电磁场强弱等均不能改变其放射性衰变的快慢。放射性核素衰变的快慢用半衰期（half life）表示，是标志放射性原子核衰变快慢的物理量；核衰变是一个统计的过程，不能预知它在什么时刻衰变，而只能预测它在某一瞬间发生某种衰变的概率，用衰变常数（decay constant）λ表示，表示一个原子核在单位时间的衰变概率和衰变快慢。但是，衰变常数并不等同于原子核的衰变率，原子核的衰变率是随时间变化的。

（一）衰变常数

衰变常数是表征放射性衰变统计规律的特征量之一，表示某种放射性核素的一个原子核在单位时间内发生衰变的概率，即在单位时间内每一个核的衰变概率，其表达式为：

$$\frac{dN}{dt} = -\lambda N \tag{2-5}$$

将式（2-5）积分，得

$$N = N_0 e^{-\lambda t} \tag{2-6}$$

式中，N_0是初始时间（$t=0$）时放射性核素的原子核数，N是经t时间衰变后的放射性核素的原子核数，e是自然对数底（e ≈ 2.718），λ是单位时间的衰变常数。放射性核素都有其特定的衰变常数λ值，从式（2-6）可看出，λ数值越大，放射性核素衰变越快，衰变常数λ的单位是s^{-1}。

（二）半衰期

放射性核素由于衰变，其数量和活度减少一半所需要的时间称为半衰期，也称为物理半衰期（physical half life），用$T_{1/2}$表示，半衰期$T_{1/2}$与衰变常数λ的关系为：

$$T_{1/2} = 0.693 / \lambda \tag{2-7}$$

半衰期$T_{1/2}$越短，代表其原子越不稳定，发生衰变的概率越高，衰变越快。$T_{1/2}$和λ都是描述放射性核素衰变速率的特征参数。原子核的衰变规律是：$N = N_0 \times (1/2)^{t/T}$，其中：$N_0$是指初始时刻（$t=0$）的原子核数，$t$为衰变时间，$T$为半衰期，$N$是衰变后留下的原子核数。

放射性核素应用于人体或生物体内时，还会涉及另外两种半衰期：生物半衰期（biological

half life，T_b）和有效半衰期（effective half life，T_e）。生物半衰期是生物体内的放射性核素因生物代谢的作用，使其减少至原来的一半所需的时间；有效半衰期指生物体内的放射性核素因物理衰变和生物代谢的共同作用，使其减少至原来的一半所需的时间。放射性核素总的减少速率 λ_e 等于物理衰变速率与生物排泄速率（λ_b）之和，即 $\lambda_e = \lambda_b + \lambda$，或

$$1/T_e = 1/T_{1/2} + 1/T_b \tag{2-8}$$

（三）放射性活度及单位

放射性活度（radioactivity，A）是表示单位时间内发生衰变的原子核数，曾称为放射性强度。放射性活度 A 与放射性核素原子核数 N 的计算公式为：

$$A = \lambda N \tag{2-9}$$

放射性活度的国际单位为贝可勒尔（Becquerel，Bq），1 Bq 表示放射性核素在每秒内发生一次核衰变。放射性活度的旧制单位是居里（Curie，Ci），1 Ci 表示每秒 3.7×10^{10} 次核衰变。其换算关系为 1 Ci=3.7×10^{10} Bq。为方便使用，常用单位还有 kBq（10^3 Bq）、MBq（10^6 Bq）、GBq（10^9 Bq）、mCi（10^{-3} Ci）、μCi（10^{-6} Ci）、nCi（10^{-9} Ci）等。

为了更好地表示放射性核素的含量，通常还采用比活度和放射性浓度这两个参数。

比活度（specific activity）：指单位物质的量或单位质量的物质所含的放射性活度，单位分别是 Bq/mol 和 Bq/g。

放射性浓度（radioactive concentration）：单位体积的溶液内所含的放射性活度，单位是 Bq/ml。

第二节　电离辐射的生物效应及防护

射线通过物质时，与物质发生相互作用，射线的能量不断被物质吸收，这种相互作用也称为射线的物理效应，是人们了解辐射生物效应，进而进行探测射线、辐射防护和利用射线诊治疾病的基础。

一、带电粒子与物质的相互作用

（一）电离

电离（ionization）是指当带电粒子（α、β 粒子等）通过物质时与物质原子的核外电子发生静电作用，使电子脱离轨道而形成自由电子或正离子的过程（图 2-3a）。失去电子的原子带正电，与带负电的自由电子形成正负离子；如果脱离出来的自由电子能量足够大，可以使其他原子发生电离，称为间接电离或次级电离。入射带电粒子的电荷量越大，电离作用越强，故 α 粒子的电离作用比 β 粒子强。

带电粒子电离作用的强弱常用传能线密度（linear energy transfer，LET）表示，即射线在其单位长度轨道上消耗的平均能量，单位为 keV/μm。在单位路径中形成的离子对数为电离密度，是反映电离强弱的指标。

（二）激发

激发（excitation）是当带电粒子（α粒子、β粒子等）通过物质时，核外电子获得的能量不足以使其脱离原子形成自由电子，只能由内层能量较低的轨道跃迁到外层能量较高的轨道，使整个原子从基态变成处于能量较高的激发态的过程（图2-3b）。处于激发态的原子极不稳定，很快以释放出光子（如特征X射线）或热量的形式恢复到稳定的基态。

电离和激发作用是放射性核素治疗和放射性探测的基础，也是射线引起电离辐射生物效应的主要机制之一。

（三）散射

散射（scattering）是指小质量带电粒子通过物质时，受到物质原子核静电场的作用，运动方向发生改变而能量不变的现象。散射可给射线探测和防护带来一定影响。α粒子由于质量大，运动径线基本上是直线，散射一般不明显；β粒子质量远小于α粒子，其运动径线是曲线，散射较为明显。

（四）韧致辐射

快速运动的带电粒子通过物质时，受到物质原子核静电场的作用，运动速度和方向发生变化，带电粒子的一部分或全部能量以连续X射线的形式发射出来，这种现象称为韧致辐射（bremsstrahlung）（图2-3c）。韧致辐射释放的能量与介质的原子序数的平方成正比，与带电粒子的质量成反比，并且随带电粒子的能量增大而增大。α粒子质量大，运动速度低，较少产生韧致辐射。β$^-$粒子的韧致辐射在空气和水中很小，但在原子序数较大的介质中则呈平方级增加。因此，在放射防护中，屏蔽β$^-$射线应使用原子序数较小的物质，如塑料、有机玻璃、铝。韧致辐射还可用于发射纯β$^-$射线的放射性核素的治疗剂量监测。

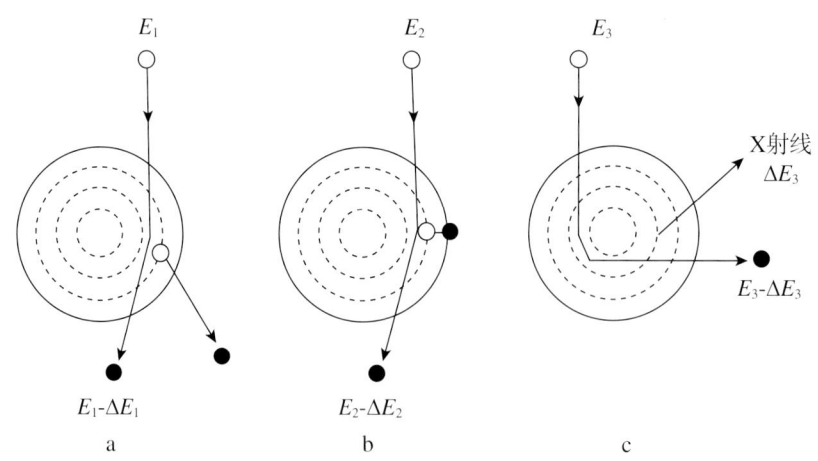

图2-3 带电粒子与物质的相互作用
a. 电离；b. 激发；c. 韧致辐射

（五）湮灭辐射

β$^+$衰变产生的正电子具有一定的动能，可在物质中运行一定距离（最大可达几毫米），当其能量耗尽时可与物质中的自由电子结合（两个电子的静止质量相当于1.022 MeV的能量），转化为两个方向相反、能量各为511 keV的γ光子而自身消失，这一过程这叫作湮灭辐射

（annihilation radiation）。

（六）吸收

带电粒子使物质的原子发生电离和激发的过程中，射线的能量全部消耗，射线不复存在，称为吸收（absorption）。带电粒子在物质中沿运动轨迹所经过的距离称为路径，而路径沿入射方向投影的直线距离称为射程。带电粒子的能量损失与粒子的动能和吸收物质的性质有关，故射程能反映带电粒子穿透能力的强弱。

二、光子与物质的相互作用

X射线、γ光子和轫致辐射都呈电中性，是不带电的光子流，与物质相互作用方式相仿，主要有3种效应：光电效应、康普顿效应和电子对效应。

（一）光电效应

能量较低的γ光子与物质原子中内层轨道电子相互作用时，把能量全部交给轨道电子，使之脱离原子成为自由电子而发射出来，这一过程称为光电效应（photoelectric effect）（图2-4a）。脱离原子轨道发射出来的自由电子称为光电子。光电效应发生的概率与入射光子的能量和物质原子序数有关。当能量小于1 MeV的光子通过高原子序数的物质时产生光电效应的概率最大，所以，高原子序数的物质很容易屏蔽电磁辐射。

（二）康普顿效应

能量较高的γ光子与原子中的核外电子相互作用时，将一部分能量传递给核外电子，使之脱离原子核束缚成为高速运行的自由电子，该过程称为康普顿效应（Compton effect）（图2-4b）。释放出的自由电子称作康普顿电子，而γ光子本身能量降低，运行方向发生改变。康普顿效应发生的概率与入射光子的能量和物质的密度有关。当光子的能量为0.8~4.0 MeV时，康普顿效应比较明显。此外，物质的密度越高，康普顿效应越明显。

（三）电子对生成

γ光子能量大于1.02 MeV时，在与原子中的核外电子相互作用过程中，γ光子突然消失转化为一对正、负电子，这一过程称为电子对生成（electron pair production）（图2-4c）。电子对生成的概率与原子序数的平方成正比，随着光子的能量增大而增大，到极高时趋于一个稳定值。通常情况下，γ光子和X射线能量较低，发生电子对生成的概率较低。

光子与物质的光电效应、康普顿效应和电子对生成与入射光子的能量和物质的原子序数密切相关，能量低的光子与高原子序数的物质相互作用时，以光电效应为主；中能量的光子则以康普顿效应为主；电子对生成主要发生在高能量的光子和高原子序数物质的相互作用中。核医学常规显像诊断用的γ光子能量大多较低，电子对生成发生概率较低。

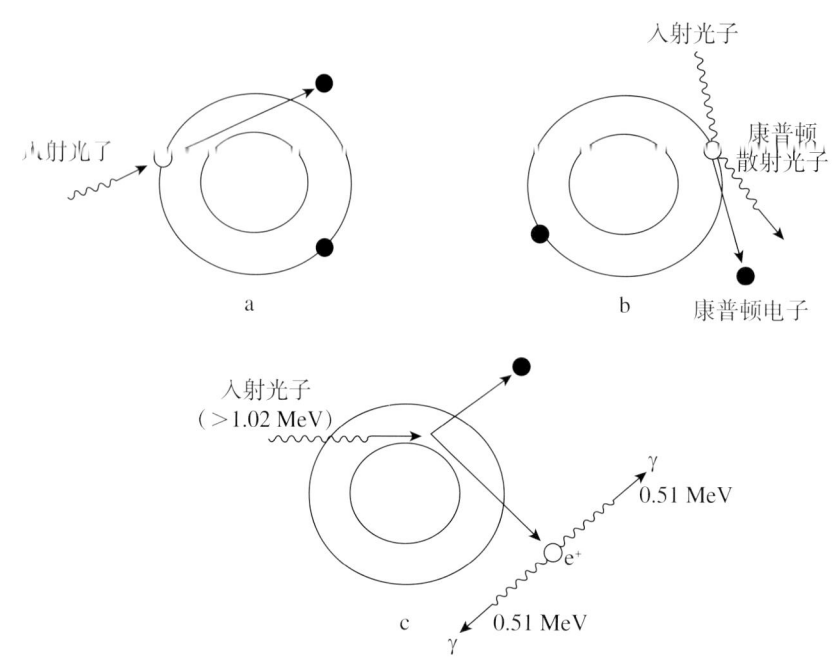

图 2-4 X 射线、γ 光子与物质的相互作用模式
a. 光电效应；b. 康普顿效应；c. 电子对生成

三、辐射剂量与放射源

核技术的产生是人类科学史上最伟大的成就之一，随着经济和社会的发展，核技术（放射性核素和射线装置）在民用领域内的应用越来越广泛，为人类社会的进步和公众健康水平的提高做出了重要贡献。实践证明，合理应用放射性核素带来的益处远远大于其可能产生的危害，且其危害是可以预防的。

掌握辐射生物效应和辐射安全防护措施，不仅是从事核医学和其他放射性诊疗工作相关人员的基本要求，更重要的是要使患者和公众科学认识核辐射，在放射实践中获得最大利益，同时将核辐射的损伤降到最低水平，才是人类合理利用辐射的根本目的。

（一）辐射剂量单位

1. 照射量（exposure） 表示射线空间分布的辐射剂量，即距放射源一定距离的物质受照射的多少，以 X 射线或 γ 光子在空气中全部停留下来所产生的电荷量来表示，是用来衡量 X 射线或 γ 光子对空气电离程度的一个量。用 X 表示，$X = dQ/dm$，式中，dQ 是光子在质量为 dm 的空气中释放出来的全部电子（负电子和正电子）完全被空气所阻止时，在空气中所产生的任一种符号的离子总电荷的绝对值。照射量与放射源的活性和照射距离有关。与放射源距离越远，受照的照射量越小。

2. 吸收剂量（absorbed dose） 定义为单位质量物质受辐射后吸收辐射的能量，即电离辐射给予质量为 dm 的物质的平均授予能量 dE 被 dm 除所得的商，用 D 表示。它的国际单位制单位是戈瑞（Gy），1 Gy = 1 J·kg^{-1}，即表示 1 kg 受射线照射物质吸收射线能量为 1 J，简写为 J·kg^{-1}。旧制吸收剂量的单位是拉德（rad），1 rad = 0.01 Gy。

3. 剂量当量（equivalent dose，$H_{T,R}$） 是用于辐射防护的一种辐射量。当吸收剂量值相同的不同种类电离辐射（R）作用于生物组织（T）时，所产生的生物效应可有明显差异。因此，在辐射防护中为便于统一比较而引入了经过加权处理的吸收剂量，称为剂量当量。其定义为，组织中所研究的某一点处的吸收剂量 D、品质因数 Q 和其他修正因子 N 的乘积，即

$$H_{T,R} = DQN \tag{2-10}$$

国际制单位是希沃特（Sievert，Sv），旧制单位是雷姆（rem），1 Sv = 100 rem。

（二）作用于人体的放射源

1. 天然本底辐射 是指人类生活环境天然存在的辐射，主要包括宇宙射线和自然界中天然放射性核素发出的射线。生活在地球上的人都受到天然本底辐射，不同地区、不同居住条件下的居民所接受的天然本底辐射的剂量水平有很大差异。根据射线对人体照射方式的不同，分为外照射和内照射。据联合国原子辐射效应科学委员会估计，全世界人均天然辐射的剂量约为每年 2.4 mSv，我国人均剂量约为每年 2.3 mSv。

2. 医疗辐射 是指当患者到医院就诊接受 X 射线、CT、核素显像及放射治疗等受到一定辐射作用。但是由于不是频繁使用或长时间照射，对人体的危害非常小，不影响健康。

3. 其他人工辐射 主要包括火力发电厂和一些生活用品，火力发电厂的煤炭中包含放射性核素，燃烧后排出的烟会把这些放射性核素释放到空气中；一些日常用品中可能掺杂了放射性核素以达到某种功能，也有可能是除杂不彻底，如烟雾探测器、工业表盘和钟表、电子器件，但是这些产品的放射性剂量大都很低。

中国普通居民受到的各种电离辐射所致的辐射剂量，以天然本底辐射为主，约为总辐射剂量的 91.9%，其次是医疗活动所带来的辐射，约为 4.9%，剩下的是其他人工辐射。

四、辐射对人体的影响

辐射对人体的影响，称为辐射生物效应，即电离辐射作用于机体后，其能量传递给机体的分子、细胞、组织和器官所引起的形态结构与功能变化。大体可以作如下分类。

1. 局部效应和全身效应 当外照射作用于身体某一部位时，引起局部细胞的反应称为局部效应，局部照射时人体各部位的辐射敏感性依次为：腹部＞胸部＞头部＞四肢。全身均匀地或非均匀地受到照射而产生的效应称为全身效应。

2. 近期效应和远期效应 近期效应是指机体受照射后数小时至几周内出现的效应，如急、慢性放射病。远期效应是指机体受照射后数月至数年才出现的效应，潜伏期较长，其中包含放射性白内障、白血病等。

3. 躯体效应和遗传效应 躯体效应是指损伤显现在受照者身上的生物效应。遗传效应是指因生殖细胞受照后产生突变而显现在受照者后代身上的生物效应。

4. 确定性效应与随机效应 确定性效应是指辐射损伤的严重程度与所受剂量呈正相关，有明显的阈值，剂量未超过阈值不会发生有害效应。一般是在短期内受较大剂量照射时发生的急性损伤。随机效应研究的对象是群体，是辐射效应发生的概率（或发病率而非严重程度）与剂量相关的效应，不存在具体的阈值。随机效应意味着低的辐射剂量也可能造成损害。所以，在辐射防护中关注剂量限值的同时，也应尽可能降低剂量水平。

五、辐射损伤的化学基础

放射线与物质的相互作用导致生物分子的电离和激发,由此而产生的自由基导致继发作用,主要是水自由基对生物分子的损伤作用。

自由基,化学上也称为"游离基",是指化合物的分子在光热等外界条件下,共价键发生均裂而形成的具有不成对电子的原子或基团,其具有极高的不稳定性和化学反应性,存在的时间极其短暂,例如,氢氧自由基半衰期为 $10^{-9}\sim10^{-1}$ s,可以迅速地引起其他生物分子结构的破坏。自由基可在其原子或原子团符号旁边加上一个小圆点来表示,如氢自由基(H·)、氯自由基(Cl·)、甲基自由基(CH_3·)等。水是生物体内含量最多的物质。当放射线作用于水分子时,引起水分子的激发和电离,产生氢自由基(H·)和氢氧自由基(OH·)等。这些自由基引起生物大分子(核酸分子、蛋白质分子)和生物膜(细胞膜、线粒体膜、核膜)的损伤。同时,机体内也存在完善的防御和修复体系,能及时清除自由基,达到自我保护的作用,可在短期内恢复正常。

六、辐射防护的原则和措施

(一)辐射防护的目的

辐射防护关注的是,既要保护辐射工作人员个人、他们的后代以及全人类的健康,又要允许进行有利于人类的但可能产生辐射照射的必要活动。于是,防护的目的是:在不过分限制对人类产生有益的实践的基础上,有效地保护人类,以避免确定性效应的发生,并将随机效应的发生率降低到可以合理达到的尽可能低的水平。

辐射防护的目的有两点:①防止有害的确定性效应;②限制随机效应的发生率使之达到可以接受的水平。

(二)辐射防护的基本原则

1. 实践的正当化 医疗实践所致的电离辐射危害同患者从中获得的利益相比是可以接受的,即值得可行。

2. 防护与安全的最优化 在确定该医疗实践可行的前提下,使受照辐射剂量尽可能降低,以最小的受照射量,获得最大的利益,避免一切不必要的照射。

3. 个人剂量的限值 在实践的正当化和防护与安全的最优化原则指导下,在保障受检者的获益和公众、从业人员辐射安全的情况下,我国《电离辐射防护与辐射源安全基本标准》(GB 18871—2002)确立了个人剂量限值,应确保受照射人员所接受的剂量当量不超过规定的限值。

个人的年剂量当量是个人在任何一年工作期间受到的外照射所产生有效剂量与在这一年内摄入的放射性核素所产生的内照射累计有效剂量两者之和的限值,但不包括天然本底照射和医疗照射。对放射工作人员进行剂量限制要考虑随机效应和确定性效应。同时满足以下两种限值:①为了防止有害的非随机效应,任一器官或组织所受的年剂量当量不得超过下列限值:眼晶体为 150 mSv,四肢、皮肤为 500 mSv。②为了限制随机效应,放射工作人员受到全身均匀照射时的年个人有效剂量限值为连续 5 年平均 20 mSv,但可允许其中一年达到 50 mSv。

（三）外照射防护的措施

1. 时间防护　外照射累计剂量与照射时间成正比。因此，在保证工作质量的大前提下，应尽量缩短受照射的时间。要求操作技术熟练，制定科学有效的工作流程，合理规划工作场所分区分流，可尽量缩短与核射线接触的时间。

2. 距离防护　点状放射源在周围空间所产生的辐射剂量率与距离的平方成反比，加上空气的吸收。若距离增大一倍，剂量率则减少到原来的1/4。离放射源越远，所受辐射剂量率就越小。在放射性核素生产和医疗实践中，常采用机械手、长柄钳等工具，以降低剂量率。

3. 屏蔽防护　在人体与放射源之间设置适当的屏蔽物，借助物质对射线的吸收减少人体受照射的剂量称为屏蔽防护，这是一个安全、有效的措施。根据射线的射程和能量可选用不同的防护材料。X射线、γ光子通过屏蔽材料时，其辐射剂量呈指数衰减，因此防护X射线、γ光子常用铅、钨、水泥等物质作屏蔽材料；防护β粒子可用有机玻璃、铝、塑料等低原子序数物质作屏蔽材料；α粒子因射程短，不需要特殊设置屏蔽。

（四）内照射防护的措施

内照射防护的目的是尽一切可能防止放射性核素进入体内，把放射性核素的年摄入量控制在国家规定的限值内。基本措施：在规定的区域内进行放射性操作，尽力避免场所及环境污染；定期进行放射性污染检查和周围环境监测；对放射性物品进行屏蔽储藏。

七、核医学工作场所的要求

（一）分类和分区

1. 核医学的开放型工作场所根据操作放射性核素的加权活度分为三类（表2-1）。

表 2-1　临床核医学工作场所分类

分级	日操作最大量放射性核素的加权活度（MBq）
I	>50 000
II	50~50 000
III	<50

注：①根据国际放射防护委员会（ICRP）第57号出版物。
②权重活度=计划的日操作最大活度×核素毒性权重因子/操作性质修正因子。

2. 供计算权重活度用的核医学常用放射性核素的毒性权重因子，见表2-2。

表 2-2　核医学常用放射性核素的毒性权重因子

类别	放射性核素	权重因子
A	^{75}Se、^{89}Sr、^{125}I、^{131}I、^{32}P、^{90}Y、^{99}Mo、^{153}Sm	100
B	^{11}C、^{13}N、^{15}O、^{18}F、^{51}Cr、^{67}Ga、^{99m}Tc、^{123}I、^{111}In、^{113m}In、^{201}Tl	1
C	^{14}C、^{3}H、^{81m}Kr、^{127}Xe、^{133}Xe	0.01

3. 依据核医学操作性质而确立的修正因子见表2-3。

表2-3　不同操作性质的修正因子

方式和地区	修正因子
贮存	100
废物处理	
闪烁法计数和显像	10
候诊区及诊断病床区	
配药、分装以及施给药	
简单放射药物制备	1
治疗病床区	
复杂放射性药物制备	0.1

4. 核医学工作场所分区　核医学放射工作场所应划分为控制区和监督区。控制区一般包括使用非密封源核素的房间〔放射性药物贮存室、分装及（或）药物准备室、给药室等〕、扫描室、给药后候诊室、样品测量室、放射性废物储藏室、病房（使用非密封源治疗患者）、卫生通过间、保洁用品储存场所等。监督区一般包括控制室、员工休息室、更衣室、医务人员卫生间等。

（二）放射性物质贮存的防护要求

1．放射性物质的贮存容器或保险箱应有适当的屏蔽措施。放射性物质的放置应合理有序，易于取放，每次取放的放射性物质应限于需用的部分。

2．放射性物质的贮存室应进行定期剂量监测，无关人员不得入内。

3．贮存和运输放射性物质时均应使用专门容器。取放容器的内容物时，不应污染容器。容器在运输时应有适当防护。

4．贮存的放射性物质应及时登记，登记内容包括生产单位、到货日期、核素种类、理化性质、活度和容器表面擦抹试验结果。

（三）放射性药物操作的防护要求

1．操作放射性药物应有专门场所，如给药不在专门场所进行时则需采取适当防护措施。药物使用前应有屏蔽措施。

2．给药用的注射器应有屏蔽措施，难以屏蔽时应缩短操作时间。

3．操作放射性药物时应在衬有吸水纸的托盘内进行，工作人员应穿戴个人防护用品。

4．为体外放射免疫分析目的而使用含 ^3H、^{14}C、^{125}I 等核素的放射免疫分析试剂盒可在一般化学实验室进行。

5．在控制区和监督区内不得进食、饮水、吸烟，也不得进行无关工作及存放无关物品。

6．所有放射性物质不再使用时，要立即送回原地安全储存。

7．操作放射性碘化物等挥发性或放射性气体应在通风柜内进行。通风柜保持良好通风，并按操作情况进行气体或气溶胶放射性浓度的常规监测以及必要的特殊监测；操作放射性碘化物等挥发性或放射性气体的工作人员宜使用过滤式口罩。

8．操作放射性核素的工作人员，在离开放射性工作场所前应洗手和进行表面污染检测。

9．当发生放射性物质溢出、散漏事故时，应根据单位制定的放射事故处置应急预案，及时控制、消除放射性污染；当人员皮肤、伤口被污染时，应迅速去污并给予医学处理。

（四）辐射监测

1．工作人员进入放射性工作场所必须常规佩戴个人剂量监测计。
2．个人剂量监测计应佩戴在左胸位置，必要时可在手指、腕部佩戴监测局部剂量的剂量计。剂量监测应有专人组织实施。
3．在使用挥发性或放射性气体的操作区应进行气体、气溶胶活性浓度常规监测。
4．实验室、病房、洗涤室、给药间应经常进行表面污染监测。
5．各项监测结果应记录在案，包括地点、日期、使用仪器型号和监测人员姓名。

（五）放射性废物管理

1．放射性废物分类，应根据医学实践中产生废物的形态及其中的放射性核素种类、半衰期、活度水平和理化性质等，将放射性废物进行分类收集和分别处理。
2．设废物储存登记表，记录废物主要特性和处理过程，并存档备案。
3．放射性废液衰变池应合理布局，池底和池壁应坚固、耐酸碱腐蚀和无渗透性，并有防泄漏措施。
4．开展放射性药物治疗的医疗机构，应为住院治疗患者或受检者提供有防护标志的专用厕所，专用厕所应具备使患者或受检者排泄物迅速全部冲入放射性废液衰变池的条件，而且随时保持便池周围清洁。
5．供收集废物的污物桶应具有外防护层和电离辐射警示标志。在注射室、注射后患者候诊室、给药室等位置放置污物桶。
6．污物桶内应放置专用塑料袋直接收纳废物，装满后的废物袋应密封，不破漏，及时转送至存储室，放入专用容器中存储。
7．对注射器和碎玻璃器皿等含尖刺及棱角的放射性废物，应先装入利器盒中，然后再装入专用塑料袋内。
8．每袋废物的表面剂量率应不超过 0.1 mSv/h，质量不超过 20 kg。
9．储存场所应具有通风设施，出入处设电离辐射警告标志。
10．废物袋、废物桶及其他存放废物的容器应安全可靠，并在显著位置标有废物类型、核素种类、存放日期等说明。
11．废物包装体外表面的污染控制水平：$\beta < 0.4$ Bq/cm^2。

（六）放射性事故应急处理

1．有应急预案，应急措施应预先制订，有明确的责任分工，应急措施的实施应由专职或兼职防护人员负责。平时要有应急演练。
2．放射性操作区应有简明的应急措施流程，并指定该区域的防护负责人。
3．工作区应备有急救药品和设备。现场急救应根据污染和危险情况而定。
4．在采取应急措施使场所污染程度降至符合要求后，可宣布结束应急状态。

（七）患者出院的管理要求

1．接受 ^{131}I 治疗的患者，应在其体内的放射性活度降至 400 MBq 或距离患者体表 1 m 处的周围剂量当量率不大于 25 μSv/h 方可出院，以控制该患者家庭与公众成员可能受到的照射。
2．接受除 ^{131}I 之外其他放射性药物检查的患者，在检查结束并排尿后，其在院内或离开医院的活动可不加以限制。

3. 对甲状腺功能亢进症和甲状腺癌患者，出院时应按相关规定给出接触同事和亲属及到公众场所的合理限制和有关防护措施（限制接触时间及距离等）的书面建议。

第三节　核医学的诊治剂量和安全性

国家质量监督检验检疫总局于 2002 年 10 月 8 日批准发布的《电离辐射防护与辐射源安全基本标准》（GB 18871—2002），本标准首次给出了典型成年受检者各种常用核医学诊断的活度指导水平（表 2-4）。

随着科学技术的发展，作为现代医学的重要组成部分之一的核医学迎来迅速发展的阶段，尤其是 PET/CT、SPECT/CT 的应用，极大促进了分子核医学的发展，需进行核医学诊断和治疗的患者日益增多，用于体内的核医学诊断或治疗的放射性药物也逐渐增多，为此，本标准基于患者防护的基本要求就每次检查最大活度及对育龄妇女、妊娠妇女、哺乳妇女和儿童等特殊患者的防护措施做了明确规定。

例如，^{131}I 治疗甲状腺功能亢进症的育龄妇女，一般需经过 6 个月后方可怀孕。哺乳妇女接受放射性核素治疗后应在一定时期内停止授乳。用除外标记邻碘马尿酸钠的所有 ^{131}I 和 ^{125}I 放射性药物，以及 ^{22}Na、^{67}Ga、^{201}Tl、^{75}Se-蛋氨酸类放射性药物的哺乳妇女，应停止哺乳至少 3 周；用 ^{123}I、^{131}I 和 ^{125}I 标记的邻碘马尿酸钠及除标记红细胞、磷酸盐和二乙三胺五乙酸（diethylene triaminepentaacetic acid，DTPA）以外的所有的 ^{99m}Tc 化合物的哺乳妇女，应停止哺乳至少 12 h；用 ^{99m}Tc-红细胞、磷酸盐和 DTPA 类放射性药物的哺乳妇女，应停止哺乳至少 4 小时；用 ^{51}Cr-乙二胺四乙酸（^{51}Cr-ethylenediaminetetraacetic acid，^{51}Cr-EDTA）类放射性药物的哺乳妇女，不需要停止哺乳。

做检查的患者要在候诊室内等候，不可随意走动，建立候诊区域和专用厕所。患者出院时，应对其体内放射性核素活度进行估计，例如，规定 ^{131}I 治疗患者，体内活度 < 400 MBq 才能出院等。

表 2-4　典型成年受检者在核医学诊断中的活度指导水平

检查项目	放射性核素	化学形态	每次检查常用的最大活度（MBq）
骨			
骨显像	^{99m}Tc	MDP（亚甲基二膦酸盐）和磷酸盐化合物	600
骨断层显像	^{99m}Tc	MDP 和磷酸盐化合物	800
骨髓显像	^{99m}Tc	SC（标记的硫化胶体）	400
脑			
脑显像（静态）	^{99m}Tc	TcO_4^-	500
	^{99m}Tc	DTPA，葡萄糖酸盐和葡庚糖酸盐	500
脑断层显像	^{99m}Tc	ECD（半胱氨酸乙酯）	800
	^{99m}Tc	DTPA，葡萄糖酸盐和葡庚糖酸盐	800
	^{99m}Tc	HM-PAO（六甲基丙二胺肟）	500
脑血流	^{99m}Tc	HM-PAO，ECD	500

续表

检查项目	放射性核素	化学形态	每次检查常用的最大活度（MBq）
脑池造影	^{99m}Tc	DTPA	40
泪腺泪引流	^{99m}Tc	TcO_4^-	4
甲状腺	^{99m}Tc		
甲状腺显像	^{131}I	碘化钠	20
	^{99m}Tc	TcO_4^-	200
甲状腺癌转移灶（癌切除后）	^{131}I	碘化钠	400
甲状旁腺显像	^{201}Tl	氯化亚铊	80
	^{99m}Tc	MIBI（甲氧基异丁基异腈）	740
肺			
肺通气显像	^{99m}Tc	DTPA 气溶胶	80
肺灌注显像	^{99m}Tc	HAM（人血清白蛋白）	100
	^{99m}Tc	MAA（大颗粒联集白蛋白）	180
肺断层显像	^{99m}Tc	MAA	200
肝和脾			
肝和脾显像	^{99m}Tc	SC	150
胆道系统功能显像	^{99m}Tc	EHIDA（二乙基乙酰苯胺亚氨二醋酸）	185
脾显像	^{99m}Tc	标记的变性红细胞	100
肝断层显像	^{99m}Tc	SC	200
心血管			
首次通过血流检查	^{99m}Tc	TcO_4^-	800
	^{99m}Tc	DTPA	560
心和血管显像	^{99m}Tc	HAM	800
心血池显像	^{99m}Tc	标记的正常红细胞	800
心肌显像	^{99m}Tc	PYP（焦磷酸盐）	600
心肌断层显像	^{99m}Tc	MIBI	600
	^{201}Tl	氯化亚铊	100
	^{99m}Tc	膦酸盐和磷酸盐化合物	800
胃、胃肠道			
胃/唾液腺显像	^{99m}Tc	TcO_4^-	40
梅克尔憩室显像	^{99m}Tc	TcO_4^-	400
胃肠道出血	^{99m}Tc	SC	400
	^{99m}Tc	标记的正常红细胞	400
食管通过和胃-食管反流	^{99m}Tc	SC	40
胃排空	^{99m}Tc	SC	12

续表

检查项目	放射性核素	化学形态	每次检查常用的最大活度（MBq）
肾、泌尿系统			
肾皮质显像	^{99m}Tc	DMSA（二疏基丁二酸）	160
	^{99m}Tc	葡庚糖酸盐	200
肾血流、功能显像	^{99m}Tc	DTPA	300
	^{99m}Tc	MAG3（巯乙酰三甘肽）	300
	^{99m}Tc	EC（双半脱氨酸）	300
其他			
肿瘤或脓肿显像	^{67}Ga	柠檬酸盐	300
	^{201}Tl	氯化物	100
肿瘤显像	^{99m}Tc	DMSA、MIBI	400
神经外胚层肿瘤显像	^{123}I	MIBG（间碘苄基胍）	400
	^{131}I	MIBG	40
淋巴结显像	^{99m}Tc	标记的硫化锑胶体	370
脓肿显像	^{99m}Tc	HM-PAO 标记的白细胞	400
下肢深静脉显像	^{99m}Tc	标记的正常红细胞	每侧 185
	^{99m}Tc	大分子右旋糖酐	每侧 185

随着 PET/CT、SPECT/CT 临床应用增多，其辐射作用也逐渐引起关注，一项对多家医疗机构研究显示（表 2-5），尽管行全身 PET/CT 检查，但其当量剂量仍然较低。

表 2-5　全身 PET/CT 检查的有效当量剂量

检查机构	检查种类	有效当量剂量（mSv）
医院 1	PET	7.0
	局部增强	18.6
医院 2	PET	10.2
	局部增强	14.1
医院 3	PET	7.0
	局部增强	17.6
医院 4	PET	7.0
	局部增强	14.1

（苏新辉）

思 考 题

1．何为核素、同位素、放射性核素、同质异能素、韧致辐射、湮灭辐射、光电效应和有效剂量？

2．简述放射防护三原则和内外照射的防护措施。

3．简述低剂量辐射生物学效应。

4．简述核医学工作场所分区及其主要功能。

第三章 肿 瘤

第三章数字资源

恶性肿瘤已成为威胁人类健康的主要疾病，是最常见的致死原因之一。20世纪40年代核医学开始应用于肿瘤研究，随着核医学新技术、新设备的应用以及放射性药物的研发，核医学在评价肿瘤的代谢与转移、肿瘤特异性抗原、酶、受体以及基因表达方面有着其他影像技术不可比拟的优势，尤其是 SPECT/CT、PET/CT、PET/MR 的可视化肿瘤组织细胞分子影像技术的应用，使肿瘤核医学成为现代核医学及肿瘤学领域中的一个重要分支，在恶性肿瘤的临床分期、疗效评价和良恶性鉴别诊断、预后判断中具有重要价值。

肿瘤核医学包括肿瘤的诊断和治疗，前者分为体外肿瘤标志物检测和肿瘤显像，其中肿瘤显像分为阴性（"冷"区）显像和阳性（"热"区）显像。肿瘤阳性显像根据显像剂在肿瘤中浓聚与肿瘤组织学的关系分为肿瘤特异性显像和肿瘤非特异性显像；根据显像剂在肿瘤中浓聚的原理不同分为肿瘤代谢显像、放射免疫显像、受体显像、基因表达显像等。肿瘤标志物的体外检测、肿瘤阴性显像以及肿瘤的核素治疗将在相关章节论述，本章主要介绍肿瘤阳性显像。

第一节 肿瘤 PET/CT（MR）代谢显像

正电子发射断层显像/计算机断层成像（positron emission tomography/computed tomography，PET/CT）是正电子发射断层显像与 X 射线 CT 融合的成像技术，是医学影像技术的重大进步。PET/CT 目前主要用于肿瘤显像，85% 以上的检查对象与肿瘤有关。PET/CT 的日益广泛应用对肿瘤的临床诊断和治疗产生了重要影响。正电子发射断层显像/磁共振成像（positron emission tomography/magnetic resonance imaging，PET/MR）是将 PET 和 MR 有机整合成一体的新型多模态影像系统。它实现了两种不同设备在相同空间内对各自数据的同时采集，又兼具各设备的独立功能，既结合了 MR 系统的软组织高分辨力和水弥散成像、灌注成像及核磁共振波谱（magnetic resonance spectroscopy，MRS）分析等多参数、多序列功能成像特性，又结合了 PET 系统的放射性示踪剂高灵敏度以及数据半定量或定量特性。在肝肿瘤、胰腺肿瘤、前列腺癌、神经内分泌肿瘤、儿科肿瘤等疾病的诊疗过程中逐渐发挥了不可替代的作用，是功能与分子影像学发展的前沿技术之一。

肿瘤细胞的基本生物学特征之一是快速增殖和高代谢率，如葡萄糖、蛋白质、核酸代谢，PET 成像利用正电子放射性核素标记这些代谢物质或其类似物作为显像剂，使肿瘤组织放射性出现聚集，形成"热区"，从而对病灶的代谢水平进行定性和定量分析，进而对病灶性质和分布情况作出判断。目前用于 PET 显像的正电子放射性药物有 ^{18}F-氟代脱氧葡萄糖（^{18}F-FDG，糖代谢）、^{11}C-胆碱（^{11}C-choline，磷脂代谢）、^{11}C-蛋氨酸（^{11}C-MET，氨基酸代谢）、^{18}F-氟胸腺嘧啶（^{18}F-FLT，核酸代谢）等，部分已经用于临床诊断与疗效监测。不过，^{18}F-FDG 是迄今为止应用最广泛、最成熟的肿瘤代谢显像剂，因此本节主要介绍 ^{18}F-FDG PET/CT（MR）肿瘤代谢显像。

一、^{18}F-FDG PET 肿瘤显像原理

^{18}F-氟代脱氧葡萄糖（^{18}F-fluorodeoxyglucose，^{18}F-FDG）为葡萄糖代谢示踪剂。由于^{18}F-FDG 与葡萄糖的分子结构相似（图 3-1），故 ^{18}F-FDG 在体内的生物学行为也与葡萄糖相似。注入体内后，^{18}F-FDG 通过与葡萄糖相同的摄取转运机制，即通过葡萄糖转运体（glucose transporter，Glut）的作用进入细胞内。^{18}F-FDG 进入细胞后与葡萄糖同样在己糖激酶（hexokinase）的作用下被磷酸化形成 6-磷酸氟代脱氧葡萄糖（^{18}F-FDG-6-P），但不能进入后续的葡萄糖代谢步骤从而滞留在细胞内（图 3-2）。细胞对 ^{18}F-FDG 的摄取量与其葡萄糖代谢率成正比，故体内葡萄糖代谢率越高的器官组织，摄取聚集 ^{18}F-FDG 越多。简言之，^{18}F-FDG PET 肿瘤糖显像原理就是瓦博格效应（Warburg effect），指肿瘤细胞对糖酵解通路产能依赖增强的现象。

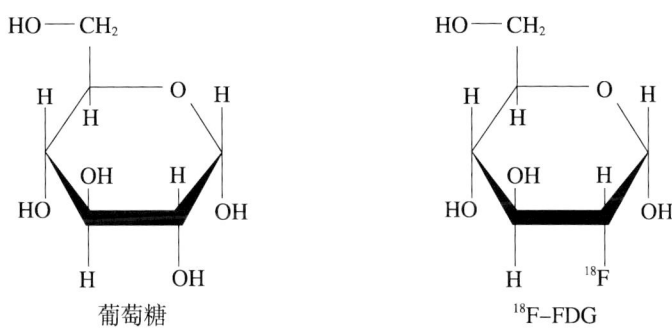

图 3-1 葡萄糖和 ^{18}F-FDG 的分子结构比较

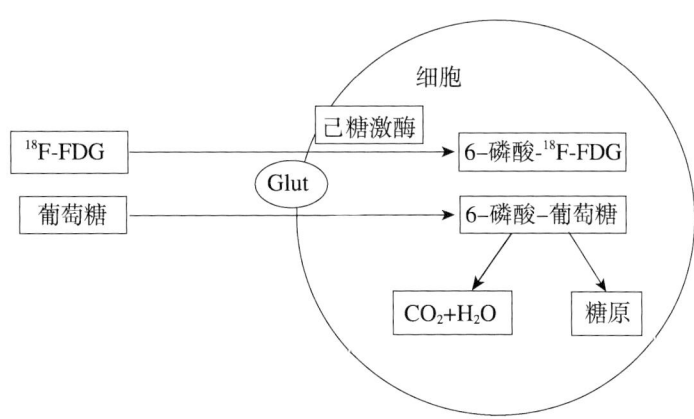

图 3-2 ^{18}F-FDG 的细胞摄取机制示意图

恶性肿瘤细胞的代谢特点之一是高葡萄糖代谢，故能聚集 ^{18}F-FDG。其可能的机制如下：肿瘤细胞膜上葡萄糖转运蛋白 Glut-1、Glut-2、Glut-3 等表达增加，肿瘤细胞内己糖激酶活性增高；葡萄糖-6-磷酸酶活性降低（该酶可使 ^{18}F-FDG-6-P 去磷酸化而释出细胞外）等。肿瘤细胞缺氧可以增加 ^{18}F-FDG 的摄取，这可能是由于糖酵解代谢途径激活所致。用 PET 或符合线路 SPECT 探测 ^{18}F 正电子湮灭辐射发射出的高能（511 keV）γ 光子，便可获得 ^{18}F-FDG 体内分布的影像，该影像实质上反映了体内各部位和病灶的葡萄糖代谢水平。利用 PET/CT

（MR）成像则可通过一次显像检查同时获得反映葡萄糖代谢的 PET 图像、反映形态或解剖学改变的 CT 图像或多序列多参数的 MR 图像，以及二者的融合图像。

二、^{18}F-FDG PET/CT（MR）肿瘤代谢显像方法

（一）图像采集

1. 患者准备 检查前禁食 4～6 h，检查前检测血糖，血糖水平原则上一般应低于 11.1 mmol/L。

2. 注射显像剂 安静状态下静脉注射 ^{18}F-FDG，PET/CT 显像注射放射性活度 3.7～5.55 MBq（0.1～0.15 mCi）/kg 体重，PET/MR 显像注射放射性活度 2.96～5.18 MBq（0.08～0.14 mCi）/kg 体重，注药后至检查前患者仍需保持安静状态，显像前排空尿液。

3. 图像采集 注药 40～60 min 后进行 PET/CT（MR）显像。PET/CT 显像进行全身 CT 透射扫描（扫描条件：120 kV，80～200 mA），然后进行发射显像。必要时在发射扫描结束后增加局部诊断 CT 扫描和注射对比剂做增强扫描。PET/MR 显像使用 PET/MR 一体化专用线圈进行标准 PET/MR 扫描协议扫描，全身扫描序列：全身 T_1WI 3D、T_2WI 2D TRA、PET WB、T_2WI 2D TRA FS、EPI DWI TRA（b800）及颅脑中对病灶敏感的 T_2 MX3D FLAIR SAG 序列；可在全身扫描的基础上增加脏器 MR 横轴位 T_2 加权脂肪抑制序列、弥散加权序列和 T_1 加权同反相位序列及弥散加权成像（diffusion weighted imaging，DWI）序列扫描。

4. 断层图像重建 PET 发射采集数据经衰减校正后重建水平面、冠状面和矢状面断层图像，同时重建 CT 和多序列 MR 断层图像并进行图像融合。

（二）图像分析

1. 视觉阅片 将 PET 图像和 CT 或 MR 图像相结合进行判读。PET 图像上明显高于周围正常组织的放射性浓聚视为异常摄取，表示局部葡萄糖代谢增高。恶性肿瘤葡萄糖代谢显像的基本特征就是在肿瘤灶部位出现异常增高并且持续存在 ^{18}F-FDG 高摄取，其增高程度与肿瘤病理类型、病灶大小有关。依据恶性肿瘤高度放射性摄取的基本影像特征，结合半定量分析和 CT、MR 影像上病灶形态信息以及放射性的时相变化可以对恶性肿瘤进行诊断与鉴别诊断。

2. 半定量分析指标 标准摄取值（standard uptake value，SUV）的含义是病灶处对放射性药物的摄取与全身平均摄取之比。SUV 常被用于辅助病灶良恶性鉴别、肿瘤分级与预后判断、肿瘤疗效的动态监测等方面。计算公式如下：

$$SUV = \frac{局部感兴趣区平均放射性活度（MBq/g）}{注入放射性活度（MBq）/ 体重（g）} \tag{3-1}$$

三、^{18}F-FDG PET 的正常影像

因 ^{18}F-FDG 的摄取反映的是葡萄糖代谢水平，体内正常组织器官可有不同程度的生理性摄取。正常人在禁食状态下，脑皮质和灰质核团呈放射性高摄取，脑白质放射性低摄取；纵隔呈轻度显影；心肌摄取水平个体差异较大，可表现为不显影、淡而不均匀显影或明显的左室心肌

显影；肝摄取轻至中度增高，均匀显影；脾摄取正常情况下低于肝摄取水平；肾及膀胱因显像剂的排泄而显影；肠道常见程度不等的放射性分布，显影与肠道走行一致或在延迟显像中有形状/位置变化；肌肉一般呈低摄取，但肌肉活动后或紧张状态可呈高摄取。此外，棕色脂肪组织、育龄妇女的子宫和卵巢、咽喉部等亦可有放射性摄取增高表现（图3-3）。

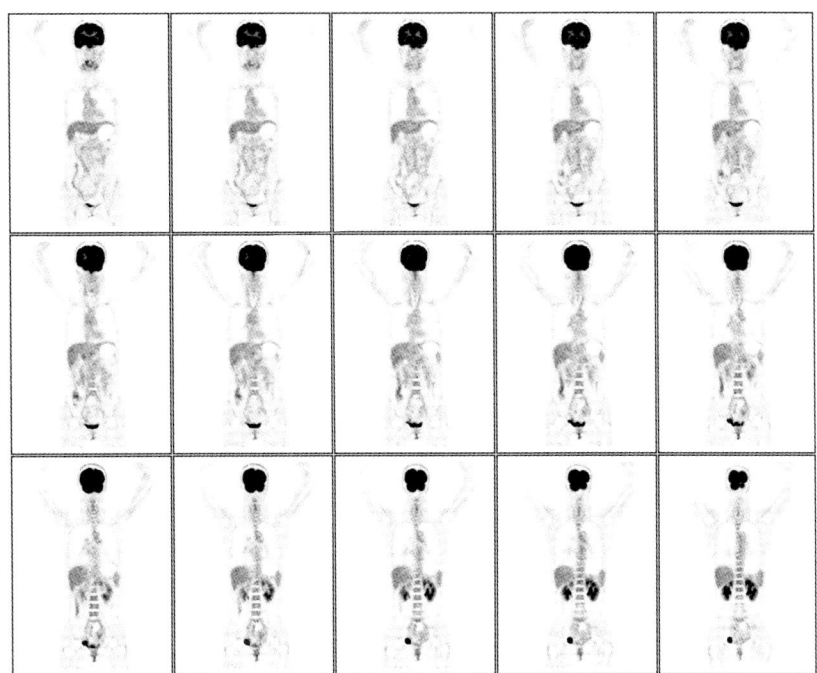

图3-3　^{18}F-FDG PET 的正常影像（冠状面断层）

四、临床应用

（一）筛查

近年来，不明原因发热、疼痛、体表肿块及肿瘤标志物血液浓度升高的患者逐渐增多，明确这类患者的病因是临床迫切需要解决的问题。由于 ^{18}F-FDG PET/CT 具备能够全身显像的优势以及在肿瘤诊断中的高灵敏度和高特异性，其已成为临床医生首选的检查方法之一。

1. 不明原因的发热　在恶性肿瘤导致的不明原因发热中，最常见的为淋巴瘤，表现为回归热。同时可发现脾明显增大和异常葡萄糖摄取增高，PET/CT 可明显增加对受侵淋巴结和淋巴瘤累及脏器的探查能力。据报道，PET/CT 诊断淋巴瘤的灵敏度及特异性分别高于71%及69%。

2. 疼痛　多由肿块对周围组织的压迫所致，亦可由肿瘤分泌的致痛物质以及副肿瘤综合征所引起。临床上常需要与一些良性病变以及外伤所致疼痛相鉴别。通过 PET/CT 对肿瘤以及转移灶进行寻找以及精确定位，可充分评估疼痛的性质并指导进一步治疗。

3. 体表肿块　最常见于双侧颈部、腋窝以及腹股沟区，在部分患者中表现为唯一症状。PET/CT 不仅可以有效评估肿块的性质，还可以对肿块（淋巴结）的来源进行积极探查，如颈部肿块对应的鼻咽癌、甲状腺癌，腋窝肿块对应的乳腺癌以及腹股沟肿块对应的黑色素瘤。

4. 肿瘤标志物升高　在常规体检中，常会有一些肿瘤标志物血液浓度出现异常增高，如提示肺癌的鳞状细胞癌（squamous cell carcinoma，SCC）、细胞角蛋白19片段抗原21-1重组蛋白（recombinant cytokeratin fragment antigen 21-1，CYFRA21-1）和癌胚抗原（carcinoembryonic antigen，CEA），提示胃肠道恶性肿瘤的CEA，提示胆管细胞癌和胰腺癌的糖类抗原199（carbohydrate antigen 199，CA199），提示卵巢癌的糖类抗原125（carbohydrate antigen 125，CA125）以及提示前列腺癌的前列腺特异性抗原（prostate specific antigen，PSA）等。因部分肿瘤在早期无特异性临床表现，这些指标对肿瘤诊断具有一定提示作用，应予以足够的重视。临床上进行进一步的肿瘤筛查是很有必要的，^{18}F-FDG PET/CT显像可早期发现病变器官的异常葡萄糖代谢灶和标准摄取值的动态变化，并以此来确定病变部位，指导进一步穿刺的部位及治疗方案的选择。

（二）肿瘤代谢显像在肿瘤临床的应用范围

^{18}F-FDG PET/CT（MR）肿瘤代谢显像在肿瘤临床的应用范围很广，概括起来有以下几个方面。

1. 良、恶性病变的鉴别　一般而言，恶性肿瘤病灶因代谢活跃而呈^{18}F-FDG高摄取状态，表现为放射性浓聚和高SUV值，而良性病变往往表现为放射性摄取较低。需要指出的是：^{18}F-FDG是通过葡萄糖代谢的差异来鉴别良、恶性病变，但^{18}F-FDG并不是肿瘤特异性显像剂，在许多良性肿瘤和炎性病变中亦可出现^{18}F-FDG摄取增加，如活动期结核、结节病、Wegner's肉芽肿；相反，一些特殊肿瘤病灶^{18}F-FDG的摄取并不增高，如低级别肾透明细胞癌、高分化肝细胞癌及肺高分化腺癌（图3-4），因此不能将^{18}F-FDG摄取高低作为病变良恶性鉴别的唯一标准。

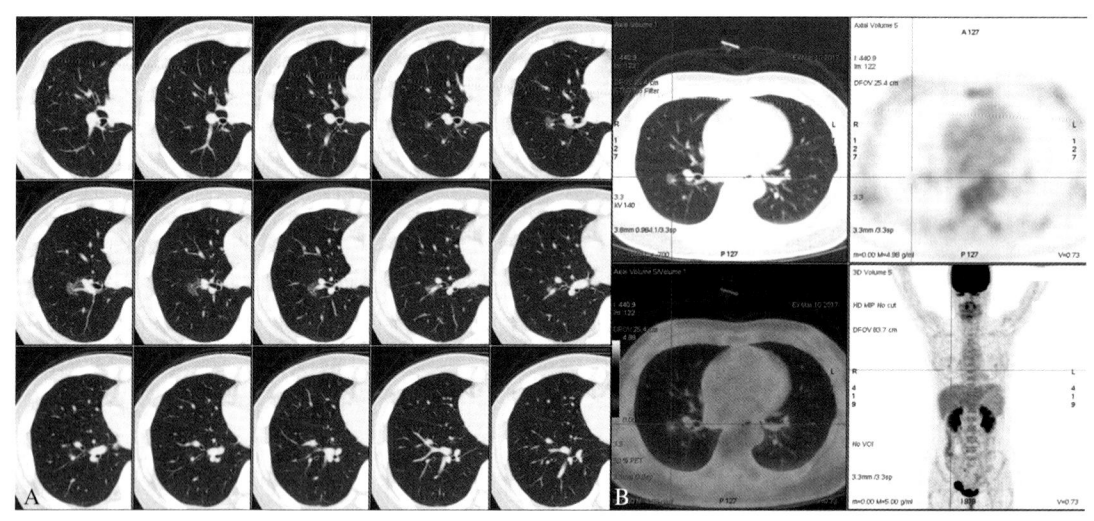

图3-4　肺高分化腺癌PET/CT显像
A．CT图像可见右肺下叶叶间胸膜下磨玻璃密度结节，分叶状，其内可见实性成分，邻近叶间胸膜牵拉；B．PET/CT示结节处放射性分布增高不明显

2. 恶性肿瘤分期与治疗后再分期　评价肿瘤侵犯范围、转移灶、恶性程度等，为治疗决策提供依据。应用^{18}F-FDG PET/CT（MR）全身显像对已经明确诊断的恶性肿瘤患者进行分期，其突出优点是一次显像即可包括头、颈、胸、腹、盆腔、肢体等区域，并且具有很高的灵敏度，可以发现结构尚无明显改变但代谢已经增高的早期转移灶，尤其对确定肿瘤有无远处转移具有重要价值，可使20%~30%的传统分期结果被改变，从而制订合理、科学的治疗方案。

3. 探查肿瘤原发病灶　对于首发表现为转移性肿瘤病灶的患者，以及临床怀疑肿瘤的患者,如不明原因肿瘤标志物升高,尤其是肿瘤患者治疗后肿瘤标志物升高而原发部位未查到明显复发灶者,^{18}F-FDG PET/CT(MR)全身扫描对于寻找原发灶具有优势。另外,对于不明原因发热、不明原因淋巴结肿大、不明原因浆膜腔积液、不明原因的肠道出血等,^{18}F-FDG PET/CT(MR)用于排查其是否为肿瘤相关也很有帮助。^{18}F-FDG PET/CT 和 ^{18}F-FDG PET/MR 两种显像方法对原发癌和转移灶的诊断均具有同等价值,PET/MR 评价头颈部病灶最佳而 PET/CT 评价肺部病灶更有价值。

4. 肿瘤非手术治疗的疗效评价 进行非手术治疗(如放疗、化疗、各种介入治疗、靶向药物治疗)后肿瘤组织代谢改变早于肿瘤体积的改变,在恶性肿瘤治疗前后进行显像动态比较,可及时评价治疗效应。当治疗有效时,可见肿瘤代谢明显减低,若肿瘤仍处于高代谢状态,则表明治疗效果不佳,应及时调整或改变治疗计划。治疗后早期的代谢改变与远期预后相关。

5. 肿瘤手术后或放疗后复发与瘢痕组织的鉴别 在 CT、MR 或超声等鉴别困难的情况下,^{18}F-FDG PET/CT(MR)可做出更为准确的判断。PET/MR 显像中 DWI、fMRI 序列显像有助于早期复发监测。

6. 肿瘤放疗靶区的辅助勾画 代谢影像显示的代谢活性区域可用于辅助实体肿瘤放疗时对肿瘤靶区的勾画,以获得更加精确的靶区范围,更加有效地减少肿瘤病灶的遗漏和避免非瘤组织的过度照射。

7. 肿瘤复发和微转移检测 对于治疗后患者,肿瘤复发和可能处于休眠中的肿瘤微转移的存在,往往是决定治疗方案的关键因素。^{18}F-FDG PET/CT(MR)随访有利于及时发现肿瘤的局部复发和其他部位转移灶。当临床出现可疑征象或相关的血液肿瘤标志物升高时,进行 ^{18}F-FDG PET/CT(MR)检查更加必要。全景动态扫描 PET/CT 探索者(total-body PET/CT uEXPLORER)是世界首台全景动态 PET/CT,其 194 cm 的超大轴向扫描视野实现了一个床位完成从头到脚的全身动态 PET/CT 成像,最快可以实现全身 30 s 显像,并且支持 1/40 药物剂量下的超低剂量成像,能够 4D 实时动态电影显像,实现以肉眼清晰观测放射性示踪剂注入人体后,在血管内流动、扩散,最终被组织器官摄取并代谢的全过程。uEXPLORER 的超高灵敏度,可以支持 1 mm 左右的高清小像素重建,还原微小病灶代谢信息。此外,利用 uEXPLORER 进行超长延迟显像,放射性核素随着时间延长在肿瘤中不断浓聚,在血池中代谢留存逐渐减少,病灶和本底之间的对比度不断提高的特性,实现肿瘤微转移精确探测,辅助临床为存在微转移的患者提供更有针对性的治疗方案。

8. 预后判断 肿瘤侵犯的范围和转移情况、肿瘤代谢水平以及治疗后代谢变化等参数可为评价肿瘤患者的预后提供依据。

以下列举了 ^{18}F-FDG PET/CT(MR)在一些常见恶性肿瘤中的应用。

(三)^{18}F-FDG PET/CT(MR)在常见恶性肿瘤中的临床应用

1. 肺癌

(1)原发性肺癌的表现:原发性肺癌在 PET 图像上多表现为病灶部分或全部高放射性浓聚,既往一般以 SUV 平均值 ≥ 2.5 作为半定量判别标准,但还需结合临床资料和 CT 所见形态特征综合分析。当中心型肺癌伴阻塞性肺不张或肺炎时,可清楚显示高代谢的肿瘤病灶范围(图 3-5),有效区分肿瘤组织与不张或炎性组织,提供更精准的放疗靶区。多中心研究结果显示,^{18}F-FDG PET 对肺癌诊断的灵敏度为 96%,特异性为 90%,准确率为 92%。

(2)肺孤立结节的鉴别诊断:肺孤立结节(solitary pulmonary nodule,SPN)是指放射学表现为孤立的、直径小于或等于 3 cm 的球形病灶,临床上常见而且其良、恶性鉴别常感困难。^{18}F-FDG PET/CT 可改善对 SPN 的鉴别效能,灵敏度为 88%~100%,特异性为 69%~88%。

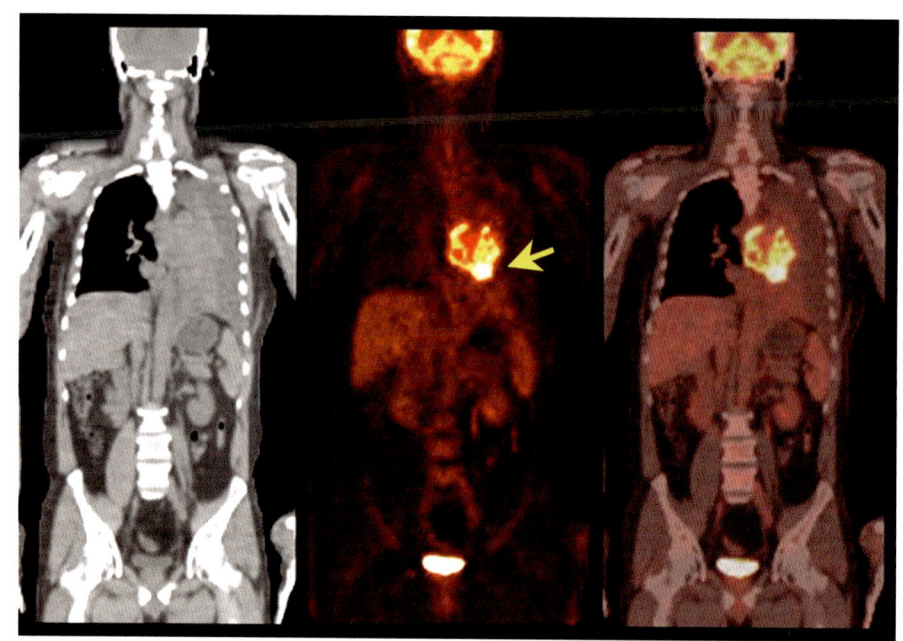

图 3-5　左肺中心型鳞癌并肺不张、胸腔积液

^{18}F-FDG PET 假阳性常见于结核、肉芽肿类病变、球形肺炎、机化性肺炎、真菌感染、硬化性血管瘤、圆形肺不张等，结合薄层 CT 显示伴或不伴边缘毛糙、毛刺、细支气管充气征、血管聚集征、胸膜凹陷征、分叶征等 CT 典型恶性征象可更好地进行良、恶性鉴别诊断。乳头状腺癌、黏液性腺癌、类癌等病理类型可以呈现为低或无代谢实性结节。不典型腺瘤样增生（atypical adenomatous hyperplasia，AAH）、肺原位腺癌（pulmonary adenocarcinoma in situ，PAIS）与微浸润腺癌（minimally invasive adenocarcinoma，MIA）等主要表现为磨玻璃样变，往往表现为低或无代谢。有国内研究显示，^{18}F-FDG PET/CT 结合薄层 CT 诊断 SPN 的特异性可提高到 91.7%。

（3）肺癌临床分期：对于非小细胞肺癌（non-small cell lung cancer，NSCLC）患者，及时、准确地判断纵隔淋巴结或胸外远处转移情况，进行肿瘤淋巴结转移分期（tumor node metastasis classification，TNM），对于决策治疗方案非常重要。CT 诊断非小细胞肺癌纵隔淋巴结转移一般以淋巴结肿大来判定，有一定局限性，其灵敏度为 58%～67%，特异性为 70%～80%。PET/CT 则结合淋巴结的代谢活性进行判断，灵敏度为 83%～92%，特异性为 94%～100%，弥补了对于直径小于 1 cm 的淋巴结的漏诊和直径大于 1 cm 的淋巴结的误诊（图 3-6）。PET/CT 全身显像还能同时探测胸外、远处软组织和骨骼的肺癌转移灶，其准确性达 96%。PET/CT 的应用，使 20%～30% 病例的临床分期得到更正，20% 以上的患者因 PET/CT 检查结果改变了治疗策略。^{18}F-FDG PET/MR 与 PET/CT 在肺癌 TNM 分期方面有变异，但是两种显像模式对 NSCLC 患者的治疗决策是相当的。通常 CT 对肺小结节特别是磨玻璃样结节诊断的敏感性和特异性优于 MR，但 MR 对于观察肺血管和支气管形态以及脑转移、骨转移、肝转移等方面优于 CT 影像。在 NSCLC 的临床分期上，^{18}F-FDG PET/MR 被认为可能替代 ^{18}F-FDG PET/CT。

（4）辅助确定放射治疗靶区：在许多临床情况下，依据 CT 图像常常难以准确勾画肿瘤靶区（gross tumor volume，GTV），例如肺癌合并肺不张、肿瘤手术后或放疗后复发等。PET/CT 图像不仅有助于清晰显示肿瘤边界和淋巴结转移情况，还可显示病灶内不同活性分布状态，与 CT 结合使靶区确定更为客观，并可辅助调强放疗计划的制订。较之单纯 CT 定位，PET/CT 使

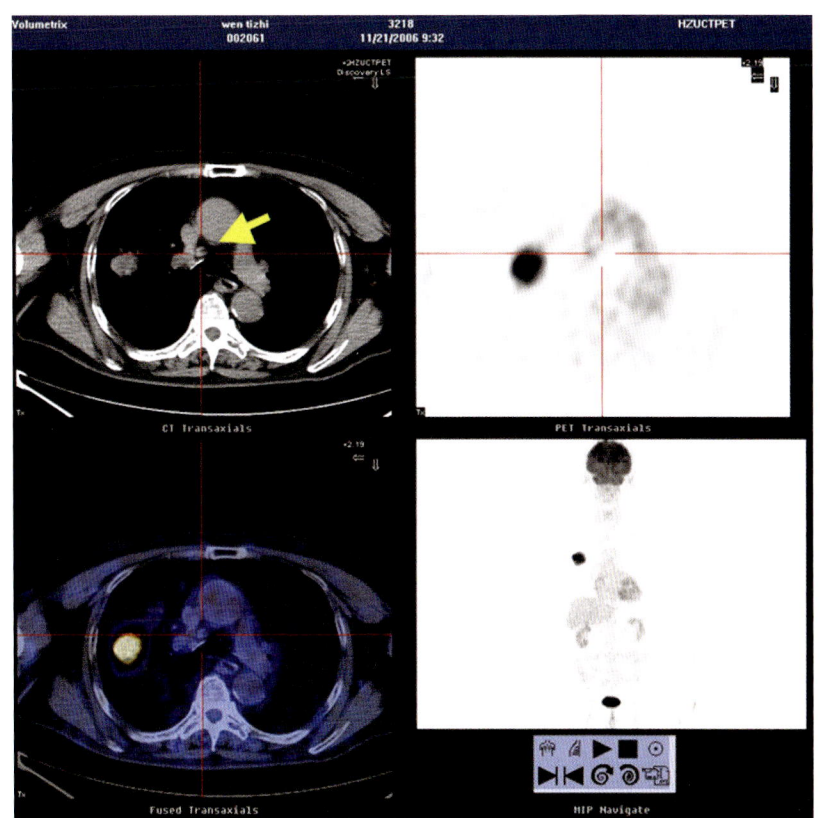

图 3-6　右肺鳞癌患者 CT 显示纵隔一枚淋巴结直径 1.0 cm，PET 显示代谢不高，术后病理未见肿瘤转移

得 30%～40% 的肺癌患者的放疗方案发生改变，从而避免了不必要的正常组织损伤且提高对肿瘤的治疗效果。

2. 淋巴瘤　^{18}F-FDG PET/CT 主要用于淋巴瘤的分期和疗效监测评价。大部分类型的霍奇金淋巴瘤和非霍奇金淋巴瘤可高摄取 ^{18}F-FDG，PET/CT 可进行全身扫描的同时还可全面显示病灶分布情况，有利于准确分期（图 3-7），为临床制订治疗方案提供依据。在评价淋巴瘤的结外器官侵犯时，PET/CT 比其他影像检查技术更具有优势，对于骨髓侵犯，^{18}F-FDG PET/CT 可用于指导骨髓活检位置，提高诊断阳性率。准确评估淋巴瘤治疗后局部残余组织是否仍有肿瘤活性残留对临床来说至关重要，但常规 CT 及 MR 等检查很难判定。^{18}F-FDG PET/CT 在上述情况下比单纯 CT 检查可明显改善鉴别能力，这对于制订进一步的治疗计划至关重要。在评价淋巴瘤疗效方面，PET/CT 扫描可通过病灶代谢活性的变化对化疗、放疗反应做出及时评价，是随访评价非常有力的手段（图 3-8）。

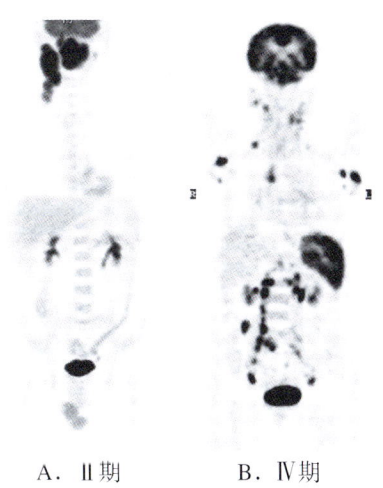

A. Ⅱ 期　　B. Ⅳ 期

图 3-7　非霍奇金淋巴瘤

^{18}F-FDG PET/CT 还可评价淋巴瘤的恶性程度和预后，研究显示病灶 ^{18}F-FDG 的摄取水平与组织学恶性程度相关，治疗后 ^{18}F-FDG PET/CT 扫描阴性结果患者比阳性结果患者的远期预后好，无进展生存率高、复发率低，预测效能优于传统的临床预测指标。

应注意 ^{18}F-FDG PET/CT 对于不同类型淋巴瘤的应用价值是有差异的。目前对弥漫大 B 细胞淋巴瘤（diffuse large B-cell lymphoma，DLBCL）及霍奇金淋巴瘤的应用价值已获得充分肯定，而对于部分惰性淋巴瘤则阳性率不高，病变往往表现为 ^{18}F-FDG 摄取不高，PET/MR 则可

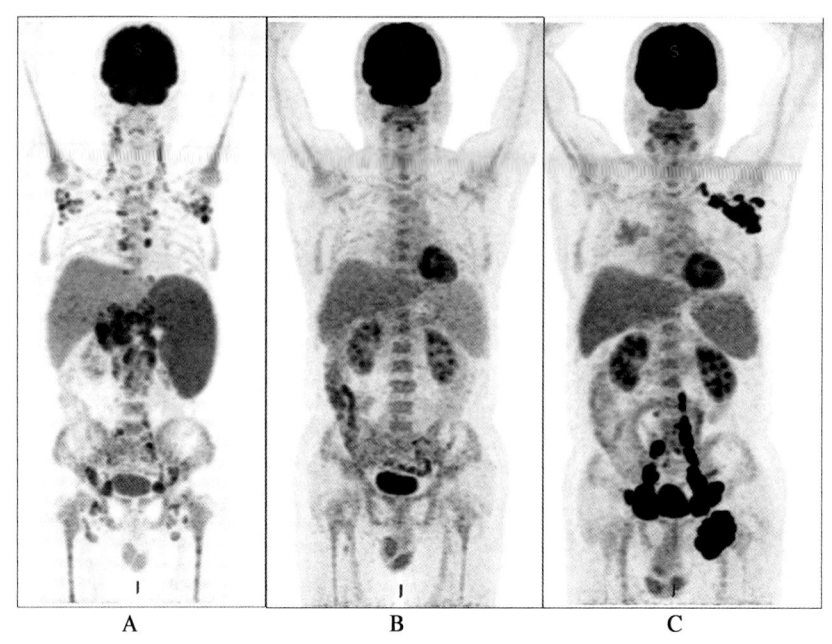

图 3-8 非霍奇金淋巴瘤
A. 初诊 2014-9-10；B. 化疗 6 次后 2015-1-29；C. 复发

以从 DWI 序列中获取更多的信息，可进一步提高淋巴瘤分期的准确性。在中枢神经系统淋巴瘤中，推荐使用 PET/MR 进行诊断及疗效评估。淋巴瘤患者在诊疗过程中通常需要多次进行影像学检查以评估病情，对于儿童患者，需要尽量减少多次显像导致的辐射暴露和累积有效剂量。因为辐射暴露仅限于来自 PET 示踪剂的辐射，所以用 ^{18}F-FDG PET/MR 替代 PET/CT 对淋巴瘤患儿进行评估，可极大减少累积有效剂量。

为了更好地表示淋巴瘤病灶对 ^{18}F-FDG 摄取的不同水平，以便更好地评估疗效，2014 年在《临床肿瘤学杂志》(Journal of Clinical Oncology) 上发表了恶性淋巴瘤成像工作小组国际会议的共识，该共识提出了五分量表 (5-point-scale, 5-PS) 评分法，适用于评价治疗中期和治疗结束后病灶的不同反应程度，即 Deauville 5-PS 评分标准，见表 3-1。

表 3-1 Deauville 5-PS 评分标准

评分	PET/CT 显像结果评判标准
1	病灶代谢的摄取值不超过本底显像（−）
2	病灶代谢的摄取值≤纵隔血池影（−）
3	纵隔血池影＜病灶代谢的摄取值≤肝血池影（−/+）
4	任何病灶部位的摄取值相对肝血池影有适度浓聚（+）
5	任何病灶部位的摄取值相对肝血池影有显著浓聚（+）
X	新部位有摄取，但与淋巴瘤无关

推荐使用 5-PS 报告淋巴瘤患者 PET/CT 图像，建议 1 分和 2 分表示完全代谢反应 (complete metabolic response, CMR)。对于接受标准治疗的患者，3 分也可能代表 CMR，但是需谨慎判断 3 分病变，以免出现治疗不足。将 4 分和 5 分中适度浓聚与显著浓聚定义如下：适度浓聚是指病灶的最大标准摄取值（maximum of standardized uptake value, SUV_{max}）＞正常肝的 SUV_{max}；显著浓聚是指病灶的 SUV_{max}＞正常肝 SUV_{max} 的 2～3 倍。如果与治疗前的基

线扫描相比，病变摄取 ^{18}F-FDG 减少，即使评分为 4 分和 5 分仍可能代表部分代谢反应；但在治疗结束时，4 分和 5 分则代表病灶仍有活性残留。如果治疗后病灶 ^{18}F-FDG 摄取增加并评分为 5 分，或病灶经治疗后摄取没有减少，但评分为 5 分，以及有新发的符合淋巴瘤诊断的 ^{18}F-FDG 高代谢病灶，均代表治疗失败和（或）病情进展。

3. 结直肠癌 对于结直肠癌的原发病灶探查，^{18}F-FDG PET/CT 的灵敏度高而特异性欠佳。^{18}F-FDG PET/CT 的优势在于对结直肠癌患者合并肝及肝外转移灶的探测以及肿瘤术后局部复发的探查。结直肠癌肝转移发生率高，而结直肠癌合并单纯肝转移患者采用手术治疗后有较高的五年生存率；所以对于结直肠癌患者，了解是否伴有肝和肝外转移对于治疗策略选择非常重要。对比研究显示，^{18}F-FDG PET/CT 探测结肠癌肝转移的准确率为 92%，而常规 CT 为 78%。肝外转移的 PET/CT 检出率为 92%，CT 为 71%。一项对 378 例结直肠癌患者的研究显示，有 27% 的患者被 ^{18}F-FDG PET/CT 查出了其他检查未发现的转移灶，37% 患者的治疗方案因 PET 的结果而修正。^{18}F-FDG PET/CT 对局部复发的诊断灵敏度为 90.3%～100%，特异性为 90%～100%。临床上对于血清 CEA 升高而常规影像学检查结果为阴性的患者，需要进行 PET/CT 检查。PET/MR 和 PET/CT 在结直肠癌分期中的准确率是相当的，而 PET/MR 对肝转移灶的检出明显优于 PET/CT。在 PET/MR 一次检查中可以完成对结直肠癌的 TNM 分期，PET/MR 中 PET 的功能性代谢信息与 MR 的多参数信息和形态信息相结合，在结直肠癌治疗后的随访中能够更好地区别复发或残留肿瘤与治疗引起的改变。

4. 乳腺癌 对于乳腺肿块的检查，X 射线钼靶乳腺摄片诊断的灵敏度高，但特异性尚不满意，尤其对于致密乳腺组织和乳腺结构异常的乳房易致漏诊或误诊。MR 对于乳腺癌的诊断亦是灵敏度高，特异性不佳。针吸活检特异性高，但灵敏度不佳。^{18}F-FDG PET/CT 对原发乳腺癌具有较好的诊断价值，灵敏度为 82%～100%，特异性为 68%～100%。其诊断效能不受乳腺组织密度的影响，有利于不能触及的小病灶或乳腺致密或结构异常时病变的鉴别。乳腺癌患者腋窝淋巴结转移情况对于制订治疗方案非常重要。现有的无创方法普遍存在不足。^{18}F-FDG PET/CT 对腋窝淋巴结转移探测的准确性较高，灵敏度为 79%～100%，特异性为 66%～100%。^{18}F-FDG PET/CT 用于乳腺癌患者术后或放疗后瘢痕形成与局部复发的鉴别不仅灵敏度高，而且特异性较高。^{18}F-FDG PET/MR 与 PET/CT 对乳腺癌病灶及远处转移灶的探测均有较高的敏感性和特异性，PET/MR 显像对乳腺癌患者肝和骨转移病灶的敏感性较高，尤其是对肝小转移病灶检出更为显著，而 PET/CT 对肺转移的敏感性较好，总体来讲 PET/MR 显像中结合 MR 多参数多序列的应用在乳腺癌的诊治中具有一定优势。

5. 食管癌 ^{18}F-FDG PET/CT 对原发性食管癌诊断的灵敏度为 77.8%～91%、特异性为 92.9%、准确率为 84.4%。对于食管癌而言，PET/CT 的优势是探测病灶侵袭范围、区域淋巴结转移和远处转移灶，为更准确地进行 TNM 分期和确定治疗方案提供依据。特别是对颈部、上纵隔、腹部淋巴结诊断的准确性较高。约 22% 的患者的治疗方案因 ^{18}F-FDG PET/CT 检查得以修正。PET/MR 有很好的组织分辨率，能显示肿瘤大小、范围、淋巴结转移等。其主要价值在于分期，有助于选择治疗方案，但相对于 PET/CT 而言，其优势并不明显。另外，^{18}F-FDG PET/CT（MR）在评价放疗和化疗的效果、鉴别放疗和化疗后局部肿瘤复发与纤维化方面也有重要作用。

6. 鼻咽癌 ^{18}F-FDG PET/CT 和 PET/MR 对于鼻咽癌的早期诊断具有较高的准确率，融合图像不仅能清楚显示病灶侵犯的范围，尤其是颅底侵犯的范围和边界，还可同时对于颈部淋巴结转移情况作出准确、完整的判断。其主要应用于怀疑远处转移的高危患者的治疗前评估，或用于探查可疑的复发转移灶。在鼻咽癌的应用优势在于辅助准确分期、确定靶区从而制订精确的立体放疗方案，以及鉴别放疗后瘢痕与复发。研究显示 ^{18}F-FDG PET/MR 和 PET/CT 在鼻咽癌分期和再分期上没有显著差异。

7. 胰腺癌 ^{18}F-FDG PET/CT 对于胰腺癌的诊断较之传统的影像学手段更为准确,而且能够对胰腺癌和慢性胰腺炎进行鉴别。对比研究显示,采用 ^{18}F-FDG PET/CT 鉴别诊断胰腺肿瘤良、恶性的灵敏度为 94%、特异性为 90%;CT 则分别为 82% 和 75%。PET/CT 对于胰腺癌远处转移灶的检测、手术后复发的监测、化疗疗效的评价也具有优势。^{18}F-FDG PET/MR 在胰腺癌诊断中最大的特点是精细的解剖结构和代谢分布的准确对位,在发现肝小转移瘤方面优于 PET/CT。由于 MR 对解剖结构的显示较 CT 具有更高的分辨率、对评估胰腺癌周围结构(如血管、淋巴结、胆管)侵犯程度更准确,^{18}F-FDG PET/MR 可用于胰腺癌术前评估和术后随访(图 3-9)。

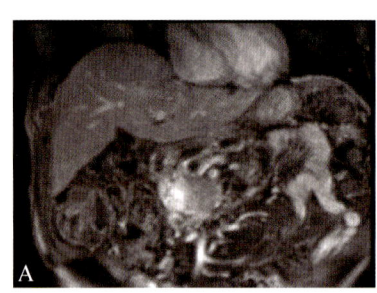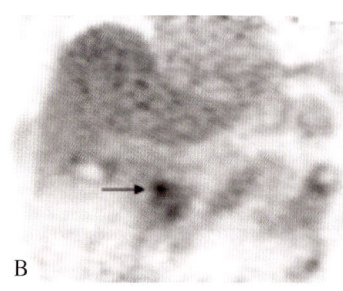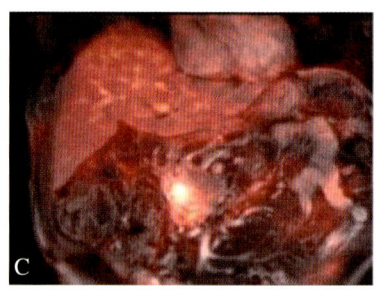

图 3-9 ^{18}F-FDG PET/MR 胰腺癌显像
A. MR VIBE 序列增强;B. ^{18}F-FDG PET;C. ^{18}F-FDG PET/MR 融合

8. 肝癌 低分化的肝细胞癌(hepatocellular carcinoma,HCC)和胆管细胞癌有很强的摄取能力,表现为高代谢的状态。但分化较好的肝细胞癌的细胞内葡萄糖 -6- 磷酸酶活性较高,可以对 6- 磷酸 -^{18}F-FDG 产生去磷酸化作用从而迅速清除摄入的 ^{18}F-FDG,出现假阴性结果。故单纯 ^{18}F-FDG PET 对原发性肝细胞癌的敏感性不高,假阴性率高达 40%~50%,阳性病灶多属低分化和中分化。尽管 ^{18}F-FDG 对于肝癌原发灶诊断的灵敏度不高,但对于肝癌的复发、转移的探查显示出很高的灵敏度和特异性(均大于 90%)。无论是对于肝癌术后复发转移,还是肝癌局部治疗(如介入栓塞化疗、射频消融、放射性粒子植入)的残留复发,均显示了良好的价值。肝动态增强 MR 是目前 HCC 诊断的首选技术。HCC 在动态增强 MR 可呈现"快进快出"的特征,其在延迟期显示低于正常肝细胞的造影剂摄取,形成对比增强,诊断灵敏度及特异性达到 85% 和 94%,高于 ^{18}F-FDG PET;增强 ^{18}F-FDG PET/MR 融合显像技术可定性定位诊断 HCC(动态增强 MR),判断其分化及预后(^{18}F-FDG PET),并对于 HCC 门脉侵犯的诊断有重要价值;PET/MR 对于发现较小或高分化肝癌病灶具有优势,可以预料 PET 和 MR 影像的结合,特别是 fMRI 或 MR 增强扫描与 PET 的结合将可获得比 PET/CT 更多的影像信息,尤其是结合 ^{11}C- 乙酸盐 PET/MR 可以改善高分化 HCC 的诊断效率,分化好的 HCC 往往摄取 ^{11}C- 乙酸盐,分化差的 HCC 则往往摄取 ^{18}F-FDG,联合两种示踪剂可大大提高诊断准确性。

9. 卵巢癌 卵巢上皮癌手术及化疗后复发率高,而且复发灶多出现在腹腔内器官的表面,早期常无症状,尽管血清肿瘤标志物,如 CA-125 异常升高,复发灶不达到一定的体积时一般不易被临床常规影像学检查发现,易延误治疗。根据美国国立综合癌症网络(National Comprehensive Cancer Network,NCCN)指南,卵巢癌初步评估不推荐使用 ^{18}F-FDG PET/CT,仅对诊断不明确的附件肿块推荐使用 PET/CT 或 MR,MR 对于显示附件原发病灶及鉴别良、恶性具有较高价值。而对于探查淋巴结转移和监测肿瘤复发,^{18}F-FDG PET/CT 优于 CT 和 MR;^{18}F-FDG PET/MR 同时获得 PET 和 MR 不同的多功能、多参数信息,不仅能够提高空间分辨率、改善软组织对比度,而且通过弥散和灌注显像、功能磁共振和磁共振波谱分析等技术,可以提供更多的有效信息,在卵巢癌的诊治中更具优势。^{18}F-FDG PET/MR 能够发现小病灶,包括腹膜转移和远处转移灶。^{18}F-FDG PET/MR 对卵巢癌原发灶的探查较 ^{18}F-FDG PET/CT 更为精准，而对于卵巢癌复发的监测均较敏感，并高于 CT 和 MR，而且 ^{18}F-FDG PET/MR 鉴别肿瘤良、恶性优势更明显。

10．**脑肿瘤** ^{18}F-FDG PET/CT 和 PET/MR 在脑肿瘤的良恶性鉴别、术前病理分级、病程分期、鉴别肿瘤复发或坏死、探测残留肿瘤、立体定向穿刺、放疗计划的制订、判断肿瘤对治疗的反应、患者预后的判断等方面发挥了重要作用。对于鉴别脑肿瘤的放射性坏死（radionecrosis）或术后纤维瘢痕和肿瘤复发，在 CT 和 MR 鉴别困难时，^{18}F-FDG PET 有助于其进一步鉴别。复发灶呈 ^{18}F-FDG 高摄取状态，而瘢痕坏死组织则呈低摄取状态。对脑肿瘤治疗决策的影响方面，PET/MR 影像常常能提供 PET/CT 不能获得、影响患者处理决策的信息。由于 ^{18}F-FDG 对于脑肿瘤的显像特异性及对低度恶性脑肿瘤显像的敏感性受到较大限制，PET 尚需要氨基酸类、胆碱类、乙酸类及神经受体类、乏氧类等其他的显像剂从多种不同代谢途径反映肿瘤的异质性，提供更好的诊断特异性并对肿瘤形态进行精确描绘，为 PET 在脑肿瘤方面的应用提供更好的技术平台。

11．**甲状腺癌** ^{18}F-FDG PET/CT 对于鉴别甲状腺结节的良、恶性价值不高，目前被认可的适应证为甲状腺癌术后或采用 ^{131}I 清除甲状腺组织后，血清甲状腺球蛋白升高而全身 ^{131}I 扫描阴性患者。对于此类患者行 ^{18}F-FDG PET/CT 有助于及早探测到摄碘差或不摄碘的病灶，从而尽早对患者行放化疗或靶向药物治疗，对于延长患者的生存期有重要意义。^{18}F-FDG PET/CT 诊断摄碘差或不摄碘的碘难治性 DTC 的灵敏度高达 83%，特异性达 84%。^{18}F-FDG PET/MR 能为甲状腺癌的疗效评估及复发、转移监测提供更为敏感、精确的分子功能信息。

五、常用的非 ^{18}F-FDG PET 肿瘤代谢显像剂

目前，^{18}F-FDG 临床应用最为广泛，但其为肿瘤非特异性显像剂，部分肿瘤不依赖葡萄糖代谢生长，可造成假阴性；而脑内、胃肠道等存在生理性摄取，以及炎性疾病 ^{18}F-FDG 摄取也会增加，这些均可造成假阳性。由于 ^{18}F-FDG 的上述局限，学者们致力于新型 PET 肿瘤显像剂的研发与临床转化，目前已用于临床的 PET 肿瘤代谢显像剂见表 3-2。

表 3-2　常用的非 ^{18}F-FDG PET/CT 肿瘤代谢显像剂及临床应用

类别	代表药物	特点	临床应用
氨基酸代谢显像	^{11}C-蛋氨酸（^{11}C-methionine，^{11}C-MET）	肿瘤组织与正常组织的放射性比值高，脑组织本底低	颅内肿瘤、骨髓瘤、甲状腺髓样癌，肿瘤与炎症的鉴别
脂肪酸代谢显像	^{11}C-乙酸盐（^{11}C-acetate，^{11}C-ACE）	脑组织本底低，不经泌尿系统排泄	肝癌（高分化）、肾癌与膀胱癌、前列腺癌
核酸代谢显像	^{18}F-氟代胸腺嘧啶（^{18}F-fluorothymidine，^{18}F-FLT）	反映肿瘤增殖活性高低	颅内肿瘤、喉癌、食管癌、非小细胞肺癌、前列腺癌、皮肤癌、淋巴癌、肉瘤
磷脂代谢显像	^{11}C-甲基胆碱（^{11}C-choline，^{11}C-CHO）	血清清除快，脑组织本底低，不经泌尿系统排泄	颅内肿瘤、前列腺癌、泌尿系肿瘤、肺癌、食管癌、结肠癌、甲状腺癌及肝癌

病例 3-1

患者，男性，65岁，左脚大踇趾下方"淤青"数年，近期逐渐破溃、出血、流液，后逐渐变黑、增大。^{18}F-FDG PET/CT图像，见图3-10～图3-12。

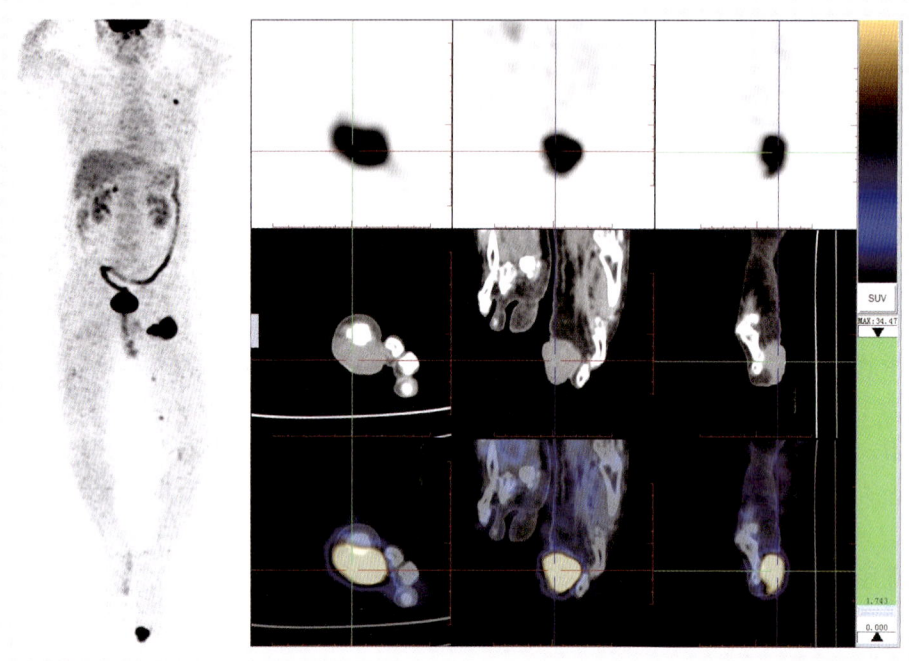

图3-10　^{18}F-FDG PET/CT 图像

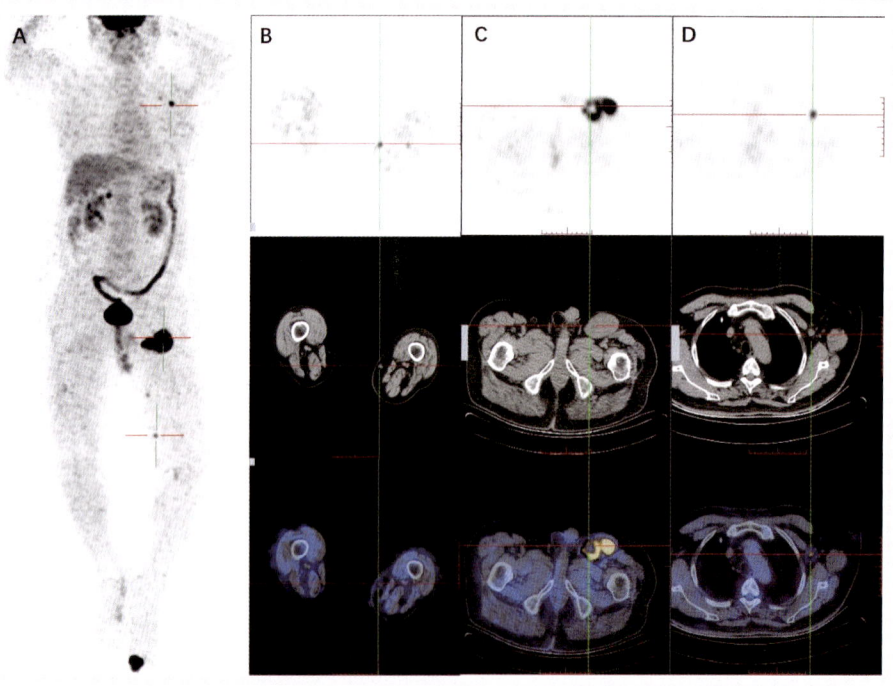

图3-11　A. PET MIP图；B. 左侧腘窝区；C. 左侧腹股沟区；D. 左侧腋窝区

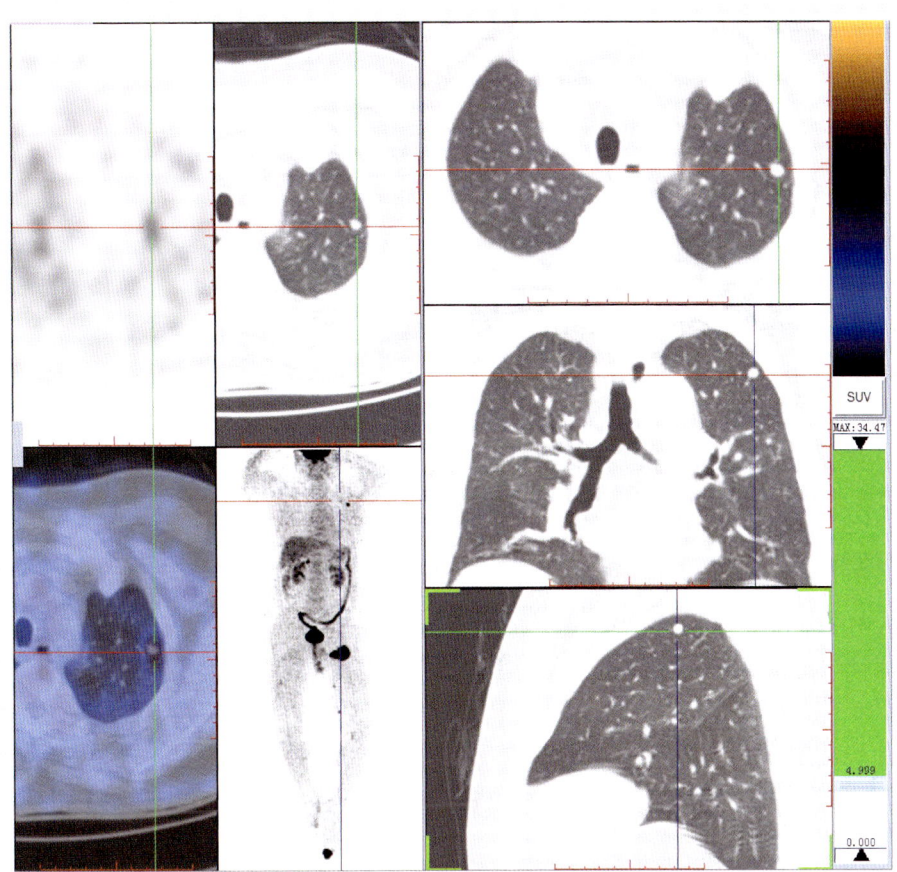

图 3-12　^{18}F-FDG PET/CT 图像

病例讨论：
请描述该患者的影像表现和诊断。

第二节　其他肿瘤显像

一、^{68}Ga 标记的成纤维细胞活化蛋白抑制剂肿瘤显像

（一）原理和方法

成纤维细胞活化蛋白（fibroblast activation protein，FAP）是一种非典型 Ⅱ 型跨膜丝氨酸蛋白酶，属于脯氨酰寡肽酶家族，在超过 90% 的上皮性肿瘤的癌症相关成纤维细胞（cancer-associated fibroblasts，CAFs）中高表达，在感染性、纤维化疾病及愈合伤口中 FAP 也呈现高表达，但在正常组织中基本不表达。^{68}Ga 标记的成纤维细胞活化蛋白抑制剂（^{68}Ga-fibroblast activation protein inhibitor，^{68}Ga-FAPI），包括 ^{68}Ga-FAPI-02、^{68}Ga-FAPI-04、^{68}Ga-FAPI-46 等，可与 FAP 特异性结合，通过 PET 显像诊断多种肿瘤和非肿瘤疾病。

检查前患者无需禁食。推荐成人患者按照 2～3 MBq/kg 体重（0.054～0.081 mCi/kg 体重）进行静脉注射，注射显像剂前体 FAPI 量低于 20 μg。对儿童患者用量有待于积累更多临床经验。给药后 50～60 min 采集 PET 图像最佳，显像前排空膀胱，扫描范围自颅底至股骨中段，PET 采集使用 3D 模式，每床位 2～4 min。

（二）影像分析与结果判断

显像剂几乎完全通过泌尿系统排泄而在血液中被迅速清除。可在肾功能正常的情况下进行肾、膀胱显影。尿路局部显像剂浓聚程度主要取决于肾功能、水化情况及显像剂注射至显像的间隔时间，肾功能不全可致尿路显像剂浓聚程度降低，尿路梗阻可使梗阻近端部位浓聚程度增高。在正常不摄取显像剂的组织或器官中出现显像剂浓聚，即可判定为病理性摄取。多种实体肿瘤、炎症性、感染性疾病及纤维化病灶均可出现 ^{68}Ga-FAPI 摄取异常。脑组织、鼻-口-喉咽部、胃肠道、肝、睾丸及棕色脂肪组织无生理性 ^{68}Ga-FAPI 摄取。此外，女性乳腺及子宫均可有不同程度生理性摄取，不利于显示部分乳腺、宫颈及子宫病变。

（三）临床应用

主要应用于脑肿瘤、头颈部肿瘤、消化道肿瘤、肝肿瘤、睾丸肿瘤等肿瘤的诊断、分期、再分期及评估疗效（图 3-13）。对于血液系统恶性肿瘤，^{68}Ga-FAPI 不适用于部分类型骨髓瘤及淋巴瘤。对于多种实体肿瘤，^{68}Ga-FAPI PET/CT 能较 ^{18}F-FDG PET/CT 检出更多原发灶及淋巴结转移灶、远处转移灶，尤其是 ^{18}F-FDG 低摄取的肝细胞癌、胃腺癌、胃肠道黏液腺癌、印戒细胞癌、胆管癌、来源不明的腹膜种植转移癌等。同时，^{68}Ga-FAPI 也适用于各种良性肿瘤、感染性、炎症性及纤维化疾病。

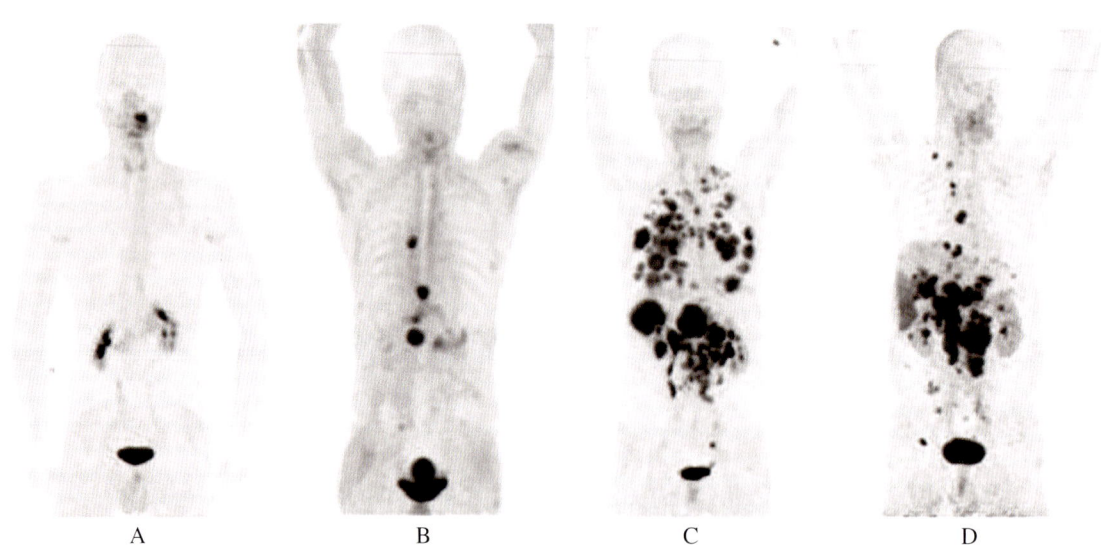

图 3-13 ^{68}Ga-FAPI PET/CT 肿瘤显像
A. 头颈部肿瘤；B. 胰腺癌；C. 结直肠癌；D. 肝胆管细胞癌

二、肿瘤乏氧显像

（一）原理和方法

乏氧细胞存在于几乎所有的实体瘤中，其比例为 10%～20%。与肿瘤的组织学类型及增长速度有关，随肿瘤体积增大而增加。乏氧细胞对射线和化疗药物不敏感，可诱导肿瘤细胞产生血管内皮生长因子，导致肿瘤新生血管形成，促进肿瘤生长、侵袭与转移。乏氧显像剂是一类阳性显像剂，主要类型有硝基咪唑类和非硝基咪唑类。其中硝基咪唑类化合物因其亲脂性，很容易从血液扩散到组织内，当硝基咪唑类化合物进入细胞后，在细胞内硝基还原酶（主要是黄嘌呤氧化酶）的作用下，有效基团（RNO_2）发生还原，产生自由基阴离子（$RNO_2^- \cdot$）。在氧水平正常的细胞中，还原基团可重新被氧化为原有物质，后者可扩散到细胞外；而在乏氧细胞中，该中间体被进一步还原，产物与细胞内组分结合，而滞留在细胞中。非硝基咪唑显像剂滞留的机制可能与肿瘤细胞异常线粒体还原功能有关。通过核医学显像直接提供组织存活但有功能障碍的信息，可显示肿瘤组织的乏氧状态。常用的 PET 乏氧显像剂中硝基咪唑类包括 ^{18}F-fluoromisonidazole（^{18}F-FMISO）、^{18}F-fluoroerythronitroimidazole（^{18}F-FETNIN）、^{18}F-fluoroazomycinarabinoside（^{18}F-FAZA）、^{18}F-fluoroetanidazole（^{18}F-FETA）等，非硝基咪唑类显像剂包括 ^{64}Cu-diacetyl-bis（N^4-methylthiosenicarbazone）（^{64}Cu-ATSM）等，其中以 ^{18}F-FMISO 和 ^{64}Cu-ATSM 研究较多且临床应用较为广泛。

显像方法参考 ^{18}F-FDG 显像，肿瘤乏氧显像时间为注射后 2~3 h，4 h 后为延迟显像。

（二）影像分析与结果判断

^{18}F-FMISO 具有较高的乏氧特异性，以小肠、肝、肾分布较高，而在血液、脾、心脏、肺、肌肉、骨和脑组织中分布较低。在乏氧细胞中的结合率为正常含氧细胞的 28 倍。^{18}F-FMISO 动力学行为可预估肿瘤的复发情况。^{18}F-FMISO 在细胞内的滞留程度取决于细胞内氧浓度，与肿瘤切片免疫组化法及氧电极法比较，^{18}F-FMISO 检测肿瘤乏氧组织具有无创、全面、可靠等优点。^{64}Cu-ATSM 乏氧显像剂经肝和泌尿系统排泄，脂溶性低，注射后 1 h 摄取受血流影响大，在部分肿瘤中不能特异性反映乏氧。

（三）临床应用

乏氧显像可以用于肿瘤的诊断、肿瘤疗效的预测、肿瘤治疗方案的确定及判断肿瘤有无复发等方面。乏氧显像指导调强放疗（hypoxia imaging guided intensity modulated radiation therapy，HIG-IMRT），可使乏氧组织的受照剂量增加而减少对正常组织的影响，使肿瘤的受照射剂量更加合理。根据乏氧显像情况，使用放疗增敏剂，提高肿瘤的氧合程度，从而提高疗效。

主要应用于头颈部肿瘤、非小细胞肺癌、肾细胞癌、软组织肉瘤、乳腺癌、脑瘤、宫颈癌、结直肠癌等。

第三节　肿瘤受体显像

1984 年，Wagner 等报道了 ^{11}C 标记的甲基螺环哌啶酮（^{11}C-*N*-methylspiperone，^{11}C-NMSP）多巴胺受体显像，开创了放射性受体靶向技术新纪元。受体显像（receptor imaging）及多肽受体靶向放射性核素治疗（peptide receptor radionuclide therapy，PRRT），是利用受体 - 配体特异性结合反应，对原发灶、转移灶进行定性、定位诊断以及靶向治疗。

一、原理

受体（receptor）是细胞膜上或细胞内能识别外源化学信号，并与之结合的生物大分子。

能与受体特异性结合的分子称为配体（ligand）。受体与配体的结合具有高度专一性、高亲和力、可饱和性、可逆性和特定作用模式的特点。肿瘤受体显像是以放射性核素标记的某种配体或配体类似物为显像剂，引入体内后与肿瘤细胞中相应的受体特异性结合，利用显像仪器探测并显示肿瘤组织的受体分布情况，根据某种受体分布异常高表达的特征，对肿瘤诊断和靶点治疗进行指导。放射性标记配体具有分子质量小、血清除快、穿透能力强、亲和力较高和低免疫原性等优点，所以受体显像具有安全性和灵敏性。目前，受体显像已经被广泛应用于肿瘤诊治及基础研究中。多肽受体靶向放射性核素治疗指放射性标记多肽类似物与相应肿瘤受体结合，利用治疗性核素发射射线杀死肿瘤细胞，发挥治疗作用。对于手术无法切除或转移性肿瘤患者来说是一种较新的和很有希望的治疗方法。

二、生长抑素受体显像及治疗

（一）原理

生长抑素（somatostatin，SST）是由下丘脑、垂体、脑干、胃肠道和胰腺等器官组织分泌的一种肽类激素，能抑制多种激素的释放。生长抑素受体（somatostatin receptor，SSTR）是一种G-蛋白偶联穿膜蛋白，分为SSTR1～5五种亚型。研究显示，多种恶性肿瘤细胞（神经内分泌肿瘤、垂体瘤、脑肿瘤、淋巴瘤、乳腺癌、小细胞肺癌等）表面过度表达SSTR，其中以SSTR2过度表达最为常见，因此对这些恶性肿瘤可进行SSTR显像。

（二）显像剂

生长抑素是SSTR的天然配体，人体内主要有SST14和SST28两种天然形态，能与SSTR1～5型受体结合。内源性SST在效应组织产生，但很快被组织和血液中的肽酶灭活，因此不适合作为显像药物。1982年，Bauer合成环状SST类似物——奥曲肽（octreotide，以下简称OC），其具有与SST类似的生物学特性，与SSTR结合的亲和力顺序为：SSTR2＞SSTR5＞SSTR3，与SSTR1和SSTR4无亲和力。在OC基础上，研究者开发了许多生长抑素类似物，其中包括SSTR激动剂及SSTR拮抗剂。目前应用于临床的均为SSTR激动剂，包括[Tyr3]-octreotide（TOC）、[Tyr3, Tyr8]-octreotide（TATE）及[I-NaI$_3$] octreotide（NOC）。TOC是将OC第3位氨基酸Phe3替代为Tyr3，提高SSTR2亲和力，但降低SSTR3及SSTR5亲和力。TATE是将TOC的C末端上Thr (ol)替代为Thr8，其亲和力是OC的9倍，TOC的7倍。NOC是OC第3位氨基酸Phe3被I-NaI$_3$所取代所得小肽，与SSTR2、SSTR3及SSTR5均有较高的亲和力。目前报道的SSTR拮抗剂有SST2-ANT4（BASS）及JR11，其受体结合位点远远大于受体激动剂TATE（5～10倍），是未来应用方向，目前拮抗剂介导的显像及治疗均处于临床试验阶段。

SST类似物偶联双功能螯合剂后，能进行放射性核素的标记。常用的显像性核素包括单光子核素（^{111}In及^{99m}Tc）及正电子核素（^{68}Ga及^{64}Cu）。常用治疗性核素有^{90}Y或^{177}Lu。

（三）临床应用

1. 神经内分泌瘤 奥曲肽显像（^{111}In-DTPA-OC，OctroScan）能全身评估神经内分泌肿瘤（neuroendocrine tumor，NET）病灶情况，准确分期，指导临床治疗。它能检测出58%的原发灶及70%的转移灶，远高于超声（9%及19%）、CT（31%及38%）及MRI（30%及45%）。^{99m}Tc-HYNIC-TATE生长抑素受体显像检出NET病灶/转移灶数目明显多于OctroScan，图像质量明显优于后者。^{99m}Tc-HYNIC-TOC 显像对胰腺 NET 的检出率为 73%，改变了 22% 阳性患者的分期，准确评价了 26% 阳性患者的治疗疗效。^{99m}Tc-HYNIC-TATE 显像肝及腹腔本底较低。^{68}Ga-DOTA-JR11 比 ^{68}Ga-DOTATATE 有更高的肿瘤摄取、更高的肿瘤/肾比值及肿瘤/骨髓比值，能检测出更多的病灶，且图像更清晰。对于分化好的 NET，^{68}Ga-DOTATATE PET/CT 在病灶检出率和阳性率方面均优于 ^{18}F-FDG PET/CT，尤其对于骨转移灶显像；对于分化差的 NET 患者，不推荐常规行 ^{68}Ga-DOTATATE PET/CT 检查，^{18}F-FDG PET/CT 显像的阳性率高达 100%，淋巴结检出率更高；中级别 G2 级患者（Ki-67＞10%）和高增殖活性的 NET G3 级患者行 ^{68}Ga-DOTATATE 及 ^{18}F-FDG PET/CT 双显像检查（图 3-14）。

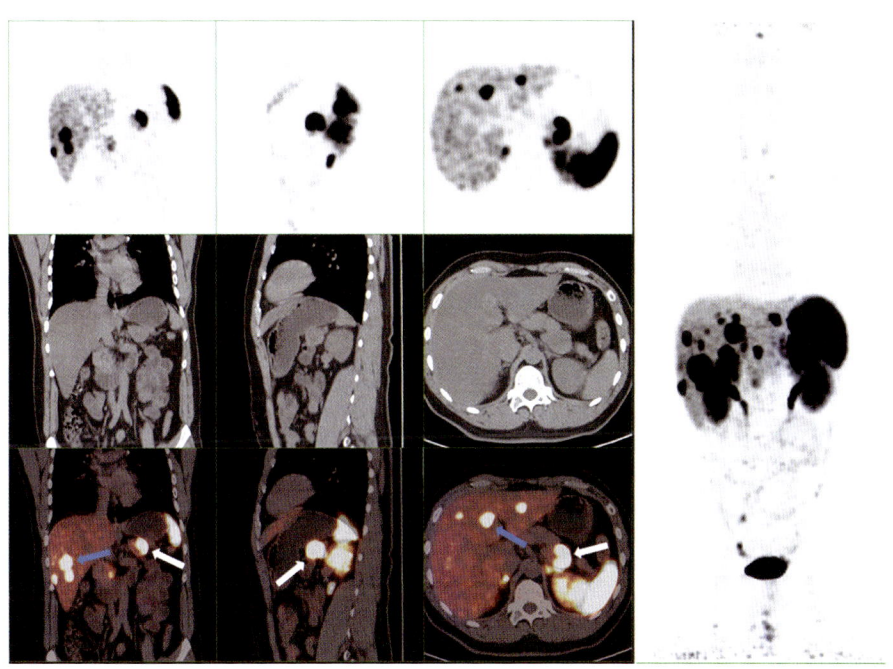

图 3-14　胰腺神经内分泌肿瘤伴肝转移 ^{68}Ga-DOTATATE PET/CT 显像
白色箭头示胰腺尾部原发灶，蓝色箭头示肝转移灶

PRRT 是用于晚期 NET 治疗的有效手段。^{90}Y-DOTA-TOC 治疗胃肠胰腺神经内分泌肿瘤患者的客观反应率为 9%～30%。^{177}Lu-DOTATATE 治疗胃肠胰腺神经内分泌肿瘤，结果 28% 的患者获得 CR 或 PR，并显著改善了患者的生活质量。随机对照Ⅲ期临床试验 NETTER-1 的结果表明，与大剂量长效奥曲肽相比，PRRT 可显著延长患者的无进展生存时间。目前，PRRT 推荐用于生长抑素类似物或依维莫司等药物治疗失败、生长抑素受体显像阳性的分化良好的进展期神经 G-NET。

2. 非神经内分泌瘤受体显像　90% 以上神经母细胞瘤患者的 OctroScan 显像为阳性，且 SSTR 阳性患者生存期较阴性患者长。90% 以上嗜铬细胞瘤患者 OctroScan 显像为阳性。垂体肿瘤含有 SST 受体，故多数患者 OctroScan 显像呈阳性，甚至临床上无功能的垂体肿瘤以及分泌促甲状腺激素的垂体肿瘤也可呈阳性。OctroScan 显像对类癌的阳性率约为 86%，对肝外类癌的阳性率达 100%，对肝内转移灶检出率约为 50%。甲状腺髓样癌 ^{68}Ga-DOTATATE 及 ^{68}Ga-DOTANOC PET/CT 显像阳性率均为 62%，肿瘤越大，摄取示踪剂越多，显像阳性率越高。几乎所有小细胞癌原发灶及转移灶均有摄取 SSTR 示踪剂的能力，可以检出小于 2 cm 的病灶。

三、$\alpha_v\beta_3$ 整合素靶向多肽

(一) 原理

整合素（integrin）是一个异源二聚体组成的膜受体蛋白家族，由 α 和 β 亚基组成，位于细胞表面。迄今为止已发现由 18 种不同的 α 亚基和 8 种不同的 β 亚基组成的 24 种异源二聚体，其中 $\alpha_v\beta_3$ 研究较为广泛。$\alpha_v\beta_3$ 整合素在增殖的内皮细胞上过度表达，介导肿瘤血管生成和肿瘤细胞转移。研究证实，一些肿瘤细胞，如恶性胶质瘤、黑色素瘤和乳腺癌等肿瘤细胞均有 $\alpha_v\beta_3$ 整合素高表达，因而 $\alpha_v\beta_3$ 整合素可作为受体介导的肿瘤靶向显像和治疗的潜在靶点。

(二) 显像剂

每种整合素都有其特异配体。$\alpha_v\beta_3$ 受体可以与精氨酸 - 甘氨酸 - 天冬氨酸（arginine-glycine-aspartic acid，RGD）结合，介导多种病理生理过程，其中以含有 5 个氨基酸的环状 RGD 类似物的亲和力最高。该类似物与 DTPA 或 DOTA 偶联后，就能标记单光子核素（^{111}In 及 ^{99m}Tc）及正电子核素（^{68}Ga、^{18}F 及 ^{64}Cu），进行 SPECT 及 PET 显像。常用整合素 $\alpha_v\beta_3$ 显像剂有 ^{99m}Tc-NC100692 及 ^{18}F-Galacto-RGD。

(三) 临床应用

^{99m}Tc-NC100692 显示出对整合素 $\alpha_v\beta_3$ 的高亲和性，对乳腺癌患者 5～40 mm 的恶性病变有良好的检出率，对脑转移和肺转移显示出高灵敏度，但对肝转移和骨转移灵敏度不高。这是因为 ^{99m}Tc-NC100692 在肝中高摄取，并经肾排泄。有研究者将 RGD 多肽糖基化，以提高其亲水性，改善药代动力学特征，从而对肾通路的排泄途径进行重新定向。体内研究显示，糖基化的 RGD 比非糖基化多肽类具有更少的肝摄取、更多的肿瘤摄取和滞留。^{18}F-Galacto-RGD 能评估转移性黑色素瘤、软骨肉瘤、转移性肾癌和绒毛结节性滑膜炎患者的肿瘤病灶及血管生成情况。尽管抑制肿瘤生长的血管生成靶向疗法的理想途径尚未建立，但可以肯定的是放射性核素显像方法将是实现个体化抗血管生成疗法的关键。以血管生成为靶点的放射性核素标记探针将在实现治疗前和治疗期间的患者分层以及确定抗血管生成疗法的耐药机制方面发挥核心作用，最终实现更加灵活的个性化治疗。

四、铃蟾肽受体显像

(一) 原理

铃蟾肽最早来源于红腹铃蟾的皮肤。在人类中存在 2 种相关肽，即胃泌素释放肽（gastrin releasing peptide，GRP）和神经介素 B。GRP 引起胃泌素释放并调节胃酸分泌和肠道运动功能。铃蟾肽家族受体（bombesin-like-receptor 3）有 3 型：蛙皮素受体 2、神经介素 B 受体、孤儿受体。胃泌素释放肽受体（gastrin releasting peptide receptor，GRPP）在侵袭性前列腺癌及前列腺上皮内瘤内过度表达；高分化癌比低分化癌具有更高的受体密度；GRPR 表达水平与 Gleason 高评分、高前列腺特异性抗原水平和肿瘤大小呈明显负相关。GRPR 在 86% 转移淋巴结过表达，但只有 53% 的骨转移有表达。62% 的浸润性乳腺癌原发灶及转移淋巴结过度表达 GRPR。62% 非小细胞肺癌和 53% 小细胞肺癌过度表达 GRPR。因此，铃蟾肽受体显像可用于前列腺癌、乳腺癌及肺癌原发灶及转移灶。

（二）临床应用

1. 激动剂介导肿瘤显像 Van de Wiele 等研究显示 89%（8/9）乳腺癌患者的原发病灶及转移淋巴结能特异性摄取 ^{99m}Tc-N3S-Gly-5-Ava-BN。肿瘤摄取与 GRPR 的免疫组织化学表达相匹配，骨转移他莫昔芬耐药患者未见摄取。

2. 拮抗剂介导肿瘤显像 ^{68}Ga-RM2（BAY 86-7548）在原发癌灶和转移淋巴结及在检测前列腺床和淋巴结局部复发方面有良好的作用，但难以显示激素去势抵抗患者的多发骨转移灶。这与不同肿瘤（激素敏感性与去势抵抗性）组织中的 GRPR 表达水平一致。^{64}Cu-CBTE2A-AR-06 PET/CT 显像能检测出 75% 前列腺癌患者（Gleason 评分 6～7）的病灶。另外，由于拮抗剂不活化受体，不产生肿瘤刺激特性或不良生理效应，因此其介导的肿瘤受体显像及治疗具有不可忽视的优势。

五、激素受体显像

（一）原理

类固醇受体属于细胞内结合分子。许多肿瘤细胞（如前列腺癌细胞、乳腺癌细胞）常保留有类固醇受体。应用类固醇受体显像有助于上述肿瘤的定性诊断、分期，并可用以指导肿瘤的治疗决策与估测肿瘤患者的预后。

（二）显像剂及临床应用

1. 雌激素受体显像 ^{123}I/^{18}F-16α- 雌二醇（^{123}I/^{18}F-16α-estradiol，^{123}I/^{18}F-16α-ES）显像已成功应用于乳腺癌患者原发灶与转移灶的检测。据文献报道，约 1/3 治疗复发的乳腺癌患者雌激素受体的表达及分布可能发生改变。根据 FES 显像结果了解治疗前后乳腺癌组织雌激素受体的分布状况，可为抗雌激素内分泌治疗及疗效判定提供依据。

2. 雄激素受体显像 无论前列腺癌原发灶能否手术切除，都需要进行抗雄激素治疗，能否取得疗效是以病灶雄激素受体高表达为前提的，^{18}F- 二氢睾酮（^{18}F-dihydrotestosterone，^{18}F-FDHT）显像可显示全身病灶的雄激素受体的分布状况，有助于前列腺癌的定性诊断、分期、预后及激素治疗效果的评价。

六、其他受体显像

1. 胰高血糖素受体 胰高血糖素样肽 -1（glucagon-like peptide-1，GLP-1）系胰高血糖素受体家族成员之一，在内分泌肿瘤（如胰岛素瘤、胃泌素瘤和嗜铬细胞瘤）中高度表达，以胰岛素瘤为著，而在正常组织（如胰岛、肺、肠）中少量表达。这为胰岛素瘤的受体显像和靶向治疗提供了理想靶点。天然的 GLP-1 受体激动剂在血中降解迅速，而肠促胰岛素（incretin）类似物是较稳定的 GLP-1 类似物，可用于 GLP-1 受体表达肿瘤显像。已报道的显像剂有 ^{111}In-DTPALys40-exendin-4、[Lys40（- Ahx-DTPA-^{111}In-）-NH$_2$] -exendin-4、^{99m}Tc-HYNIC-Lys40-exendin-4 及 ^{68}Ga-DOTA-exendin-4 等。研究显示，良性胰岛素瘤高表达胰高血糖素样肽受体，恶性胰岛素瘤常缺乏胰高血糖素样肽受体表达，但高表达 SSTR。^{68}Ga-DOTATATE 对恶性胰岛素瘤有较好的诊断价值，胰高血糖素相关肽受体靶向显像对良性胰岛素瘤有较好的诊断价值，可用于术前原发病灶的寻找和定位。研究显示，上述 exendin-4 类似物对良性胰岛素瘤显像的灵敏度为100%，阳性预测值为82%，对恶性胰岛素瘤检出率为36%。

2. 缩胆囊素受体显像 缩胆囊素2型受体（cholecystokinin type Ⅱ receptor，CCK2）在90%的甲状腺髓样癌、多数小细胞肺癌、间质性卵巢癌、星形细胞瘤等均可表达。使用特异性针对CCK2R高亲和力的配体，经放射性标记后可靶向于表达CCK2R的肿瘤。^{111}In(-D)Glu1-minigastrin介导的CCK2R显像常用于检测转移性/复发性甲状腺髓样癌原发及转移灶。研究显示，该显像较SSTR显像、^{18}F-FDG PET/CT显像及增强CT具有更高的病灶检出率。

3. 神经肽Y受体显像 85%的乳腺癌的原发灶及转移淋巴结过度表达神经肽Y（neuropeptide Y，NPY）受体。^{99m}Tc(CO)3-His-Ac[-Phe7-Pro34]NPY介导SPECT/CT显像能有效检测出乳腺癌患者的NPY阳性病灶。

4. 去甲肾上腺素能受体显像 碘代苄胍可被交感神经系统和副交感神经系统分泌儿茶酚胺的嗜铬细胞特异性摄取和储存。^{123}I/^{131}I-间位碘代苄胍（^{123}I/^{131}I-metaiodoenzylguanidine，^{123}I/^{131}I-MIBG）与去甲肾上腺素结构基本相似，低浓度间位碘代苄胍经去甲肾上腺素转运体或被动扩散通过细胞膜到达胞内。在胞内，儿茶酚胺颗粒中单胺氧化酶囊泡摄取间位碘代苄胍。^{123}I/^{131}I-MIBG显像常用于嗜铬细胞瘤、副神经瘤及甲状腺髓样癌等病灶的检测，大剂量^{131}I-MIBG还可用于嗜铬细胞瘤靶向治疗。

5. 血管活性肠肽受体显像 血管活性肠肽（vasoactive intestinal peptide，VIP）受体显像用于胃肠道神经内分泌肿瘤的检测。VIP是一个由28个氨基酸组成的小肽，其受体在胃肠道、胰腺、肝、肺等多种恶性肿瘤细胞表面过度表达。由于尚未研制出有效的VIP类似物，近年来相关报道较少。

第四节 肿瘤免疫显像

一、核素标记的PD-1/PD-L1显像

程序性死亡受体1（programmed death-1，PD-1）及其配体（PD-ligand 1，PD-L1）抑制剂通过阻断PD-1与PD-L1的结合使负向调控信号受阻，重新激活T淋巴细胞，增强免疫应答。临床试验结果显示PD-1/PD-L1抑制剂对多种肿瘤有明确的疗效，且疗效与肿瘤PD-1/PD-L1的表达水平相关。靶向PD-1/PD-L1的分子影像学方法能够无创、全面、准确地显示肿瘤PD-1及PD-L1的表达水平，有助于制订合理、经济、有效的治疗方案。

（一）原理

PD-1是由288个氨基酸组成的细胞膜表面分子，是CD28家族成员之一，是一类重要的免疫检查点受体，主要表达于激活的T细胞、B细胞、单核细胞、树突状细胞表面，在肿瘤免疫逃逸过程中发挥重要作用。PD-L1是PD-1最主要的配体，是相对分子质量为40 kD的跨膜蛋白，广泛表达于活化的T细胞、B细胞、抗原提呈细胞、巨噬细胞等。在多种类型的肿瘤，如乳腺癌、非小细胞肺癌、胃癌、结直肠癌、肾癌、膀胱癌的组织中也可检测到PD-L1表达，并且高于正常组织的PD-L1表达水平。在肿瘤发生发展过程中，PD-1/PD-L1信号通路被异常激活，经过一系列过程最终导致肿瘤细胞逃离机体免疫系统的监视，促进肿瘤快速增殖、转移。因此，针对性地阻断PD-1/PD-L1信号通路，能够达到抗肿瘤效应。在过去十年中，使用免疫检查点抑制剂的癌症免疫疗法已成为多种晚期癌症的有效治疗选择。多项研究表明，尽管PD-1/PD-L1抑制剂在多种肿瘤的治疗中取得了良好效果，但仍有许多患者对治疗不敏感。

PD-L1 表达阳性的患者接受 PD-1 单抗治疗的有效率更高,病理检查 PD-L1 表达的方式虽然是金标准,但实施难度大且有创伤,而分子影像学技术具有无创、定量定位、实时、可重复、同时显示原发灶和转移灶的优点,因而成为体内检测 PD-1/PD-L1 表达的研究热点。

(二)临床应用

1. 研究人员用 ^{64}Cu 标记的 PD-1 单克隆抗体对 B16-F10 黑色素瘤小鼠表达 PD-1 的肿瘤浸润淋巴细胞进行 PET 显像,探针显示出高靶本比以及肿瘤特异性的分布,为靶向 PD-1 免疫检查点 PET 显像奠定了基础。在经过多项动物研究的成功后,^{18}F-BMS-986192 和 ^{89}Zr-Nivolumab 最先被用于进展期 NSCLC 患者接受纳武利尤单抗(Nivolumab)治疗前的全身 PET/CT 显像。肿瘤对 ^{18}F-BMS-986192 的标准化摄取峰值(SUV$_{peak}$)与免疫组化(immunohistochemistry,IHC)检测的肿瘤 PD-L1 表达水平相关,^{89}Zr-Nivolumab 的摄取与肿瘤浸润免疫细胞 PD-1 的表达相关。而在 ^{89}Zr-Nivolumab 对膀胱癌、非小细胞肺癌、乳腺癌 3 种肿瘤患者进行的 PET 显像研究中,结果显示 ^{89}Zr-Nivolumab PET/CT 显像能够判断患者预后,即治疗前肿瘤摄取显像剂水平越高的患者预后越佳。除 PD-L1 抗体之外,小分子多肽也可作为 PD-L1 显像的特异性靶点,通过 ^{64}Cu 和 ^{18}F 标记 PD-L1 结合多肽 WL12 制成 ^{64}Cu-WL12 和 ^{18}F-FPy-WL12 在特异性靶向探测肿瘤 PD-L1 中显示出优异的特性。

2. 在 SPECT 显像方面,采用 ^{111}In 标记靶向人 PD-L1 的鼠源性 PD-L1 单抗 PD-L1.3.1(^{111}In-DTPA-PD-L1.3.1)首先被开发出来,结果显示其在肿瘤组织中的分布具有异质性。为了进一步提高探针的体内半衰期,国内一些团队首用 ^{99m}Tc 标记抗 PD-L1 的单域纳米抗体 NM-01 制成 SPECT/CT 显像剂,用于进展期 NSCLC 患者体内 PD-L1 表达水平的监测,原发病灶肿瘤对显像剂的摄取与病理检测显示的 PD-L1 表达水平相关。

(三)总结

PD-L1 表达水平的检测对于肿瘤免疫治疗具有重要的指导作用,基于有创式的穿刺活检存在诸多局限性。核医学分子影像能够实现患者原发灶和转移灶中 PD-L1 表达水平的无创评估,包括核素标记的单克隆抗体、多肽分子、小分子抑制剂等多种探针已被应用于临床前和临床转化研究。今后在使用治疗性核素 ^{177}Lu 或者 ^{90}Y 标记之后,这些探针还在肿瘤的靶向治疗中有潜在应用价值。

二、前列腺特异性膜抗原(PSMA)显像

前列腺癌(prostate cancer,PCa)是男性最常见的恶性肿瘤之一。近年我国 PCa 发病率逐年升高,总体预后较差,对 PCa 早期诊断与准确评估是改善患者预后、降低死亡率的关键。由于 PCa 细胞表面大多高表达前列腺特异性膜抗原(prostate specific membrane antigen,PSMA)利用放射性核素 ^{18}F 或 ^{68}Ga 标记 PSMA 小分子抑制剂进行 PET/CT 靶向成像为 PCa 的精准诊疗带来了希望。

病例 3-2

患者,男性,57 岁,前列腺癌根治术后、内分泌治疗后。

现病史:2020 年 12 月当地穿刺确诊前列腺癌,行前列腺癌根治术(GS 4+5)。术后行内分泌治疗(戈舍瑞林+比卡鲁胺片)半年后停药(PSA < 0.006 ng/ml)。持续随

访 PSA，2022 年 2 月开始 PSA 逐渐增高，2022 年 7 月 0.17 ng/ml。2022 年 6 月 21 日外院 ^{18}F-FDG PET/CT 提示：左侧闭孔内肌膀胱间隙局部软组织增厚影，考虑转移灶，淋巴结转移可能（图 3-15）。

既往史、个人史、婚育史、家族史无特殊。

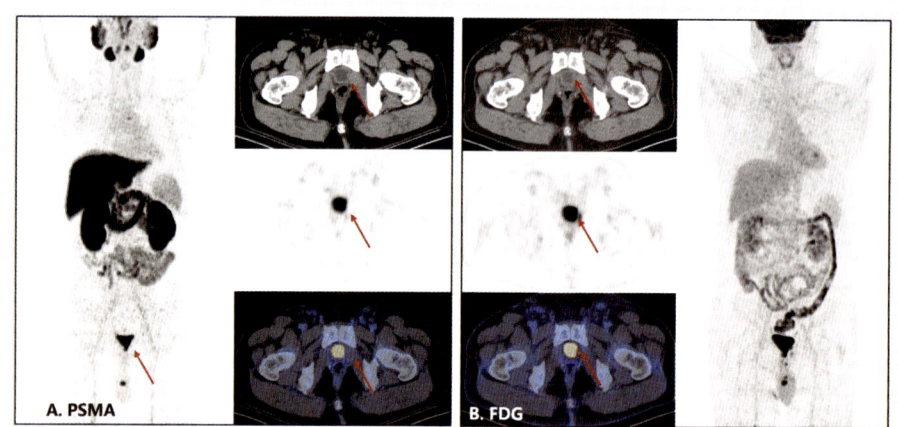

图 3-15　^{18}F-PSMA PET/CT（A）和 ^{18}F-FDG PET/CT 显像（B）

病例讨论：
请描述该患者的影像表现和诊断。

（一）原理

PSMA 是一种 II 型跨膜糖蛋白，具有 707 个氨基酸的胞外结构域。在与细胞外结构域结合后，新的 PSMA 配体被内化并经历体内循环，从而增强肿瘤细胞的摄取和保留。在 PCa 中，PSMA 的过表达量约为健康前列腺组织的 100～1000 倍，超过 90% 的 PCa 病变会出现过度表达，并随着格里森等级增加而增加。因此，PSMA 可以在影像学手段上予以标记，并指导肿瘤位置，从而作为治疗靶点。

（二）显像剂

PSMA 细胞外活性部分（叶酸水解酶 1）可被 ^{11}C、^{18}F、^{89}Zr、^{64}Cu、^{86}Y 和 ^{68}Ga 等多种放射性核素标记，而 ^{68}Ga 和 ^{18}F 是靶向 PSMA 的优良显像剂，^{68}Ga-PSMA 和 ^{18}F-PSMA 具有良好的生物学分布且对 PCa 细胞亲和力高，进行 PET/CT 显像时，能够得到反映 PCa 病灶在体内分布的影像。此外，基于 SPECT 平台的 ^{99m}Tc-PSMA 探针目前也已在国内多家机构进入临床应用且表现出较高的准确率。

（三）正常显像

尽管 PSMA 对前列腺组织具有高度特异性，但也在几种健康组织中表达，包括唾液腺、神经内分泌组织、小肠和肾。最常见的副交感神经节的生理摄取是腹腔、颈部和骶前神经节，可能类似于淋巴结转移。尽管基于 PSMA 的放射性示踪剂的生物分布略有不同，但 ^{68}Ga 标记的 PSMA 主要通过肾排泄，也可见在输尿管中的生理摄取。如果输尿管的路径没有很好地追踪，输尿管中的活动可能会模仿淋巴结转移。由于高放射性示踪剂在肾和膀胱中的摄取或排泄，晕伪影可能会人为地降低邻近脏器的活动。

（四）临床应用

1. 在前列腺癌的原发灶检测方面，^{68}Ga-PSMA PET/CT 对前列腺的原发灶也有较高的诊断效能，可以准确地进行 T 分期。^{68}Ga-PSMA PET/CT 的诊断灵敏度和特异性分别是 49% 和 95%，与欧洲泌尿指南推荐的多参数磁共振成像（mpMRI）表现相仿（分别是 44% 和 94%）。

2. 在淋巴结分期方面，对于中等至高风险的前列腺癌患者，^{68}Ga-PSMA PET/CT 对淋巴结转移的诊断效能优于形态学成像（如 MR、CT）。研究发现，^{68}Ga-PSMA PET/CT 对淋巴结转移的检测灵敏度和特异性分别是 65.9% 和 98.9%，而形态学成像对淋巴结转移的检测灵敏度和特异性分别是 43.9% 和 85.4%。

3. 对于生化复发的前列腺癌患者，目前胆碱 PET/CT 在临床上广泛应用。但对于 PSA 水平较低的患者，胆碱 PET/CT 检测效能较低，而 ^{68}Ga-PSMA PET/CT 有更高的检出率。且在各个 PSA 水平下，^{68}Ga-PSMA PET/CT 均比胆碱 PET/CT 有更高的检出率。与胆碱 PET 类似，对于生化复发的前列腺癌，随着 PSA 水平的升高，^{68}Ga-PSMA PET/CT 对于复发灶的检出率也逐渐提高。

4. 由于 PSMA 在前列腺组织中呈低表达，在前列腺癌及其转移灶中呈现高表达，尤其是 ADT 治疗后的雄激素非依赖性前列腺癌细胞几乎 100% 高表达 PSMA，通过 PSMA 携带药物运送到肿瘤组织，对前列腺癌进行精准治疗。治疗核素 ^{177}Lu 可以与 PSMA 高亲和力地结合，从而被运送到前列腺癌组织。转移性前列腺癌对 ^{177}Lu-PSMA-617 的平均肿瘤摄取量是重要器官（肾、唾液腺）摄取量的 6～12 倍。2018 年的一项研究评估了其治疗效果，发现 82% 患者中出现淋巴结或内脏转移病灶的客观缓解，所有的患者均出现疼痛缓解。

综上所述，PSMA PET/CT 已成为前列腺癌诊断的重要方法，可对疾病进行准确的诊断和肿瘤淋巴结转移（tumor node metastasis，TNM）分期（图 3-16），还可以早期检测生化复发病灶，指导临床决策。而基于 PSMA 的药物亦显示出了较好的治疗效果，耐受性好，有望给患者带来生存帮助。

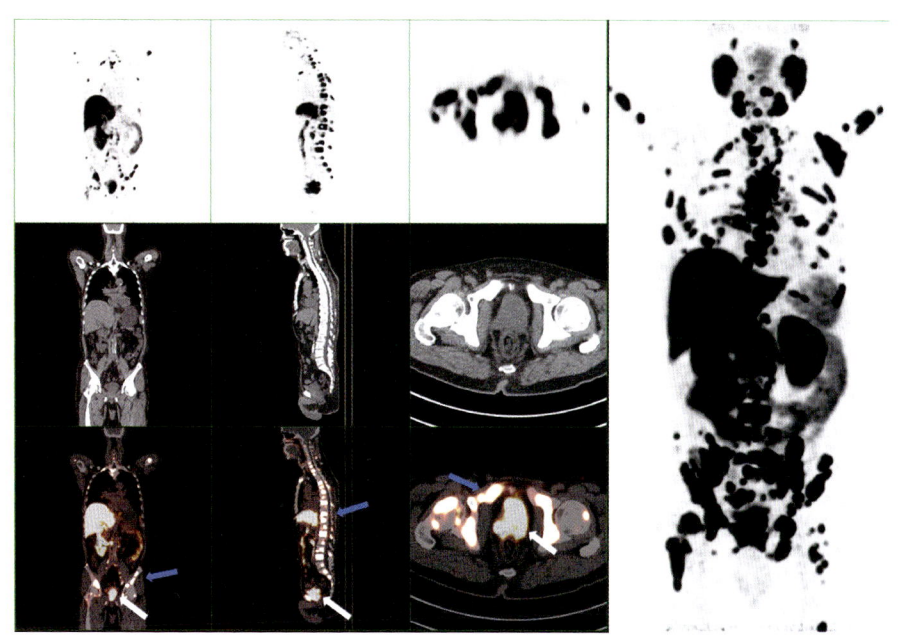

图 3-16　前列腺癌伴多发转移的 ^{68}Ga-PSMA PET/CT 检查
白色箭头示前列腺原发灶，蓝色箭头示多发骨转移灶

三、肿瘤放射免疫显像

放射免疫显像（radioimmunoimaging，RII）是最早研发的分子影像技术。20世纪50年代，动物实验中发现 ^{131}I 标记的抗鼠骨肉瘤抗体能在荷瘤小鼠的骨肉瘤组织中浓聚，从而开始了RII的研究工作。目前，多种放射性核素标记单克隆抗体（OncoScint、CEA-SCAN、ProstaScint 和 Veluma 等）已获美国FDA批准，应用于肿瘤特异性显像诊断。

（一）原理

肿瘤细胞表面过度表达某些大分子物质，在正常组织细胞中无表达或表达量很少，称为肿瘤特异性或相关抗原。RII是将放射性核素标记针对肿瘤抗原的特异性抗体采用一定途径引入体内，与肿瘤细胞表面抗原结合，浓聚在肿瘤组织内，经平面或断层显像使肿瘤显影的一种阳性显像。该显像能对肿瘤早期进行定性与定位诊断，监测转移及复发病灶，实现肿瘤的精准诊断。

（二）显像剂

1. 特异性抗体 特异性抗体包括单克隆抗体（monoclonal antibody，McAb）、单克隆抗体片段及基因工程抗体（如嵌合抗体及重构抗体）等。最早应用于临床的McAb包括：抗前列腺特异性膜抗原McAb、抗癌胚抗原（carcinoembryonic antigen，CEA）McAb及其片段。应用于前列腺癌、结肠癌、黑色素瘤、肝癌、乳腺癌、胃癌及卵巢癌等肿瘤的诊断。由于McAb多为鼠源性，人体易产生人抗鼠抗体（human anti-mouse antibody，HAMA），产生严重过敏反应，限制了RII应用。随着分子生物技术发展，基因重组技术制备出人源化嵌合抗体、组合抗体、单链抗体和单区抗体。这些抗体及片段不但能推迟或减弱HAMA反应，增强抗体的组织穿透能力，而且能保持其原有的免疫活性，是未来的发展方向。应用较好的是针对人类表皮生长因子受体2（human epidermal growth factor receptor-2，HER2）的人源化单抗曲妥珠单抗（trastuzumab）、抗体片段及亲合体（affibody）。基因工程抗体片段具有组织穿透力强、高免疫活性，以及低/无免疫原性，能推迟或减弱HAMA反应，为发展方向。

2. 放射性核素 常用的放射性核素有单光子核素（^{131}I、^{111}In、^{99m}Tc 及 ^{177}Lu 等）和正电子核素（^{64}Cu、^{124}I、^{68}Ga 及 ^{89}Zr 等）。^{131}I 由于价格便宜、容易获得最早应用于RII，但发射γ光子能量偏高，影像质量不佳。^{111}In 的标记方法简便、标记率高、标记抗体生物活性高，在欧美国家应用较多；但是 ^{111}In 为加速器生产，成本较高，国内应用较少。^{99m}Tc 物理性能较好，价格低廉，容易获得，是较好的单光子核素。全抗因分子量大、血循环时间长，与 ^{99m}Tc 半衰期不太匹配，^{99m}Tc 最好用于基因工程抗体片段及亲和体的标记。随着正电子发射断层显像（positron emission tomography，PET）的发展，正电子核素标记抗体是未来RII的方向，如 ^{89}Zr-trastuzumab PET 进行的HER2显像。

（三）显像方法

根据所使用放射性核素种类和抗体分子大小的不同，显像剂的注射剂量、显像条件及时间均不相同。对于单光子显像剂，一般在最佳时间点先行平面显像，而后对重点观察部位行断层和（或）融合显像。若为正电子显像剂，则在最佳时间点进行PET/CT扫描。

（四）正常图像

抗体为大分子，通常在肝代谢，部分产物通过胆道系统排入肠道，部分经泌尿系统排泄，因此肝及肾摄取较高。另外，标记抗体在血液中循环，心脏及大血管系统亦能显影，但随着时间延长而逐渐减淡。若显像剂为放射性标记的抗体片段或亲和体，由于其分子量较小，血循环时间较短，大多数通过肾排泄，使集合系统显影。

（五）临床应用

RII 主要用于具有特异性肿瘤抗原的恶性肿瘤中，进行病灶早期定位与定性诊断、分期、肿瘤复发转移与残留病灶的探测。

1. 乳腺癌 部分预后不良乳腺癌细胞表面过度表达 HER2 分子，因此目前研究最多为放射性标记曲妥珠单抗介导的 RII 显像。研究显示，^{111}In/^{89}Zr/^{64}Cu 标记的曲妥珠单抗均能准确定位乳腺癌患者 HER2 阳性病灶，并对曲妥珠单抗的疗效及心脏毒性进行预测，但 PET 图像最清晰，是近年来研究热点之一。亲合体又称"人工抗体"，是一类基于非免疫蛋白亲和配体的新型支架蛋白。目前针对 HER2 的亲和体 ABY-025 已进入临床试验。研究显示，HER2 阳性病灶摄取 ^{111}In/^{68}Ga -ABY-025 量随时间延长而逐渐上升，而 HER2 阴性则逐渐下降（$P < 0.05$），成功检测出阳性乳腺癌病灶。目前，所有 HER2 阳性乳腺癌显像均处于临床试验阶段。

2. 胃肠道癌 应用最多的抗体为抗 CEA McAb 及其 Fab'片段。^{131}I 标记抗胃癌单抗 RII 的灵敏度和特异性可达 80% 和 90%，对结直肠肝外病灶的诊断灵敏度为 70%，特异性达 90%，但对肝内转移灶的灵敏度不及 CT。正电子核素 ^{64}Cu、^{124}I 及 ^{89}Zr 等标记抗 CEA 抗体的结直肠癌显像尚在临床研究中。

3. 妇科肿瘤 最早用于卵巢癌 RII 的抗体为抗 CEA McAb。RII 对盆腔内卵巢癌的诊断准确率在 85% 以上。抗人绒毛膜促性腺激素单抗 RII 显像的灵敏度、特异性、准确率分别为 85.7%、90.0% 和 87.5%。RII 显像对宫颈癌及其转移灶的诊断也有应用潜力。

4. 前列腺癌 CYT 356 是抗 PSMA 的 McAb。^{111}In -CYT 356 用于前列腺癌 RII 已经获得美国 FDA 批准，诊断盆腔淋巴结转移的灵敏度、特异性、准确率和阳性预测值分别为 75%、86%、81% 和 79%。抗人精浆蛋白抗体 RII 也有报道，其阳性率可达 95.7%，特异性为 94.6%。抗前列腺酸性磷酸酶抗体的 RII 能检测淋巴结转移和骨转移。近年来出现的 ^{68}Ga/^{18}F-PSMA PET/CT 显像具有极高的灵敏度、特异性、阳性预测值及阴性预测值，明显优于 RII，是未来发展方向。

5. 肺癌 RII 使用较多的抗体为 RN-LU-10 及 Fab'片段。^{99m}Tc-RN-LU-10 的 RII 能很好地诊断小细胞肺癌的广泛转移，它的阳性预测值为 95%~100%。

6. 膀胱癌 采用 ^{131}I、^{99m}Tc 标记的抗膀胱癌单克隆抗体 BDI-1 进行膀胱灌注 RII 显像，对膀胱癌的诊断灵敏度和特异性分别达到 90% 和 80%，特别适于膀胱原位癌和因膀胱黏膜肿胀或尿道狭窄而膀胱镜检查有困难的患者。

第五节 肿瘤前哨淋巴结显像

随着诊疗水平的进步，恶性肿瘤（如乳腺癌、宫颈癌、胃癌）的早期检出率明显上升。研究表明，早期肿瘤 80% 以上未发生转移（尤其是淋巴结转移），故对早期肿瘤进行微创外科治疗（如局部切除、腹腔镜切除）已成为肿瘤治疗的新理念。为保证肿瘤微创治疗的根治性，前哨淋巴结（sentinel lymph node，SLN）技术应运而生。

SLN 是指接受某一部位淋巴引流的第一个区域淋巴结。当某一特定部位的原发癌发生淋巴结转移时，SLN 将最先收容沿着淋巴引流途径转移的肿瘤细胞，反映了整个局部淋巴引流区域的肿瘤状况。前哨淋巴结活检（sentinel lymph node biopsy，SLNB）指获取前哨淋巴结并进行病理学检查的技术手段。某些肿瘤（如乳腺癌）淋巴道播散基本遵循逐级转移模式，跳跃转移发生率很低，SLN 无肿瘤转移即可排除淋巴引流区域转移，不必进行区域淋巴结清扫，减少并发症，改善患者的生活质量。SLN 显像及活检在肿瘤外科术式选择及个体化治疗方案制订中发挥着重要的作用。

一、原理

前哨淋巴结显像是在术前将显像剂注射到组织间隙中，显像剂沿局部淋巴管道逐级引流到 SLN 一定时间后利用 SPECT 或 γ 相机就能检测出显像剂所发射的 γ 光子，从而示踪 SLN。SLN 显像能明确 SLN 的数目、位置、分布及所有引流途径。SLNB 用 γ 探测仪扫描引流区域的淋巴结，将放射活性超过周围背景组织 10 倍以上的淋巴结视为 SLN，手术切除所有 SLN，进行病理检查。

二、显像剂

（一）非特异性显像剂

非特异性显像剂的作用机制主要基于淋巴结内吞噬细胞对异种抗原或大颗粒物质的吞噬作用，而将显像剂滞留在 SLN 内。依据颗粒性质分成两类：一类为无机化合物，如 ^{99m}Tc- 硫胶体（^{99m}Tc-sulfur colloid，^{99m}Tc-SC）、^{99m}Tc- 右旋糖酐（^{99m}Tc-dextran，^{99m}Tc-DX）；另一类为生物大分子，如 ^{99m}Tc- 人血清白蛋白（^{99m}Tc-HSA）及其衍生物。

非特异性显像剂具有一定缺陷，如非 SLN 摄取、显像剂颗粒大小不均、显像及活检时间受限、注射位点滞留率较高，影响了 SLN 显像的普遍应用。造成非 SLN 摄取的部分原因为示踪剂的颗粒过小或注射剂量超出吞噬细胞的吞噬能力。

（二）特异性显像剂

1. ^{99m}Tc- 利妥昔单抗 CD20 分子是表达于早期 B 细胞和成熟 B 细胞阶段（尤其是处于生长进化期的 B 细胞）的穿膜蛋白。正常淋巴结内，特别是在发育良好的次级淋巴小结的生发中心内，含有大量的 B 细胞，其膜表面高度表达 CD20 抗原分子。利妥昔单抗（rituximab）是针对 CD20 分子的人源化单克隆抗体。将显像剂 ^{99m}Tc-rituximab 注射到肿瘤周围，通过区域淋巴引流系统将其引流到 SLN 内，与 B 细胞上的 CD20 抗原结合，而定位于 SLN 内，应用 SPECT 或 γ 相机就能检测到 SLN。研究显示，^{99m}Tc-rituximab 显像具有 SLN 摄取较高、次级淋巴结基本无摄取、显像及活检时间不受限制等优势；同时由于抗体分子量均一，每次注射分子量恒定，注射点残留也低于非特异性显像剂；最后，利妥昔单抗是临床常规用药，安全无毒，适于临床推广使用。

2. ^{99m}Tc- 甘露糖类（mannose） 淋巴结网状内皮系统细胞表面高表达 CD206（甘露糖受体）。^{99m}Tc- 替马诺塞（^{99m}Tc-tilmanocept）{商品名 Lymphoseek；Navidea [二乙三胺五乙酸（diethylene-triaminepentaacetic acid，DTPA）- 甘露糖 - 葡聚糖]}是一种基于受体的放射性示踪剂，能特异性与 CD206 结合，从而示踪 SLN。该示踪剂不仅具有特异性显像剂优势，而且其分子量较小，易向毛细血管和淋巴管扩散，故显像间隔时间较短，此外，由于其直径小，Lymphoseek 从注射部位清除的速度比其他放射性同位素快得多，示踪剂保留在 SLN 中而不会迁移到第二梯队淋巴结,在早期癌症患者中使用 Lymphoseek 可能会避免不必要地切除额外的第二梯队淋巴结,从而避免相应手术引起的并发症。基于已发表的 Lymphoseek 应用于黑色素瘤、乳腺癌和头颈部鳞癌的临床试验,Lymphoseek 已被 FDA 批准用于黑色素瘤、乳腺癌和头颈部鳞癌的术前淋巴显像和指导术中活检,但其尚未进入中国市场。

三、显像方法

显像剂注射方式常因肿瘤类型的不同而有所差异。乳腺癌 SLN 显像剂注射方式包括肿瘤周围注射、肿瘤表面皮下注射及乳晕周围注射等。宫颈癌患者用扩阴器暴露宫颈后在肿瘤周围 3、9 点钟位置注射,深度为 0.5 cm。恶性黑色素瘤患者在肿瘤病灶周围局部皮内注射。喉癌患者内镜引导下在肿瘤周围黏膜下注射。胃癌及结直肠癌患者在胃镜或结肠镜引导下进行。注射体积如下:皮内、皮下、黏膜下及浆膜下注射体积应在 1~2 ml,肿瘤周围实质内注射体积可放宽至 4 ml 左右。显像剂剂量在 3.7~370 MBq(0.1~10 mCi)。SLN 显像分为平面显像及断层显像。平面显像采用仪器条件为大视野 γ 相机,低能高分辨平行孔准直器。采集参数:能峰 140 keV、窗宽 20%;动态采集所用矩阵为 64×64,静态采集所用矩阵类型为 256×256。采集时,探头尽量贴近患者体表。SPECT/CT 显像采用的是矩阵 64×64,每 6° 采集 1 帧,每帧 30 秒。图像重建用迭代法,获得横断面、冠状面和矢状面的 SPECT、CT 以及两者的同机融合图像。

四、前哨淋巴结活检

应用 γ 探测仪扫描引流区域的淋巴结,将放射活性超过周围背景组织 10 倍以上的淋巴结视为 SLN,进行活检手术。若活检取出的 SLN 内无肿瘤转移,肿瘤发生远端淋巴结转移概率极低,患者只需行局部肿瘤切除;若 SLN 内已有肿瘤转移,发生远端淋巴结转移概率大大增加,需行肿瘤切除及区域淋巴结清扫。前哨淋巴结活检最常采用以下评估指标:

成功率 = 成功完成 SLNB 病例数 / 全部参加 SLNB 病例数;

假阴性率 = 假阴性病例数 /(真阳性病例数 + 假阴性病例数);

灵敏度 = 真阳性病例数 /(真阳性病例数 + 假阴性病例数);

特异性 = 真阴性病例数 /(真阴性病例数 + 假阳性病例数);

准确率 =(真阳性病例数 + 真阴性病例数)/ 成功完成 SLNB 病例数;

阳性预测值 = 真阳性病例数 /(真阳性病例数 + 假阳性病例数);

阴性预测值 = 真阴性病例数 /(真阴性病例数 + 假阴性病例数)。

五、临床应用

1. 乳腺癌 乳腺癌 SLN 显像的适应证为:临床分期 T1~2N0 患者、乳腺癌患者新辅助化疗后、多中心性乳腺癌。腋窝触及肿大淋巴结、原发肿物较大(T3 和 T4)、炎性乳腺癌以及接受过较大乳房手术(如缩乳、隆乳、乳房重建)不宜行 SLN 显像。预防性乳腺切除、同侧腋窝手术史、导管内癌等患者是否能行 SLN 显像及活检尚存在争议。^{99m}Tc-SC SLN 显像对乳腺癌 SLN 的检出率为 92%~98%,符合率为 98%~100%。其中,腋窝淋巴结显示率约

99%，内乳淋巴结率约 20%，锁骨上淋巴结显示率约 5%。^{99m}Tc- 利妥昔单抗（^{99m}Tc-rituximab）SLN 显像灵敏度为 96.8%，特异性为 100%，准确率为 98.8%，假阴性率为 3.3%，阴性预测值为 98.1%，阳性预测值为 100%。

2. 黑色素瘤 黑色素瘤 SLN 显像的适应证为：浸润深度＞1 mm 伴原发灶溃疡。^{99m}Tc-硫胶体 SLN 显像对黑色素瘤 SLN 检出率为 80%～98%，检出 SLN 为 2～3 枚。^{99m}Tc-rituximab SLN 显像的灵敏度为 100%，检出率为 100%，平均检出淋巴结为 2.3 枚（图 3-17）。

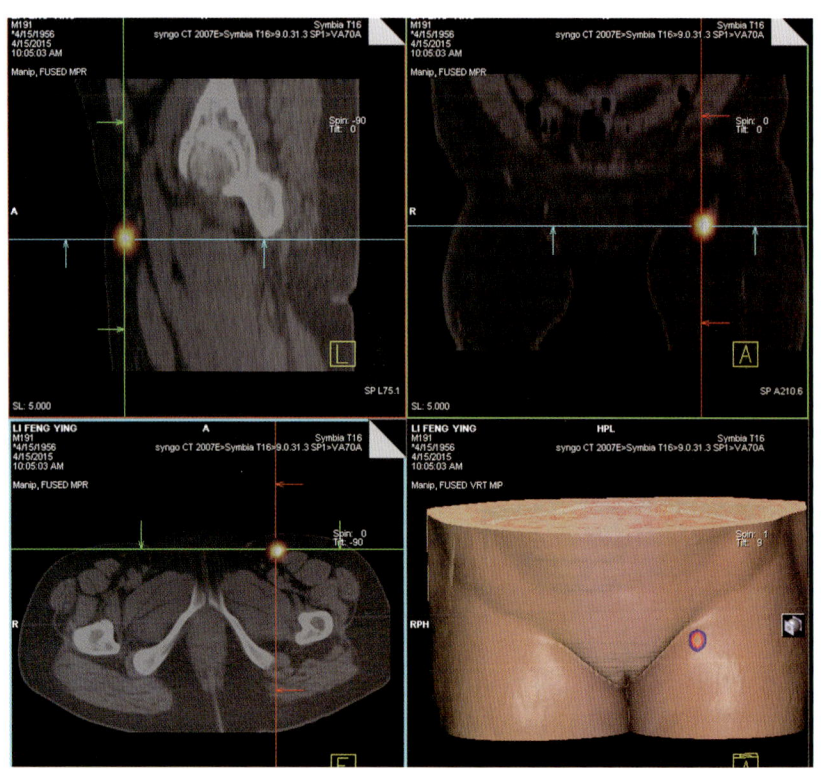

图 3-17　^{99m}Tc-rituximab 黑色素瘤 SLN 显像

3. 宫颈癌 宫颈癌 SLN 显像的适应证：符合 Ⅰa 期～Ⅱb 期、宫颈局部肿瘤直径＜4 cm、盆腔无转移淋巴结、无妊娠等患者。^{99m}Tc-硫胶体 SLN 显像对宫颈癌 SLN 检出率为 76%～93%，检出 SLN 为 2～3 枚。SLN 分布于子宫旁、闭孔旁及髂血管旁。SLNB 灵敏度、阴性预测值及准确率分别为 82%、92% 及 94%。

另外，肿瘤 SLN 显像还可用于喉癌、口腔癌、下咽癌及甲状腺乳头状癌等病变 SLN 活检前的定位。肿瘤发生是一个多因素参与的多步骤复杂过程，其中原癌基因激活与抑癌基因失活是肿瘤发生的共同分子生物学基础，如何早期准确检测癌基因，对于肿瘤早期诊治具有重要价值。

第六节　肿瘤基因表达显像

肿瘤基因表达显像（gene expression imaging）是利用体外显像方法探测放射性核素标记探针分布及代谢过程，在 DNA、mRNA 及其表达产物的不同水平上，无创性探测肿瘤特定基因及表达产物的一种显像方法，是基因治疗前预测疗效、治疗中监测基因的表达、治疗后评价疗效的主要手段。包括针对肿瘤癌基因的反义显像、报告基因表达显像和针对基因表达产物的显像（如肿瘤多药耐药基因显像）。

一、肿瘤反义显像

许多癌基因在肿瘤中均有过度表达。肿瘤反义显像（antisense imaging）是将放射性核素标记的人工合成反义寡核苷酸引入受试对象，通过体内核酸杂交而与相应的靶基因结合，应用显像仪器即可显示病变组织中过度表达的目标 DNA 或 mRNA，显示存在特异性癌基因过度表达的癌组织，并对特异的靶基因进行定位和定量分析，达到可在基因水平对疾病进行早期诊断的目的。研究较多的有致癌基因 c-myc、抑癌基因 p53 等。

二、报告基因显像

报告基因显像（reporter gene imaging）为基因治疗的监测提供了有效的手段，它是利用基因融合、双顺反子、双启动子及双向转录等重组技术，构建表达报告基因的腺病毒载体，然后注射与报告基因（reporter gene）耦合的核素标记的探针，可无创伤地、重复定量显示报告基因的表达。目前用于基因治疗的报告基因和报告探针系统主要有：

1. 酶报告基因显像 常用单纯疱疹病毒-胸腺嘧啶核苷激酶基因（herpes simplex virus-thymidine kinase，HSV1-tk）或突变 HSV1-sr39tk 报告基因，其报告探针为碘、氟等放射性核素标记的尿嘧啶、鸟嘌呤的衍生物（如 ^{124}I-FIAU 和 ^{18}F-FHBG 等）。放射性核素标记的核苷类似物，经主动运输通过 HSV1-tk 转染细胞后，被该基因的编码产物磷酸化后，不能再次穿过细胞膜而"陷入"被转染细胞中进行显像。

2. 受体报告基因显像 基本原理是将某些受体蛋白基因与治疗基因整合在同一启动子下，然后利用放射性核素标记相应的配体从而进行显像，观察受体基因的表达情况继而间接评价治疗基因的导入部位、表达水平和持续时间。常用的有 SSTR2 和生长抑素类似物报告系统、多巴胺 2 型受体基因及其突变体（D2R80A）、^{18}F-乙基螺环哌丁苯（^{18}F-fluoroethyl-spiperone，^{18}F-FESP）报告系统等。

3. 转运体报告基因显像 报告基因还可以编码一种转运蛋白，它可以特异性地将显像剂转运入细胞内，从而使信号扩增，检测低水平的基因转染。目前成功应用的报告基因为钠碘转运体及去甲肾上腺素转运体。

三、肿瘤多耐药基因显像

肿瘤细胞耐药性是肿瘤化疗失败或疗效不理想的主要原因之一。多药耐药（multi-drug resistant，MDR）是最主要的耐药形式之一，包括先天性和获得性。MDR 产生的机制较复杂，大多是由于 MDR 基因编码的磷酸糖蛋白（phosphoglucoprotein，Pgp）耐药基因和（或）MDR 相关蛋白（multidrug resistance-associated protein，MRP）的过度表达所致。化疗前对肿瘤细胞 MDR 进行评价，在化疗过程中动态监测 MDR 变化，有助于抗肿瘤药物的选择、方案制订、疗效预测，并指导化疗增敏剂的合理应用。以放射性核素标记的 Pgp 和 MRP 转运底物（如 ^{99m}Tc-MIBI 及 ^{99m}Tc-Tetrofosmin 等亲脂性化合物）为探针，通过动态显像监测探针在肿瘤细胞中的浓聚和洗脱，对 Pgp 和 MRP 功能进行评价，从而判断相应基因的表达水平。如若 Pgp 和

MRP 的底物被清除出细胞外，细胞内化学物质浓度将持续下降，从而失去对细胞的杀伤作用。研究显示，^{99m}Tc-MIBI 肿瘤细胞内滞留量与 Pgp 和（或）MRP 表达呈负相关，因此可用 ^{99m}Tc-MIBI 作为显像剂来评价肿瘤的 MDR 情况。然而，肿瘤对 ^{99m}Tc-MIBI 的摄取受多种因素影响，如肿瘤的血供、瘤体有无坏死。因此，在某些情况下肿瘤对显像剂的摄取并不与 Pgp 和（或）MRP 的表达呈负相关，临床需加以鉴别。

第七节　SPECT/CT 肿瘤显像

一、^{67}Ga 肿瘤显像

（一）原理和方法

镓 [^{67}Ga] 在元素周期表中属ⅢA 族金属元素，其生物学特性与三价铁离子类似，静脉注射入血后可与转铁蛋白结合，进入肿瘤后由于肿瘤组织内 pH 值偏低，促使 ^{67}Ga 从转铁蛋白解离下来而与肿瘤细胞膜上的乳铁蛋白结合，从而使肿瘤部位的放射性增高。目前，^{67}Ga 被肿瘤组织摄取的机制尚不确切，肿瘤部位血供及毛细血管通透性的增加、炎性细胞的浸润、细胞快速增殖等对 ^{67}Ga 在肿瘤组织内的聚集起到一定的作用。

检查前停用铁剂一周，腹部检查前需清洁肠道。常规静脉注射 ^{67}Ga- 枸橼酸镓 148～220 MBq，必要时可增加至 370 MBq，于 48 h 或 72 h 后分别进行局部或全身显像，必要时进行断层显像。

（二）影像分析与结果判断

^{67}Ga 在肝的摄取最高，其次是唾液腺、脾、骨髓和泪腺。由于 ^{67}Ga 主要由泌尿系统及消化系统排泄，因此肾、膀胱及肠道内可见放射性分布。^{67}Ga 也可通过乳汁排泌。

炎症、手术瘢痕及放疗后可致局部 ^{67}Ga 摄取增高，应结合临床判断。化疗会降低 ^{67}Ga 的摄取，因此，应选择在化疗前或化疗结束 3 周后进行 ^{67}Ga 显像。

异常影像表现为肿物 ^{67}Ga 摄取增高，摄取程度与肿瘤代谢能力呈正相关，此外还与肿瘤的组织类型、病变大小、解剖位置有关。

（三）临床应用

1. 淋巴瘤　^{67}Ga 显像对淋巴瘤诊断的灵敏度与特异性均不够理想，因此对淋巴瘤的诊断与分期意义不大，但对患者的疗效评价及病情随访有着重要意义。^{67}Ga 显像可以反映肿瘤的活性，淋巴瘤治疗过程中病变部位的放射性摄取较治疗前明显减少，无论肿瘤病灶是否缩小，均表明肿瘤细胞活性减低，治疗有效；若为阳性则表明仍有存活瘤组织，需改变治疗方案；完全缓解后已经转阴的病灶在随访过程中再次出现放射性聚集则表明复发。临床完全缓解后局部仍有残留病灶，若 ^{67}Ga 显像为阴性，表明为纤维组织或坏死组织。

^{67}Ga 显像对高度恶性淋巴瘤诊断的灵敏度为 85%，对低度恶性淋巴瘤为 60%。对纵隔病灶的检出率最高（96%），其次是颈部（83%），腹部和盆腔较低（60%）。

2. 肺癌　对原发肺癌的检出率约 85%；对肺门或纵隔淋巴结转移的灵敏度与特异性分别为 90% 和 70% 左右。对鳞癌的灵敏度高于腺癌。假阳性主要见于结核、炎症、结节病等。

3. 肝癌　需与 ^{99m}Tc- 植酸钠肝实质显像进行对照，若肝实质显像为"冷"区，而 ^{67}Ga 显

像在相应部位有放射性填充则为阳性。对肝细胞肝癌的灵敏度高于胆管细胞癌及转移性肝癌。假阳性主要见于肝脓肿、肝腺瘤和肝硬化结节等。

4. 其他 ^{67}Ga 显像 对黑色素瘤原发灶和转移灶的灵敏度与特异性均在 80% 左右，有助于患者术后随访和监测，检出率与病灶大小及部位有关，大于 2 cm 病灶的检出率为 75%。此外，^{67}Ga 显像对精原细胞瘤、食管癌转移灶的检出也有一定意义。

二、^{201}Tl 肿瘤显像

（一）原理和方法

铊 [^{201}Tl] 在元素周期表中属 ⅢA 族金属元素，其生物学性能与 K$^+$ 离子类似，主要用于心肌显像，同时具有较高的肿瘤亲和性。^{201}Tl 可经 Na$^+$-K$^+$-ATP 酶主动转运进入肿瘤细胞。此外，肿瘤组织血供丰富也使 ^{201}Tl 聚集增加。

静脉注射 ^{201}TlCl 111～185 MBq 后 10～20 min 进行早期显像，必要时行 2～3 h 延迟显像。

（二）影像分析与结果判断

^{201}Tl 影像表现为颈部甲状腺早期影像浓，晚期减淡；胸部纵隔显影，心脏显影明显；腹部可见肝、脾、肾、肠道显影；其余部位仅轻度显影。

（三）临床应用

1. 甲状腺良恶性肿物的鉴别 ^{99m}TcO$_4^-$ 或 ^{131}I 甲状腺显像为"凉"或"冷"结节的部位，若 ^{201}Tl 显像有明显放射性摄取，多提示为恶性病变；反之，则多为良性病变。对于全身 ^{131}I 显像阴性而血清甲状腺球蛋白水平增高，疑似复发的患者，^{201}Tl 显像可以提高甲状腺癌复发或转移灶的检出率。

2. 乳腺癌 乳腺癌对 ^{201}Tl 有较高的摄取，良性病灶很少摄取 ^{201}Tl。病灶大小对检查的灵敏度有重要影响，对直径大于 1.5 cm 的病灶灵敏度为 87%。

3. 肺癌 ^{201}Tl 对原发性肺癌的检测灵敏度约为 85%，对鉴别肺癌与良性结节有较高的准确性，但对小于 1.5 cm 的病灶检出率较低。还可用于疗效观察和评估预后。

4. 脑部肿瘤 神经胶质瘤摄取 ^{201}Tl 与肿瘤分级相关，摄取越多，肿瘤分级越高，可用于观察治疗效果及判断预后。

5. 其他肿瘤 ^{201}Tl 能有效鉴别良、恶性骨疾病，对于骨组织和软组织肿瘤的检测优于 ^{99m}Tc MDP 和 ^{67}Ga，与 ^{99m}Tc-Tetrofosmin 类似。

三、^{99m}Tc-MIBI 肿瘤显像

（一）原理和方法

^{99m}Tc-MIBI 是一种广泛用于临床的心肌显像剂，由于能被肿瘤组织摄取也应用在肿瘤显像方面。由于肿瘤细胞膜和线粒体膜的负电位，^{99m}Tc-MIBI 聚集在线粒体内，而线粒体膜电位的产生与维持又有赖于细胞的能量代谢，因此推测恶性肿瘤细胞的高代谢促使 ^{99m}Tc-MIBI 在肿瘤聚集。另外，人类癌细胞可特异性地摄取 ^{99m}Tc-MIBI，其摄取高于良性细胞。

静脉注射 ^{99m}Tc-MIBI 740～1100 MBq，10～20 min 后进行早期显像，必要时行 2～3 h 延迟显像。

（二）影像分析与结果判断

^{99m}Tc-MIBI 影像与 ^{201}Tl 相似，只是肝显影明显，肠道内可见大量放射性，其影像质量优于 ^{201}Tl。

（三）临床应用

^{99m}Tc-MIBI 与 ^{201}Tl 的临床应用瘤谱基本相同，但前者物理性能好且价格低廉，因此，目前 ^{99m}Tc-MIBI 肿瘤显像的临床应用更为广泛。由于 ^{99m}Tc-MIBI 的显像质量较好，1997年，美国 FDA 批准 ^{99m}Tc-MIBI 为肿瘤诊断的放射性药物。

1. 乳腺癌 乳腺癌在早期及延迟影像上均表现为病灶部位的放射性浓聚，有腋窝淋巴结转移时亦可见相应部位的放射性浓聚，^{99m}Tc-MIBI 肿瘤显像对原发乳腺癌的灵敏度为 83%～96%，特异性为 72%～100%；对腋窝淋巴结转移的灵敏度仅 50%～60%；对不能触摸到的乳腺肿瘤，^{99m}Tc-MIBI 显像的灵敏度为 64%～67%。^{99m}Tc-MIBI 显像对乳腺癌的诊断有重要价值，肿瘤部位有明显放射性浓集，可单灶或多灶，单侧或双侧乳腺，早期及延迟显像可见放射性滞留；也可在乳腺外出现异常局灶性浓聚，包括患侧腋下等。

2. 甲状腺良、恶性肿物的鉴别 ^{99m}TcO$_4^-$ 甲状腺显像为"凉"或"冷"结节的部位，若 ^{99m}Tc-MIBI 显像上述部位有明显放射性填充，多提示为恶性病变（图3-18）；反之，则多为良性病变。

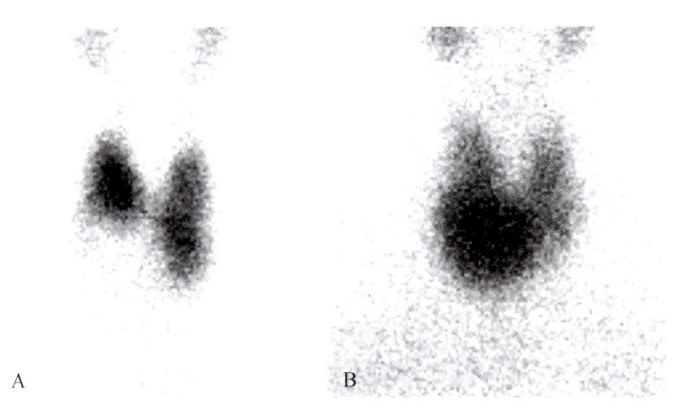

图 3-18 甲状腺癌
A. ^{99m}TcO$_4^-$ 影像；B. ^{99m}Tc-MIBI 影像

3. 骨肿瘤 ^{99m}Tc-MIBI 不仅显示瘤体部位，还可显示周围软组织的受累情况，因此对确定手术及放疗布野的范围更有帮助。此外，^{99m}Tc-MIBI 对肿瘤的特异性要高于 ^{99m}Tc-MDP。

4. 其他肿瘤 ^{99m}Tc-MIBI 或 ^{201}Tl 显像还可用于肺癌、颅内肿瘤、鼻咽癌等的诊断、鉴别诊断以及疗效评价。

四、^{99m}Tc（V）-DMSA 肿瘤显像

（一）原理和方法

^{99m}Tc（V）- 二巯基丁二酸 [^{99m}Tc-(V)-dimercaptosuccinic acid，^{99m}Tc-DMSA] 在肿瘤中

聚集的确切机制尚不清楚,一般认为由两个 DMSA 配体提供的 4 个巯基与一个锝酸根共价结合形成 $[^{99m}TcO(DMSA)_2]^-$,其在血浆中稳定存在,但在进入肿瘤细胞后水解产生类似磷酸根(PO_4^{3-})的高锝酸盐 $^{99m}TcO_4^-$,参与细胞磷酸代谢而浓聚于肿瘤细胞中。

静脉注射 $^{99m}Tc(V)$-DMSA 740~925 MBq 后 2 h 进行显像,必要时行 24 h 延迟显像。

(二)影像分析与结果判断

肾、膀胱显影明显,鼻咽部、肝区可见较明显放射性分布,骨骼轻度显影,唾液腺、甲状腺、胃肠道内无放射性分布。

(三)临床应用

1. 甲状腺髓样癌 $^{99m}Tc(V)$-DMSA 显像对甲状腺髓样癌的诊断有着较高的特异性,表现为原发灶或转移灶部位的局灶性高度放射性浓集,而甲状腺未分化癌、淋巴瘤等只有轻度放射性摄取,高分化甲状腺癌及甲状腺良性病变则无放射性摄取。

2. 其他 $^{99m}Tc(V)$-DMSA 显像对软组织肿瘤、骨肿瘤、肺癌等肿瘤的诊断及转移灶的检出也有一定意义。

五、^{99m}Tc-Tetrofosmin 肿瘤显像

(一)原理和方法

^{99m}Tc-替曲膦(^{99m}Tc-Tetrofosmin),即商品名 P53 的摄取机制与 ^{99m}Tc-MIBI 相似,二者均为亲脂性阳离子复合物,摄取水平与血流量、代谢水平、细胞内线粒体含量相关。

静脉注射 ^{99m}Tc-Tetrofosmin 740~925 MBq,注药后 10~15 min、120 min 分别做早期和延迟显像。

(二)影像分析与结果判断

^{99m}Tc-Tetrofosmin 在血中清除快。静脉注射后 5 min 肝放射性较高,10~15 min 胆囊放射性最高,而后快速下降,在肺和肝的清除速度较 ^{99m}Tc-MIBI 明显加快。^{99m}Tc-Tetrofosmin 还在心肌、甲状腺、乳腺、脾、骨骼肌、肾、膀胱中分布。双侧乳腺放射性分布均匀,其放射性比邻近组织心、肝等明显低。双侧腋窝区呈现放射性减低区。

(三)临床应用

1. ^{99m}Tc-Tetrofosmin 对乳腺癌及腋窝淋巴结转移的诊断灵敏度和特异性与 ^{99m}Tc-MIBI 相似,但肝清除较 ^{99m}Tc-MIBI 迅速,有利于右下方乳腺肿瘤的检出。

2. 其他肿瘤 在甲状腺癌诊断方面与 ^{99m}Tc-MIBI 或 ^{201}Tl 类似,对肺癌的诊断有一定价值。

第八节 与相关影像学检查比较

一、放射性核素显像探测肿瘤和炎症的优势与不足

由显像原理可知,放射性核素显像是通过生物代谢反应或细胞功能改变探测肿瘤与炎症的

发生和发展，可以从分子水平或细胞水平显示病变，因此具有较高的灵敏度。若肿瘤或炎症对于显像剂有中度以上摄取，则完全可以在病灶形态结构未发生明显变化（即形态学检查阴性）时经放射性核素显像而被发现。

例如，^{18}F-FDG PET/CT 可以在灵敏地发现肺癌的同时探查到体积小于 1 cm 的纵隔淋巴结转移。即使较大的病灶，当病灶与周围正常组织的 CT 值或 MR 信号相同时，形态学影像也难以显示病灶；而此时，利用病变与正常组织在功能、代谢方面的差异，放射性核素显像很容易将病灶显示出来。

放射性核素显像的高度灵敏性还体现在早期探测肿瘤和炎症的治疗反应，明显有效、轻中度有效、无效等不同层次的治疗反应可以通过病灶对显像剂的摄取变化得到及时反映。不仅可以从影像上观察，还可以使用半定量或定量指标进行数据表达。基于同样的原理，采用全身显像可以对恶性肿瘤的播散范围、数目和位置做出准确判断，从而为制订治疗方案和估计预后提供依据。

受显像方法和显像设备性能的限制，放射性核素显像仪器的分辨率与现代 CT、MR 相比仍有较大不足。它不能清晰显示肿瘤内部及其与周围组织的细微解剖结构，仅仅依靠 SPECT 甚至 PET 影像尚难以满足肿瘤外科手术或放射治疗的要求。近年来多模态分子影像技术 SPECT/CT、PET/CT 及 PET/MR 的临床应用，大大提高了对病灶的精确定位及定性诊断准确率。

此外，核素肿瘤和炎症显像的特异性较高是相对的，这主要与具体使用哪种显像剂有关。^{18}F-FDG PET/CT 对于肺单发结节良恶性鉴别的特异性可达 90%，但它并不能明确指出恶性肿瘤的组织学类型（鳞癌、腺癌或小细胞癌等）。

肿瘤显像出现诊断假阴性的原因：一是肿瘤体积小于显像设备探测病灶的分辨率（如 PET 体部显像的分辨率一般在 7 mm 以上）；二是某些肿瘤（如类癌、黏液癌、支气管肺泡癌）对 ^{18}F-FDG PET/CT 摄取率较低，在显像图上不足以形成异常浓聚灶。假阳性主要见于活动性结核肉芽肿和一些炎性病变，这类细胞也存在着较旺盛的葡萄糖转运和磷酸化过程。

二、如何利用相关影像学检查

现代医学影像技术由以精密、精确显示组织器官解剖结构和组织密度变化为主的形态影像（如 CT、MR、超声）、以显示组织器官血流和功能变化为主的功能影像（如 SPECT）和以显示病变代谢变化为主的分子影像（molecular imaging）（如 PET）等三部分组成。

进入 21 世纪，融合影像技术及多模态（multiple modality）显像技术，如 SPECT/CT、PET/CT、PET/MR 在核医学临床工作中得到了越来越广泛的应用，有效地克服了放射性核素显像解剖分辨率不足的缺点。CT 对于了解肿瘤及毗邻组织的微细结构具有很大帮助，而 MRI 的引入不但解决了 CT 检查中的部分局限性，还可提供丰富的形态学和功能信息。

PET 在分子功能和代谢水平对人体生理及疾病状态方面进行研究的同时，还可在肿瘤、心血管疾病和神经系统疾病的诊断、治疗决策、疗效评价及预后评估中起到重要的作用。近年来，全景 PET/CT（total-body PET/CT）具备 194 cm 超长轴向视野、相较于传统 PET/CT 设备 40 倍的超高灵敏度和 6 倍信噪比、全身连续动态显像、超高清空间分辨率等突破性性能，在肿瘤微小病灶检出、全身系统性疾病诊断、全身无创动力学参数显像及新型放射性药物研发和临床转化应用研究中具有独特优势。

多模态显像融合现代医学影像技术和分子生物学技术，可以从解剖结构到分子功能进行整体观察，在分子和细胞水平进行可视化显像，认识疾病，阐明病变组织细胞受体密度与功能变化、基因与报告基因的表达、生化代谢变化及细胞信息传导等，为临床诊断、治疗监测和医学研究提供分子水平的更加全面的影像信息。

思 考 题

1. 简述肿瘤受体显像原理，举例说明常见肿瘤受体显像（3~4种）。
2. 简述肿瘤放射免疫靶向技术的基础及技术。
3. 肿瘤放射免疫显像基本原理及发展方向是什么？
4. 简述前哨淋巴结及前哨淋巴结显像的定义。举例说明前哨淋巴结示踪剂的种类。
5. 简述肿瘤基因表达显像的定义及种类。
6. 列举炎症显像的显像剂并解释其原理。

（宋少莉　季仲友　王雪鹃）

第四章 心血管系统

第四章数字资源

放射性核素及其标记化合物在心血管系统中的应用始于20世纪20年代后期，美国波士顿的内科医师 Blumgart 和 Weiss 利用天然放射性核素镭的衰变产物 {铅 [^{214}Pb] 和铋 [^{214}Bi]} 混合物，即镭 C（Radium C）测定了血液通过心脏的时间。1964年，Carr 等用铯 [^{131}Cs] 进行心肌灌注显像，1973年 Zaret 等应用钾 [^{43}K] 进行运动负荷心肌灌注显像发现心肌缺血。随后，铊 [^{201}Tl] 作为 ^{43}K 的类似物于1974年成功地被应用于临床至今。随着γ相机、心脏专用 SPECT、SPECT/CT 和 PET/CT 及其后处理软件的日臻完善，以及 ^{99m}Tc 标记化合物和正电子放射性药物的广泛应用，心血管核医学（cardiovascular nuclear medicine）作为核医学中的重要分支，不仅用于心血管疾病的诊断，更重要的是用于指导治疗、判断预后和评价疗效，已成为心血管疾病现代化诊疗与研究中的一种灵敏、准确、无创的重要技术手段。中华医学会核医学分会与中华医学会心血管病学分会联合发布的《核素心肌显像临床应用指南（2018）》明确指出，大量循证医学证据表明，核素心肌灌注显像在冠心病的诊断、危险分层、存活心肌检测、治疗决策制定、疗效评价、预后评估以及其他多种心脏疾病的诊治中具有重要的临床价值。其中，核素心肌灌注显像是诊断冠心病患者心肌缺血准确且循证医学证据最充分的无创性方法。

第一节 心肌灌注显像

一、显像剂及显像原理

心肌灌注显像（myocardial perfusion imaging，MPI）是根据正常或有功能的心肌细胞可选择性摄取某些显像药物（如正一价、阳离子放射性药物），且其摄取量与局部冠状动脉血流灌注量成正比，与局部心肌细胞功能或活性密切相关这一机制，静脉注射此类显像剂后正常心肌显影，而缺血、损伤或坏死心肌摄取显像剂的功能降低甚至丧失，出现局灶性放射性分布稀疏或缺损，从而可以判断心肌缺血的部位、程度、范围，并提示心肌细胞的活性（viability）。MPI 的显像剂按射线种类不同可分为单光子显像剂和正电子显像剂（表4-1）。常用的单光子显像剂主要有 ^{99m}Tc 标记甲氧基异丁基异腈（^{99m}Tc-methoxyisobutylisonitrile，^{99m}Tc-MIBI）和氯化亚铊 [^{201}TlCl]；正电子显像剂主要有铷 [^{82}Rb]、^{13}N-氨水（^{13}N-NH$_3$·H$_2$O）和 ^{15}O-水（^{15}O-H$_2$O）等。

表 4-1 心肌灌注显像剂

显像剂	心肌摄取分数	物理半衰期（$T_{1/2}$）	剂量（MBq）	来源
SPECT 心肌灌注显像剂				
^{99m}Tc- 甲氧基异丁基异腈（^{99m}Tc-MIBI）	65%～80%	6.02 h	740～925	发生器
氯化亚铊 -201（^{201}TlCl）	85%	73 h	74～148	加速器
^{99m}Tc- 替曲膦（^{99m}Tc-tetrofosmin）	65%	6.02 h	740～925	发生器
^{99m}Tc- 替硼肟（^{99m}Tc-teboroxime）	80%～90%	6.02 h	740～925	发生器
PET 心肌灌注显像剂				
铷[^{82}Rb]	59%	1.26 min	1110～2220	发生器
^{13}N- 氨水（^{13}N-NH$_3$·H$_2$O）	83%	9.96 min	740～1110	加速器
^{15}O- 水（^{15}O-H$_2$O）	100%	2.07 min	1110～1480	加速器

1. ^{99m}Tc-MIBI 是近年来最常用的心肌灌注显像剂。它是一种小分子、正一价、脂溶性的化合物，静脉注射后通过被动弥散方式进入心肌细胞，与细胞内小分子蛋白质结合滞留于细胞内，并能稳定存在 5 h 以上。^{99m}Tc-MIBI 首次通过心肌的摄取率约为 66%，无再分布（redistribution）现象，所以进行负荷与静息心肌灌注显像，需间隔一定时间后分别注射显像剂并进行两次图像采集，比较负荷/静息显像的显像剂差异才能明确有无心肌缺血或心肌梗死。该显像剂在心肌的潴留时间长，适宜进行门控心肌断层显像，既可了解心肌血流灌注情况，也可观察心室功能和局部室壁运动等。^{99m}Tc-MIBI 主要从肝胆系统和肾排出，故注射 30 min 后需进食脂餐，加速其排泄，减少肝胆内放射性对心肌影像的干扰。

2. ^{201}TlCl ^{201}Tl 的生物学特性近似 K^+，静脉注射后能借助心肌细胞膜上的 Na^+-K^+-ATP 酶以主动转运机制迅速被心肌细胞摄取，首次通过心肌的摄取率约为 85%，因此注射后早期心肌对 ^{201}Tl 的摄取不仅与局部心肌血流量呈正相关，也是有活性的心肌细胞存在完整细胞膜的标志。^{201}Tl 注射后早期（5～10 min）正常心肌摄取量即达平衡，缺血心肌则呈摄取减少、分布稀疏或缺损表现。由于正常心肌细胞对 ^{201}Tl 的清除速度明显快于缺血心肌细胞，在 2～4 h 进行延迟显像时，可见早期显像中的稀疏、缺损区有影像填充表现，这种现象称为再分布。据此可诊断为心肌缺血，而心肌梗死则无再分布现象。^{201}Tl 显像的优点是一次静脉注射后能获得负荷（早期 10 min 内）和静息（延迟 2～4 h）心肌灌注显像，将二者对比就可以对心肌血流灌注情况和心肌活性进行评价。缺点是 ^{201}Tl 由医用回旋加速器生产，物理半衰期相对较长（73 h），使用剂量较小（74～148 MBq），射线能量较低（主要为 60～80 keV），图像质量可能受到影响。

3. 正电子显像剂 此类显像剂有 ^{82}Rb、^{13}N-NH$_3$·H$_2$O 和 ^{15}O-H$_2$O 等。其共同的特点是心肌首次摄取率高，核素半衰期短，静脉注射后需即刻显像，可一日内多次重复检查。其中 ^{13}N-NH$_3$·H$_2$O 半衰期相对较长，在配有回旋加速器的医疗单位临床应用较为广泛。

二、检查方法

1. 单光子发射计算机断层显像 静脉注射 ^{99m}Tc-MIBI 740～925 MBq（20～25 mCi）或 ^{201}TlCl 74～111 MBq（2～3 mCi）后 60 min 或 10 min，应用低能通用（或低能高分辨）平行孔准直器的 SPECT 进行断层采集，使探头贴近胸壁，探头从右前斜 45°开始到左后斜 45°旋转采集 180°，每 5.6°～6°采集 1 帧图像，共 30～32 帧。应用心脏断层处理软件进行断层重建，可获得左心室心肌短轴、水平长轴和垂直长轴断层图像。使用 SPECT/CT 采集图像时，先采集 SPECT 图像（步骤同上），之后启动 CT 图像采集，管电压 140 kV，管电流 2.5 mA，再使用随机配备软件进行 CT 图像衰减校正或 SPECT/CT 图像融合。

2. 门控心肌灌注断层显像 以心电图 R 波作为采集触发信号，每个心动周期采集 8～16 帧图像，将之叠加，采用生理信号多门电路技术（见心室显像），自动、连续、等时地采集 ^{99m}Tc-MIBI 心肌灌注影像。图像重建后获得心室从舒张末期到收缩末期再到舒张末期的系列心肌断层影像。在显示心肌灌注断层影像的同时，尚可观察室壁运动，获得左心室射血分数 (left ventricular ejection fraction, LVEF)、舒张末期容积 (end-diastolic volume, EDV)、收缩末期容积 (end-systolic volume, ESV) 等多项心功能参数。其中舒张末期心影扩大，室壁较薄，心肌灌注的减低或缺损区较收缩末期明显，病变范围也更大，可提高对病灶检测的灵敏度，显示常规心肌灌注断层显像难以分辨的微细异常灌注。

3. PET/CT 心肌灌注显像 静脉注射 ^{13}N-NH$_3$·H$_2$O 740～1110 MBq（20～30 mCi）后立即应用 PET/CT 进行心肌显像，一般先以 CT Scout 扫描图对扫描部位定位，后行 CT 扫描，再行 PET 采集，扫描范围为 1 个床位，采集时间为 8～10 min，选择适当的重建参数进行图像重建。采用动态采集可以定量测定静息和冠脉扩张状态下的心肌血流量 (myocardial blood flow, MBF) 绝对定量数值，并计算出冠状动脉血流储备 (coronary flow reserve, CFR)，被认为是非侵入性定量测量 CFR 的"金标准"。

4. 心肌灌注显像新技术 新型的碲锌镉 (cadmium zinc telluride, CZT) SPECT 使用半导体探测器，探测效率高，能量分辨率好，明显缩短图像采集时间，可获得与 PET 一样的定量分析，具有测量 MBF 和 CFR 的能力，目前正在临床推广应用。

5. 负荷心肌灌注显像 临床中负荷心肌灌注显像常被用于冠心病心肌缺血的早期诊断。由于心脏具有很强的代偿功能，即使冠状动脉存在明显狭窄（如 70%～80%），依靠其自身的调节作用（如侧支循环），在静息状态下心肌灌注显像也可无明显异常所见。但在负荷状态下，正常冠状动脉扩张时，通过的血流量明显增加（3～5 倍），而病变的冠状动脉难以扩张，血流量不能增加或增加量低于正常的冠状动脉，致使其心肌显像剂分布与冠状动脉正常时出现明显差异，据此可提高对病变的检出率。心脏负荷试验一般分为运动负荷和药物负荷，其中以运动负荷为优选方案。

（1）运动负荷心肌灌注显像：常用的运动装置为活动平板和自行车功量计（踏车），通常采用 Bruce 设计的分级次极量运动方案，一般从 25～30 W 开始，每 3 min 增加 20～30 W，直至达到终止指征。运动负荷心肌灌注显像的检查方法如下：①检查前 48 h 患者停服 β 受体阻滞剂和钙拮抗剂等减慢心率的药物，检查当日空腹（或餐后 3 h）；②运动过程中持续进行 ECG 监护，每 3 min 记录心率和血压一次；③运动达到次极量心率或出现其他的运动试验终止指征时，立即从预先建立的静脉输液通道中注射显像剂，并继续运动 1～2 min；④运动试验结束后 15～30 min 患者进食脂餐［纯牛奶 200 ml 和（或）油煎鸡蛋 1～2 个］，以促进肝胆排泄显像剂；⑤ ^{99m}Tc-MIBI 于运动终止后的 1～2 h 内进行图像采集，^{201}Tl 于运动终止后的 10 min 内进行图像采集。

运动试验的终止指征有：①心率达到次极量（190 — 年龄）；②心电图 ST 段明显压低（≥1 mV）；③出现典型心绞痛；④收缩压较运动前下降≥10 mmHg，或上升至≥210 mmHg；⑤出现严重心律失常（频发室性期前收缩、室性心动过速等）；⑥出现头晕、面色苍白、步态不稳或下肢无力不能继续运动。

（2）药物负荷心肌灌注显像：对于不能或不宜进行运动负荷试验的患者，可行药物负荷试验。检查前一天停用双嘧达莫及氨茶碱类药物。试验过程中常规记录血压、心率及心电图等指标。常用的药物负荷试验有两类：一类是扩血管药物负荷试验，所用药物包括腺苷、双嘧达莫

（抑制细胞对腺苷的吸收，提高组织或血液中腺苷的浓度）以及瑞加诺生（选择性腺苷 A_{2A} 受体激动剂）；另一类是增加心肌耗氧类药物，例如多巴酚丁胺，可增强心肌收缩力，达到与运动负荷试验类似的作用。

1）腺苷试验：按 0.14 mg/(kg·min) 剂量静脉缓慢滴注共 6 min，在 3 min 时于对侧肘静脉注射显像剂。

2）双嘧达莫试验：用微量泵静脉泵入或匀速缓慢静脉注射双嘧达莫 0.142 mg/(kg·min) 共 4 min（相当于 0.568 mg/kg），在 3 min 时注射显像剂。

3）瑞加诺生试验：所有患者均使用单一标准剂量瑞加诺生，即 0.4 mg/5 ml，10 s 内静脉注射，使用 5 ml 生理盐水冲洗后，10～20 s 内注射显像剂。

4）多巴酚丁胺试验：以 5 μg/(kg·min) 作为起始量，根据患者反应逐级增量，每 3 min 递增 5 μg/kg，最大可达 40 μg/(kg·min)。当达到预计心率或其他终止指标时（同运动试验），静脉注射显像剂并持续滴注多巴酚丁胺 1 min。

上述负荷试验后，^{99m}Tc-MIBI 显像者于注入显像剂 740～925 MBq 后 0.5～1.5 h 进行显像，隔日再注射显像剂 740 MBq，1～1.5 h 进行静息显像；^{201}Tl 显像者于注入显像剂 74～111 MBq 后 10 min 和 2～4 h 分别进行负荷（早期）和静息（延迟）显像。

三、图像分析

1. 正常图像 静息状态下，一般仅左心室显影，其中心尖部心肌较薄，分布略稀疏；室间隔膜部因是纤维组织，呈稀疏、缺损区；其余各心肌壁分布均匀。右心室及心房由于心肌较薄，血流量相对较低，故显影不清，负荷试验后可轻度显影。

心肌灌注断层影像（图 4-1、图 4-2）分为：①短轴（short axis）断层：形似一种环形图，它是垂直于左心室长轴从心尖向心底的依次断层影像，所以图像排列时（自左向右）从左心室心尖部开始，逐渐向左心室中部和心底部移行。短轴断层图像能比较完整地显示左心室各壁及心尖的情况。②水平长轴（horizontal long axis）断层：是平行于心脏长轴由膈面向上的断层影像，呈倒立马蹄形，可显示间壁、侧壁和心尖。③垂直长轴（vertical long axis）断层：是垂直于上述两个层面由室间隔向左侧壁的依次断层影像，呈横向马蹄形，可显示前壁、下壁、后壁和心尖。正常断层显像时，静息状态下与负荷状态下心肌显像剂分布均匀，无显著差别。门

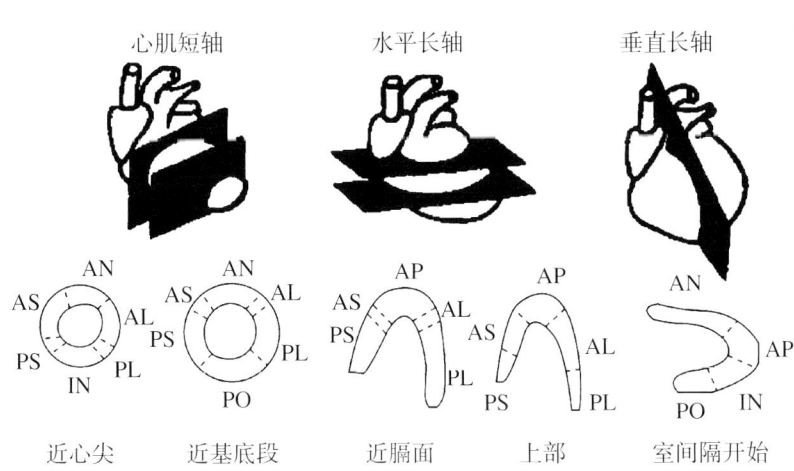

图 4-1 心肌灌注显像各断层示意图

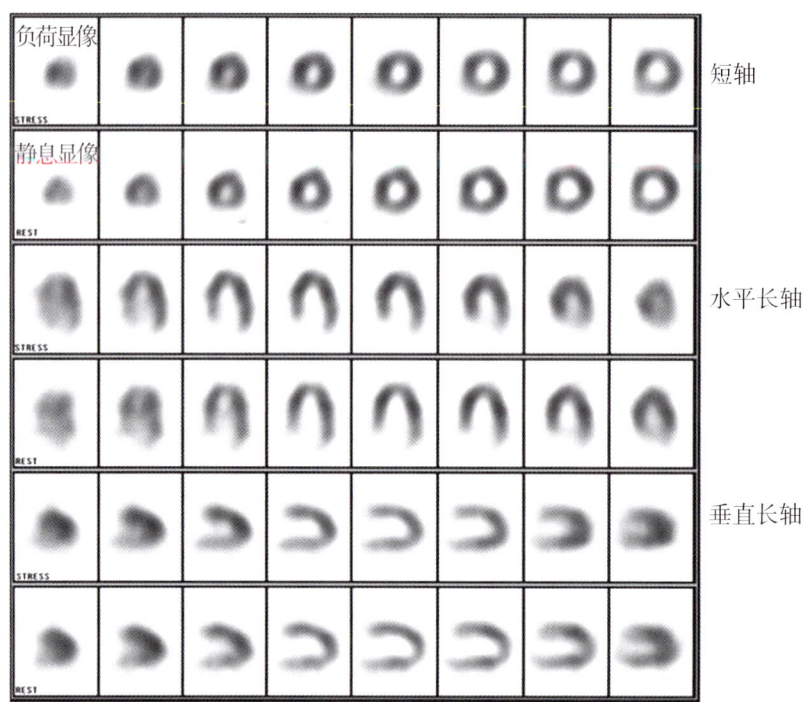

图 4-2　正常心肌灌注断层图像

控心肌断层显像尚可观察室壁运动，并得到负荷和静息状态下心功能参数（包括室壁增厚率、LVEF、EDV 和 ESV 等）（图 4-3）。

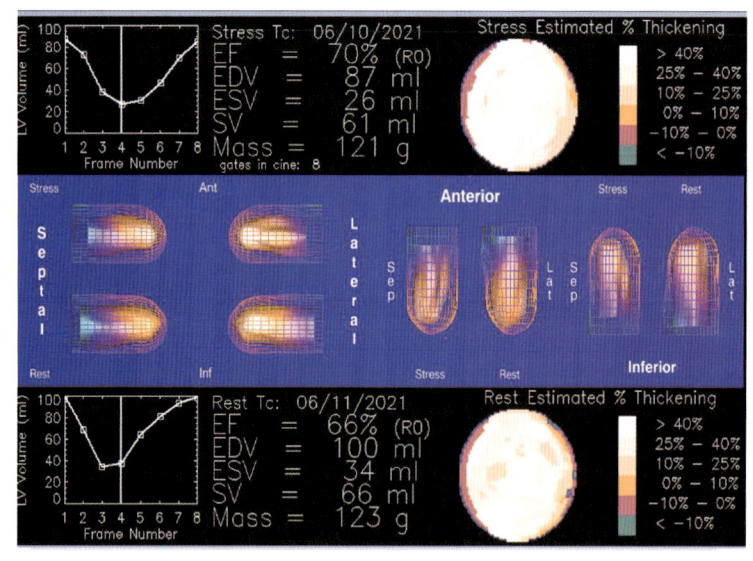

图 4-3　门控心肌显像室壁运动及心功能参数图
上排：负荷显像；下排：静息显像

2. 靶心图　靶心图（bull's eye plot）是应用专用软件将短轴断层影像自心尖部展开所形成的二维同心圆图像，并以不同颜色显示左心室各壁显像剂分布的相对百分计数值，即为靶心图，也称原始靶心图（图 4-4）。影像的中心为心尖部，周边为基底部，上部为前壁，下部为下壁和后壁，左侧为室间隔，右侧为侧壁。

靶心图的作用有：①直观了解受累血管及其病变范围（图 4-4b，图 4-4c）：冠状动脉具有

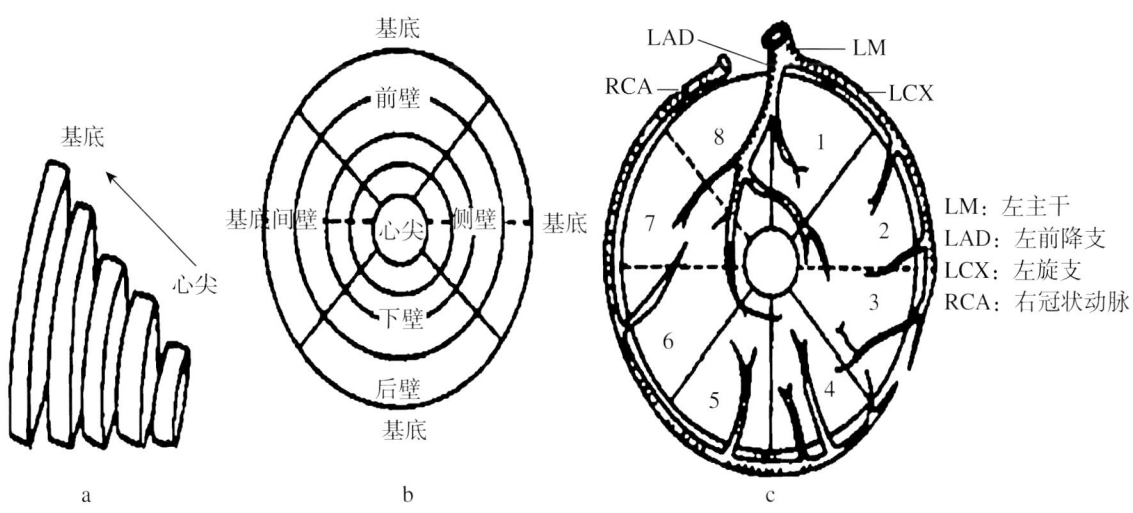

图 4-4 靶心图及冠状动脉分布示意图

节段性供血的特点,如左心室前壁、前侧壁、前间壁和心尖的供血来自左前降支(left anterior descending branch,LAD),后侧壁的供血来自左旋支(left circumflex,LCX),下壁、后壁、后间壁和右心室供血主要来自右冠状动脉(right coronary artery,RCA)等;而靶心图与冠状动脉供血区相匹配,通过分析靶心图上各节段心肌对显像剂的摄取量,可直观地了解受累血管和受累范围。②定量显示心肌缺血的病变:可以将患者靶心图上各部位显像剂计数与预存于计算机内的正常值进行比较,凡低于正常平均值 2.5 个标准差的部位以黑色显示,称为变黑靶心图(blackout bull's eye plot)。也可将负荷与静息影像、治疗前后影像同时显示在一个靶心图上,经相减处理,得到相减靶心图,以定量估计心肌血流改善的情况。

3. 视觉半定量节段分析 根据美国心脏病协会推荐使用的视觉判断方法,以 3 个短轴层面和 1 个垂直长轴层面为基础,将心肌划分为 17 个节段或 20 个节段。通过靶心图可显示病变范围,进行半定量分析,同时可显示受累节段与冠状动脉供血的关系。目前最新共识提倡采用 17 个节段的分析法,以便于不同检查方法之间的对照分析(图 4-5,图 4-6)。

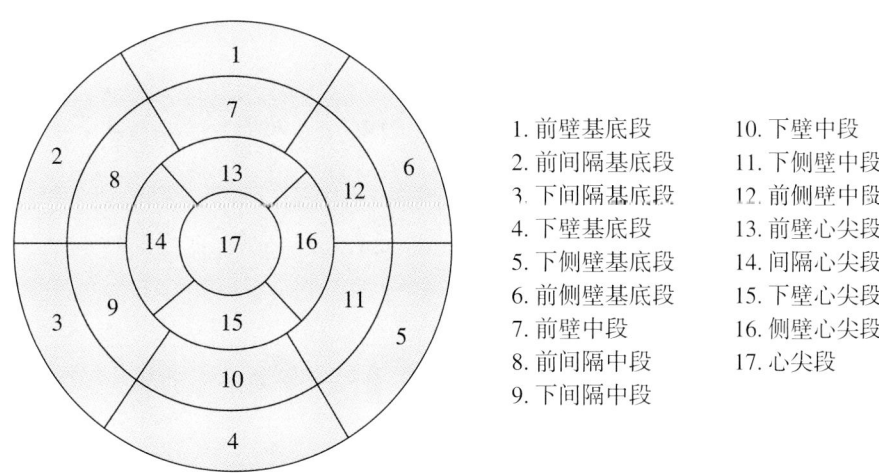

图 4-5 左心室 17 节段靶心图

4. 异常图像
(1)图像形态异常:主要表现为左心室腔扩大和左心室室壁厚度改变。①左心室腔扩大

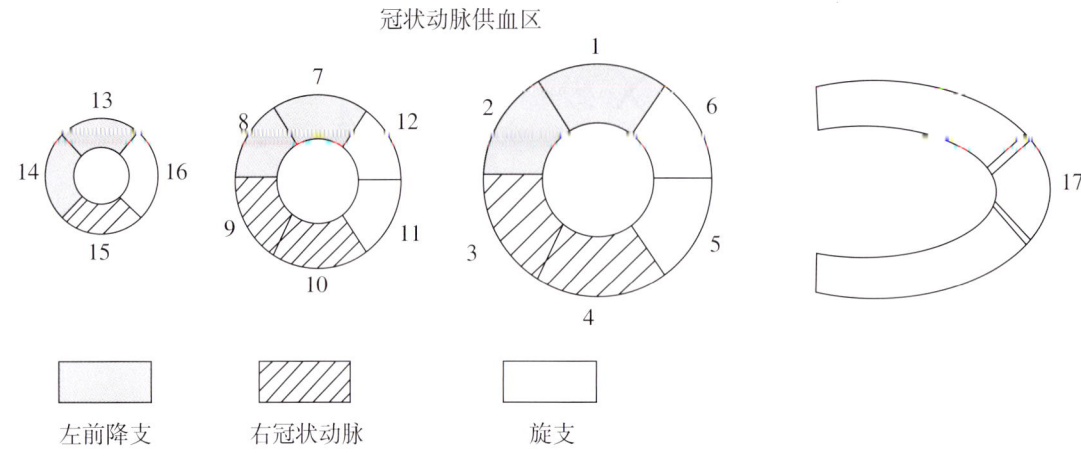

图 4-6 左心室 17 节段与冠状动脉供血区的关系

多见于冠心病、瓣膜病、扩张型心肌病、肥厚型心肌病终末期和药物性（如阿霉素）心肌损伤等引起的左心室功能减低。②左心室室壁厚度改变：左心室室壁均匀性变薄伴心室腔增大，可见于扩张型心肌病和瓣膜病伴左心室功能减低；室壁局部变薄伴放射性减低（多见于前壁及心尖）和心室腔扩大，多见于心肌梗死后室壁瘤形成；非对称性室壁增厚，以间壁和前壁增厚为主，多见于肥厚型心肌病；以前壁为主的室壁增厚并伴有侧壁基底部变薄和心室乳头肌显影，多为高血压所致。

（2）放射性分布异常：判断心肌灌注断层显像异常的标准为同一心肌节段在 2 个不同轴面上连续 2 个或 2 个以上层面出现放射性分布异常。放射性分布异常可表现为以下 4 种模式。

1）可逆性缺损（reversible defect）：表现为负荷显像出现放射性缺损或稀疏，静息或延迟显像填充或再分布（图 4-7）。主要见于冠状动脉狭窄所致的心肌缺血。

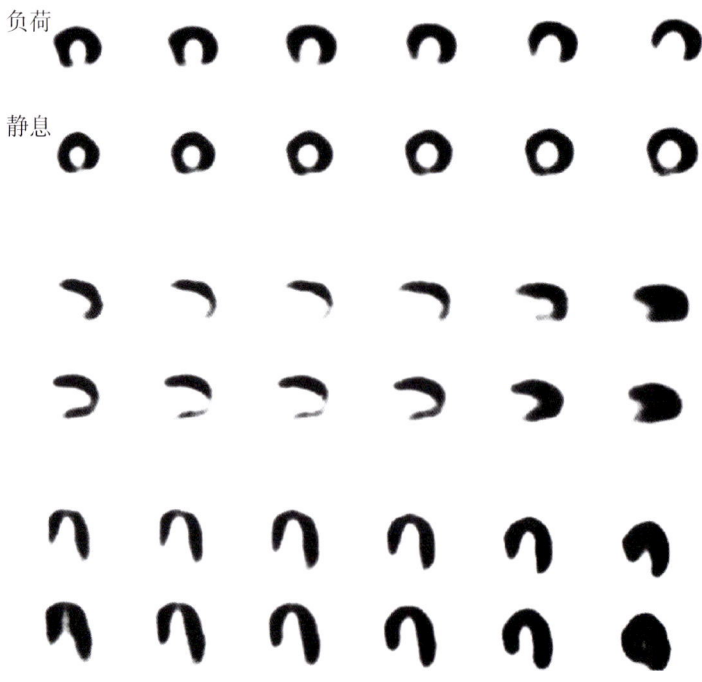

图 4-7 心肌可逆性缺损

2）固定性缺损（fixed defect）：表现为负荷显像出现放射性分布缺损，静息或延迟显像该缺损部位仍无放射性分布（图4-8）。通常提示心肌梗死或瘢痕组织。

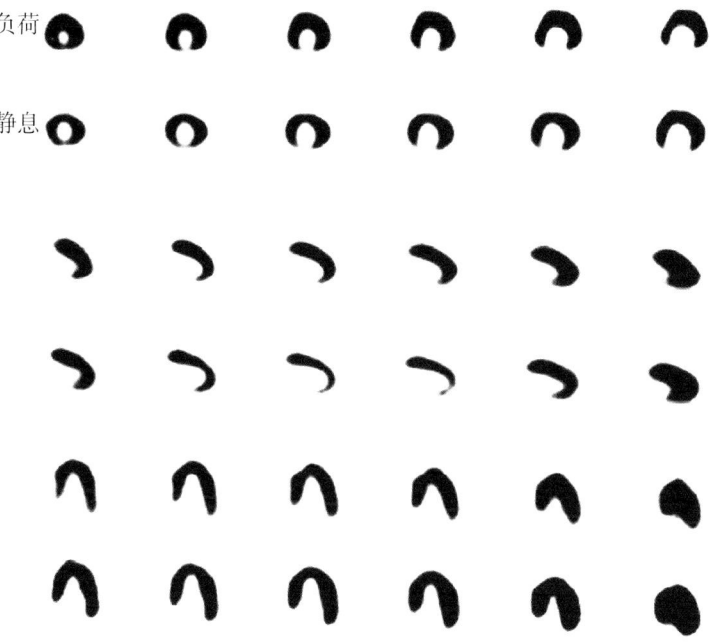

图4-8　心肌固定性缺损

3）部分可逆性缺损（partial reversible defect）：又称混合性缺损，表现为负荷显像出现放射性分布缺损，静息或延迟显像示缺损区域明显缩小或显像剂摄取有增加。提示心肌梗死伴缺血。

4）反向再分布（reverse redistribution）：负荷显像分布正常，静息或延迟显像分布稀疏或缺损；或者负荷显像分布缺损，静息或延迟显像原缺损更严重。反向再分布的成因和临床意义目前尚不明确。有学者认为其与心肌缺血性损害并无直接关联，技术原因（如显像剂质量差或用量过低、采集计数不足）可能是原因之一。有学者认为是在瘢痕组织和存活的心肌细胞的混合再灌注区初期过剩的显像剂摄取所致，而初期聚集的显像剂随后迅速从瘢痕组织中清除。还有学者应用 ^{18}F-FDG PET/CT 显像以及再次注射 ^{201}Tl 心肌显像等证实，多数反向再分布的区域为存活心肌。反向再分布的原因和临床意义仍有待进一步研究。

四、适应证

根据目前的相关指南，心肌灌注显像的主要临床应用适应证有：
（1）对有症状的患者诊断冠心病；
（2）对有高危险因素的无症状患者诊断冠心病；
（3）对可疑或确诊的冠心病患者进行危险度分层；
（4）对冠状动脉造影（coronary angiography，CAG）所发现的临界病变（直径狭窄在25%~75%）的功能意义进行判断；
（5）血运重建术后患者（再狭窄或桥血管再闭塞的诊断）；
（6）评估非心脏大手术前患者突发冠心病的可能性及其危险度；
（7）心功能不全患者的病因诊断；
（8）有严重心律失常或心源性猝死患者的病因诊断；
（9）评价冠心病的疗效；

（10）判断存活心肌；

（11）心肌病的病因诊断。

五、临床应用

1. 冠心病心肌缺血

（1）心肌缺血的诊断：心肌灌注显像、CAG 和计算机断层显像血管造影（CTA）均可用于诊断冠心病。CAG 和 CTA 主要显示冠状动脉有无斑块、钙化及狭窄，其中 CAG 是判断冠状动脉有无狭窄的"金标准"，但是不能判断心脏的储备功能及心肌微血管病变情况。心肌灌注显像主要显示心肌有无缺血，心肌细胞功能是否正常。其作为一种非侵入性检测心肌缺血的影像学方法，具有较高的准确性和极好的性价比，通过心肌灌注显像结合负荷试验可以评价心肌缺血的部位、范围、程度和冠状动脉的储备功能，检出无症状心肌缺血，并提示影响心肌供血的冠状动脉病变部位，对早期诊断冠心病具有重要价值，其灵敏度和特异性可达 90% 左右。应用门控心肌灌注显像能同时测定心功能参数、观察局部室壁运动，进一步提高对冠心病心肌缺血的诊断。心肌灌注显像结合 CTA 对确定冠状动脉多支病变、动力性狭窄及微血管功能障碍，如高血压、糖尿病、X 综合征是否存在心肌缺血及合理选择治疗方案有重要的指导作用。

（2）冠心病危险度分级：心肌灌注显像可以通过评价心肌缺血的范围和程度来评估冠心病心肌缺血患者的危险程度，尤其是通过负荷心肌灌注显像，可预测冠心病患者心脏事件的危险性，做出危险度分级。临床资料证实，负荷心肌灌注显像正常者，因心脏事件导致的年死亡率小于 1%，因此，此类患者一般不必进行侵入性检查；轻度可逆性灌注缺损患者，一般仅需内科药物治疗；高危的可逆性缺损患者，无论目前症状如何，均应考虑侵入性检查和再血管化治疗。

（3）冠心病治疗疗效的评价：心肌灌注显像是评价冠心病疗效的首选方法，广泛应用于冠状动脉搭桥术、经皮冠状动脉腔内成形术（percutaneous transluminal coronary angioplasty，PTCA）、体外反搏治疗以及药物治疗前后心肌血流灌注变化情况的观察（图 4-9）。根据治疗前后心肌缺血程度和范围的变化以及心功能的改变情况，可评价其疗效，判断有无残存的心肌缺血及是否需要再次手术治疗，同时还可监测冠状动脉搭桥术患者有无围手术期心肌梗死。此外，单纯的经皮冠状动脉腔内成形术后 30%～50% 患者在 6 个月后可能出现再狭窄，通过心肌灌注显像可了解病变冠状动脉术后有无再狭窄发生。

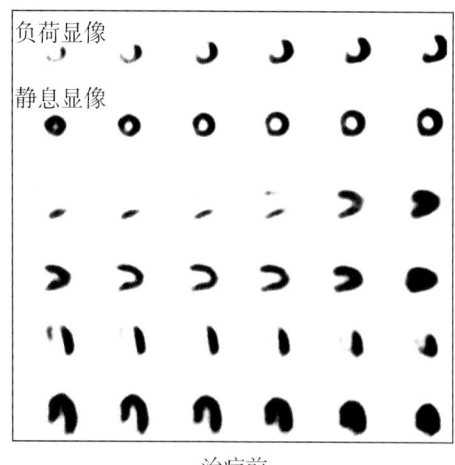 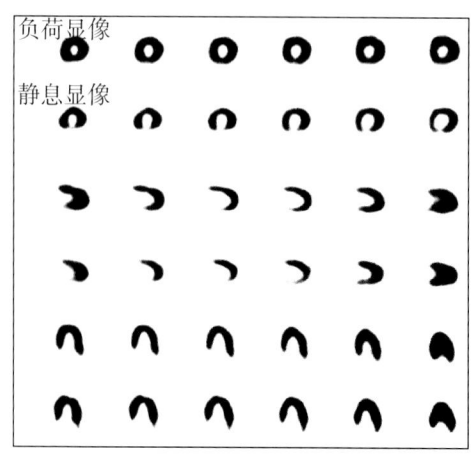

治疗前　　　　　　　　　　　　　　　　PTCA术后

图 4-9　前壁、间壁心肌缺血患者治疗前与 PTCA 术后的运动 - 静息心肌灌注显像

案例 4-1

患者，男性，72 岁，3 周前活动后晕厥，外院诊断为急性心力衰竭，后行冠状动脉造影检查提示三支严重病变。^{99m}Tc-MIBI 心肌灌注显像和 ^{18}F-FDG 心肌代谢显像图像见图 4-10。

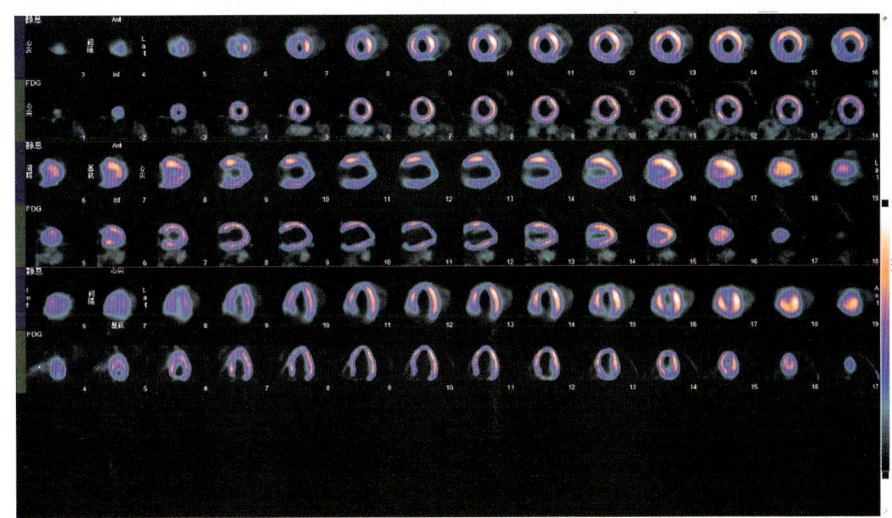

图 4-10　^{99m}Tc-MIBI 心肌灌注显像和 ^{18}F-FDG 心肌代谢显像

问题：
1. 请描述该患者的影像表现和诊断。
2. 心肌灌注显像的常见异常表现类型和临床意义是什么？
3. 其他存活心肌的判断方法有哪些？

2．心肌梗死

（1）急性心肌梗死的诊断：心肌灌注显像在心肌梗死后 6 h 几乎均表现为灌注异常，其对急性心肌梗死诊断的灵敏度高达 98% 以上，对心肌梗死定位诊断的灵敏度高于心电图。^{99m}Tc-MIBI 显像特别适用于对急性心肌梗死患者的濒危心肌情况进行准确评价，因为这类显像剂在心肌中随着时间的延长无再分布，可以在注射后数小时再显像，显示的仍是注射显像剂时的心肌血流灌注情况，反映了濒危心肌的范围和程度。但对心内膜下心肌梗死（非 Q 波型）的诊断准确性有限，不能诊断右心室心肌梗死，不能鉴别急性和陈旧性心肌梗死。

（2）急性胸痛的评估：急性胸痛患者有 10% 可能在 48 h 内发展为急性心肌梗死，而常规心电图敏感性和特异性低。心肌灌注显像的优势在于对于表现不典型者可以发现心肌灌注减低区，为这类患者诊断心肌缺血和心肌梗死提供了有效手段。静息心肌灌注显像用于可疑急性心肌梗死患者的诊断，早于心肌酶的改变，阴性预测值高达 99%；还有助于鉴别不稳定型心绞痛与急性心肌梗死。

（3）指导溶栓治疗：恢复局部心肌血供，及时再通阻塞的冠脉，是急性心肌梗死治疗的关键。临床上根据具体情况一般可先行静脉溶栓治疗，可根据治疗前后心肌灌注显像中放射性分布缺损范围的大小变化及时有效地判断溶栓效果，如果无血流再通，就需要进行经皮冠状动脉腔内成形术等治疗。由于 ^{99m}Tc-MIBI 无明显的再分布，允许在溶栓治疗开始之前注射显像剂，然后马上开始溶栓治疗，2～4 h 后再显像时反映的是溶栓前的血流灌注情况，24 h 后再次注射显像剂重新进行显像，两次显像进行比较，可观察疗效。

(4) 预后评估：负荷心肌灌注显像可为心肌梗死后患者的预后评估提供重要的信息。心肌显像正常或表现为单支血管病变的小而固定的放射性分布缺损提示为低危患者，心脏事件的年发生率约为 1%，一般不需做进一步评价；心肌灌注显像显示梗死周围有明显的残留缺血灶（危险心肌）、急性梗死的远处出现缺血（多支血管病变）和心肌显像剂肺摄取增高等均提示为高危患者，需要做进一步评估，并考虑采取适当的血运重建治疗措施。如果左心室壁出现"倒八字"影像，则应怀疑为心肌梗死后室壁瘤形成。心肌梗死后病情稳定的患者，心肌灌注缺损的大小也是反映预后的指标，静息时或溶栓后心肌放射性分布缺损范围较大者比缺损较小者的预后明显差。

3. 评估心肌细胞活性 心肌缺血后，由于缺血发生的速度、范围、程度及其侧支循环建立的不同，心肌损伤可能出现 3 种结局。①坏死心肌（necrosis myocardium）：是真正不可逆的心肌损害，病变冠状动脉的血流即使恢复，坏死的心肌细胞也无法复活。②冬眠心肌（hibernating myocardium）：长期处于冠状动脉低灌注状态的心肌，通过自身调节反应，减低细胞代谢和收缩功能，减少能量消耗，以维持心肌细胞的存活，当血运重建后，该心肌细胞的功能可完全或部分恢复正常。③顿抑心肌（stunned myocardium）：指短时间内血流灌注障碍（2～20 min）导致功能严重受损的心肌，恢复血流灌注后，受损心肌功能延迟恢复，恢复时间取决于缺血时间的长短和冠脉血流的贮备功能。冬眠心肌和顿抑心肌均为存活心肌（viable myocardium），此时心肌细胞的损害是可逆的，需尽早行血运重建术，恢复血供，改善心肌局部和左心室整体功能，逆转左心室重构，改善患者长期预后。

心肌活性的测定主要基于 3 种机制：①心肌血流状况和细胞完整性的估测；②心肌代谢的测定；③心肌储备功能的测定。常规心肌显像方法简便，但研究发现，不可逆性缺损的心肌中，约有一半患者血运重建术后左心室功能明显改善，表明心肌仍然存活，为提高检测灵敏度，目前检测存活心肌的方法有以下几种。

(1) 硝酸甘油介入显像：常规 ^{99m}Tc-MIBI 心肌静息显像出现放射性分布缺损者，24 h 后舌下含服硝酸甘油 0.5～1 mg，监测血压、心率和心电图变化，5～10 min 后静脉注射 ^{99m}Tc-MIBI，1 h 后再行心肌断层显像，如原缺损区出现填充，表明心肌存活（图 4-11）。

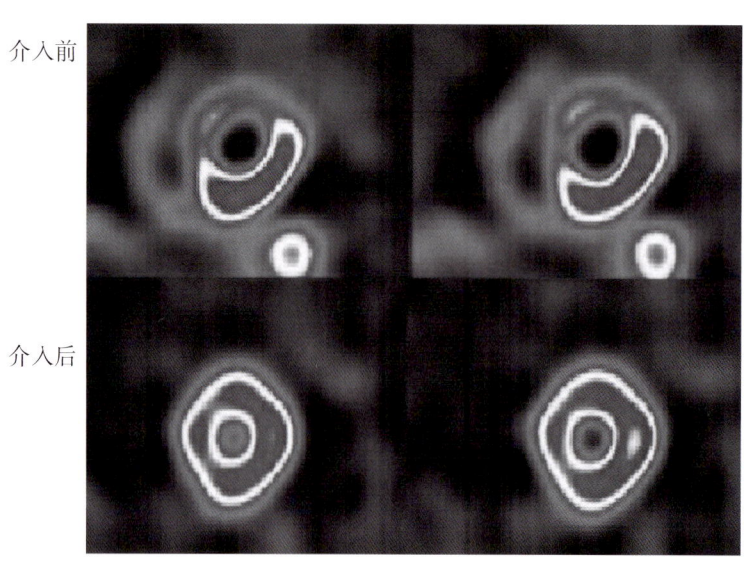

图 4-11　硝酸甘油介入前后心肌灌注显像示前壁存活心肌

(2) ^{201}Tl 再分布/延迟显像或 ^{201}Tl 再注射显像：^{201}Tl 再分布显像出现分布缺损者，再行

18～24 h 的延迟显像，如原缺损区有充填，提示心肌存活，但此法由于显像剂的衰变，延迟显像的图像质量欠佳。建议常规负荷及再分布显像呈不可逆缺损者，立即再次注射 ^{201}Tl 37 MBq，15～30 min 后再做静息心肌显像，原缺损区出现填充，表明该处心肌细胞存活。其机制是心肌细胞对 ^{201}Tl 的主动摄取，依赖于存活心肌细胞膜的完整性与对 ^{201}Tl 的再分布特性，再注射显像剂使血液中 ^{201}Tl 浓度增加，有利于其再分布到严重灌注减低的区域。

（3）门控心肌灌注断层显像：门控心肌灌注断层显像出现不可逆缺损区存在室壁运动和（或）收缩期室壁增厚，表明该处心肌存活。利用小剂量多巴酚丁胺 [< 10 μg/(kg·min)] 介入行心肌灌注显像，也可提高存活心肌检测的灵敏度。其机制是多巴酚丁胺为一种选择性 β$_1$ 受体激动剂，小剂量时可使正常心肌、顿抑心肌、冬眠心肌血流量增加，原室壁运动异常节段的心肌收缩运动得到改善，而坏死心肌无此反应。

4. 其他心脏疾病

（1）扩张型心肌病：在心肌灌注显像中表现心腔扩大，心肌壁厚变薄，显像剂分布普遍性稀疏或不均匀性稀疏（图 4-12）。有时扩张型心肌病易与冠状动脉粥样硬化引起的缺血性心肌病相混淆，两者的鉴别要点在于缺血性心肌病心肌显像的变化与冠脉血管分布的节段相一致，即呈节段性放射性分布稀疏、缺损。

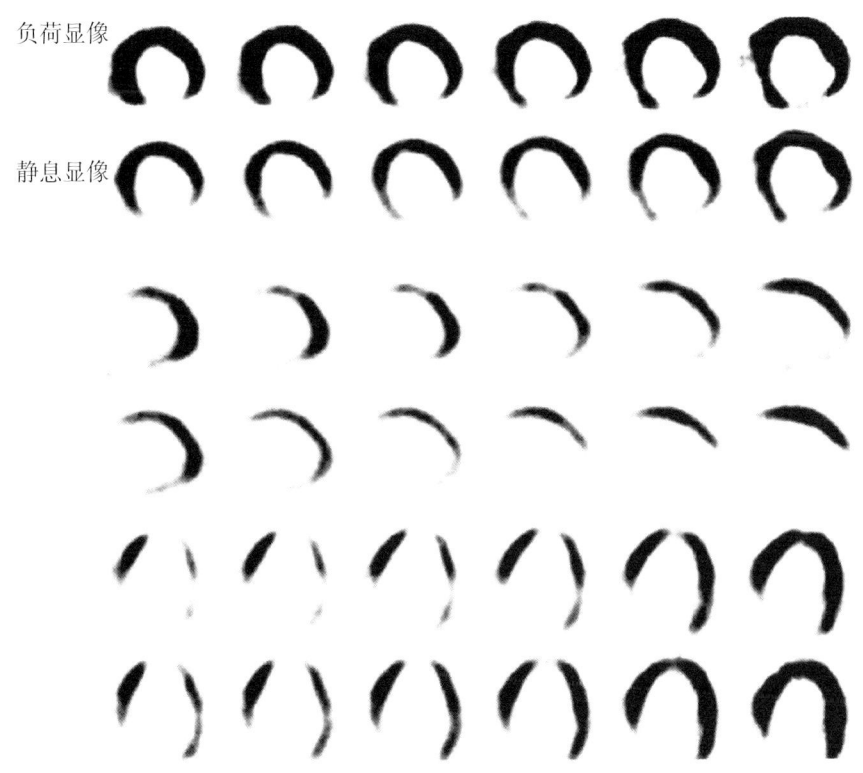

图 4-12　扩张型心肌病（左心室扩大，放射性分布不均匀）

（2）肥厚型心肌病：以心肌的非对称性肥厚（室间隔和心尖部多见）、心室腔变小为特征。室间隔与后壁的厚度比值可大于 1.3（图 4-13）。

（3）心肌炎的辅助诊断：病毒性心肌炎常导致心肌血流灌注异常，多表现为不规则的显像剂分布稀疏，可累及多个室壁，严重者可出现分布缺损。

（4）微血管性心绞痛：是指冠状动脉造影正常的、由冠状微血管病变造成的心绞痛综合征，也叫作 X 综合征。该类患者特点是有典型的心绞痛症状，心肌灌注显像时，约有半数患者表现为不规则的放射分布异常或反向再分布，提示心肌有缺血改变。

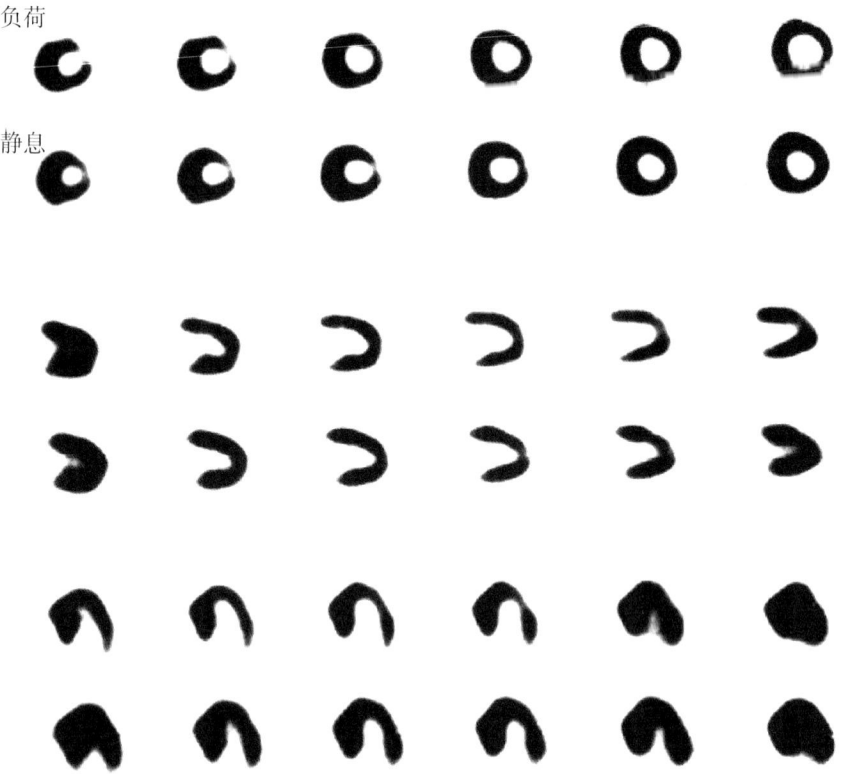

图 4-13 肥厚型心肌病（室间隔增厚）

第二节 心肌代谢显像

心肌代谢显像是指对放射性核素标记的心肌能量代谢底物，如葡萄糖、脂肪酸进行的心肌显像。心肌组织有无代谢活动是判断心肌细胞是否存活最可靠的指标。心肌代谢显像可准确、灵敏地判断缺血部位心肌细胞的状态，区分坏死、冬眠及顿抑 3 种类型的心肌细胞，是目前评价心肌活力最可靠的无创性检查方法。包括葡萄糖代谢显像、脂肪酸代谢显像及氧代谢显像，其中葡萄糖代谢显像是目前普遍应用于临床的最佳心肌活性检测方法。

一、心肌葡萄糖代谢显像原理

心肌活动的能量底物主要为脂肪酸，约占 2/3，另 1/3 为葡萄糖。但心肌细胞根据血浆中两种底物浓度的不同而改变对它们的利用程度。空腹时血糖和胰岛素浓度都较低，心肌细胞摄取葡萄糖减少，主要利用脂肪酸氧化获得能量。进餐或口服葡萄糖后血糖浓度增高，葡萄糖成为心肌的主要能量来源。当心肌缺血、氧供应低下时，局部心肌细胞脂肪酸氧化代谢受抑，则依赖于葡萄糖无氧酵解产生的能量。^{18}F-FDG 是葡萄糖的类似物，可以同天然葡萄糖一样被心肌细胞摄取并磷酸化，但不能进一步氧化分解，而停留在心肌细胞内，因此可以进行体外探测显像。在血糖浓度适度增高的情况下，^{18}F-FDG 可被正常和缺血但仍存活的心肌细胞摄取而显影，已坏死的心肌细胞则不能摄取，因此，^{18}F-FDG 可作为心肌葡萄糖代谢显像剂用于判断放射性减低或缺损区心肌细胞是否存活。

二、显像方法

1. 显像前准备 心肌对葡萄糖的摄取受饮食状态、激素水平等多种因素的影响。为了让心肌尽可能地摄取葡萄糖而不摄取其他能量代谢底物，在 ^{18}F-FDG 显像前要进行严格而规范的准备，包括葡萄糖负荷、胰岛素注射（静脉或皮下）、口服降脂药（阿昔莫司）。具体到每个患者，则需要根据患者的具体情况制定个体化的准备方案，美国核心脏病学会（American Society of Nuclear Cardiology，ASNC）、中华医学会心血管病学分会和核医学分会联合制定了相关指南。

2. 图像采集 患者静脉注射 ^{18}F-FDG 后 60 min 可进行图像采集。由于 ^{18}F 衰变产生的 γ 光子的能量（511 keV）显著高于 SPECT 显像核素能量（如 ^{99m}Tc-MIBI γ 光子能量为 140 keV），因此普通的 SPECT 无法胜任 ^{18}F-FDG 显像。进行 ^{18}F-FDG 显像可利用两种设备：①配超高能准直器的 SPECT，图像质量欠佳，但可满足临床基本需要；② PET 或 PET/CT，图像质量显著提升，为目前临床常用 ^{18}F-FDG 显像方法。

^{18}F-FDG 显像也可进行门控采集获得心脏功能信息。如果目的是检测存活心肌，还需要进行 ^{99m}Tc-MIBI 心肌灌注显像，两者结合才能识别心肌的状态。由于 ^{18}F-FDG 的高能光子会对 ^{99m}Tc-MIBI 的低能光子产生影响，因此在 ^{18}F-FDG 注射后的 5 个半衰期内不能进行 ^{99m}Tc-MIBI 显像，故推荐两种显像隔日进行。

三、影像分析与结果判断

正常时，葡萄糖负荷心肌 ^{18}F-FDG 显像与心肌灌注显像基本相同，均呈现显像剂分布均匀。进行存活心肌的判断，应结合心肌 ^{18}F-FDG 显像和心肌灌注显像。其结果可以有以下组合。

1. 灌注-代谢不匹配 心肌灌注显像稀疏、缺损区，葡萄糖代谢显像示 ^{18}F-FDG 摄取正常或相对增加（图 4-14），即灌注-代谢不匹配（perfusion-metabolize mismatch）。表明心肌细胞缺血但仍然存活，是冬眠心肌的特征性表现。

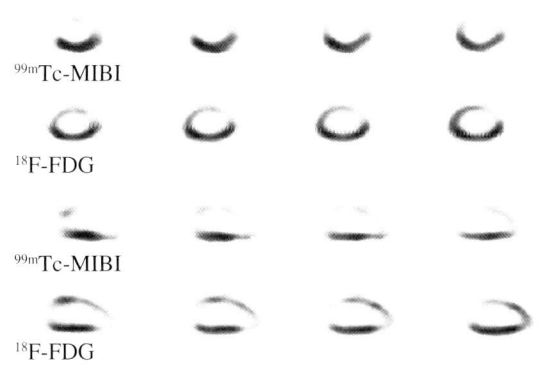

图 4-14 心肌血流灌注与代谢不匹配

2. 灌注-代谢匹配 心肌灌注和 ^{18}F-FDG 摄取均减低或缺损（图 4-15）。表明局部心肌无存活或为瘢痕组织。灌注-代谢匹配（perfusion-metabolize match）性的心肌节段可进一步划分为：①心肌灌注和 ^{18}F-FDG 摄取均减低（仍有显像剂摄取）。②心肌灌注和 ^{18}F-FDG 缺损（无显像剂摄取）。前者代表了非透壁性的心肌梗死，后者代表了透壁性心肌梗死。

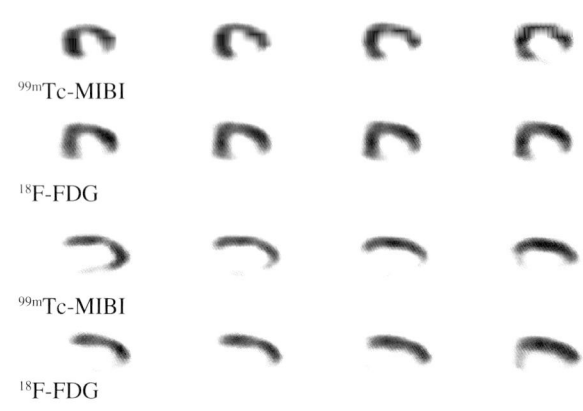

图 4-15　心肌血流灌注与代谢匹配

若有室壁运动的信息（门控心肌显像或其他影像学方法），还能进一步区分正常心肌和顿抑心肌。其影像表现如下：①心肌灌注和室壁运动都正常，无论 ^{18}F-FDG 显像如何，这类心肌节段应判定为正常心肌。②心肌灌注正常，室壁运动异常，无论 ^{18}F-FDG 显像如何，这类心肌节段应判定为顿抑心肌。

第三节　心室显像及心功能测定

放射性核素心血管显像是利用放射性显像剂进入循环通道的过程，显示心脏各腔室和大血管流经的时间顺序和空间形态，判断先天性或获得性心脏和大血管的畸形，获得心室功能的相关参数。根据采集方法的不同，可分为首次通过法和平衡法门控心室显像。随着门控心肌断层显像的广泛应用，能够在常规心肌灌注显像的同时，获得左心室的收缩功能，包括左心室射血分数、收缩末期和舒张末期容量，但不能像门控心血管显像那样获得舒张期功能时相等参数。

一、首次通过法心血管显像

（一）原理和方法

首次通过法心血管显像（first pass method cardiovascular imaging，FPCI）是将高探测效率的 γ 闪烁探头置于患者心前区，经肘静脉以"弹丸"式注射 ^{99m}TcO$_4^-$（高锝酸盐）或其标记的其他化合物 740 MBq 后，利用 γ 相机以 1 帧 / 秒的速度连续采集 20 s，获得显像剂随血流依次流经上腔静脉、右心房、右心室、肺动脉、肺毛细血管床和肺静脉、左心房、左心室、主动脉的系列影像。根据心脏各腔室、肺部及大血管的动态变化，观察患者心、肺和大血管的位置、形态、大小、血液流向、流量和流速以及血液通过中心循环各部位的时间，利用感兴趣区（region of interest，ROI）技术对靶区进行勾画，生成肺时间 - 放射性曲线和心脏时间 - 放射性曲线，并计算出肺通过时间、心室总体和局部的室壁运动情况、射血分数以及左向右的分流量等一系列功能参数。

若"弹丸"式静脉注射显像剂后，立即用 γ 相机以 20～50 帧 / 秒的速度连续采集显像剂首次通过左、右心室的一次性影像，历时 20～30 s，从中还可以观察到心动周期中心室容积的变化，可定量测定左、右心室功能。本法的优点是首次通过时从时间上可以将左、右心室短暂分开，不存在相互重叠因素的影响，其结果应该更可靠，尤其是对于右心室功能的测定。但该法不能进行多体位显像且对仪器灵敏度要求较高，故单独用该法的较少，可在进行平衡法门控心室显像时先进行首次通过法心血管显像。

（二）影像分析与结果判断

1. 正常影像 显像剂自肘静脉注入后，正常的显像顺序为上腔静脉 - 右心房 - 右心室 - 肺动脉 - 两肺毛细血管床 - 肺静脉 - 左心房 - 左心室 - 升、降主动脉 - 腹主动脉上段。正常人整个过程需 8～12 s（图 4-16）。

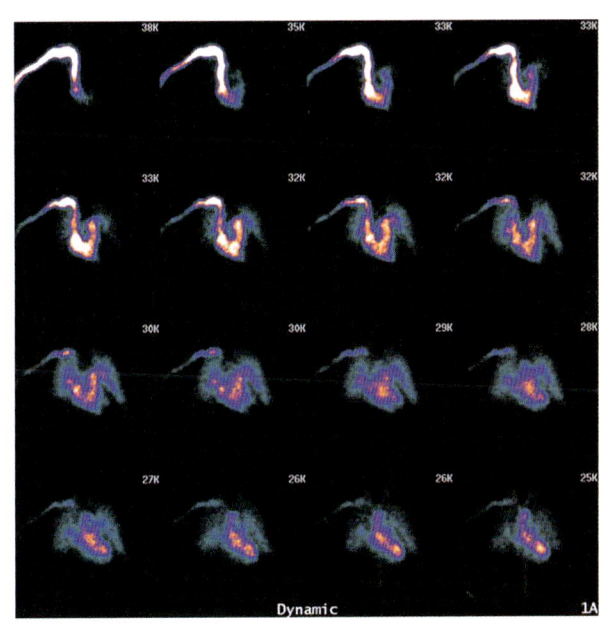

图 4-16 首次通过法心血管显像正常影像

一般将上述系列影像分为 4 个时期：Ⅰ 期为上腔静脉和右心房显影，正常为注射后 1～3 s；Ⅱ 期为右心室和肺动脉显影，正常为注射后 2～5 s，此时可见上腔静脉、右心与肺动脉形成"U"形影像，中间空白带为主动脉区；Ⅲ 期为肺显影，正常为注射后 4～7 s，不超过 8 s，此时上腔静脉、右心和肺动脉的影像逐渐消失；Ⅳ 期为左心房、左心室及主动脉显影，正常为注射后 8～12 s，此时肺的影像逐渐消失，腹主动脉开始显影。

2. 异常影像

（1）左向右分流：存在左向右分流时，显像剂通过缺损部位从左心回到右心，因此，影像特点为 Ⅰ 期、Ⅱ 期、Ⅲ 期影像均正常，当左心显影时右心和肺再次显影，肺部的放射性持续存在，形成"肺脏污"现象。

（2）右向左分流：当存在右向左分流时，显像剂通过缺损部位从右心直接分流到左心和主动脉，因此，影像特点为在 Ⅱ 期影像出现的同时 Ⅳ 期影像提前出现，Ⅲ 期影像晚于主动脉显影，且两肺影淡。

如存在双向分流时，先出现右向左分流影像，然后出现左向右分流影像。

（三）临床应用

1. 先天性心脏病的诊断 采用首次通过法心血管显像诊断先天性心脏病主要是观察患者

是否存在房间隔缺损或室间隔缺损，以及分流方向是由左向右分流还是由右向左分流。房间隔缺损的影像特点主要表现为由左向右分流，右心房和右心室重复或持续显影及"肺脏污"现象。室间隔缺损的影像特点为由左向右分流，右心房首次显影后不再显影，右心室及肺重复或持续显影。动脉导管未闭时，由于血流的异常通道在主动脉与肺动脉之间，所以无右心重复显影，仅有"肺脏污"现象。但如果肺动脉压升高，肺循环阻力高于体循环阻力时，则出现由右向左分流。法洛四联症的影像特点是右心室扩大，肺动脉狭窄导致显像剂进入肺的时间延迟，由于由右向左分流，左心室与主动脉提前显影，如合并有双向分流，则可出现"肺脏污"现象。

2. 心脏瓣膜病的辅助诊断 在心脏瓣膜病时，由于瓣膜的狭窄或关闭不全，常常会引起血流阻力增大或反流，使得心室或心房负担加重，从而造成心室及心房扩大、增厚等一系列病理生理变化。其影像的特点如下：

（1）二尖瓣狭窄：左心房扩大，显影时间延长，左心房和左心室可持久呈现"双层"影。

（2）二尖瓣狭窄合并关闭不全：左心房及左心室均增大并持续显影，循环时间显著延长。

（3）主动脉瓣狭窄：左心室腔缩小，升主动脉可见狭窄后的扩张。

（4）主动脉瓣关闭不全：左心室扩大，左心室与主动脉持续显影。

对瓣膜关闭不全进行随访，连续监测有助于动态评价病变的严重程度并可对何时进行瓣膜置换术提供指导意见。核素心血池显像通过测定心室大小和功能，能预测反流性心瓣膜疾病的预后，有助于指导瓣膜性心脏病治疗方案的制订以及手术时机的选择。

3. 其他心肺血管疾病的诊断及评价 首次通过法心血管显像还可用于肺动脉狭窄的诊断，腔静脉阻塞综合征的定位诊断，肺动脉扩张患者血流通过情况的评价，肺心病患者右心功能的评价以及冠心病患者左心室功能的评价。

二、平衡法门控心室显像

（一）原理和方法

静脉注射 ^{99m}Tc-红细胞（^{99m}Tc-red blood cell，^{99m}Tc-RBC）约 15 min 后，其在血循环内达到平衡，此时，心室内血液容积与其放射性计数成正比。用 SPECT 或 γ 相机记录心室内放射性计数的变化，便可了解心室内血液容积的变化。采用生理信号门电路技术，将受检查者自身的心电图 R 波的 R-R 间期分为 16～32 个相等的时间间隔段作为启动 γ 相机的触发信号，则 γ 相机以 R 波为起点，自动、连续、等时地采集并储存心动周期每一时间段的信息，从而获得一个心动周期内的心室系列影像。由于一个心动周期的信息量很低，获得的图像质量差，因此需连续采集 300～400 个心动周期，按对应的时间进行数据叠加，使之达到足够的技术密度要求，最后获得一个清晰的包括从舒张末期（end of diastole，ED）到收缩末期（end of systole，ES）再到 ED 的心室心动周期的系列影像（图 4-17），即为平衡法门控心室显像（equilibrium method gated ventricular imaging）。勾画左心室 ROI 生成左心室的时间-放射性曲线（time-activity cure，TAC）。由于心室内的放射性计数与心室内的血液容积成正比，因此，此曲线实际为心室容积曲线。在此基础上可计算出左、右心室心功能参数，通过负荷试验可以评价心脏的储备功能。采用电影显示还可以观察室壁运动情况。由于门控心肌灌注显像可一次获得心肌血流灌注及心脏功能参数，目前临床一般已很少单独使用心血管显像进行心功能测定。

^{99m}Tc-RBC 标记分为体内法标记和体外法标记两种，目前临床常用的是体内法标记，成人注射剂量一般为 740～925 MBq。常规采用左前斜 30°～45° 的体位（以左、右心室分开最佳为准），必要时可加做前位、左前斜 70° 体位或左侧位行门电路平面显像，或用 SPECT 进行门

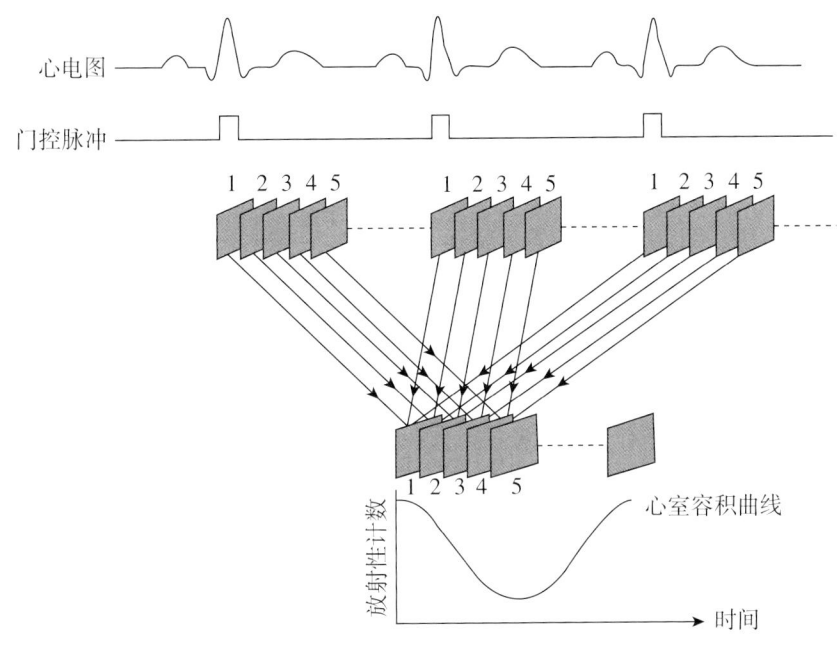

图 4-17 门控心室显像原理示意图

控断层显像（gated tomography）。左前斜位采集图像时，巨大的乳房覆盖在心前区，由于组织衰减会在图像上产生一个"U"形的环，会造成心包积液的假象。当左前斜位出现"U"形环伪影时可加做前后位，如果伪影还同时出现，轻微的前倾和侧方倾斜的体位也是有必要加做的，可以更好地鉴别是否有心包积液。

（二）影像分析与结果判断

1. 局部室壁运动分析（regional ventricular wall motion analysis） 通过不同体位影像的心动电影显示，可以观察左室各壁的运动情况，如通过前位像可以观察到前侧壁、心尖和下壁的运动情况；通过左前斜 30°～45°像可以观察到下壁心尖、间壁和后侧壁的运动情况；通过左侧位像可以观察到前壁、心尖、下壁和后壁的运动情况。正常情况下，心室各阶段均匀地向心性收缩和向外扩张。临床上一般将室壁运动分为正常（normal）、低动力（hypokinesis）、无运动（akinesis）和反向运动（dyskinesis）4 种类型（图 4-18）。弥漫性室壁运动减低是各种病因所致心力衰竭或扩张型心肌病的表现；局限性室壁运动减低，尤其在运动负荷时出现，是诊断冠心病的重要依据；而反向运动（或称矛盾运动）则是室壁瘤的特征性表现。

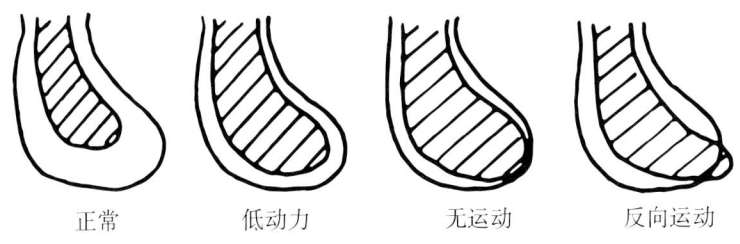

图 4-18 心脏局部室壁运动各类型示意图

2. 心室容积曲线分析（ventricular volume curve analysis） 是利用计算机 ROI 技术在左前斜 30°～45°像的基础上勾画左、右心室 ROI，生成心室时间-放射性曲线，即心室容积曲线（图 4-19）。曲线从最高点下降至最低点的时间为射血期，从最低点升至最高点的时间为充盈期。曲线起始部位的放射性计数（舒张末期计数，end-diastolic counts，EDC）反映舒张末期容积（end diastolic volume，EDV），曲线最低点放射性计数（收缩末期计数，end-systolic count，ESC）反映收缩末期容积（end systolic volume，ESV）。根据此曲线可以计算出多个功能参数。下面仅列举其中常用的几种心功能参数。

（1）射血分数（ejection fraction，EF）：EF =（EDC − ESC）/（EDC − BG）× 100%，BG 为本底。

（2）高峰射血率（peak ejection rate，PER）：曲线从最高点下降至最低点间的最大斜率。

（3）高峰充盈率（peak filling rate，PFR）：曲线从最低点升至最高点间的最大斜率。

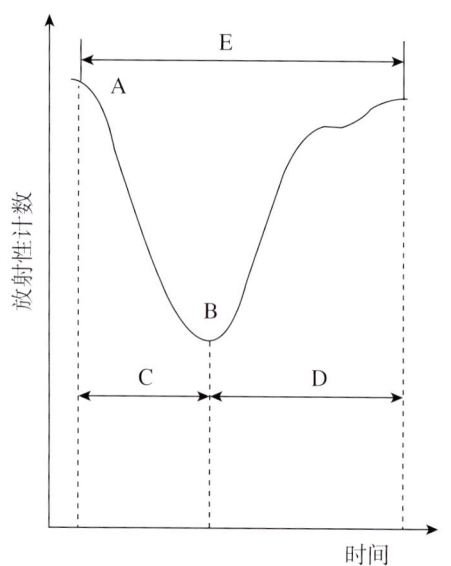

A. 舒张末期
B. 收缩末期
C. 射血期
D. 充盈期
E. 心动周期

图 4-19　心室容积曲线

以上各参数目前还没有公认的参考值，各实验室应该建立自己的参考值。世界卫生组织推荐的参考值为：静息状态下 LVEF（左室射血分数）> 50%，RVEF（右室射血分数）> 40%；运动负荷试验绝对值应比静息状态值升高 5% 以上。

3. 相位分析（phase analysis）　也称时相分析。由于平衡法门控心室显像所得到的心室时间 - 放射性曲线是呈连续性和周期性变化的，通过对曲线进行正弦或余弦拟合，即傅立叶分析（Fourier analysis）可得到各像素的振幅和相位。利用这两个参数可以生成两幅功能影像图，即振幅图（amplitude image）和时相图（phase image）。振幅图反映心脏各部位收缩幅度的大小，收缩幅度越大，振幅越高，色阶或灰度则越高。正常人左心室收缩幅度明显大于右心室及心房，因此左心室色阶或灰度最高（图 4-20）。在局部室壁运动障碍时，表现为病变处色阶或灰度减低。

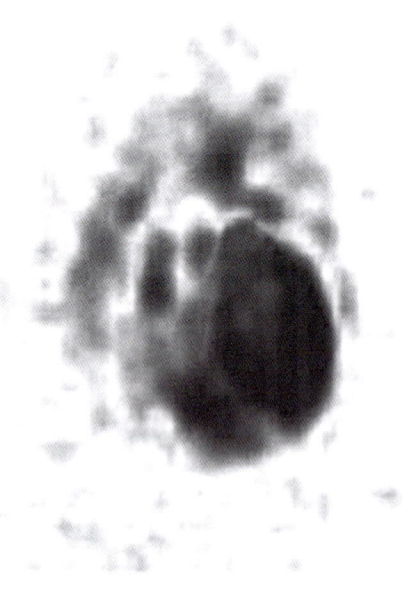

图 4-20　正常振幅图

时相图反映心脏各部位运动的先后次序，开始收缩的时间越迟，则色阶或灰度就越高。在正常情况下左、右心室各部位几乎同时收缩，因此左、右心室的色阶或灰度基本均匀一致（图

4-21)。由于心房与心室的运动完全相反——心室收缩时心房舒张,心室舒张时心房收缩,因此其灰度或色阶也就完全不同,据此可以判断室壁瘤的反向运动,其相位图表现为室壁瘤颜色与心房颜色基本一致(图4-22)。

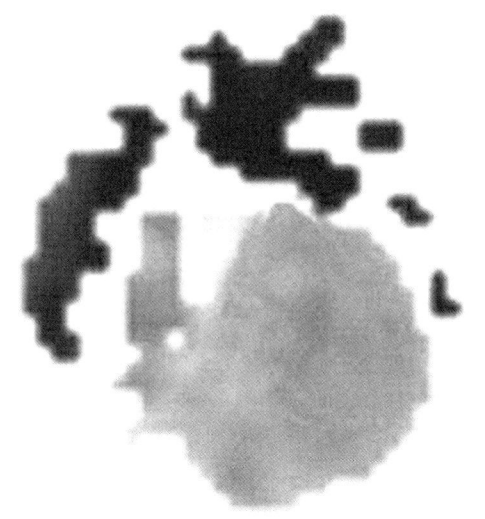

图 4-21　正常时相图

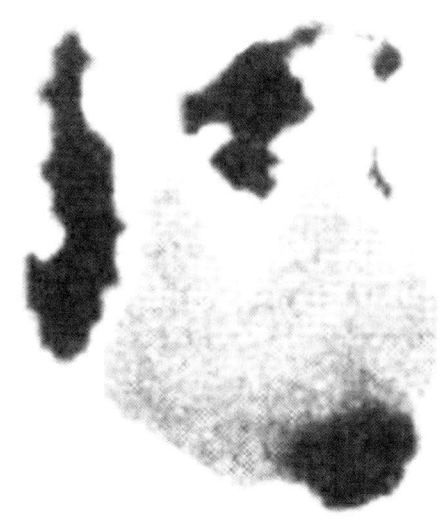

图 4-22　室壁瘤患者时相图

对时相图进行统计即可绘出时相直方图(phase histogram),为像素在不同时相度数的频率分布图,纵坐标为像素分布的频率,横坐标为时相度数,以 0°~360° 表示(图4-23)。在180°附近的峰是由心室上的像素构成的,称为心室峰,在360°附近的是心房峰,峰的宽度可以用标准差、相角程(phase peak width)或半高宽来表示。正常情况下,心室峰高而窄,心房峰低且较宽,两峰相差180°,正常心室相角程(心室峰底的宽度)< 65°。凡是引起室壁运动不协调的疾病均会使心室峰变宽,相角程增大。

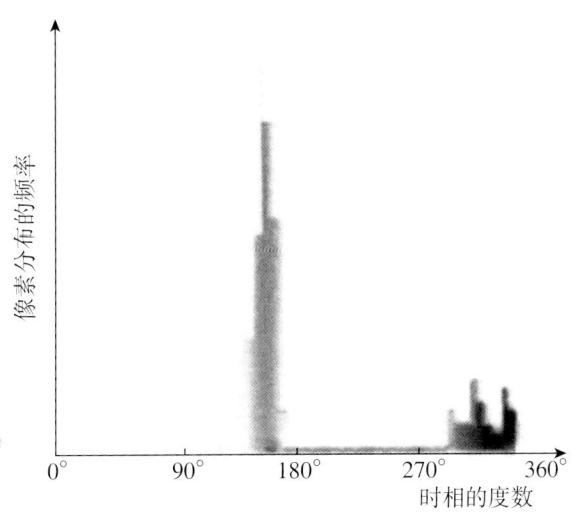

图 4-23　正常时相直方图

将心脏各部位开始收缩的时间和传导过程以电影的方式依次显示即为时相电影(phase movie),可直观地观察心肌激动传导的过程。正常心室收缩起于室间隔基底部右侧,沿室间隔下行并迅速传导至整个心室,最后消失于左、右心室的后基底部,右心室的收缩略早于左心室，如有传导异常或室壁运动障碍，则其收缩的顺序就会发生变化。

（三）临床应用

1. 各类心脏病患者的心室功能评价　平衡法门控心室显像测定心室收缩与舒张功能反映的是心室腔内放射性计数的变化，不受心室位置及几何形状等因素的影响，因此比其他无创性测定心室功能的方法更符合心脏容积的生理变化。心室功能的减低是非特异性的，因此不能以此做出病因诊断。在冠状动脉粥样硬化性心脏病（冠心病）的早期，由于心脏的代偿机制，静息时 LVEF 值往往正常，而运动负荷时患者的 LVEF 值升高不足 5% 或反而下降且局部室壁运动出现异常，相角程增宽，是诊断冠心病的重要指标。由于心室舒张功能的受损要早于收缩功能，因此左心室舒张功能的测定对诊断冠心病更为敏感，在 LVEF 值正常的冠心病患者中，有 70%～80% 的患者 PFR 不正常。急性心肌梗死患者 LVEF 值可明显降低。肺心病患者随着病程的发展，最终将导致左心功能受损，此时患者的 RVEF 值和 LVEF 值均降低。对于心肌病和心脏瓣膜病患者，虽然运动负荷可导致整体射血分数下降和心室相角程增大，但很少出现局部异常。

2. 室壁瘤的诊断　本法对室壁瘤的诊断有极高的价值，它对心尖部及前壁室壁瘤的诊断符合率达 95%，并有助于鉴别真性室壁瘤与假性室壁瘤。典型影像表现为室壁瘤部位呈局限性囊袋状膨出；时相电影显示局部有反向运动；时相图可见室壁瘤部位时相明显延迟；在时相直方图上的心室峰与心房峰之间出现附加峰，相角程 > 135°。左心功能也可受到损伤，射血分数下降。

3. 心脏传导异常的诊断　时相电影可以明确地显示心肌激动的起点和传导路径，对判断其传导异常有重要价值。当发生束支传导阻滞时，表现为阻滞的心室时相延迟，相角程 > 65°，有时心室峰呈双峰。在预激综合征时，可依靠时相电影及时相图确定预激的起点和旁路部位，其表现为心室相应部位时相提前。本法诊断传导异常的符合率为 80%～90%。

4. 心肌病辅助诊断　对于扩张型心肌病，心室显像表现为整个心室明显扩大，室壁运动普遍降低且缺乏协调性，射血分数和 PFR 显著下降。时相图表现为广泛而散在的不均匀分布，心室相角程明显增宽。肥厚型心肌病表现为心室腔变形、缩窄，室壁运动增强，射血分数明显升高，PFR 却低于正常。由于室间隔增厚，使得左、右心室影像之间的放射性缺损带明显加宽；时相图显示收缩振幅增高，心室相角程中度增宽。终末期肥厚型心肌病由于失代偿也可表现为左心室心腔扩大。

5. 冠状动脉旁路移植（搭桥）手术适应证的选择和疗效评价　平衡法门控心室显像对冠状动脉搭桥手术适应证的选择和术后疗效评价均有重要价值。一般 LVEF 值 < 30% 的患者，手术风险及术后死亡率均显著升高；术后 LVEF 值明显改善，则是治疗有效的重要指标。

第四节　心脏淀粉样变显像

心脏淀粉样变（cardiac amyloidosis，CA）是由于遗传性或获得性的水溶性细胞外蛋白质错误折叠和不溶性纤维在心肌组织中沉积，导致正常组织结构破碎和功能紊乱的一组疾病的总称，临床常见病理类型为轻链淀粉样变性（light chain amyloidosis，AL）和甲状腺素转运蛋白淀粉样变性（transthyretin amyloidosis，ATTR）两类。后者根据甲状腺素转运蛋白相关基因有无突变又分为突变型（variant ATTR，ATTRv）和野生型（wild-type ATTR，ATTRwt）。ATTR-CA 容易误诊，特别是难以与临床常见血液系统浆细胞病导致的 AL-CA 相鉴别。核医学显像技术在诊断 CA 中起着重要作用，而不同病理类型治疗方法及预后差异很大。^{99m}Tc- 焦磷酸盐（^{99m}Tc-pyrophosphate，^{99m}Tc-PYP）、^{99m}Tc- 羟亚甲基二膦酸盐（^{99m}Tc-hydroxymethylene diphosphonate，

^{99m}Tc-HMDP）和 ^{99m}Tc- 双羟双膦酸盐（^{99m}Tc-dicarboxypropane diphosphonate，^{99m}Tc-DPD）闪烁显像具有诊断甲状腺素转运蛋白淀粉样变性（ATTR）的能力。^{123}I- 间碘苄胍（^{123}I-MIBG）显像是一种无创诊断疾病分期的心脏交感神经受体显像，能够检测 CA 的去神经支配和评估心力衰竭的情况。此外，最近开始了使用淀粉样蛋白特异性示踪剂的淀粉样蛋白正电子发射断层扫描的临床前研究。

一、^{99m}Tc-PYP 显像

1. 显像原理 ^{99m}Tc-PYP、^{99m}Tc-HMDP 和 ^{99m}Tc-DPD 是 3 种用于评估骨病变和急性心肌梗死的示踪剂，近年来发现其检测 ATTR（ATTRv 和 ATTRwt）极为有效，其中 ^{99m}Tc-PYP 是最常用的显像剂。^{99m}Tc-PYP 可以与游离钙相结合，因此可用于 ATTR-CA 的诊断。值得注意的是，有少部分 AL-CA 患者心肌间隙内也有少量钙盐沉积，虽然发生率远低于 ATTR-CA 患者，但可引起 ^{99m}Tc-PYP 显像的假阳性，因此，临床强调显像必须与血轻链蛋白检测相结合进行判断。

2. 显像方法 静脉注射 370～740 MBq（10～20mCi）^{99m}Tc-PYP 后，分别于 1 h 及 3 h 进行心脏局部平面显像，并在 3h 局部平面显像完成后行一次心脏断层显像。此外，为评估全身其他脏器受累情况，推荐在药物注射后 1～3 h 进行一次全身显像。

3. 图像分析 ^{99m}Tc-PYP 在人体内的正常分布与 ^{99m}Tc- 亚甲基二膦酸盐（^{99m}Tc-methylene diphosphate，^{99m}Tc-MDP）类似，表现为全身骨骼对称性显影，但其在软组织内分布略高。若部分脏器组织显影较清晰，如心脏、肝和脾，可见脏器形态和轮廓，则提示可能存在 CA 多系统受累情况。

ATTR-CA 患者一般表现左心室心肌对 ^{99m}Tc-PYP 的弥漫性摄取，除室间隔外，很少出现局灶性高摄取。视觉观察平面显像时，可将心肌摄取程度由低到高分为 4 级（图 4-24）：0 级，心肌无摄取，可见正常肋骨摄取；1 级，心肌摄取程度低于肋骨；2 级，心肌摄取程度等于肋骨；3 级心肌摄取程度高于肋骨。视觉评估应在 3 h 图像中进行，避免血池放射性的影响。通常将 2 级和 3 级定义为阳性。

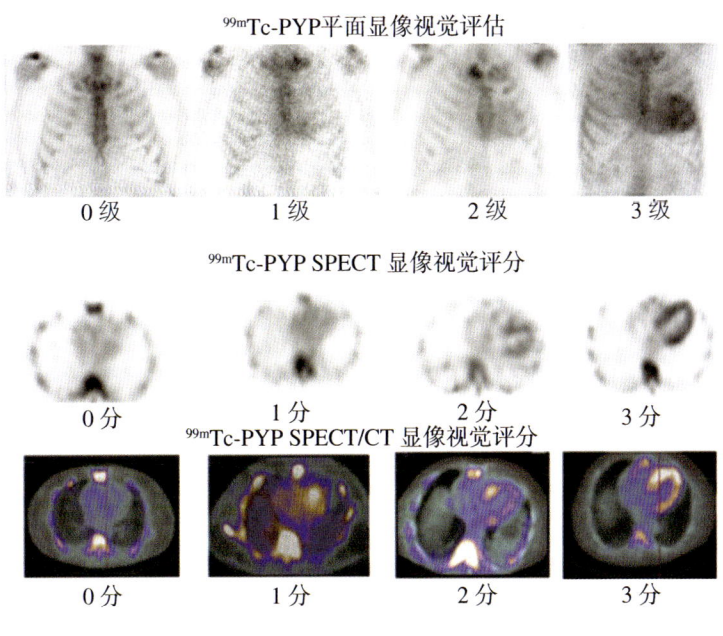

图 4-24　^{99m}Tc-PYP 显像定性分析

左心室心肌对 ^{99m}Tc-PYP 的摄取还可采用半定量计算法。在平面显像的心脏位置勾画 ROI，并将心脏 ROI 镜像投影到对侧胸部，计算心脏与对侧肺的摄取比（H/CL，图 4-25）。若 1 h 的 H/CL ≥ 1.5 或 3 h 的 H/CL ≥ 1.3，可视为显像结果阳性。

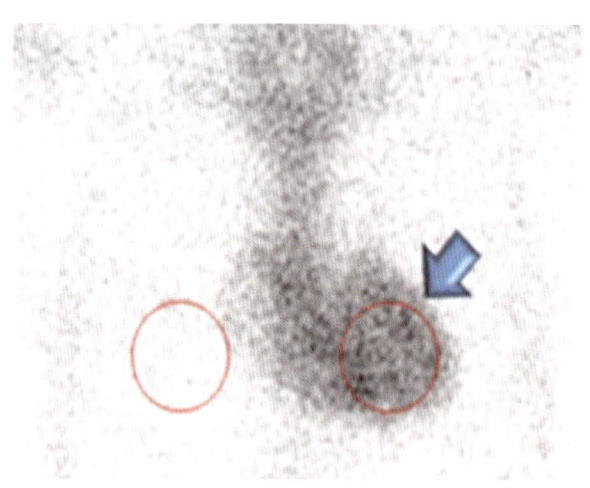

图 4-25　^{99m}Tc-PYP 显像中 H/CL 半定量分析示意图。心脏与对侧肺的摄取比（H/CL）为 2.25

4. 临床应用　^{99m}Tc-PYP 显像主要用于以下几种情况：心力衰竭伴左心室室壁增厚且原因不明；60 岁以上原因不明的心力衰竭；原因不明的上述各系统临床症状及病史；心电图、超声心动图、心脏磁共振等提示心肌淀粉样变可能；已知或疑似遗传性 ATTR-CA。

^{99m}Tc-PYP 显像中，1 h 图像的 H/CL > 1.5 或 3 h 图像的 H/CL > 1.3，在区分 ATTR-CA 和 AL-CA 方面具有较高的准确性。有人认为与 3 h 显像相比，1 h 显像在患者舒适度、显像效率和视觉评估灵敏度方面具有优势，但特异性相对较低，往往需要借助 SPECT 或 SPECT/CT 来帮助鉴别心肌梗死、肋骨骨折、血池分布等其他情况。相比之下，3 h 显像血池分布相对减少，增加了视觉评估的特异性。根据临床研究报道，^{99m}Tc-PYP 显像对 ATTR-CA 诊断的灵敏度为 58%～99%，特异性为 79%～100%。

案例 4-2

患者，女性，72 岁，腰痛、右足麻 6 年，腹泻 4 年，行走不能半年。心脏 MR 增强示：左心室基底部间隔壁肥厚，左心室及右心室内膜下延迟强化，二尖瓣及左心房壁延迟强化，考虑符合心肌淀粉样变性。超声心动图：左室壁增厚，室间隔厚度 1.2 cm，左心室后壁厚度 1.2 cm，右心室壁增厚，左心房扩大，左心室射血分数正常，右心室收缩功能正常，升主动脉增宽，主动脉瓣轻度反流。^{99m}Tc-PYP 胸部及全身平面显像、胸部 SPECT/CT 断层显像，见图 4-26～图 4-29。

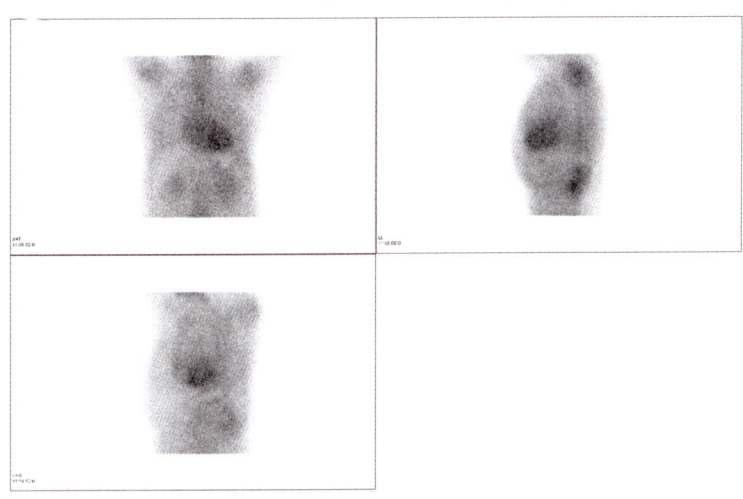

图 4-26　^{99m}Tc-PYP 胸部平面显像

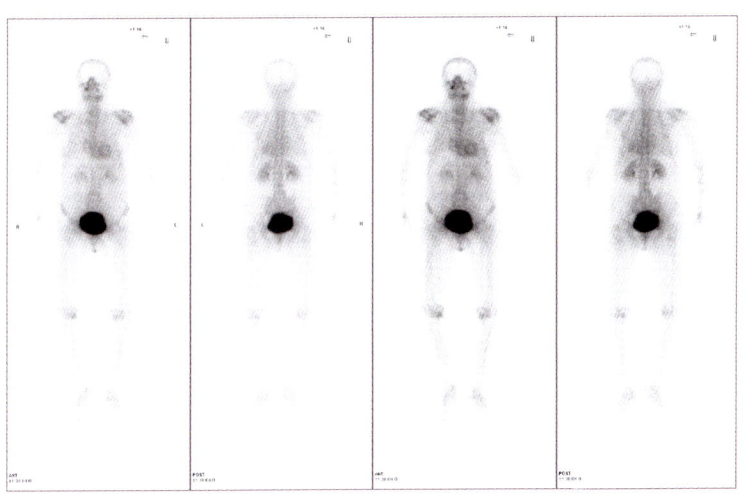

图 4-27　^{99m}Tc-PYP 全身平面显像

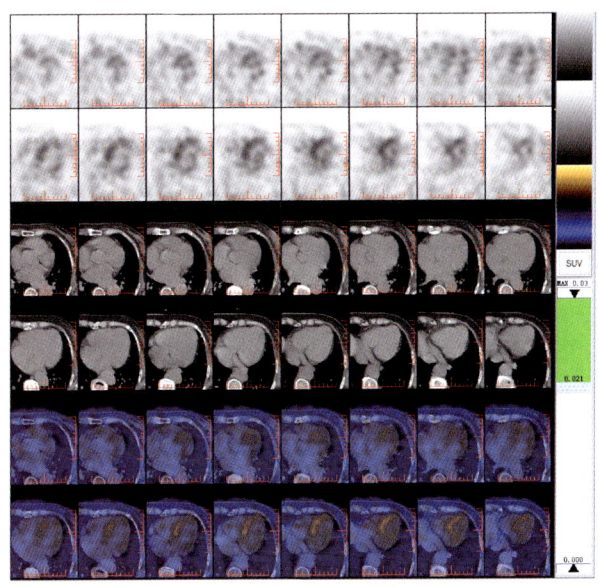

图 4-28　^{99m}Tc-PYP 胸部 SPECT/CT 断层显像（1）

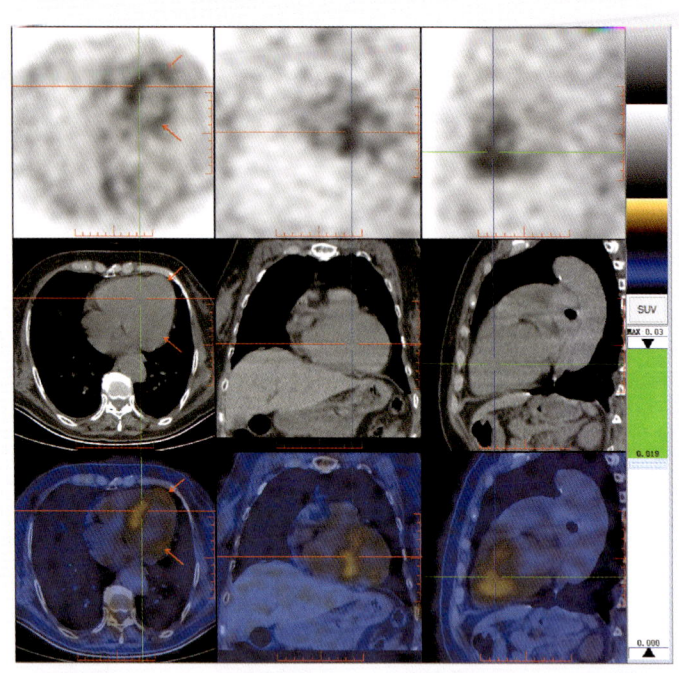

图4-29 ^{99m}Tc-PYP 胸部 SPECT/CT 断层显像（2）

病例讨论：

请描述该患者的影像表现和诊断。

二、^{123}I-MIBG 显像

^{123}I-MIBG 是一种心肌交感神经功能显像剂，其结构类似于神经递质去甲肾上腺素。^{123}I-MIBG 的心肌摄取反映了心脏交感神经支配，可用于评估心肌去神经支配和其他形式的交感神经功能障碍。此外，^{123}I-MIBG 从心肌中的清除反映了交感神经活动。

静脉注射显像剂 ^{123}I-MIBG 后早期（15 min）和 3～4 h 分别采集上胸部前位平面像和（或）断层像，通过勾画 ROI，计算心脏与纵隔放射性比值（H/M）（图 4-30），可用于评估 CA 中的心肌去神经支配。在 ATTRv 淀粉样变性中，已证明晚期 H/M 比值降低与更差的预后相关。晚期 H/M 比值＜ 1.6 被认为是预后不良的指标；H/M 比值＜ 1.6 和 ≥ 1.6 的 5 年死亡率分别为 42% 和 7%。

三、淀粉样蛋白 PET 显像

使用淀粉样蛋白特异性示踪剂的淀粉样蛋白 PET 显像在 CA 诊断中的应用也被人们所关注，人们已在 AL-CA 和 ATTR-CA 患者中证实了 ^{11}C-Pittsburgh 化合物 B、^{18}F-florbetapir 和 ^{18}F-florbetaben 的心肌摄取。^{18}F-florbetapir 和 ^{18}F-florbetaben 的心肌摄取在 AL-CA 中往往高于 ATTR-CA。与其他显像模式不同，淀粉样蛋白 PET 不仅可用于评估心脏中的淀粉样蛋白沉

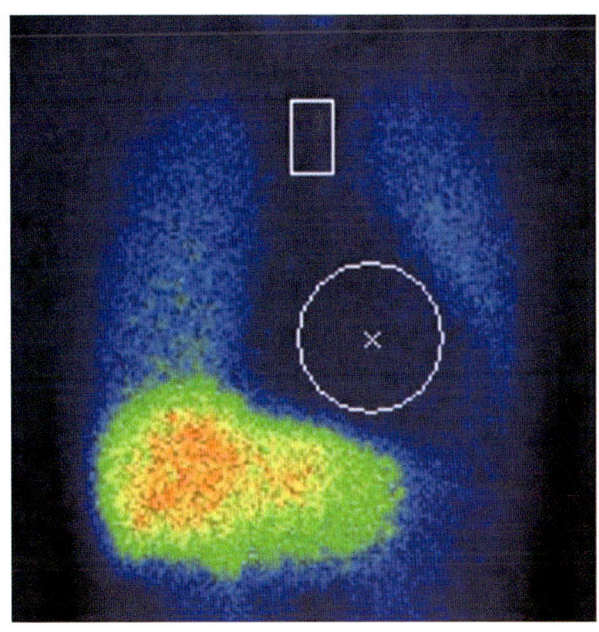

图 4-30　心脏淀粉样变的 ^{123}I-MIBG 显像

积,还可评估全身的淀粉样蛋白沉积情况。因此,淀粉样蛋白 PET 有望量化全身的淀粉样蛋白沉积。

第五节　心脏神经受体显像

一、显像原理

心脏受交感神经和副交感神经的双重支配,通过神经末梢释放神经递质作用于心肌细胞膜上的受体发挥调节心脏功能的作用。交感神经末梢释放去甲肾上腺素(norepinephrine,NE)和肾上腺素;副交感神经末梢释放乙酰胆碱(acetylcholine,ACh)。心脏自主神经节后神经元含丰富的神经受体,包括 α 肾上腺素受体、β 肾上腺素受体及烟碱和毒蕈碱受体(M 受体)。不同类型的神经递质与突触后膜上相应受体结合后产生不同的效应。交感神经末梢释放的 NE 作用于心肌细胞中的 $β_1$ 肾上腺素受体,引起心肌收缩与心率加快;副交感神经末梢释放的 ACh 作用于心肌细胞中的 M 受体,使心脏收缩减慢。NE 主要通过神经末梢再摄取而失去作用,ACh 则被胆碱酯酶灭活。放射性核素标记的 NE 类似物可通过与 NE 类似的摄取途径进入交感神经末梢并贮存于囊泡中,从而达到心脏交感神经显像的目的。标记 β 受体和 M 受体的配体,通过特异的受体-配体结合反应,进行心脏神经受体显像。心脏神经受体显像可无创地获得心脏自主神经分布情况,反映心脏神经功能的完整性和神经元的分泌功能及活性。

二、显像方法

1. **心脏神经受体显像中常用的显像剂**　心脏神经受体显像剂可分为突触前和突触后功能

显像剂。突触前显像剂应用更广泛，包括儿茶酚胺类（如多巴胺、NE、肾上腺素）和儿茶酚胺类似物，如间位碘代苄胍（meta-iodobenzyl guanidine，MIBG）、氟间羟胺（^{18}F-metaraminol，FMR）、羟基麻黄碱（hydroxyephedrine，HED）。突触后显像剂主要是β受体显像剂（如^{11}C-CGP12177、^{11}C-CGP12388）和α受体显像剂（如^{11}C-GB67、^{18}F-FEOBV），也有M受体显像剂（如^{11}C-MQNB）。临床中突触前显像剂使用更广泛，如用于SPECT显像的^{123}I-MIBG，用于PET显像的^{18}F-fluorodopamine和^{11}C-HED等。

2. ^{123}I-MIBG SPECT 显像 MIBG是去甲肾上腺素类似物，被交感神经末梢摄取并储存于囊泡中，但不能被儿茶酚胺-O-甲基转移酶或单胺氧化酶代谢，因而在细胞内几乎不被代谢而储存在突触末端，^{123}I-MIBG摄取分布的影像可以反映心脏交感神经的分布。

（1）显像方法：连续口服复方碘溶液3天，以封闭甲状腺组织。静脉注射^{123}I-MIBG 111～370 MBq（3～10 mCi）后进行早期（15～30 min）及延迟显像（3～5 h），前后多体位平面或断层采集，视野范围包括胸部及上腹部。

（2）影像分析与结果判断：正常影像与心肌灌注显像类似，即心肌显影清晰，放射性分布均匀；而异常影像则可表现为心肌放射性摄取普遍或局灶性摄取减低。半定量分析方法采用感兴趣区（ROI）技术在MIBG心肌显像图上勾画心脏（H）和纵隔（M）两个ROI，获得每个ROI中的平均计数，然后计算H/M值，以评价MIBG在心肌中的摄取程度（图4-31）。H/M正常值为1.9～2.8，平均值为2.2。根据早期及延迟期心肌平面显像的放射性计数，计算出MIBG的洗脱率（washing rate，WR）（图4-32），即WR=（H1－H2）/H1×100%（H1代表早期局部放射性计数，H2代表相同部位延迟放射性计数，WR反映MIBG在心脏的洗脱率），它可以反映交感神经传递中儿茶酚胺的循环，正常对照组的洗脱率为9.6%±8.5%。H/M值与循环中的儿茶酚胺的量呈负相关，增加心脏交感神经活性会使^{123}I-MIBG清除加快。

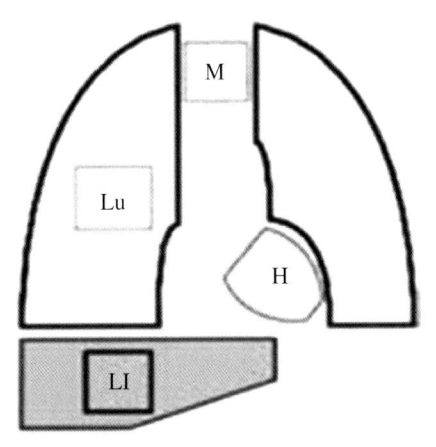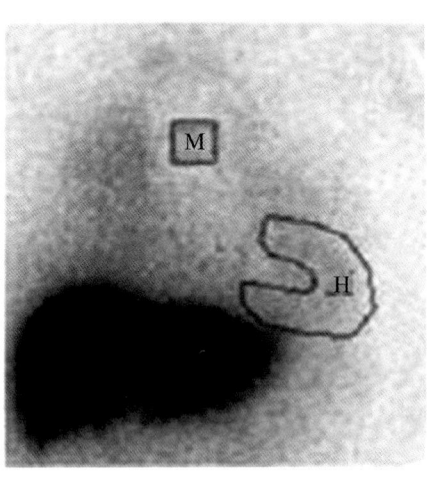

H：心脏
M：纵隔
Lu：肺
Li：肝

图4-31 ^{123}I-MIBG心肌显像勾画心脏和纵隔的感兴趣区得到纵隔放射性比值（H/M）

3. PET 显像 与SPECT相比，PET空间分辨率更佳，且可进行准确的定量分析。^{18}F-fluorodopamine通常在被注射后1 h进行门控心肌显像。^{11}C-HED注射后即刻进行门控心肌显像。

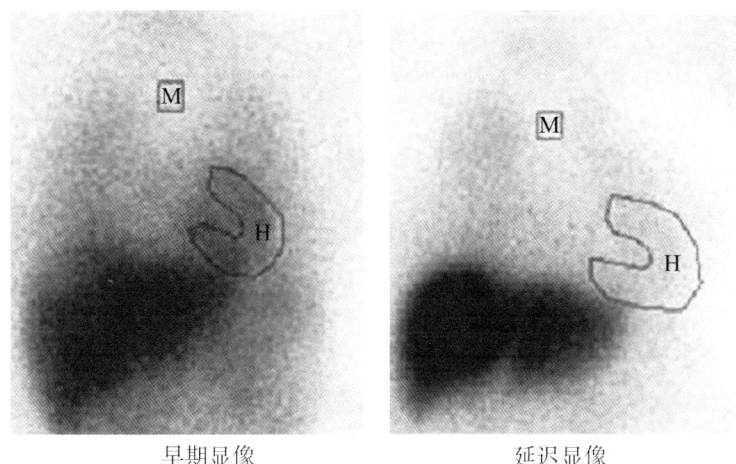

图 4-32　^{123}I-MIBG 早期显像与延迟显像

三、临床应用

1. 原发性心脏神经病变

（1）家族性自主神经异常：心脏神经显像帮助家族性自主神经异常患者进行临床病理生理学分类。单纯自主神经异常、帕金森病以及交感神经循环异常的患者没有心肌 NE 受体显像剂的摄取，说明心肌交感神经末梢缺失。Shy-Drager 综合征患者心肌 NE 受体显像正常，说明交感神经末梢分布完整而神经传导异常。

（2）先天性室性心动过速和心室颤动：先天性右心室流出道室性心动过速患者心肌的儿茶酚胺再摄取和 β 肾上腺素受体密度都明显降低。NE 受体显像放射性分布稀疏或缺损。

2. 继发性心脏神经病变

（1）充血性心力衰竭：心力衰竭常表现为明显的自主神经功能受损和失衡情况，同时伴有心肌的肾上腺素能神经活性的降低。心力衰竭患者的心肌 ^{123}I-MIBG 摄取降低，心肌放射性分布不均匀，表现为 H/M 值降低以及 ^{123}I-MIBG 从心肌中洗脱速度加快。因此，^{123}I-MIBG 显像可无创性评价心力衰竭患者病情的严重程度、进行心脏事件风险分层（如致死性心律失常或心源性猝死）和预后评估，特别是并存其他恶化心脏交感神经的慢性疾病（糖尿病、代谢综合征、肥胖、肾功能不全和睡眠呼吸障碍等）的患者。

（2）心肌病：肥厚型心肌病患者其心脏突触前儿茶酚胺再摄取受损和突触后 β 肾上腺素受体密度降低，^{123}I-MIBG 摄取明显低于正常，且与临床表现的严重程度呈负相关，心肌中 ^{123}I-MIBG 的清除也会加快。扩张型心肌病患者的图像在早期相，心脏对 ^{123}I-MIBG 的摄取与正常人心肌基本一致，但延迟相发现心脏对 ^{123}I-MIBG 的滞留明显短于正常人。经药物治疗后，心肌肾上腺素能 $β_1$ 受体密度得到提高，图像上表现为显像剂摄取较治疗前明显改善。因此，^{123}I-MIBG 心脏受体显像是客观评价肥厚型心肌病和扩张型心肌病患者的病变程度、治疗效果和预后的较好方法。

（3）冠状动脉疾病：心肌梗死后受累的心肌组织表现为不同程度的心脏神经完整性和功能受损（去神经化）与血流灌注降低。心脏的交感神经比心肌细胞对缺血的反应更加敏感。心肌梗死后数日，^{123}I-MIBG 神经受体显像显示的缺损区明显大于 ^{201}Tl 血流灌注显像显示的缺损区。在心肌缺血后的恢复早期（1～3 个月），血流灌注恢复，而神经损伤范围却在进一步扩大，造成心脏神经与血流灌注的不匹配，容易发生心律失常，同时也正是因为神经支配的恢复比血流灌注的恢复慢，因而心脏神经显像可以有缺血记忆功能。在缺血恢复的后期（6个月），交感神经会逐渐恢复。同样在心肌梗死后，神经显像受损的范围大于心肌梗死的范围。此外，缺血和梗死还会造成β肾上腺素受体密度降低。

（4）心脏移植：心脏移植可引起或造成自主神经功能的完整性和功能受损。心脏原位移植后进行心脏神经受体显像，可以观察心脏神经支配的恢复情况，是监测疗效和判断预后的重要手段。

（5）内分泌系统疾病：长期患糖尿病可引起心脏自主神经病变，β肾上腺素受体密度降低，^{123}I-MIBG摄取减少，在交感神经功能受损的患者更为突出。

第六节　与相关影像学检查比较

近年来，心血管疾病影像学从设备到检查模式发展迅速，不同影像学都有各自的突破性进展。这些进展在大幅度提高心血管疾病诊断准确性的同时，也给临床工作带来更多选择及由此带来的困惑——临床医师和影像学医师一方面拥有众多可选择的影像学检查项目，另一方面又面临如何选择才能最有效、最准确、最经济地诊断疾病的问题。和传统的单一检查模式不同，当今诊断心血管疾病的影像学不仅手段众多，而且，这些手段从不同的病理生理角度探索疾病，给心血管病医师更多的信息。不同影像学诊断所提供的信息各有侧重。因此，根据不同的诊断目的，影像学手段的选择和组合也是不同的。横向比较影像学，了解各种影像手段在诊断心血管疾病中的地位和重心，联合各影像学强项和人才强项于一体，势必能够提高心血管疾病诊治能力。

一、不同心脏影像学检查特点

随着技术的发展、无创影像学的革新和临床医师对心血管影像学兴趣的与日俱增，心脏多模式影像学成为高速发展的领域。只有了解不同心脏影像学检查的特点，才能取长补短，更好地发展心脏影像学，各影像学检查特点见表4-2。

表4-2　不同心脏影像学检查特点

项目	应用范围	优势	轴向分辨力（mm）	可重复性	局限性
UCG	广泛开展	动态显示心肌、瓣膜、大血管的图像质量最高，同时测量心功能；价格低廉；无辐射	1	中等	肥胖、慢性阻塞性肺疾病等声窗差者图像质量差；操作手法对图像影响较大
SPECT	主要在三级甲等医院开展	功能成像，获得心肌灌注和左室功能信息	4	高	年轻女性因心腔小，乳腺衰减影响诊断准确性；患者花费检查时间2～3h；有辐射
PET	自费价高，开展受限	功能成像，获得心肌灌注、代谢和左心室功能信息；绝对定量分析心肌显像剂摄取	2	高	年轻女性因心腔小，乳腺衰减而影响诊断准确性；价格昂贵；有辐射
MSCT	中等度开展	较好展示心血管解剖和瓣膜、测量左心室功能	0.4～0.7	中等	慢性肾病患者、过敏患者不适合；心律失常致图像伪影，影响判断；有辐射
MRI	常规开展的单位较少	很好的心肌、血管和瓣膜分辨力，测量左心室功能	0.5～1	高	幽闭恐惧症、金属物植入者不适宜

UCG：超声心动图；SPECT：单光子发射计算机断层显像；PET：正电子发射断层显像；MRI：磁共振成像；MSCT：多排CT。

二、不同影像学检查诊断冠心病的特点

就心脏核医学而论，主要用于冠心病诊断。因此，本节侧重于冠心病诊断各影像学点之间的比较。使用 SPECT 和 PET 的负荷-静息核素心肌灌注显像的应用在长期的临床工作中形成了非常规范的检查程序和图像诊断程序与标准，对冠心病的诊断具有很高的准确性和可重复性，同时，对患者预后、疗效监测也有很高的价值。尽管其中的 PET 显像因为价格较高而使应用受到一定限制，但是，PET 有更高的敏感性，且具有定量分析能力，能无创性定量分析心肌血流量和冠脉血流储备，可以为冠心病患者提供更多诊断和预后的信息，在常规检查无法判断或图像处于临界诊断标准状态时能发挥特殊作用。最新型 CZT 心脏专用 SPECT 检查时间缩短，只需 3 min 左右，空间分辨率较高，且具有测量 MBF 和 CFR 的能力。此外，核素显像的存活心肌检测、心脏神经受体显像、冠状动脉斑块显像等在冠心病的诊断中引入了特异性更好和具有特别指向性的诊断指标，为冠心病病理生理状态的理解、个体化治疗决策提供了很好的依据。心脏核医学显像为一项无创的影像学检查技术，可以更加精准、清晰地显示组织与脏器在不同状态下的血流灌注情况、代谢活性、心脏整体功能、微血管病变，可以多角度、多层面地对疾病做出诊断。

超声心动图（ultrasound cardiogram，UCG）作为常规诊断手段，价格低廉，对冠心病的诊断有较高的灵敏度和特异性，不仅能观察缺血导致的节段性室壁运动，而且能同时测量整体心脏收缩和舒张功能。近年来更发展出微气泡心肌灌注显像手段用来诊断心肌缺血、梗死。然而，UCG 心肌灌注显像是在微气泡通过心肌毛细血管的短时间内显像，对操作要求非常高，在三维 UCG 真正成熟前很难临床常规应用。

心血管磁共振成像（cardiovascular magnetic resonance imaging，CMRI）具有无创、无辐射以及多序列、多参数、任意平面成像等优势，是心脏结构、功能、血流灌注及组织特征综合评估的强力手段，兼具血管管腔和管壁成像功能。CMRI 的诊断内容是从整体心室功能到室壁运动、从心肌血流灌注到心肌形态学诊断、从存活心肌到冠状动脉斑块，其技术发展迅速，能在一次检查中有序完成，即"一站式"扫描，且对心肌形态、功能、灌注及增强延迟扫描已广泛应用，能非常全面地诊断冠心病，是目前较为完善的冠心病诊断影像。

心脏多排 CT（multi-detector row CT，MDCT）可通过多层面、多角度收集冠状动脉信息，经三维重建后可明确冠状动脉有无解剖畸形及阻塞性病变，能更加准确地评估冠状动脉管腔狭窄程度以及斑块特征，还可良好地显现病变血管与周围组织的关系。虽能准确提供血管解剖学信息，但无法提供冠状动脉血流动力学功能信息，无法有效评估心肌血流灌注情况，且高估血管狭窄程度的情形时有发生，不适用于存在钙化严重者，且无法显示心肌微循环血管损伤程度，对于病变心肌微观灌注变化无诊断价值，故而临床应用具有一定的局限性。

需要指出的是，到目前为止，在冠心病诊断中仍然没有一个影像学检查能够超越其他所有影像学检查独占鳌头，各种检查在冠心病的诊断上各有千秋，临床医师应根据患者病情确定将哪种或哪些影像学检查组合用于诊断、监测冠心病。联合不同影像学、不同专业（心脏核医学、心血管放射学、心血管病学）人员组成多学科诊断平台，是未来冠心病诊断的必然要求。此外，心脏多模态融合显像通过解剖和功能信息的空间配准，所得的融合影像不仅可以提高冠状动脉疾病非侵入式评估的诊断准确性，而且可以提供具有血管特异性的功能信息，从而实现有针对性的血运重建策略。其增量价值在于能够实现心肌功能异常与相应供血血管在三维空间上的共同定位。

思 考 题

1. 简述心肌灌注显像异常类型及其临床意义。
2. 简述核医学显像判断心肌存活的方法。
3. 心肌梗死与心肌缺血在心肌灌注显像图像上的区别有哪些?
4. 心脏 ^{123}I-MIBG SPECT 显像的原理是什么?

(王　茜　李河北　田　蓉　黄　蕤)

第五章 神经系统

第五章数字资源

神经系统是人体最精细,结构和功能最复杂的系统,核医学技术能够在人体(活体)生理或病理状态下进行可视化研究。近几年,随着新型显像剂的不断研制成功和 SPECT/CT、PET/CT 和 PET/MR 等多模态分子影像设备的发展,我们已经可以从分子水平揭示神经精神疾病的发病机制、病理变化以及预后,并对脑科学进行深入研究。神经核医学(nuclear neurology)已经成为神经科学发展中不可缺少的重要部分。目前,应用神经核医学的方法可评价脑代谢、脑血流灌注、脑受体分布、神经递质转运体活性、脑内蛋白质合成以及脑脊液循环动力学等重要功能。神经核医学常用的显像方法包括脑血流灌注显像,脑代谢显像,脑神经递质、转运体和受体显像,放射性核素脑血管显像以及脑脊液显像,临床上已经广泛应用于脑血管疾病、癫痫、痴呆、神经退行性疾病、运动功能障碍性疾病、脑肿瘤等多种疾病脑代谢及功能的研究。

第一节 脑血流灌注显像及局部脑血流测定

脑血流灌注显像(cerebral blood flow perfusion imaging)是目前临床最常用的脑显像方法之一,广泛应用于脑血管疾病、癫痫、痴呆和精神性疾病的诊断、疗效监测和脑功能研究。SPECT 或 SPECT/CT 脑血流灌注显像较简便、准确,临床应用最为普遍;PET 或 PET/CT、PET/MR 主要用于脑血流灌注、脑葡萄糖代谢定量测定、脑认知功能和脑科学应用研究,具有重要临床应用价值。

一、原理和方法

(一)SPECT 脑血流灌注断层显像

脑血流灌注显像的显像剂为小分子、不带电荷和脂溶性的化合物,能通过血 - 脑屏障(blood-brain barrier,BBB)被脑细胞摄取而不反扩散出脑细胞,摄取的量与局部脑血流量(regional cerebral blood flow,rCBF)呈正相关。常用的显像剂为 ^{99m}Tc- 双半胱乙酯(^{99m}Tc-ethyl cysteinate dimer,^{99m}Tc-ECD)或 ^{99m}Tc- 六甲基丙二胺肟(^{99m}Tc-hexamethylpropyleneamine oxime,^{99m}Tc-HMPAO)。静脉注射显像剂后,用 SPECT/CT 进行脑断层显像,图像经过处理,获得横断面、冠状面、矢状面三个断层面显示的大小脑、神经基底核团和脑干影像(图 5-1),利用计算机技术,借助一定的生理数学模型,可算出各部位的局部脑血流量和全脑平均血流量(cerebral blood flow,CBF)。

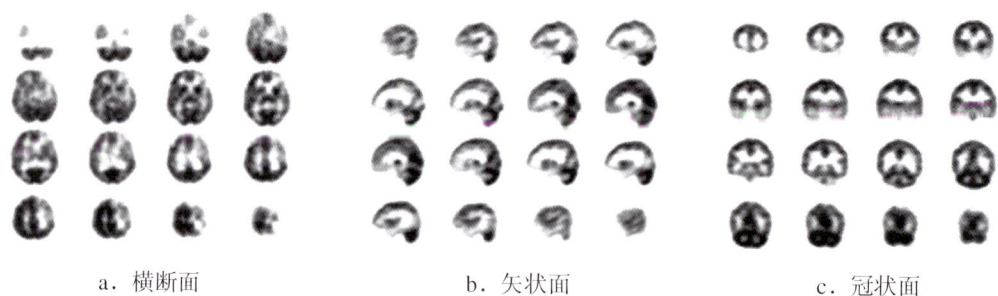

a. 横断面　　　　　　　　b. 矢状面　　　　　　　　c. 冠状面

图 5-1　正常 rCBF 断层影像

（二）PET 脑血流灌注显像

静脉注射脑灌注显像剂氨水（$^{13}NH_3 \cdot H_2O$）后，它随着血流自由通过血-脑屏障（blood-brain barrier，BBB）进入脑组织并被脑细胞摄取，在谷氨酰胺合成酶作用下生成 ^{13}N-谷氨酰胺，其生成量和局部脑血流灌注及脑细胞功能状态呈正相关。PET 脑血流灌注显像通常被用作定量测定 rCBF 的"金标准"。

（三）氙 [^{133}Xe] 脑血流灌注显像与定量测定

氙 [^{133}Xe] 是一种脂溶性惰性气体，通过吸入或者静脉注射引入体内。^{133}Xe 能自由通过正常 BBB，通过弥散方式被脑细胞摄取，继而迅速从脑组织中清除，最后经肺排出。其在脑组织的清除率与 rCBF 呈正相关，测定各区域脑组织 ^{133}Xe 的清除率，可以对 rCBF 和 CBF 进行定量分析。

（四）负荷试验脑血流灌注显像

脑内供血系统具有一定的储备能力，当脑储备血流轻度下降时，常规的脑血流灌注断层显像往往不能发现异常。通过负荷试验了解脑血流和代谢的反应性变化，可以提高缺血性病变，特别是潜在的缺血性病变的阳性检出率。常用的负荷试验方法有：药物介入试验（如乙酰唑胺试验）、CO_2 吸入试验、运动刺激、Wada 试验（大脑半球不对称试验）、Matas 试验（颈动脉阻塞试验）和中医针刺等。下面以临床常用的乙酰唑胺试验为例阐述其显像原理。

乙酰唑胺能抑制脑内碳酸酐酶的活性，使碳酸脱水过程受到抑制，导致脑内 pH 值急剧下降，正常情况下会反射性地引起脑血管扩张，导致 rCBF 增加 20%～30%；而病变部位血管的这种扩张反应很弱。应用乙酰唑胺后潜在缺血区和缺血区的 rCBF 增高不明显，在影像上出现相对放射性减低或缺损区（图 5-2，图 5-3）。

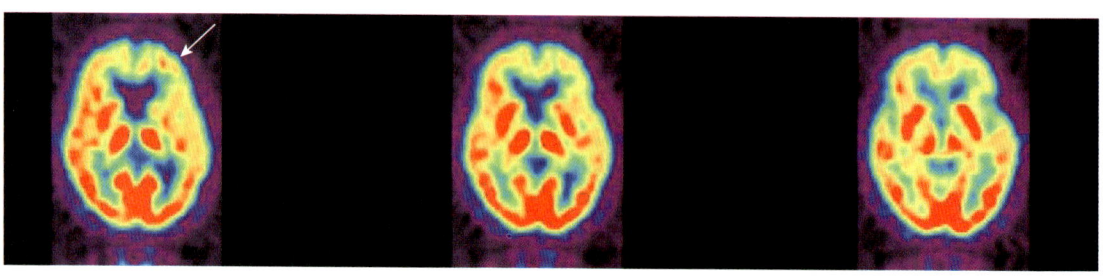

图 5-2　静息脑灌注影像：左额叶皮质灌注轻度降低

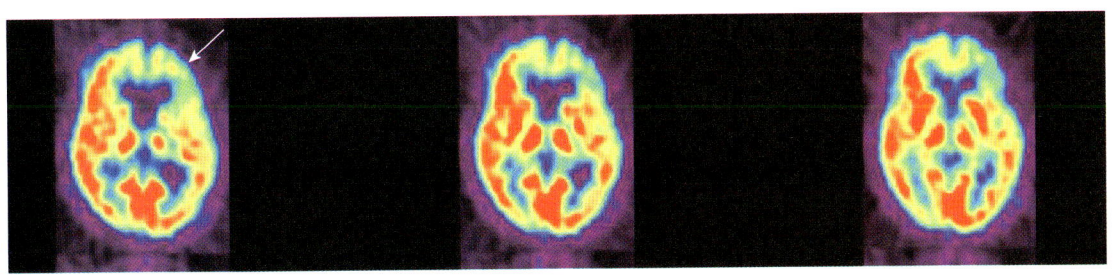

图 5-3　乙酰唑胺脑负荷试验：左额叶皮质灌注相对明显降低

本检查主要用于评价脑循环的储备功能，对缺血性脑血管病的早期诊断很有价值。检查需行两次显像，首先行常规脑血流灌注显像，随后进行乙酰唑胺负荷试验，方法是静脉推注乙酰唑胺 1 g，10 min 后行第二次显像。将两次显像所得的影像进行对比，并进行数字减影定量分析。

二、影像分析与结果判断

（一）影像分析三原则

1. 解剖标志　分析断层影像时，注意观察大脑纵裂、外侧裂、顶枕裂和中央沟等重要的解剖标志。

2. 对称性　观察两侧半球各结构的对称性。由于两侧半球功能状态不尽一致，影像上两侧半球的放射性分布也略有差异，但总体来看，两侧半球各结构大致是对称的。

3. 脑皮质与白质放射性摄取分布差异明显　影像上的放射性分布可反映脑血流灌注和脑细胞功能。脑皮质和灰质核团神经元功能活跃，放射性分布高；白质和脑室区神经元少且功能低，放射性分布低。

（二）正常影像

大脑额、顶、颞、枕叶皮质放射性分布高于白质和脑室部位，即周边放射性浓聚影。丘脑、基底核、脑干等灰质核团的放射性分布与皮质相近，高于白质，呈"岛状"团块浓影。小脑皮质放射性分布亦高于髓质。由于入脑的显像剂和脑的血流灌注量及脑细胞摄取功能有相关性，所以影像上所见放射性分布的高或低，反映不同的局部脑血流灌注情况、脑神经细胞功能和代谢的活跃程度见图 5-1。

（三）异常影像

在两个或两个以上断面的同一部位呈现放射性分布异常；可以表现为放射性分布稀疏、缺损或增高，两侧不对称，白质区扩大，脑中线偏移，失联络征；介入试验后病变区血管不扩张，其相应支配区血流灌注相对减低等。一般以目测法定性分析，也可进行半定量或定量分析。

三、临床应用

（一）脑血管疾病

1. 脑梗死　是指脑血管阻塞引起脑组织局部缺血性坏死或软化。脑血流灌注显像可用于脑梗死的早期诊断、疗效监测和预后评估。影像表现为梗死部位放射性稀疏、缺损，该放射性减低区包括周围的水肿和缺血区（图 5-4），因此常较 CT 显示的低密度区大。由于受 SPECT 仪器分辨率的限制，小的腔隙性梗死常为阴性。rCBF 可以检出难以被 CT 或 MR 发现的交叉性小脑失联络（crossed cerebellar diaschisis）征象，表现为病变对侧小脑呈放射性减低；少数病例可能出现过度灌注（luxury perfusion）现象等，即发病数日后，在 rCBF 断层影像上可见到病变周围出现异常放射性增高区，常提示侧支循环丰富，治疗效果和预后较好。

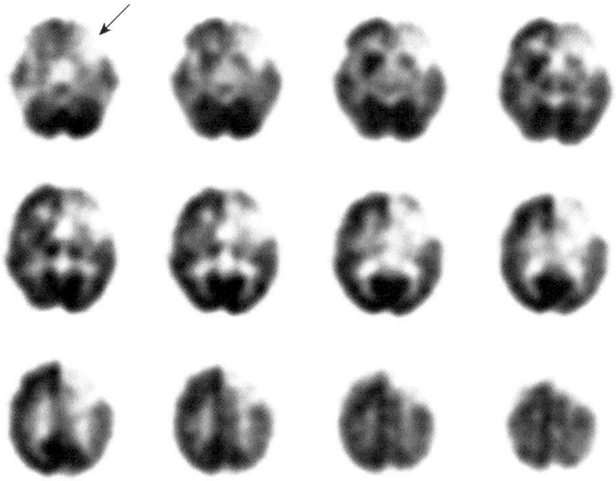

图 5-4 脑梗死患者 rCBF 断层影像于左侧大脑皮质呈放射性稀疏缺损

2. 短暂性脑缺血发作（transient ischemic attack，TIA） 是脑动脉一过性或短暂性供血障碍，导致相应供血区局灶性神经功能缺损，症状持续数分钟到数小时，24 小时内完全恢复，可反复发作。TIA 是脑卒中的危险信号，就诊时 CT 或 MR 检查多为阴性，rCBF 断层影像可发现 50% 的患者脑内存在不同程度的放射性减低或缺损区，阳性检出率高于 CT 或 MR（图 5-5，图 5-6）。应用负荷试验，可提高检查的灵敏度。

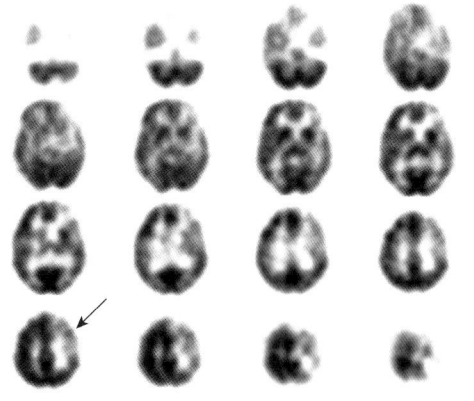

图 5-5 TIA 患者 rCBF 断层影像于左侧额叶呈局限性放射性稀疏缺损

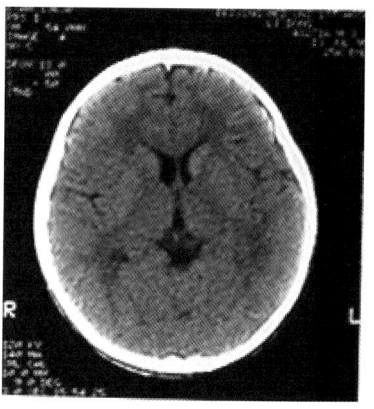

图 5-6 TIA 患者 CT 检查阴性

（二）癫痫灶的定位

癫痫（epilepsy）是大脑神经元突发性异常放电，导致短暂的大脑功能障碍的一种慢性疾病，是一种常见的神经系统疾病，由不同病因引起。癫痫发作是脑部神经元高度同步化异常放电所导致的短暂性脑功能失调，通常呈刻板性，且长期反复发作。根据临床表现及脑电图检查大多可以确诊。80%的癫痫患者可以通过药物治疗完全控制发作，部分药物治疗无效的难治性癫痫可以进行外科手术γ刀治疗。因此，需要在术前进行致痫灶的定位。神经核医学显像作为一种无创性检查，在癫痫灶定位诊断方面有着明显的优势。近年来，SPECT/CT的脑血流灌注显像和PET/CT脑葡萄糖代谢显像在癫痫定位诊断及疗效评估中发挥出越来越重要的作用。其中，SPECT脑血流灌注显像剂 ^{99m}Tc-ECD 吸收迅速（静脉注射入血后 1 min 脑组织摄取即到达高峰），半衰期较长且制备容易，适合癫痫发作期检查。癫痫发作期病灶局部脑血流增加，rCBF 断层影像上呈放射性浓聚区；而发作间期病灶局部血流减低，rCBF 断层影像上呈放射性稀疏区（图5-7）。

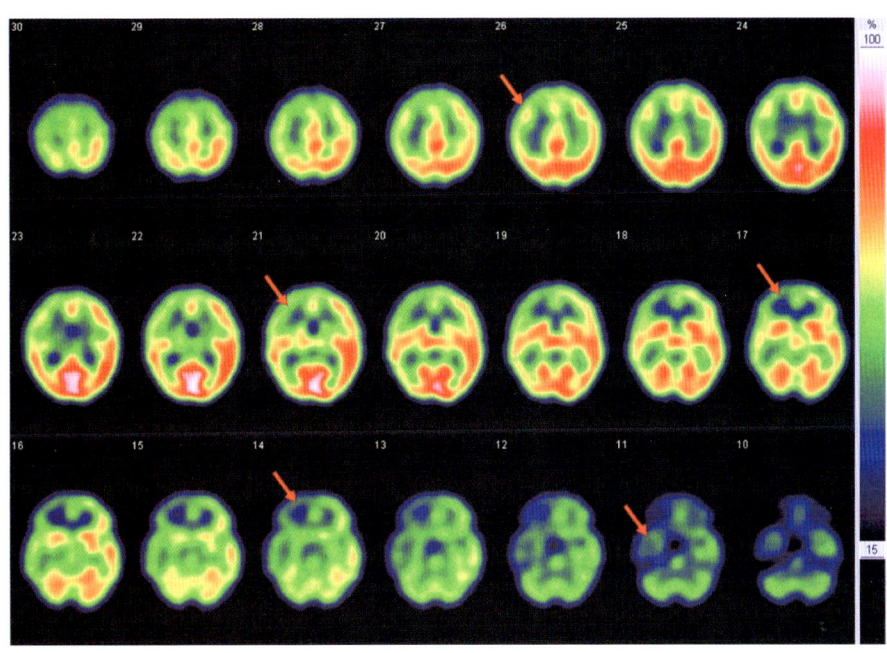

图5-7　癫痫患者发作间期 rCBF 断层影像于右侧额叶和右侧前颞叶放射性稀疏。术后病理示右侧额叶为局灶性皮质发育不良（FCD Ⅰ型）和右侧海马硬化

（三）阿尔茨海默病、痴呆的诊断与鉴别诊断

阿尔茨海默病（Alzheimer's disease，AD）是大脑皮质的变性疾病，通常在50岁以后发病。病理变化为弥漫性大脑皮质萎缩，脑室扩大和脑沟增宽。脑灌注显像显示脑内多发性放射性减低区主要位于颞叶及颞顶，多为对称性。病情较轻者在右半球的颞顶叶放射性分布减少，病情中等者波及两侧额叶及枕叶，较重者在两侧额叶及颞叶、顶叶见放射性分布稀疏，中额叶亦见下降。表明 rCBF 和脑细胞功能低下程度与病情有关。脑灌注显像对 AD 和多发性脑梗死性痴呆有鉴别价值。多发性梗死性脑痴呆患者可见多个血流灌注和脑细胞功能低下区，散布于大脑各叶皮质；而 AD 患者则见颞叶、顶叶和枕叶等处皮质局限性血流灌注和脑细胞功能低下，多表现为对称性。

（四）新生儿缺氧缺血性脑病功能损伤定位、治疗方案选择和疗效评价

新生儿缺氧缺血性脑病（hypoxic-ischemic encephalopathy，HIE）是一种常见的新生儿疾病。脑灌注显像是早期诊断 HIE 较灵敏的方法，可较好地反映 HIE 病情的程度，评价疗效和

估计预后，并且可作为长期随访观察的手段。可见 HIE 患儿局灶性放射性分布缺损，血流灌注和脑功能明显低下，经扩灌药物和高压氧治疗 1 个月后，病灶血流灌注和脑功能可明显改善。多数 HIE 患儿经过 1 年的综合治疗后，脑灌注影像显示和正常儿童大致相同。小儿脑性瘫痪患者脑内存在局限性血流灌注和功能低下区，以额叶、颞叶和其他脑区病灶为多见。

（五）脑功能活动

正常生理状况下，脑血流灌注可反映人脑的功能活动，因此应用脑灌注显像联合负荷各种生理刺激试验可研究人脑对各种不同生理刺激的反应和解剖结构关系的变化。运用视觉、听觉、语言等刺激可分别观察到枕叶视觉中枢、颞叶听觉中枢以及额叶语言中枢或精神活动区脑血流量增加。当右上肢和右下肢负重随意运动时，可见对侧中央前回和中央后回的运动与感觉支配中枢的脑血流量增加。

（六）其他

偏头痛发作期可有局灶性异常放射性增高或减低区。

脑灌注显像可显示多种精神疾病阳性，而 CT 和 MRI 检查多为阴性。精神分裂症患者脑血流从前到后发生阶梯性改变，最严重的损害位于额叶，左侧重于右侧，常见左下基底节和左颞叶放射性减低；抑郁症患者可见额叶和顶叶前部放射性减低；抗精神药物中毒者以全脑弥漫性病变为特点，皮质变薄，放射性分布稀疏，但基底节功能亢进。

海洛因依赖者可见脑内不同区域局限性血流灌注和脑功能活动异常，以额叶、颞叶、枕叶损害为多见。

脑外伤后遗症常显示局灶性血流灌注低下。

病例 5-1

患者，女性，63 岁，言语反应减退 11 天，加重伴右侧肢体活动不利 10 天。脑部 MR 提示：左侧放射冠及基底节区新近梗死。脑部 MRA 提示：左侧大脑中动脉 M1 段管腔闭塞，远端分支未显影。^{99m}Tc-ECD 脑血流灌注显像断层影像见图 5-8。

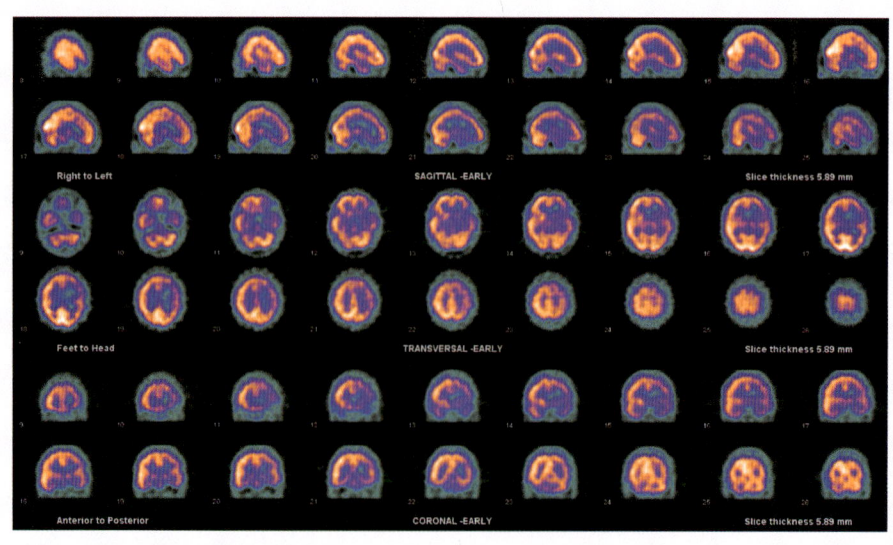

图 5-8　^{99m}Tc-ECD 脑血流灌注显像断层影像

病例讨论：
1. 请描述该患者的影像表现和诊断。
2. ^{99m}Tc-ECD 脑血流灌注显像异常影像视觉分析法的诊断标准。

第二节 脑代谢断层显像

一、原理与方法

（一）脑葡萄糖代谢显像

大脑是代谢非常旺盛的器官，而葡萄糖几乎是脑组织唯一的能源物质，^{18}F-氟代脱氧葡萄糖（^{18}F-fluorodeoxyglucose，^{18}F-FDG）是葡萄糖的类似物，经静脉注射后在血液及组织中的转运与葡萄糖相同，并且通过同样的转运载体进入脑细胞。进入脑细胞的 ^{18}F-FDG 也同葡萄糖一样会被己糖激酶磷酸化，成为 6-磷酸脱氧葡萄糖（^{18}F-FDG-6-P）。但是由于结构上的差异，与葡萄糖磷酸化后形成的 6-磷酸葡萄糖（glucose-6-P）不同，^{18}F-FDG-6-P 既不能参与葡萄糖的进一步代谢，也很少返回血液循环，因而滞留在脑细胞内。^{18}F-FDG 在脑细胞内的滞留量（放射性浓度）可以反映脑局部葡萄糖代谢的状态。受检者禁食 4～6 h 以上，静脉"弹丸"式注射 ^{18}F-FDG 185～370 MBq（5～10 mCi）后 40 min，进行 PET 脑显像，可以测定局部脑葡萄糖代谢率（local cerebral metabolic rate of glucose，LCMRglu），计算出全脑和局部脑组织的葡萄糖代谢率。

（二）脑氧代谢显像

正常成年人脑的重量仅占体重的 2%，但其耗氧量占全身耗氧量的 20%，每分钟耗氧量达到 42～53 ml，远高于身体其他组织，因此脑耗氧量是反映脑功能代谢的重要指标之一。受检者持续吸入 ^{15}O$_2$ 后即可用 PET 进行动态显像，可计算出脑氧代谢率（cerebral metabolic rate of oxygen，CMRO$_2$），结合 CBF 测定，可计算氧摄取分数（oxygen extraction fraction，OEF，OEF = CMRO$_2$/CBF）。CMRO$_2$ 和 OEF 是能较好地反映脑氧代谢活动的指标。

（三）脑蛋白质代谢显像

脑蛋白质代谢显像是以放射性核素标记的氨基酸作为显像剂，显示脑组织对氨基酸摄取和蛋白质合成的水平。目前主要的显像剂有：^{11}C-甲基-L-蛋氨酸（^{11}C-methionine，^{11}C-MET）、^{11}C-酪氨酸（^{11}C-tyrosine，^{11}C-TYR）、^{18}F-氟代乙基酪氨酸（^{18}F-fluoroethyltyrosine，^{18}F-FET）和 ^{123}I-碘代甲基酪氨酸（^{123}I-iodomethyltyrosine，^{123}I-IMT）等，其中以 ^{11}C-MET 最为常用。检查前空腹 6 h 以上，患者于安静、暗光条件下休息，视听封闭。静脉注射 ^{11}C-MET 555～740 MBq，20 min 后采用 PET、PET/CT 或 PET/MR 行头部三维扫描，采集的数据经衰减校正和图像重建后，可获得氨基酸在脑内分布的断层影像。根据一定的生理数学模型进行计算，还可获得脑内氨基酸摄取和蛋白质合成的动力学功能代谢参数。

二、影像分析与结果判断

正常人的脑葡萄糖代谢影像的特征与脑血流灌注影像很相近,灰质的放射性分布明显高于白质区,大脑皮质、基底节、丘脑、小脑放射性分布较高,左右两侧基本对称。由于生理状态下葡萄糖几乎是大脑皮质唯一的能量物质,正常脑组织内 ^{18}F-FDG 的蓄积量很高,加上 PET 的分辨率明显高于 SPECT,所以脑 ^{18}F-FDG 代谢显像的图像质量明显好于脑 SPECT 血流灌注显像,其图像特征类似于 CT,但不如 CT 影像清晰(图 5-9)。

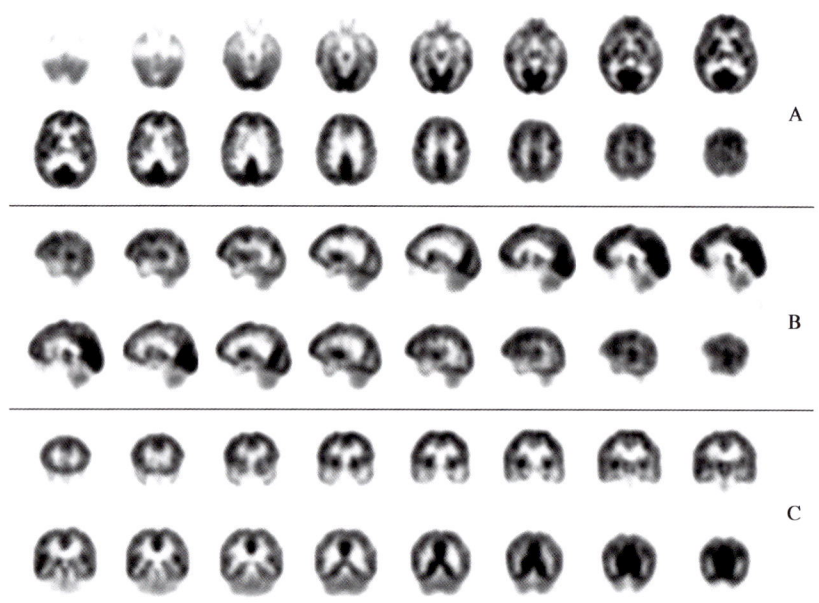

图 5-9　正常 ^{18}F-FDG 脑代谢影像
A. 横断面;B. 矢状面;C. 冠状面

正常情况下,大脑组织没有明显的蛋白质合成代谢,所以进行脑蛋白质代谢显像时通常脑组织内没有明显的放射性聚集。一些氨基酸可能作为神经递质或神经递质的前体被脑细胞摄取,加上部分脑内血管组织在脑内特定部位可以表现出不同的代谢特征,有一定程度的放射性摄取。脑垂体是神经内分泌系统的关键部位,有大量的激素合成与释放,氨基酸代谢相对活跃,因此常可显示出在脑垂体的部位。

^{18}F-FDG 的标准摄取值(standard uptake value,SUV)是目前最常用的 PET 显像半定量分析指标;T/NT 比值法是利用 ROI 技术计算靶组织(target tissue,T)与非靶组织(non-target tissue,NT)的放射性比值,也是核医学最常用的半定量分析方法;定量分析局部脑葡萄糖代谢率测定过程比较复杂,故多用于研究性工作,临床很少使用;统计参数图(statistical parametric mapping,SPM)则是国际公认的脑 PET 功能分析方法。

三、临床应用

(一)癫痫灶的定位诊断

癫痫是由于脑内神经元反复发作的异常放电,引起短暂性、突发性大脑功能失常表现。癫痫主要分为两类：一类是继发性，主要见于脑部疾病，如脑外伤后、感染、肿瘤、血管性疾病、脑变性、脑先天性疾病及代谢中毒性疾病引起的脑组织代谢障碍；另一类是原发性或特发性，原因不明。CT 和 MRI 对继发性癫痫可提供有关脑组织结构的信息，但不能给出功能方面的信息，而癫痫病灶中功能组织的存在才是引起癫痫发生的真正原因，因此 CT 和 MRI 对原发性癫痫和因代谢中毒性疾病引起的继发性癫痫进行诊断有困难。痫性活动时，必然伴随局部脑血流量、代谢等方面的改变，脑血流和脑代谢显像可发现这些改变，对癫痫病灶的诊断和定位有重要的价值，是需要手术治疗的必要依据。

癫痫 PET 葡萄糖代谢显像表现为发作期的病灶局部葡萄糖代谢明显增加，而发作间期的代谢明显减低（图 5-10）。^{18}F-FDG 代谢显像优于 SPECT 血流灌注显像。但是与 SPECT 脑血流显像不同，PET 并不适合进行癫痫发作期显像，因为典型的复杂性局部发作的持续时间一般小于 90 s，而 ^{18}F-FDG 在脑内分布达到平衡需要 40 min，所谓的发作期 PET 显像实际上反映的是发作期和发作后期的代谢变化。必须强调的是，PET 显示的脑区低代谢灶是非特异性的，不能单纯据此诊断癫痫。

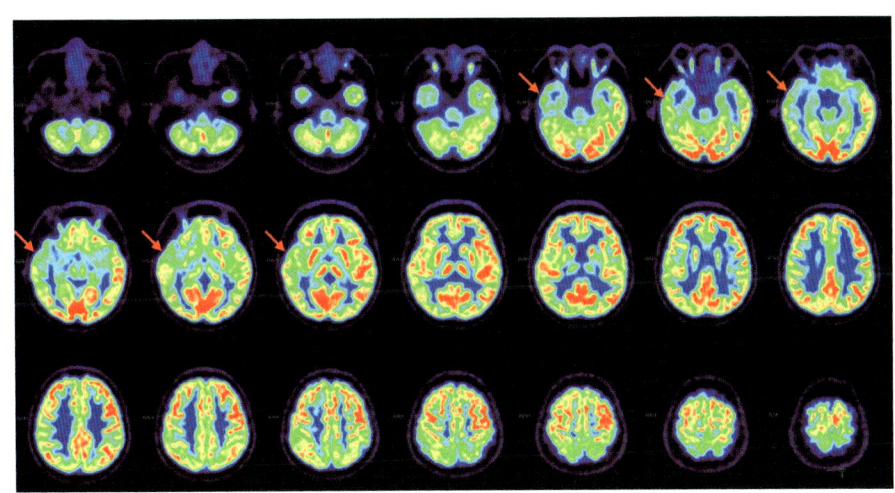

图 5-10　癫痫患者发作间期 ^{18}F-FDG PET 显像示右侧颞叶代谢明显减低。术后病理示右侧颞叶局灶性皮质良（FCD Ⅰ型）

（二）阿尔茨海默病的早期诊断和病情评估

阿尔茨海默病（Alzheimer's disease，AD）是一种慢性进行性精神衰退的疾病，这种精神衰退不同于生理性衰老，其病因和发病机制尚不十分清楚。病理改变以大脑弥漫性萎缩和神经细胞变性为主，累及双侧额、顶、枕、颞各叶。临床特点是进行性痴呆，早期尤以记忆障碍突出，伴有情感和性格改变。轻度及中度 AD 的患者中，^{18}F-FDG 脑葡萄糖代谢显像显示局部葡萄糖代谢率明显低于同龄对照组，常见于顶叶、颞后叶和枕叶前部皮质，最典型的表现为双侧颞、顶叶代谢降低（图 5-11）。双侧颞、顶叶代谢降低的程度随痴呆严重程度和其病程发展而增加，脑葡萄糖代谢显像还可用于 AD 严重程度的评价，常用的方法有目测法和半定量分析。AD 患者的脑葡萄糖代谢与血流量的变化平行，其 PET 葡萄糖代谢显像的影像学特征改变与其脑 SPECT 血流灌注显像一致，但由于 PET 显像的高灵敏度和高分辨率，^{18}F-FDG PET 图像质量和诊断阳性率均明显优于 SPECT 显像，尤其适合 AD 的早期诊断。

（三）脑肿瘤的良恶性鉴别、分级、疗效评价、复发或残余肿瘤的定位

CT 和 MRI 在脑肿瘤定位诊断中价值明确，为首选方法，但在肿瘤良恶性鉴别、疗效评

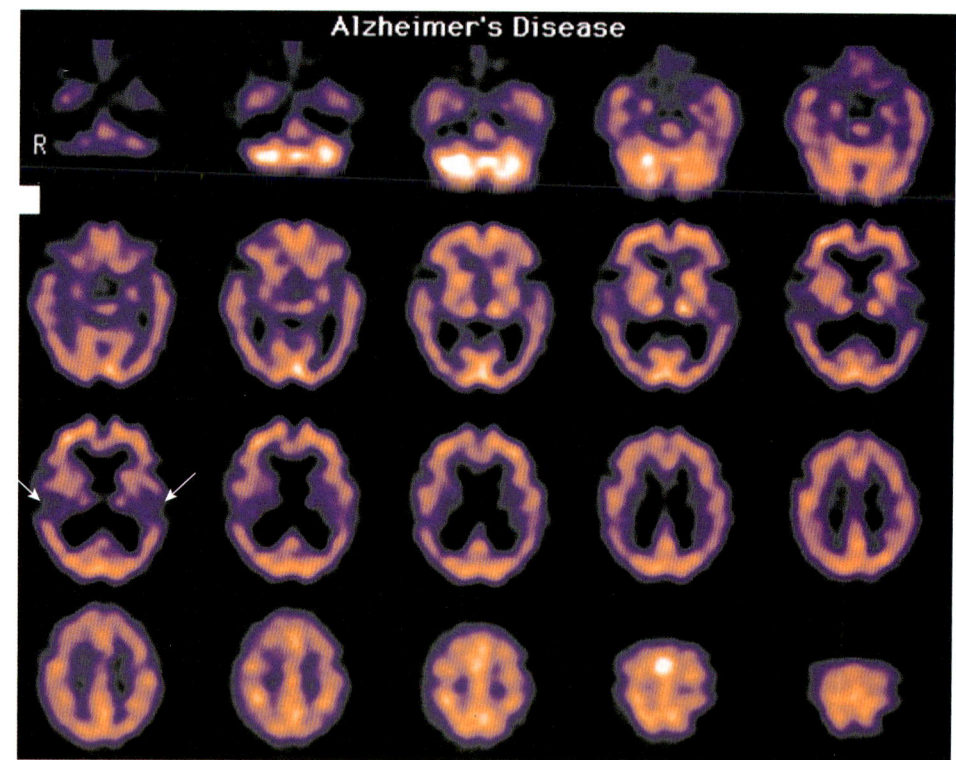

图 5-11　阿尔茨海默病 ^{18}F-FDG 脑代谢影像

价、复发或残存病灶的早期定位和患者的预后判断等方面有明显的局限性，而 PET 正是在这些方面体现出独特优势，与 CT 和 MRI 构成优势互补。根据脑肿瘤恶性程度与局部 ^{18}F-FDG 利用率呈密切相关的特点，测定肿瘤 ^{18}F-FDG 代谢能较好地鉴别其恶性程度。Ⅰ～Ⅱ级脑胶质瘤 ^{18}F-FDG 的摄取率低于正常灰质 ^{18}F-FDG 摄取率；Ⅲ级脑胶质瘤与正常灰质相似或略高；Ⅳ级脑胶质瘤明显高于正常脑灰质的 ^{18}F-FDG 摄取率。脑肿瘤局部 ^{18}F-FDG 摄取量与患者的预后有直接关系；肿瘤治疗前后局部 ^{18}F-FDG 的摄取变化，可用于疗效的及时判断和有效治疗方案的合理制定；在肿瘤治疗后，局部有无残存病灶直接影响到临床疗效及患者预后，PET 显像可及时发现有异常 ^{18}F-FDG 摄取的残存病灶。通过随访观察，能早期定位复发肿瘤，有利于临床及时采取有效的治疗方法，提高患者的生存率。

（四）锥体外系疾病诊断

帕金森病（Parkinson's disease，PD）和亨廷顿病（Huntington's disease，HD）是最常见的锥体外系疾病。脑葡萄糖代谢显像可发现 PD 早期纹状体葡萄糖代谢率降低，单侧 PD 患者患肢对侧豆状核氧代谢和葡萄糖代谢相对增加；病情进展时，可表现为全脑葡萄糖代谢率的逐渐降低，呈弥散性分布。伴有痴呆症状的 PD 患者，其脑葡萄糖代谢可出现与 AD 类似的影像学改变，表现为顶叶、枕叶及尾状核等部位葡萄糖代谢率明显下降，这提示两种疾病之间可能存在某些联系。此外，多巴胺神经递质、多巴胺受体及多巴胺转运蛋白显像有助于 PD 的早期诊断，并可与 PD 综合征相鉴别。HD 为遗传性疾病，可导致进行性痴呆和舞蹈症。PET 对疾病早期的代谢显像即显示出尾状核头部的代谢明显低下。代谢的改变开始于尾状核，然后随病情的发展波及豆状核，双侧基底核区和多处大脑皮质均出现放射性减低区。

（五）脑生理与认知功能的研究

生理静息状态是封闭视听、不受外界刺激、没有运动动作的状态。正常人在生理静息状态下，脑葡萄糖代谢影像与正常的脑血流灌注显像相仿，左右大脑半球的葡萄糖代谢率基本相等。接受外界刺激或肢体运动时，由于感觉或运动中枢的能量需求和代谢活动加强，其所对应的特定区域的葡萄糖代谢率也表现出相应变化，局部脑葡萄糖代谢率可增高 20%～25%。例如，给予单纯语言刺激时左侧颞叶葡萄糖代谢率增高；用灯光给予视觉刺激时丘脑皮质区葡萄糖代谢率增高；单侧手指运动时对侧中央前回及辅助运动皮质区葡萄糖代谢率增高。更为有趣的发现是，在给予音乐刺激时，一般人仅表现为右侧颞叶葡萄糖代谢率增高，而音乐家则表现为双侧颞叶和双侧额叶，甚至整个大脑皮质的葡萄糖代谢率增高。这提示对于专业人士音乐语言不仅是一种刺激信号，同时也引起了充分的形象思维。这些研究的结果，首次在人体上用影像诊断无创伤性地证实了解剖学功能区定位的发现，并扩展了对这一领域的认识，也揭示了脑代谢影像的研究能反映人脑的生理功能和病理状态。

（六）其他

脑梗死、精神分裂症、抑郁症等疾病，在脑葡萄糖代谢显像中的影像学表现基本上与 rCBF SPECT 显像相类似。由于 PET 的空间分辨率明显好于 SPECT，而且可以得到 LCMRglu 和 CMRglu 参数，因此脑代谢显像不仅图像质量明显优于 rCBF SPECT 显像，还可获得真正意义上的定量分析参数，有利于动态观察疾病发展过程和疗效评价。

第三节　神经递质和受体显像

一、原理和方法

中枢神经递质和受体显像是基于受体 - 配体特异性结合特性，用放射性核素标记特定的配体（表 5-1），通过 PET 或 SPECT 对活体人脑特定解剖部位的受体结合位点进行精确定位和获取受体功能代谢影像，并借助生理数学模型进行定量或半定量分析，可获得脑内受体与配体特异性结合的浓度及其相关代谢参数，如受体的分布、密度与亲和力影像等。从而对与受体有关的疾病做出诊断、指导用药、评价疗效和判断预后，同时为神经生物学研究提供一种新方法。

目前研究和应用比较多的神经递质和受体主要有多巴胺受体显像（dopamine receptor imaging）、乙酰胆碱受体显像（acetylcholine receptor imaging）、5- 羟色胺受体显像（5-serotonin receptor imaging）、苯二氮杂䓬受体显像 [benzodiazepine（BZ）receptor imaging]、阿片受体显像（opioid receptor imaging）等。

表 5-1　神经递质和受体显像的主要放射性配体

受体	单光子配体	正电子配体
多巴胺	^{123}I-ILIS，^{123}I-IBZM，^{123}I-β-CIT，^{99m}Tc-TRODAT-1	^{18}F-dopa，^{11}C-NMSP，^{11}C-raclopride，^{11}C-d-threo-MP，^{11}C-β-CIT
乙酰胆碱	^{123}I-IQNB，^{123}I-IBVM	^{11}C-Nicotine，^{11}C-QNB
苯二氮杂䓬	^{123}I-Iomazenil	^{11}C-FLumazenil
5- 羟色胺	^{123}I-2-Ketanserin，^{123}I-β-CIT	^{76}Br-2-Ketanserin，^{11}C-β-CIT
阿片	^{123}I-Morphine，^{123}I-O-IA-DPN，^{123}I-DPN	^{11}C-DPN，^{11}C-CFN

二、影像分析与结果判断

图 5-12 为 ^{99m}Tc-2β-[N,N-双(2-巯乙基)乙撑二胺基]甲基,3β-(4-氯苯基)托烷(^{99m}Tc-2β-[N,N'-bis(2-mercaptoethyl) ethylenediamine] methyl, 3β-(4-chlorophenyl) tropane,^{99m}Tc-TRODAT-1)SPECT 脑多巴胺转运蛋白(dopamine transporter,DAT)断层图像。帕金森病患者大脑神经基底核团受体结合位点的放射性分布清晰,小脑的放射性分布较低。

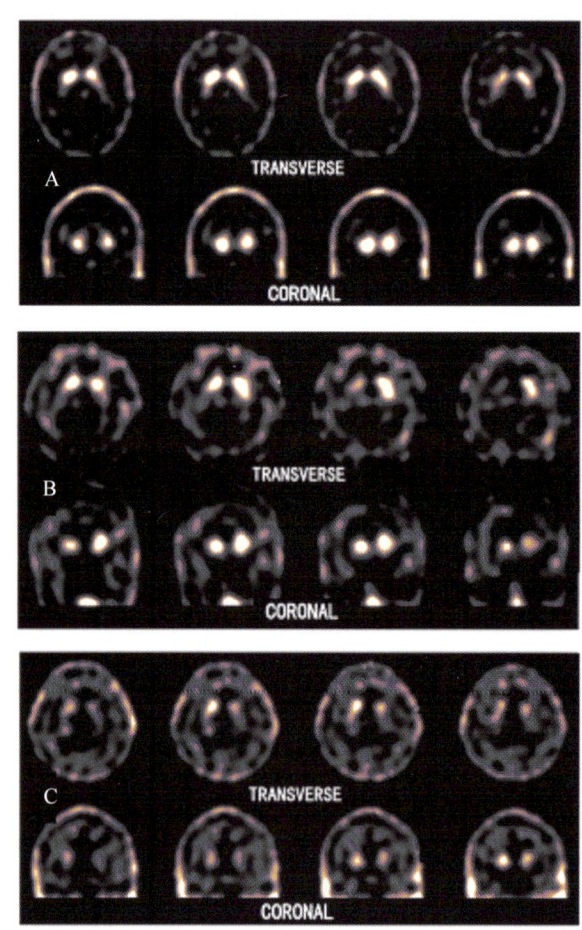

图 5-12 ^{99m}Tc-TRODAT-1 SPECT 脑多巴胺转运蛋白(DAT)断层图像
A. 正常人脑;B 和 C 分别为 1 级、1.5 级 PD 患者脑。图像显示症状对侧的基底节(BG)
(B 为右侧 BG,C 为左侧 BG)受损较明显。
TRANSVERSE:横断面;CORONAL:冠状面

三、临床应用与研究现状

(一)多巴胺神经递质、受体及转运蛋白显像

多巴胺能系统与多种神经精神疾病的病理相关,这些疾病主要包括精神分裂症和帕金森病及其综合征。垂体肿瘤的阳性显像以及年龄因素对多巴胺显像结果影响的研究也有报道。

帕金森病等患者由于黑质纹状体多巴胺通路代谢功能紊乱,导致纹状体多巴胺受体数目、密度和功能减低。用 ^{99m}Tc-TRODAT-1 SPECT、^{18}F-多巴 PET 进行多巴胺能神经递质显像可见

基底节区放射性摄取分布减少、清除加快,即特异性结合减少,从而可对 PD 等疾病进行早期诊断。动态观察还能判断疗效和预后。^{99m}Tc-TRODAT-1、^{123}I-N-ω- 氟丙基 -2β- 碳乙氧基 -3β-(4- 碘苯)降莨菪碱(^{123}I-N-ω-fluoropropyl-2β-carbomethoxy-3β-(4-iodophenyl) nortropane,^{123}I-β-CIT)和 ^{18}F- 多巴等是临床广泛应用的多巴胺能神经递质显像剂。

多巴胺 D_2 受体显像目前得到了广泛的临床研究与应用(图 5-13)。显像剂包括 ^{11}C-N- 甲基螺吡酮(^{11}C-N-methylspiperone,^{11}C-NMSP)、^{11}C- 雷氯必利(^{11}C-raclopride,^{11}C-RAC)、^{123}I- 碘苯酰胺(^{123}I-iodobenzamide,^{123}I-IBZM)等。PD 综合征患者纹状体受体数目明显减少,放射性摄取明显减低,而由于 PD 早期多巴胺 D_2 受体上调则表现为纹状体受体活性增强,据此可鉴别原发性 PD(纹状体浓聚 IBZM)和 PD 综合征(摄取减少)。前者经 L- 多巴治疗后效果明显,后者无效。这对 PD 和 PD 综合征的诊断和鉴别诊断以及制订合理的个体化治疗方案具有重要临床意义。HD 主要表现为基底神经节,特别是尾状核的多巴胺 D_2 受体密度和活性明显减低,其程度与病情严重程度正相关,故本检查对 HD 的诊断及病情评估有较高的临床应用价值。精神分裂症患者脑多巴胺 D_2 受体显像显示基底节 D_2 受体的活力增加,在监测氯丙嗪治疗精神分裂症患者时发现 D_2 受体被阻断,这些发现对于抗精神病药物的作用机制研究、指导临床合理用药和协助疗效评估具有实用价值。

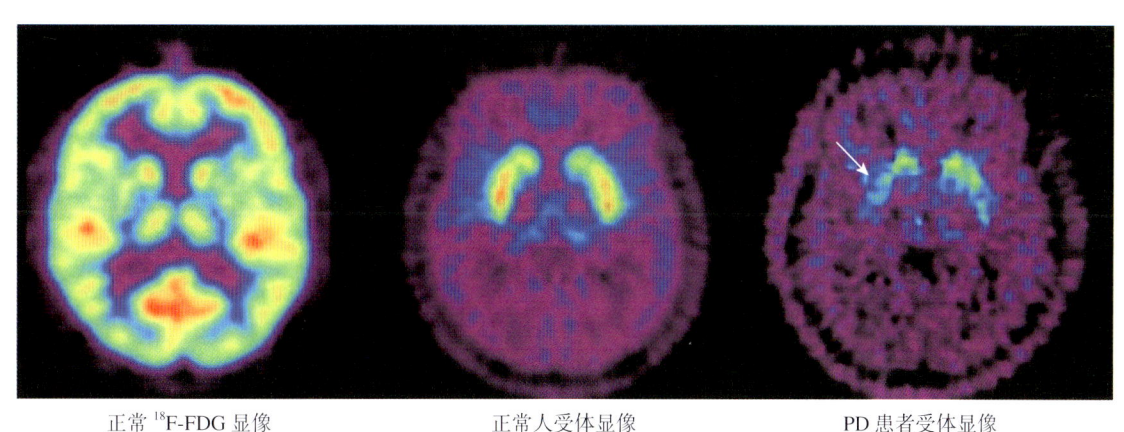

正常 ^{18}F-FDG 显像　　　　　正常人受体显像　　　　　PD 患者受体显像

图 5-13　多巴胺 D_2 受体显像

中枢神经系统 DAT 是位于多巴胺能神经元突触前膜上的单胺特异性转运蛋白,其功能是将释放入突触间隙的多巴胺运回神经元,是控制脑内多巴胺水平的关键因素,也是许多神经精神药物潜在的作用靶点。因此,DAT 的重摄取直接影响突触间隙单胺类递质的浓度,从而引起多巴胺能系统的功能活动改变,这类转运蛋白的变化比受体变化更为敏感、直接。PD 患者的影像特征为:早期表现为单侧缩小,中晚期多表现为与正常影像相比双侧纹状体不同程度地缩小,放射性分布减低或缺损是由于纹状体多巴胺受体密度、亲和力和活性减低。故可利用多巴胺转运蛋白显像对 PD 进行早期诊断和鉴别诊断。目前研制成功的 DAT 显像剂有 ^{99m}Tc-TRODAT-1、^{123}I-β-CIT、^{11}C- 甲基 -N-2β- 甲基酯 -3β-(4-F- 苯基)托烷(^{11}C-methyl-N-2β-methyl ester-3β-(4-fluorophenyl) toluene,^{11}C-β-CFT)、^{18}F-N-2- 氟乙基 -2β- 甲酯基 -3β-(4- 氯苯基)去甲基托烷(^{18}F-N-2-fluoroethyl-2β-methoxycarbonyl-3β-(4-chlorophenyl) demethyltropane,^{18}F-FECNT)等。

(二)乙酰胆碱受体显像

乙酰胆碱受体包括 M(毒蕈碱)和 N(烟碱)两种受体,常用的放射性配体有 ^{11}C- 或 ^{123}I- 奎丁环苯甲酸(^{123}I-quinuclidinyl-benzilate,^{123}I-QNB)等 M 受体显像剂和 ^{11}C- 尼古丁(^{11}C-nicotine,^{11}C-N)等 N 受体显像剂。乙酰胆碱受体显像在探讨 AD 病因、病理变化及与其他类型痴呆的鉴别诊断中具有重要意义。AD 是一种慢性、渐进性、退化性的中枢神经系统疾病，最重要的病理改变是胆碱能神经元丧失或破坏，使乙酰胆碱合成障碍。本病的早期诊断有一定困难，CT 和 MRI 检查阴性。胆碱能神经元丧失或破坏，乙酰胆碱受体显像可见大脑皮质和海马 M_2 受体分布密度明显减低，脑皮质摄取 ^{11}C-N 亦明显降低，并得到尸解结果的印证。

（三）γ 氨基丁酸/苯二氮䓬受体显像

γ 氨基丁酸（γ-gamma aminobutyric acid，γ-GABA）- 脑苯二氮杂䓬（cerebral benzodiazepines，CBZ）受体是一种门控型配体离子通道，GABA 是哺乳动物脑内最主要的抑制性神经递质，其受体有 α 和 β 两种类型，即 $GABA_α$ 和 $GABA_β$ 受体。

苯二氮杂䓬（benzodiazepine，BZ）受体显像可用于癫痫灶的定位和 AD 诊断以及疗效监测。显像剂有 ^{11}C-Ro-15-17889 和 ^{123}I-Iomazenil（^{123}I-Ro-16-015）等。癫痫发作间期的 BZ 受体显像可见病灶部位受体分布密度减低，联合诸如 MRI 等其他医学影像学检查可进一步提高病灶检出率。AD 患者可见显像剂与 BZ 受体结合减低。

（四）5- 羟色胺受体显像

5- 羟色胺受体与躁狂/抑郁精神病有关，用 ^{123}I-2-ketanserin、^{123}I-β-CIT SPECT 显像可见神经精神性疾病患者脑 5- 羟色胺受体密度和活性降低，同时还能判断 Citalopram 抗抑郁症治疗后脑内 5- 羟色胺受体再摄取的变化。

（五）阿片受体显像

目前阿片受体显像主要用于吗啡类药物成瘾性和依赖性的临床研究或药物戒断治疗的研究及癫痫灶的定位诊断。显像剂有 ^{11}C- 丁丙诺啡（^{11}C-diprenorphine，^{11}C-DPN）、^{11}C-4- 碳 - 甲氧基 - 芬太尼（^{11}C-carfentanil，^{11}C-FN）、^{123}I- 丁丙诺啡（^{123}I-diprenorphine，^{123}I-DPN）或 ^{123}I-O-碘烷 - 丁丙诺啡（^{123}I-O-IA-DPN）等。阿片受体显像可观察采用美沙酮治疗阿片成瘾患者时美沙酮占据阿片受体位点的程度，从而提供一种监测美沙酮药效和合理用药的有效手段。颞叶癫痫灶阿片受体密度增加，呈明显异常的放射性浓聚灶。

第四节 放射性核素脑血管显像

放射性核素脑血管显像是利用放射性核素进行脑大、中血管显像的方法之一。静脉注入高锝酸盐（$^{99m}TcO_4^-$）、^{99m}Tc- 二乙三胺五乙酸（^{99m}Tc-diethylenetriamine pentaacetic acid，^{99m}Tc-DTPA）或 ^{99m}Tc- 葡庚糖酸盐（^{99m}Tc-glucohep tonate，^{99m}Tc-GH）等不能通过血 - 脑屏障的显像剂后，即刻快动态采集头颈部图像，观察显像剂在脑血管内充盈、灌注和流出的影像，从而了解脑血管的形态、血流动力学变化及血 - 脑屏障功能。该方法显示脑血管影像不如 X 射线脑血管造影清晰，但简便、安全，在临床应用，特别是脑死亡的辅助诊断中仍有一定价值。

一、原理与方法

肘静脉"弹丸"式注射 $^{99m}TcO_4^-$ 或 ^{99m}Tc-DTPA 740～925 MBq（20～25 mCi）后立即启用 γ 相机或 SPECT 在头颈部以每 1～2 s/ 帧的速度连续静态采集 40～60 s，获得放射性显像剂在颅内经动脉灌注到静脉流出的过程，多采用前位或双探头 SPECT 同时采集后位平面影像。必要时可在注射显像剂后 30 min 加做各体位的静态影像。

应用计算机技术在颈动脉、大脑半球等处勾画 ROI，可得到两侧的血流灌注和清除速率等半定量信息。

生理条件下人体存在血 - 脑屏障，显像剂并不能进入脑细胞内，但脑部病变时因血 - 脑屏障被破坏而使显像剂入脑，病变部位出现异常放射性浓聚。

二、正常影像分析

放射性核素脑血管显像分为 3 个时相（图 5-14）。

（一）动脉相

注射显像剂后即刻可见颈内动脉对称性显影，然后两侧大脑前动脉和大脑中动脉及颅底 Willis 环陆续显影，呈两侧对称的五叉影像，经历时间约为 4 s。

（二）脑实质相（亦称毛细血管相）

从五叉影像消失起，放射性显像剂在脑实质呈弥漫性分布，历时约 2 s。

（三）静脉相

自上矢状窦显影起，脑实质放射性分布逐渐减少，至再循环放射性又有所上升，历时约 7 s。

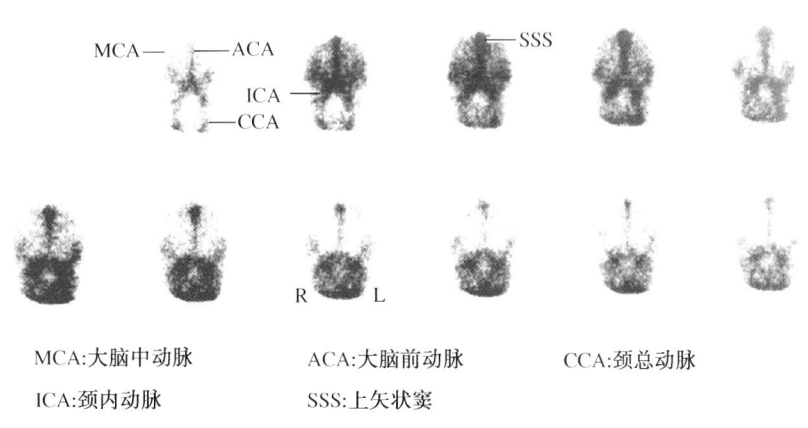

MCA:大脑中动脉　　ACA:大脑前动脉　　CCA:颈总动脉
ICA:颈内动脉　　　SSS:上矢状窦

图 5-14　正常脑血管动态显像

应用计算机 ROI 技术可测定不同时间颈动脉、大脑和小脑半球的放射性，绘出时间 - 放射性曲线，通过两侧的血流速度和峰值进行半定量分析，两侧之差小于均值的 15% 为正常。

三、临床应用

（一）脑死亡

当脑死亡时，可表现为全脑的颈内动脉供血区不显影，颈外动脉供血区的颅盖骨及颜面部表现为灌注正常，上矢状窦不显影（图 5-15）。这种表现原因为大脑发生不可逆的液化坏死，从而导致颅内压增高，使显像剂到达颅底后无法灌注至颅内动脉中。此检查为脑死亡的重要辅助诊断方式。

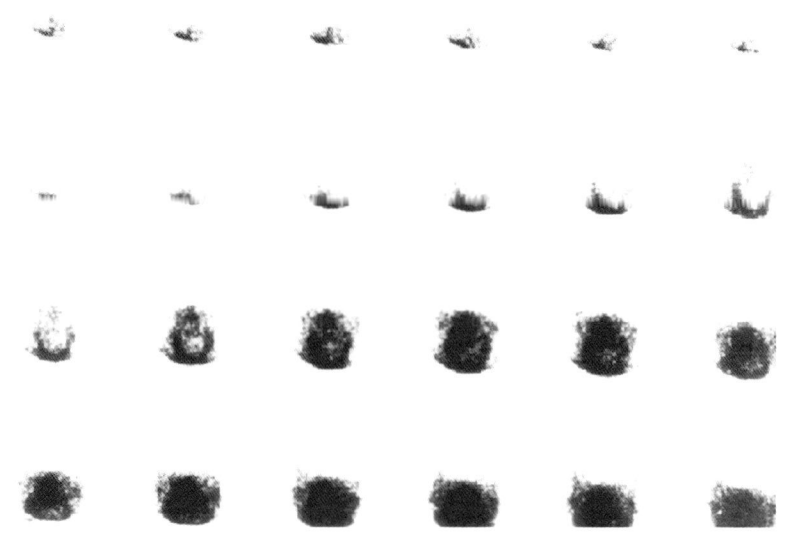

图 5-15 脑死亡患者放射性核素脑血管影像

（二）动静脉畸形

动静脉畸形的影像特征为动脉相出现一过性放射性增高，较快地消退，伴有静脉相提前出现。烟雾病的影像特点是颈总动脉和颈内动脉显影良好，但放射性阻断在脑基底部，随后逐渐出现放射性向脑基底部扩散，接着是突然出现大脑前、中动脉影像，之后的毛细血管相和静脉相均正常。

（三）血 - 脑屏障破坏

脑实质内的异常放射性浓聚高度提示血 - 脑屏障破坏，临床上可用于血 - 脑屏障功能的评估。血 - 脑屏障破坏的可能原因包括外伤、炎症和肿瘤等。

病例 5-2

患者，男性，27 岁，医生。于家中不幸突发脑出血，经积极抢救无效，临床诊断为脑死亡。王某家属遵从王某遗愿，决定捐献器官，最终挽救 5 位危重症患者生命，使两位双目失明的患者重见光明。

病例讨论：
脑死亡的放射性核素脑血管显像典型表现是什么？

知识拓展

脑死亡与器官捐献

器官移植技术颠覆了终末期疾病的传统治疗方式，死亡器官捐献更是诠释了医学的温度与人性的光辉。我国司法实践中认定死亡的标准是：心脏、脉搏停止跳动，呼吸停止，即心脏死亡。我国于 2018 年推出了《中国成人脑死亡判定标准与操作规范（第二版）》，明确了以临床判定为基础、以脑电图等确认实验为验证的脑死亡判定流程。

脑死亡器官捐献的缺血时间和移植质量被证明优于心脏死亡器官捐献,在全球范围内,脑死亡器官捐献仍是移植器官的主要来源。受技术水平、社会风俗及文化观念等因素影响,我国长期以来都以活体器官捐献为器官移植的主要来源。随着我国2010年启动公民逝世后器官捐献试点工作,我国脑死亡器官捐献比例由2015年的16%上升至2021年的62.3%。脑死亡器官捐献数量的增加,将进一步促进了我国器官捐献和移植事业的可持续健康发展。

> **微整合**
>
> **基础回顾**
>
> **血-脑屏障**
>
> 血-脑屏障(blood-brain barrier,BBB)由毛细血管内皮细胞、基膜和神经胶质膜构成。脑和脊髓的毛细血管属连续型,其内皮细胞之间以紧密连接封闭。内皮细胞是血-脑屏障的主要结构,可阻止血液中某些物质进入神经组织,但能选择性让营养物质和代谢产物顺利通过。
>
> 血-脑屏障是存在于中枢神经系统和血液循环系统之间的动态界面,严格调控血-脑间的物质运输,为神经功能的实现提供稳定的内环境。在保护CNS免受各种有害物质损伤的同时,也成为CNS相关疾病治疗药物不得不面对的壁垒,许多药物因无法通过血-脑屏障达到有效剂量而被淘汰。

第五节 脑脊液显像

核素脑脊液显像多年来一直采用动态显像,主要用于诊断脑脊液漏(cerebrospinal fluid leakage,CSFL),并判断漏出位置及漏出的量。虽然现在常常使用高分辨率CT、MRI脑池显像来进行诊断,但由于颅底结构复杂,CT观察到的骨质缺损部位不一定为漏口,且对于间歇性或静止的CSFL,特别是硬脑膜裂口小于2 mm的CSFL,CT的灵敏度较差,而放射性核素脑池显像则可以在脑脊液生理学及动力学方面发挥更重要的作用。

一、原理和方法

脑脊液显像亦称为脑脊液间隙显像,可分为蛛网膜下腔显像(subarachnoid space imaging)、脑池显像(cisternography)和脑室显像(ventriculography),其中以脑池显像最为常用。它不仅显示脑脊液的间隙,而且更重要的是可反映脑脊液循环的状态和判断脑脊液吸收入血液循环的动力学变化。常用 ^{99m}Tc-二乙烯三胺五乙酸(^{99m}Tc-DTPA)作为显像剂,利用腰椎穿刺注入蛛网膜下隙或侧脑室,利用γ相机或SPECT追踪脑脊液的循环路径和吸收过程或用来显示脑室影像和引流导管是否通畅等情况。

显像剂为 ^{99m}Tc-DTPA,成人剂量为37~111 MBq(1~3 mCi),注射体积为1 ml。

1. 脑池显像(cisternography) 在无菌条件下行腰椎穿刺,用缓慢流出的脑脊液将显像剂稀释至2~3 ml,再缓慢推注到蛛网膜下腔。常在注药后1 h、3 h、6 h、24 h分别行前、后和侧位头部显像。怀疑脑脊液漏者需在注药前在鼻道的上、中、下鼻甲处、耳道及可疑部位放置棉拭子，漏道处一旦出现放射性显影可终止显像，取出拭子测量其放射性计数，即可探知漏道的准确位置。

2. 脑室显像（ventriculography） 在无菌条件下，通过侧脑室穿刺注入显像剂，10 min 后显像，观察脑室形态、大小及脑脊液的流动。

3. 蛛网膜下腔显像（subarachnoid space imaging） 注药后 10 min 开始自注入部位由下向上行后位显像，了解蛛网膜下腔是否通畅。

近年来随着 SPECT/CT 技术的发展，部分 SPECT 机型配置了高分辨率的螺旋 CT，可以在完成核医学核素显像的同时使用高分辨率 CT 做定位诊断，SPECT/CT 融合影像大大提高了定位诊断的准确性（图 5-16）。

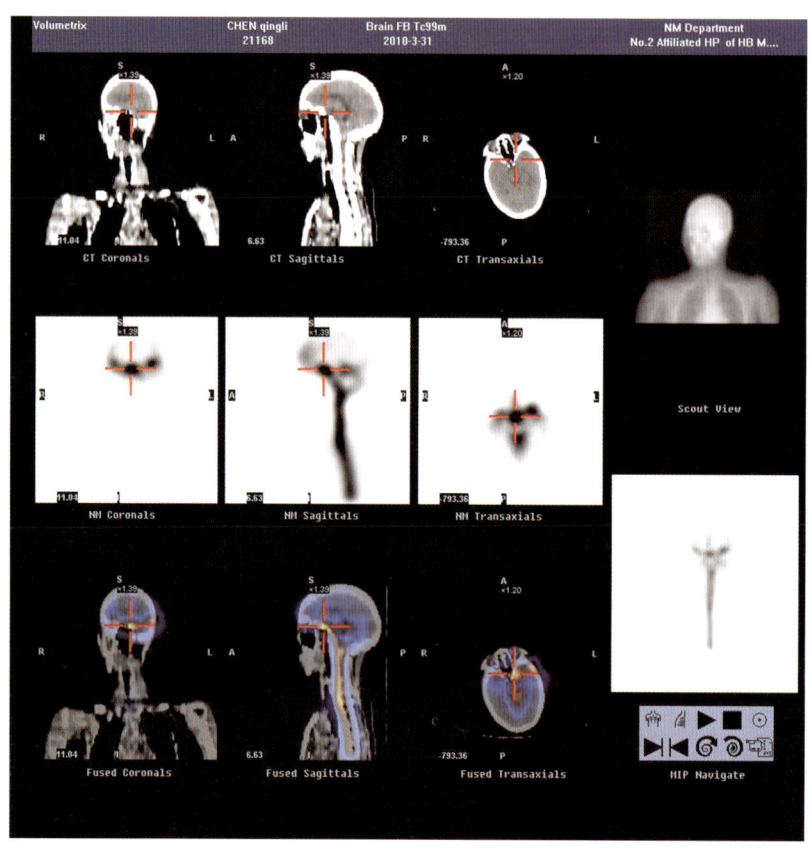

图 5-16 正常压力脑积液 SPECT/CT 融合显像
上排为 CT 影像图，中排为核素显像图，下排为 SPECT/CT 融合影像图

二、影像分析与结果判断

1. 正常脑池影像 注药后 1 h，显像剂达颈段蛛网膜下隙，小脑延髓池显影。3～6 h 颅底各基底池、四叠体池、胼胝体池和小脑凸面陆续显影，前、后位影像显示呈向上"三叉形"，基底为基底池和四叠体池的重叠影像，中央为胼胝体池，两侧为外侧裂池，其间空白区为左右侧脑室。24 h 后可见大脑凸面有放射性显示，上矢状窦区出现放射性浓聚，呈"伞"状。侧脑室始终不显影（图 5-17）。各时相影像两侧对称。

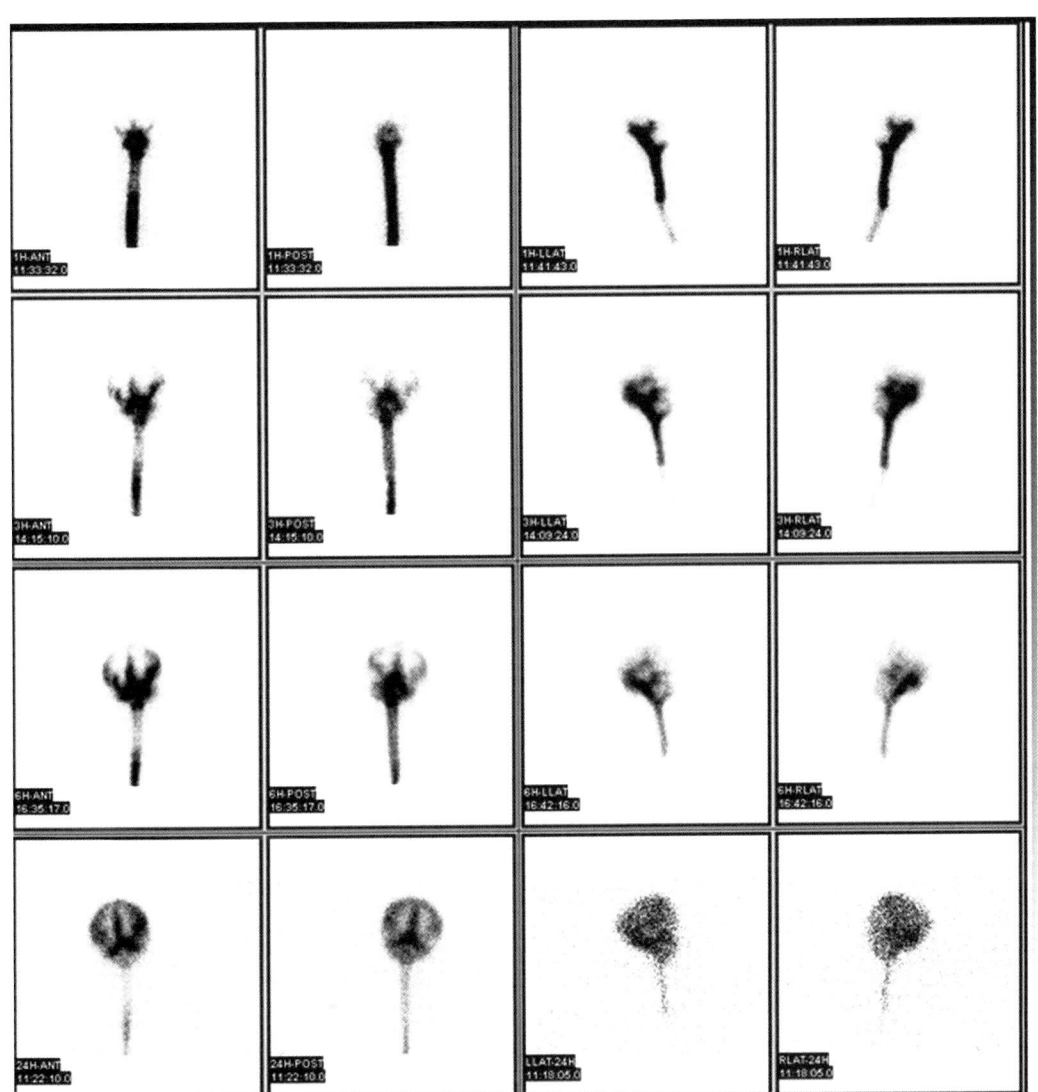

图 5-17　正常脑积液压力脑池 SPECT 显像

横排分别为前后位、后位、左侧位、右侧位脑池显像图；
竖排分别为注射 ^{99m}Tc-DTPA 后 1 h、3 h、6 h 和 24 h 脑池影像图

2．正常脑室影像　一侧侧脑室注入显像剂几分钟后，除对侧侧脑室不显影外，全脑室系统均显影，并迅速到达基底池。

三、临床应用

（一）脑积水的诊断和鉴别诊断

脑室系统或蛛网膜下腔脑脊液（cerebrospinal fluid，CSF）病理性增加伴脑室扩大一般分为两类：脑室系统阻塞引起的梗阻性脑积水；脑脊液形成过多或吸收循环障碍，以及颅内蛛网膜下腔本身阻塞所致的交通性脑积水。

交通性脑积水亦称为正常颅压性脑积水，主要是蛛网膜下隙因出血、炎症或损伤而粘连，由于外压导致脑脊液循环障碍或吸收不良，侧脑室因积液而扩大从而失去泵功能。交通性脑积

水通常行脑池影像，根据蛛网膜下腔阻塞部位和程度不同，显像的表现也各不相同，典型表现是显像剂可随脑脊液反流进入侧脑室，使侧脑室持续显影，3～6h时前、后位显像呈"豆芽状"（图5-18）。同时脑脊液循环障碍或清除缓慢，24～48h时大脑凸面及上矢状窦区的放射性分布极少。非交通性脑积水脑室内无放射性浓集。此检查在交通性脑积水的诊断与鉴别诊断中具有较高的临床价值。

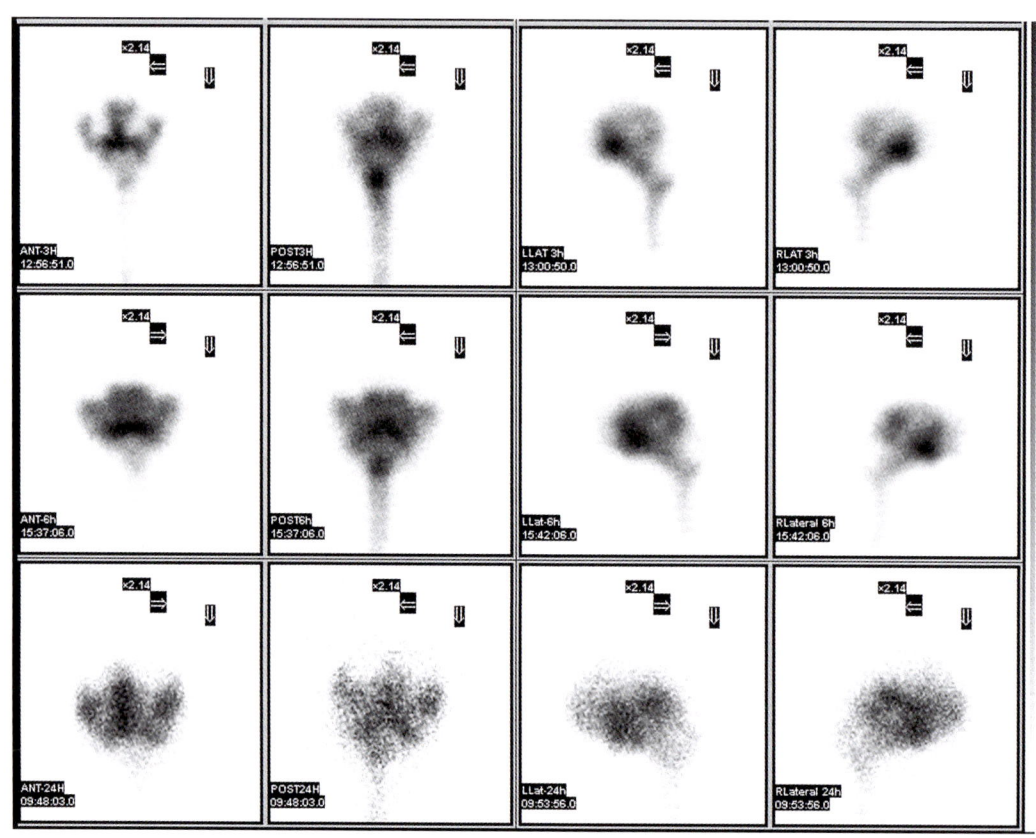

图5-18 交通性脑积水 ^{99m}Tc-DTPA 脑池影像

横排分别为前、后位、左、右侧位；竖排分别为3h、6h、24h交通性脑积水影像。图示：3～6h前、后位影像显示双侧脑室可见放射性核素聚集，影像呈"豆芽状"，24h显示：上矢状窦区放射性核素分布稀少

梗阻性脑积水可以通过脑室显像了解梗阻的部位、程度和脑室扩大的程度。脑室显像能显示脑室系统某部位脑脊液循环受阻，脑室扩大。如中脑导水管阻塞表现为对侧侧脑室立即显影，而第三脑室以下脑脊液间隙持续不显影。室间孔完全阻塞，若从阻塞侧的侧脑室注入显像剂，显像剂在该侧侧脑室持久滞留，第三脑室以下脑脊液间隙和对侧侧脑室不显影或显影延迟；若从阻塞对侧的侧脑室注入显像剂，则表现为阻塞侧侧脑室不显影或显影延迟，第三脑室以下脑脊液间隙显影正常。第四脑室出口阻塞影像特点为全脑室明显扩大，基底池和小脑延髓池持续不显影。

（二）脑脊液漏的定位诊断

脑脊液漏常发生于头部外伤后，也可以由于肿瘤或炎症破坏而引起。脑脊液漏多来自基底池，一般行脑池显像，漏口及漏管部位出现异常放射性聚集影像或鼻道或耳道棉拭子可检测到放射性计数，有助于病变部位的定位诊断（图5-19）。对少数来自脑室的脑脊液漏（如蝶鞍先天性裂缝），则只能以脑室显像进行诊断。

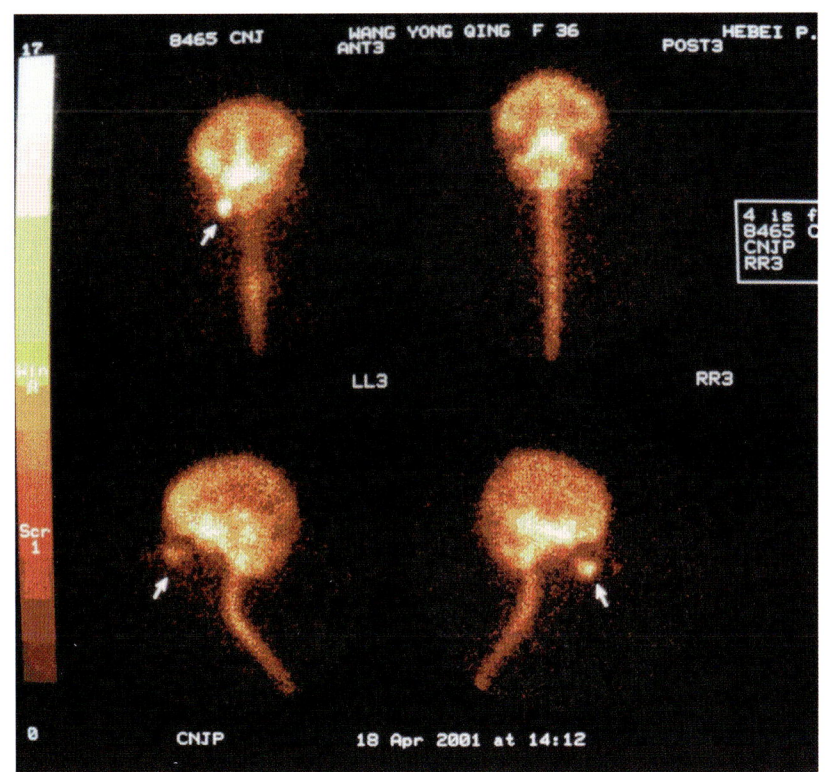

图 5-19 ^{99m}Tc-DTPA 脑池影像，右侧中鼻甲部位鼻漏
左上：前位图；右上：后位图；左下：左侧位图；右下：右侧位图；箭头所示为鼻漏部位

（三）脑脊液分流术后评价

术后产生的分流通道阻塞，采用脑脊液显像能定性判断梗阻部位以及定量评价术后效果，该法安全可靠、操作简便、合乎生理条件要求，具有其他影像学检查不可比拟的优越性，是评价脑脊液分流术最有临床实用价值的检查方法。

病例 5-3

患者，男性，45岁。主因"头痛、头晕三十余天"就诊。患者三十余天前俯身搬重物后突发头痛、头晕，卧床休息后症状缓解，站立时症状加重，无恶心呕吐等症状。该患者入院后神经内科专科查体均阴性，实验室检查均阴性。行腰穿检查，脑脊液压力为 20 mmH$_2$O（正常参考值 80～180 mmH$_2$O），脑脊液常规未见异常，脑脊液生化提示总蛋白、免疫球蛋白升高，脑脊液培养未见异常。头颅 MRI 增强示硬脑膜弥漫性增厚伴强化，颅内未见明显占位。

病例讨论：
1. 该患者首先考虑的临床诊断是什么？
2. 为寻找病因，可以进行的核医学科检查是什么？
3. 该检查的典型表现是什么？

> **知识拓展**
>
> **脑脊液漏**
>
> 脑脊液漏最常见的原因是创伤或医源性。外伤常导致前颅底骨折和中颅底骨折，导致脑脊液鼻漏或耳漏。医源性因素包括各种手术，如经鼻垂体瘤手术或听神经瘤手术、外耳道手术、脊柱手术等，会导致相应部位的脑脊液漏。
>
> 脑脊液漏的发生也可能由诱发性事件引发，包括摔倒、突然弯曲或伸展、性交或性高潮、突然打喷嚏、体育活动或"轻微创伤"。这些相对较小的事件可能引起硬脊膜外囊肿（形成于胎儿发育过程）或神经周围（Tarlov）囊肿破裂，也可能引起硬脊膜神经鞘撕裂，形成隐匿性脑脊液漏。
>
> 自发性脑脊液漏多见于老年人，以鼻漏为主。主要原因可能是肿瘤侵犯颅底或局部缺血性萎缩。

> **微整合**
>
> **基础回顾**
>
> **放射性核素示踪技术**
>
> 放射性核素示踪技术（radioactive tracer method）是以放射性核素或其标记的化学分子作为示踪剂，以核射线探测仪器为定量、定性和定位监测的手段，通过探测放射性核素在发生核衰变过程中发射出来的射线，达到显示被标记的化学分子踪迹的目的。由于放射性核素不断发出辐射，注入脑脊液的显像剂无论运动到哪里，都能够用探测器探知其下落，因此可以通过探测到的放射性推测脑脊液的分布。

第六节 相关影像学检查比较及进展

神经系统相关影像学检查方法种类很多，各有其优缺点。有些疾病使用一种影像学检查方法就可以确定诊断，有些疾病需要多种影像学检查方法互相印证才能确诊疾病，所以我们对神经系统进行影像学检查有必要学习、了解和掌握除了核医学影像检查以外的各种影像学检查方法。

近年来，在传统影像技术基础上，有些技术及检查方法又有新的进展，如 CT 脑灌注成像（computed tomographic cerebral perfusion imaging，CTP）、CT 血管造影（computed tomographic angiography，CTA）、MR 血管造影（magnetic resonance angiography，MRA）、MR 弥散加权成像（diffusion weighted imaging，DWI）、MR 灌注加权成像（perfusion weighted imaging，PWI）、MR 波谱分析（magnetic resonance spectroscopy，MRS）、颈动脉超声、经颅多普勒超声（transcranial doppler，TCD）、SPECT/CT 及脑磁图（magnetoencephalography，MEG）等新方法问世。从成像属性看，所有影像技术都可以划分为解剖（结构）影像、功能（血流、受体等）影像和代谢（如葡萄糖代谢）影像3个层次。传统 CT、MRI、超声波检查的基本属性是清晰显示解剖结构的变化，努力发现微小病变，三者均属于结构影像。CT、MRI 的新技术是在结构影像基础上显示器官血流、功能甚至代谢变化。核医学影像是典型的功能代谢影像，通过示踪剂的摄取、转运、保留和清除，从分子水平显示病理生理变化。然而，无论哪种影像技术的应用，目的都是解决临床问题。从这种角度看，有些临床问题采用一种影像检查就可以很好地解决。例如，头颅CT对探测脑出血的敏感性很高，对颅内出血和蛛网膜下腔出血诊断灵敏度可达100%和95%，因此在临床上应用CT已能满足对于脑出血诊断的需要。有些临床问题则需要应用几种方法，例如在癫痫诊断中需要明确致痫灶的位置，虽然MRI软组织分辨率高于其他方法，但由于癫痫常常在MRI上有阴性表现，所以必须应用分子功能影像（PET/CT、PET/MR）、MEG来寻找那些常规结构影像阴性的致痫灶。

1. 多种影像技术在缺血性脑血管病诊治中的应用体现了影像交叉与融合的新格局

（1）缺血性脑卒中早期（6 h内）诊断：常规CT、MRI只能发现约50%的早期脑梗死，SPECT脑血流灌注显像的灵敏度可达80%～90%，但软组织分辨率有限，难以发现微小梗死灶。CTA可在早期发现大血管闭塞，DWI和PWI检测早期脑梗死的敏感性可达100%，且具有很高的空间分辨率，DWI检出的最小病灶可达0.5～1 mm。

（2）脑缺血半暗带的评估：缺血性脑卒中时，SPECT所见的放射性摄取减低区往往大于CT、MRI所见的梗死灶，两者存在差异的区域即为脑梗死灶周边的缺血半暗带。PET显像发现半暗带表现为rCBF减低、局部脑氧代谢率（regional cerebral metabolic rate of oxygen，$rCMRO_2$）减低和局部氧摄取分数（regional oxygene extraction fraction，rOEF）增高，提示半暗带仍有代谢保留；及时进行有效的再灌注治疗后，此区域可恢复正常，否则可能进展为不可逆的脑梗死。PWI显示的低灌注区通常比DWI异常区更大，这种PWI-DWI之间的不匹配区域被认为是MRI上的半暗带。

（3）TIA诊断：虽然在现行的临床指南中，TIA诊断主要依据发病的临床表现和特点，但一些影像检查已被用于辅助诊断。①常规CT、MRI用于排除与TIA表现类似的颅内病变，特别是脑出血、脑梗死。②颈动脉超声和TCD检查简便易行，可用于发现颈动脉和颅内大血管狭窄、判断侧支循环情况，已被多数临床医生作为TIA的辅助检查手段。但与CTA和MRA比较，超声检查结果与操作者的操作技巧关系密切，可能夸大血管狭窄程度，出现假阳性。③CTA、MRA和DSA可被选择性应用，特别是拟行血管内介入治疗者。CTA、MRA能显示颈动脉、颅底Willis环、颅内大动脉及其主干分支。两者与DSA对于动脉重度狭窄及闭塞检出的准确率可达90%以上；对于轻度血管狭窄检出的准确率在60%左右。在血管狭窄后出现的湍流导致MRA信号损失，会造成对狭窄程度的过度评估。④从TIA基本属性看，它是由于脑或视网膜局灶性缺血引起的短暂性、局灶性神经功能障碍。虽然，发现颈部或颅内血管狭窄可以作为确诊TIA的基础，但只有找到脑内引起TIA的责任病灶才是诊断TIA的直接客观证据。由于TIA没有明显的脑结构变化，因此结构性影像在发现责任病灶方面的敏感性很低；而功能、代谢影像却具有独特价值。研究表明，SPECT脑血流灌注显像检出TIA低灌注病灶的阳性率在70%以上，检出率与TIA病程和检查距末次发作的时间关系密切。CTP也可发现低灌注区，表现为达峰时间（time to peak，TTP）延迟、CBF、CBV轻度异常。对于动脉重度狭窄或闭塞者，氙CT可见全脑或患侧血流灌注减低，并能提供CBF定量数据 [ml/(100 g·min)]。进行PWI检查时，多有灌注异常区，表现为平均通过时间（mean transit time，MTT）和达峰时间延迟。当选择半卵圆中心作为感兴趣区进行^{1}H-MRS脑缺血分析时，可发现N-乙酰天门冬氨酸（N-acetyl aspartate，NAA）/胆碱（choline，Cho）、NAA/肌酸（creatine，Cr）减低，并可见乳酸（lactate，Lac）峰，提示脑白质代谢异常。^{18}F-FDG PET脑葡萄糖代谢显像提示重度血管狭窄或闭塞者可见较明显的局灶性或大面积代谢减低；在轻-中度血管狭窄者，可见散在、微小的代谢减低或代谢正常，采用统计参数图可提高较小病灶的检出率。总体来说，在慢性重度狭窄或血管闭塞情况下，虽然尚未发生脑梗死，但相应受损脑区的功能、代谢已受到明显损害，所以多种功能性检查均可发现责任病灶的位置；对于病程较短的轻-中度血管狭窄，采用 SPECT 和 PET 探测病灶的灵敏度更高。

（4）缺血性脑血管病治疗评价：如果一种影像检查在治疗前呈阳性表现，那么这种检查即可用于治疗监测和疗效评价。当然，能够提供定量数据并且比较灵敏的方法，对于发现治疗后的轻微变化更为有利。随着新型核素脑显像剂的不断研发，加之新的脑功能软件和后期处理技术投入临床使用，神经核医学将会利用其独特优势，为提高神经疾病的诊治水平发挥更大作用。

2. 神经功能分子影像是人类脑计划的重要组成部分　在人类脑计划中，神经信息学是神经科学家和信息学家利用现代化信息工具，将脑的结构和功能相关的研究结果联系起来，建立神经信息学数据库和有关神经系统的数据系统，对不同层次脑的研究数据进行检索、比较、分析、整合、建模，绘制出脑功能、结构和神经网络图谱，以"认识脑、保护脑和创造脑"为目标的科学。神经系统影像包括多项影像检查方法，下面分别介绍。

（1）功能磁共振成像（functional magnetic resonance imaging，fMRI）：fMRI 可分 3 类：①灌注 fMRI，是通过注射内源性或外源性示踪剂，测量血流动力学参数，反映组织血流灌注和微血管渗透的方法；②代谢 fMRI，利用脱氧血红蛋白的顺磁性以及动静脉氧饱和度的差异，可探查脑组织的氧代谢情况；③血氧水平依赖 fMRI，利用血管内氧含量的变化反映组织的活动情况。fMRI 除具有无创性、无放射性、可任意重复检查等优点外，其显著优势在于具有很高的空间和时间分辨率，可将解剖和功能图像融为一体。MR 分子影像学的优势在于其空间分辨率可达 μm 级，同时还可获得生理信息。其缺点是：①敏感性较低，仅达 μg 分子水平，比核医学成像技术的 ng 分子水平低 1000 倍；②只能间接显示大脑的活动；③大静脉血氧浓度改变使激活区的定位存在误差；④ fMRI 信号难以定量解释，信号分析方法较复杂且难统一，不适用于非功能皮质区的研究。

（2）PET/CT：PET/CT 是在分子水平上显示活体器官代谢、受体和功能活动的影像技术，除可获得图像外，还可借助一定的生理数学模型，求出局部脑葡萄糖的代谢率，以了解脑的功能。PET/CT 的主要优点为：①可动态地较快（秒级）获得血流动力学参数，对生理和药理过程进行快速显像；②具有很高的灵敏度，能够测定感兴趣组织中 pmol，甚至 fmol 数量级的配体浓度；③可绝对定量；④所用示踪剂无药理不良反应。缺点是：无特异性示踪剂不能显示靶分子以外的组织，空间分辨率低，定量分析计算复杂。

（3）SPECT/CT：SPECT/CT 显像主要包括局部脑血流（rCBF）、脑代谢显像和脑神经受体显像。近几年开始应用 In 标记生长抑素受体进行脑功能和受体研究。

（4）光学成像：光学成像主要包括弥散光学成像、多光子成像、活体显微镜成像、近红外线荧光成像及表面共聚焦成像等。其主要的优点为：非离子低能量辐射，高敏感性，可进行连续、实时监测，无创，价格相对较低等。目前，对近红外线荧光成像技术的研究最多。应用近红外荧光探针检测发现，肿瘤的恶性程度及预后与组织蛋白酶表达水平高度相关，进而实现了从分子水平来预测肿瘤侵袭性高低的设想。以绿色荧光蛋白、虫荧光素酶为标志基因的基因表达显像，可发现微小肿瘤，并可用于新药筛选等，但光学成像技术的穿透力仅为数毫米到数厘米，目前仅用于小动物模型的研究。

（5）超声影像：超声分子影像学是近几年超声医学在分子影像学上的研究热点。利用超声微泡造影剂介导，可发现疾病早期细胞和分子水平的变化，有利于早期、准确地诊断疾病，进而指导治疗。

（6）脑磁图（MEG）：MEG 是一种通过测量脑磁场信号，对脑功能区进行定位及评价的新技术。MEG 对人体无侵袭、无损伤，目前常规用于人脑的功能研究和癫痫定位。MEG 是研究脑磁场信号的脑功能图像技术，记录神经元突触后电位电流所形成的相关脑磁场信号。临床应用主要有：①颅脑手术前脑功能区和手术靶点定位；②癫痫病灶定位；③脑功能损害判定；

④神经精神疾病诊断。

(7) PET/MR：PET/MR 是将 PET 与 MR 相结合，既具有 PET 在分子水平显示活体器官代谢、受体和功能活动的特点，又具备 MR 具有的很高的空间和时间分辨率特性。PET/MR 的软组织对比度高，这使得它对于血管及软组织疾病更敏感（图 5-20）。一体化 PET/MR 成像可提高动脉粥样硬化斑块和血管生成或干细胞疗法的评价。目前主要用于肿瘤、心脏疾病及神经系统疾病（图 5-21）的早期诊断。

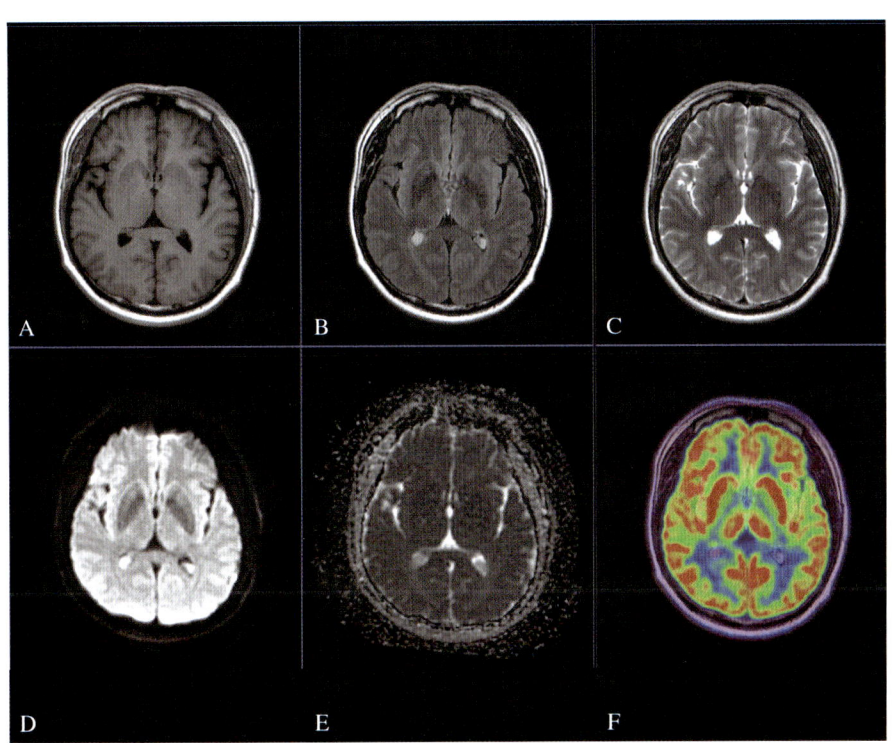

图 5-20　正常脑基底节层面横断面 PET/MR 多模态影像
A．T_1WI；B．FLAIR；C．T_2WI；D．DWI；E．表观扩散系数（apparent dispersion coefficient，ADC）图；F．^{18}F-FDG 与 T_1WI 融合图像

脑科学与脑神经功能分子影像学的研究是一门综合性学科，涉及神经、精神、行为和心理科学等。其特点为：①由宏观到微观对脑进行研究，并在细胞与分子水平把功能与结构研究结合起来对神经元、突触及神经网络的活动规律进行研究；②已经突破了感觉与运动等一般生理功能的限制，把复杂、高级的精神意识纳入了研究的轨道，探索大脑与行为、大脑与思维的关系。脑功能成像可在无创条件下了解人在思考、行动时脑的功能活动，可显示肿瘤边缘的功能区进而确定手术范围；可准确定位癫痫灶，对阿尔茨海默病和帕金森病等做出早期诊断。在脑损伤与修复、神经退行性病变的病理机制、脑病诊断与疗效监测等方面，尚需进一步研究。脑功能分子成像的优势包括：①可准确、直观地观察到脑功能活动的部位和范围，与 MEG 和脑电图结合后，可更加全面地定位大脑皮质功能区；②可在生理状态下，无创地研究人脑的形态结构和功能活动；③从整体水平上研究脑的功能和形态变化，从而克服了离体组织细胞和分子生物学研究的不足；④使活体分子神经生物学和神经受体研究成为可能，结合尸体解剖可得到更深入的研究结果；⑤可在同一个体进行多次、重复实验；⑥可早期、准确地对功能性病灶进行定位和判断占位性病变对脑功能的影响程度。

功能神经影像学技术主要反映神经系统各种"功能"状态，可对大脑内葡萄糖和氧的摄取、脑血流、神经介质定位、电生理活动，以及神经细胞与突触的适应进行深入研究，以发现

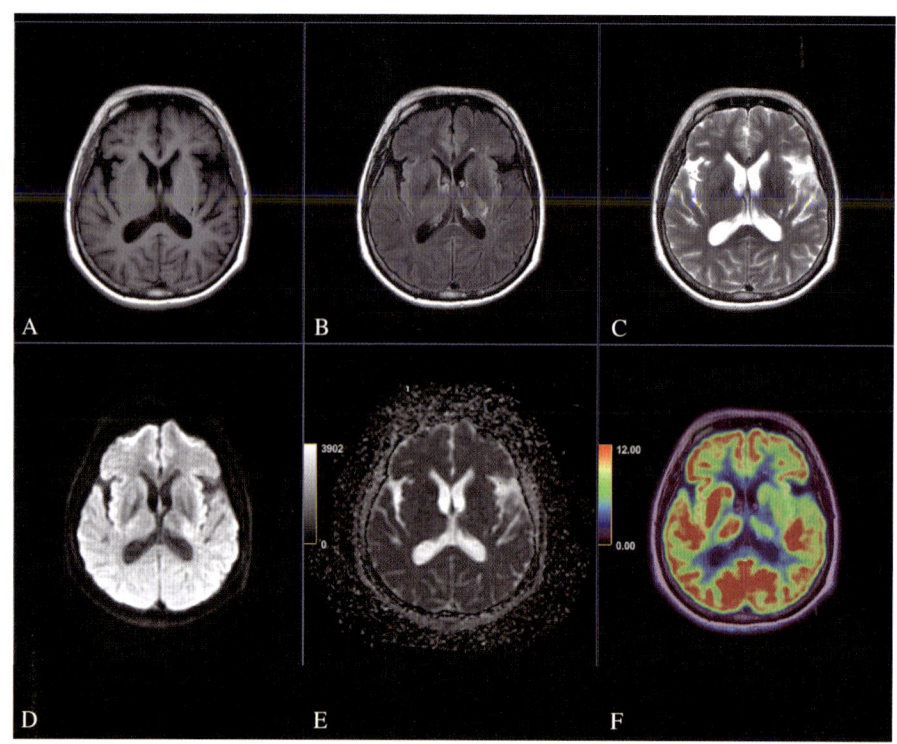

图 5-21 左侧大脑中动脉闭塞患者 PET/MR 多模态影像

左侧尾状核和壳核葡萄糖代谢减低于 ^{18}F-FDG 与 T_1WI 融合图像放射性稀疏（F），于 MR 的 T_1WI（A）、FLAIR（B）、T_2WI（C）、DWI（D）和 ADC 图（E）上未见异常改变。左侧丘脑葡萄糖代谢减低于 ^{18}F-FDG 与 T1WI 融合图像放射性稀疏（F）；左侧丘脑腔隙性梗死灶于 T_1WI（A）呈低信号，FLAIR（B）和 T_2WI（C）呈高信号，DWI 呈高信号（D）、ADC 图未见减低（E）

脑损伤与康复的关系。在中枢或周围神经损伤后，可显示神经系统重组与新的传导路径，揭示神经系统的康复和代偿机制。在正常状态下和局部损伤后，可利用功能神经影像学技术检查大脑的运动和认知活动。PET 与 MR 结合后，能够提供大脑内功能图像变化的精确位置分布；所得到的图像可说明神经细胞新组合的适应性，从而揭示康复训练成功的机制和失败的原因。功能神经影像学技术可用于检查神经细胞的代谢状态和局部脑血流，有预测损伤和残疾结局的可能。

（卢 洁 康 磊）

思 考 题

1．人类大脑是复杂的，是医学至今仍在不断探索、研究的重要领域。在核医学领域研究人脑功能及代谢常用的检查方法有哪些？其显像原理是什么？

2．乙酰唑胺负荷脑血流灌注显像有何临床应用价值？

3．在癫痫、AD 和 PD 等疾病诊断中常常应用哪些核医学显像方法？各有何临床意义？

4．哪些影像学检查方法可以在脑部疾病的早期诊断中脑细胞还没有发生结构改变时就可做出准确诊断？如早期脑痴呆诊断、癫痫灶定位诊断。

5．正常脑血管动态显像中动脉期呈现五叉影像，"五叉"分别指什么？

6．请简述脑池显像的方法和正常所见。

第六章 内分泌系统

第六章数字资源

甲状腺、甲状旁腺、肾上腺等是人体重要的内分泌器官，当疾病导致其功能异常时，会产生各种临床表现。应用核医学功能测定和显像的无创方法不仅可为内分泌系统疾病的诊断与治疗提供有效帮助，对研究相关疾病的发生、发展以及其病理、生理变化等也具有重要的价值，发挥助力精准医疗、保障人民健康的作用。

第一节　甲状腺功能测定及显像

甲状腺是人体重要的也是体积较大的内分泌腺体，位于甲状软骨前方和气管两侧，呈蝴蝶形，由左右两叶及峡部构成。甲状腺的主要功能是合成、储存和分泌甲状腺激素，其功能受下丘脑-垂体-甲状腺轴和甲状腺自身调节。甲状腺激素是一种含碘化合物，甲状腺从血中摄取碘，碘离子通过甲状腺细胞表面的钠-碘转运体进入细胞内，参与激素合成。甲状腺激素具有重要的生理作用，对体内靶器官的多种生理活动进行调节。核医学技术包括体外分析技术、体内功能测定试验及显像，用于甲状腺功能测定及甲状腺疾病的诊断和评估。

一、甲状腺功能的体外测定

利用体外分析技术测定血中甲状腺激素及调节激素的水平可以判断甲状腺功能，测定甲状腺相关抗体和蛋白质的水平有助于甲状腺相关疾病的诊断和疗效评估。体外分析技术包括放射免疫分析、免疫放射分析以及非放射性核素体外测定方法（如酶标免疫分析、化学发光免疫分析、时间分辨荧光分析）。关于这些方法的介绍见本书第13章的内容，本节主要介绍甲状腺相关测定指标的特点和临床意义。体外分析技术所用的放射性核素不进入受检者体内，更为安全、无创，在临床工作中应作为疾病早期诊断、疗效监测和随诊的首选方法。

（一）甲状腺激素

甲状腺激素有3种：3,5,3′,5′-四碘甲状腺原氨酸，即甲状腺素（thyroxine，T_4），3,5,3′-三碘甲状腺原氨酸（triiodothyronine，T_3），机体血液中除T_3外还存在着另外一种3,3′,5′-三碘甲状腺原氨酸，即反T_3（reverse T_3，rT_3）。其中有活性的是T_4和T_3，并且T_3的活性是T_4的3~5倍。甲状腺激素由甲状腺滤泡上皮细胞合成，并以甲状腺球蛋白（thyroglobulin，Tg）的形式储存于甲状腺滤泡腔内。T_4全部由甲状腺组织合成；约20%的T_3由甲状腺组织合成，另80%则由T_4在外周血中脱碘转化而来；rT_3仅约5%由甲状腺组织合成，绝大部分也是T_4在血中脱碘产生。甲状腺激素在血液循环中以两种形式存在，即结合态和游离态。结合态是指甲状腺激素与血浆蛋白（主要是甲状腺结合球蛋白，thyroxine-binding globulin，TBG）结合，游离态则未与血浆蛋白结合。在血中，结合态的甲状腺激素占绝大部分，仅有0.04%的T_4和0.3%～0.5%的T_3为游离状态。游离态的T_4和T_3分别称为游离T_4（free T_4，FT_4）和游离T_3（free T_3，FT_3）；结合态与游离态总和的T_4、T_3分别称总T_4（total T_4，TT_4）和总T_3（total T_3，TT_3）。血清中结合态与游离态的甲状腺激素可互相转化，维持动态平衡。结合态的甲状腺激素水平还会受到血浆蛋白含量的影响。由于只有游离态的甲状腺激素才能进入细胞发挥其生理作用，因此血中FT_3、FT_4的水平与甲状腺功能状态关系更加密切。在血中，T_4的浓度大约是T_3的50～80倍。rT_3虽然本身无生理活性，但对于血中T_3水平的调节起着重要的作用。体外分析技术可检测血清FT_4、FT_3、TT_4、TT_3、rT_3的水平。一般情况下，甲状腺功能亢进（hyperthyroidism）（简称甲亢）时，FT_4、FT_3、TT_4、TT_3升高，多见于Graves病；甲状腺功能减退（hypothyroidism）（简称甲减）时，FT_4、FT_3、TT_4、TT_3降低，可见于慢性淋巴细胞性甲状腺炎（桥本氏病）。FT_4、FT_3水平的变化较TT_4、TT_3更为灵敏。

（二）促甲状腺激素

促甲状腺激素（thyroid stimulating hormone，TSH）是垂体前叶分泌的一种糖蛋白，是甲状腺重要的调节激素，其生理作用是促进甲状腺合成和分泌甲状腺激素。垂体受下丘脑分泌的促甲状腺激素释放激素（thyrotropin-releasing hormone，TRH）刺激而释放TSH，TSH也与血中T_3和T_4水平进行着负反馈调节。甲亢时，甲状腺激素水平升高，TSH降低；原发性甲减时，甲状腺激素水平降低，TSH升高。TSH是观察甲状腺功能改变最敏感的指标，当甲状腺功能变化时，往往血清TSH的变化要先于甲状腺激素，故TSH水平对亚临床甲亢和甲减的诊断有重要意义。

（三）甲状腺球蛋白

甲状腺球蛋白（thyroglobulin，Tg）是由甲状腺滤泡上皮细胞合成的一种大分子糖蛋白，是甲状腺滤泡内胶质的主要成分，合成的甲状腺激素以球蛋白形式储存在滤泡腔中。在正常情况下，只有极微量的Tg进入血液循环，因此血中Tg的含量极低。

一些可引起甲状腺功能增高的疾病（Graves病、慢性淋巴细胞性甲状腺炎、亚急性甲状腺炎等）血清Tg升高。分化型甲状腺癌在清除甲状腺组织后，血清Tg水平是监测肿瘤复发及疗效评估的重要指标。

（四）甲状腺自身抗体

1. 甲状腺球蛋白抗体和甲状腺过氧化物酶抗体　正常情况下，Tg以胶原形式储存于甲状腺滤泡腔中，尽管有极少量进入外周血中，但一般不会诱导产生抗体。当甲状腺发生自身免疫性疾病导致滤泡破坏时，大量Tg释放入血，可使机体产生抗甲状腺球蛋白抗体（thyroglobulin antibody，TGAb）。甲状腺微粒体抗原存在于甲状腺滤泡上皮细胞的细胞质内，在自身免疫性甲状腺疾病时，甲状腺微粒体抗原也可进入外周血，诱发机体产生自身抗体，即甲状腺微粒体抗体（thyroid microsome antibody，TMAb）。TMAb的免疫核心部分是甲状腺过氧化物酶抗体（thyroid peroxidase antibody，TPOAb）。近年来研究认为，存在于患者体内的TPOAb就是TMAb，临床也多以检测TPOAb代替TMAb。

TGAb、TMAb、TPOAb的升高多见于慢性淋巴细胞性甲状腺炎、Graves病等自身免疫性甲状腺疾病，为这些疾病的诊断、鉴别诊断、预后和疗效判断提供重要依据。

2. TSH受体抗体　TSH受体存在于甲状腺细胞表面，TSH受体抗体（TSH-receptor antibody，TRAb）是体液免疫B淋巴细胞产生的一类直接作用于TSH受体的多克隆抗体，目前发现有 4 种亚型：甲状腺刺激抗体（thyroid-stimulating antibody，TSAb）、甲状腺生长刺激免疫球蛋白（thyroid growth stimulating immunoglobulin，TgSI）、TSH 结合抑制免疫球蛋白（TSH binding inhibitory immunoglobulin，TBII）、甲状腺生长抑制免疫球蛋白（thyroid growth inhibitory immunoglobulin，TgII）。TRAb 的检测对 Graves 病患者有重要的临床意义，TRAb 升高有助于本病的病因诊断。Graves 病患者的血清中常能检出 TSAb，它能不断刺激甲状腺产生过多的甲状腺激素，引起甲亢，且不受 TSH 负反馈调节。另外，TRAb 和 TSAb 也是 Graves 病患者治疗过程中的主要停药指标。经过治疗后，患者的甲状腺功能恢复正常，但 TRAb 特别是 TSAb 仍为阳性者，停用抗甲状腺药物后甲亢的复发率较高。

二、甲状腺功能的体内测定

（一）甲状腺摄 ^{131}I 功能测定

1. 原理 碘是甲状腺合成甲状腺激素的主要原料之一，其被甲状腺摄取的量和速度与甲状腺功能密切相关。放射性 ^{131}I 与稳定性碘具有相同的生化和生物学性质，引入体内后，可被甲状腺滤泡上皮细胞摄取并参与甲状腺激素的合成。甲状腺摄 ^{131}I 功能测定是在体外利用甲状腺功能测定仪探测甲状腺组织内聚集的 ^{131}I 发出的 γ 光子，测定并计算得到甲状腺摄取 ^{131}I 的量和速率，判断甲状腺功能状态。

2. 方法

（1）受检者准备：停服或停用含碘的食物（海产品等）、药物（复方碘溶液、碘造影剂等）以及影响甲状腺功能的药物（抗甲状腺药物、甲状腺激素、肾上腺皮质激素、抗结核药等），一般为 2～6 周。

（2）检查方法：空腹状态下，口服 ^{131}I- 碘化钠（^{131}I-NaI）溶液 74～370 kBq（2～10 μCi），继续禁食 1～2 h。于服药后 2 h、4 h、24 h（或 3 h、6 h、24 h）分别测量本底、标准源及甲状腺部位的放射性计数率，计算出各时间点的甲状腺摄 ^{131}I 率（公式 6-1），并绘制甲状腺摄 ^{131}I 率曲线（图 6-1）。如需计算 ^{131}I 在甲状腺内的有效半减期，可延长并增加测量时间点至 48 h、72 h、96 h。

标准源是石蜡材料制成的圆柱形颈部模型，在相当于甲状腺的几何位置插入一根直径 25 mm 的玻璃管，管内装入 30ml 水，同时加入与受检者服用量相等活度的 ^{131}I 溶液。

$$甲状腺摄\ ^{131}I\ 率(\%)=\frac{甲状腺部位计数率（cpm）-本底放射性计数率（cpm）}{标准源计数率（cpm）-本底放射性计数率（cpm）}\times 100\% \qquad (6-1)$$

（3）结果判断：各时间点甲状腺摄 ^{131}I 率的正常参考生物区范围因各地区饮食中含碘量、测量设备和方法不同而有所差异，所以各单位应建立自己的正常参考值及诊断标准。一般情况下，儿童及青少年甲状腺摄 ^{131}I 率高于成人。正常人甲状腺摄 ^{131}I 率随时间的延长逐渐升高，24 h 达高峰，2～4 h 摄取率为 24 h 的 50% 左右（图 6-1，曲线 a）。甲状腺摄 ^{131}I 率数值高于正常，摄 ^{131}I 率曲线上升加快，或伴有高峰前移（图 6-1，曲线 b、c），可见于 Graves 病、缺碘性甲状腺肿，高峰前移多见于前者。甲状腺摄 ^{131}I 率数值低于正常，摄 ^{131}I 率曲线幅度降低（图 6-1，曲线 d），可见于亚急性甲状腺炎、甲减。

（4）临床应用：甲状腺摄 ^{131}I 功能测定可判断甲状腺功能状态，在临床中可用于甲亢、亚急性甲状腺炎、甲减等疾病的鉴别诊断。但由于检查较烦琐、费时且有微量辐射，不作为甲亢

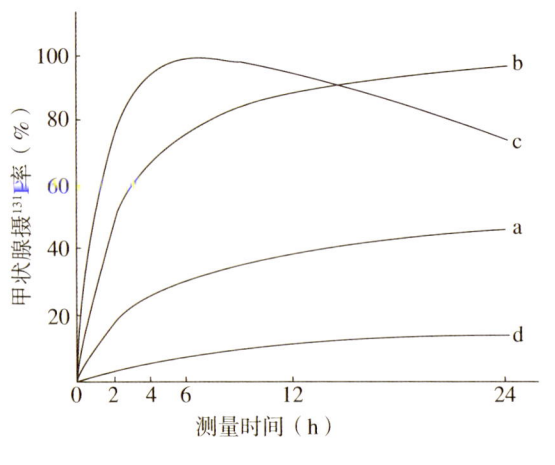

图 6-1 甲状腺摄 ^{131}I 率曲线

首选的诊断方法。本试验是甲亢患者 ^{131}I 治疗前重要的检查方法，用于测定甲状腺最高摄 ^{131}I 率及 ^{131}I 的有效半减期，进行 ^{131}I 治疗剂量的估算。

（二）甲状腺激素抑制试验

1. 原理　正常情况下，甲状腺功能受下丘脑-垂体-甲状腺轴的调节，当血中甲状腺激素水平增高时，通过负反馈调节作用，使垂体分泌 TSH 减少，继而甲状腺功能随之受到抑制调控，合成和分泌甲状腺激素减少，摄取碘也减少。进行甲状腺激素抑制试验时，通过给予外源性甲状腺激素使血中甲状腺激素水平升高，正常人的甲状腺功能受到抑制，摄 ^{131}I 率明显降低。甲亢患者由于病理性刺激因素的存在，调节轴功能遭到破坏，甲状腺功能不受 TSH 控制，进行抑制试验时，甲状腺功能无抑制或抑制不明显，摄 ^{131}I 率不降低或轻度降低。因此，通过本试验，可以判断下丘脑-垂体-甲状腺轴的调节功能是否正常。

2. 方法　在患者测定第一次 24 小时甲状腺摄 ^{131}I 率后，口服左旋甲状腺素（优甲乐）50 μg，每日 3 次，连服 7 天，再次测量 24 h 摄 ^{131}I 率，按下列公式计算抑制率：

$$抑制率（\%）= \frac{第 1 次 24\ h 摄\ ^{131}I 率 - 第 2 次 24\ h 摄\ ^{131}I 率}{第 1 次 24\ h 摄\ ^{131}I 率} \times 100\% \quad (6\text{-}2)$$

3. 结果判断及临床应用　下丘脑-垂体-甲状腺轴功能正常时，口服甲状腺激素后抑制率 > 50%；若抑制率 < 25%，为不受抑制；≥ 25% 且 < 50% 为部分受抑制。此试验可用于鉴别 Graves 病与单纯性甲状腺肿，Graves 病多表现为不受抑或部分受抑，单纯性甲状腺肿则表现为明显受抑。本试验也可作为 Graves 病甲亢患者终止抗甲状腺药物治疗的参考指标。

（三）过氯酸盐释放试验

1. 原理　正常情况下，甲状腺在过氧化物酶和碘化酶的作用下将摄入的无机碘离子迅速转化为有机碘，因此腺体内无机碘离子很少。当过氧化物酶缺乏或络氨酸碘化障碍时，摄入的碘离子不能被有机化，腺体内无机碘离子增多。过氯酸盐可使未被有机化的碘离子释放入血并阻断其再摄取。通过测定和比较口服过氯酸盐前、后的甲状腺摄 ^{131}I 率，可帮助判断是否存在甲状腺碘有机化障碍。

2. 方法　空腹口服 ^{131}I 74～185 kBq 后 2 h 测定甲状腺摄 ^{131}I 率，然后口服过氯酸钾

400～800 mg，1 h 后再次测定摄 ^{131}I 率，并按下列公式计算释放率：

$$\text{释放率}(\%) = \frac{\text{服过氯酸钾前摄}\ ^{131}\text{I 率} - \text{服过氯酸钾后摄}\ ^{131}\text{I 率}}{\text{服过氯酸钾前摄}\ ^{131}\text{I 率}} \times 100\% \tag{6-3}$$

3. 结果判断及临床应用 正常人服用过氯酸钾后，释放率应≤10%；释放率为10%～50%，提示碘的有机化部分障碍；>50% 则提示碘的有机化明显障碍。慢性淋巴细胞性甲状腺炎常合并碘有机化障碍，导致甲状腺激素合成异常。该病患者的血清甲状腺激素水平降低，但甲状腺摄 ^{131}I 率升高，过氯酸盐释放试验有助于进一步判断疾病的病因。

三、甲状腺显像

（一）显像原理

利用能够被甲状腺组织摄取的显像剂能够进行甲状腺显像，并且所用显像剂被摄取的量与甲状腺功能有关。^{131}I 或 ^{123}I 作为合成激素的原料被甲状腺组织摄取，其在甲状腺组织内的放射性分布影像，不仅能够观察甲状腺的位置、大小及形态，还能够判断甲状腺内各部位的功能情况。分化型甲状腺癌的残留灶和转移灶具有甲状腺组织细胞的功能，也可摄取碘显像剂。$^{99m}\text{TcO}_4^-$（高锝酸盐）可以被甲状腺组织摄取，虽然不参与激素的合成，但其被甲状腺摄取的量和速度也与甲状腺功能有关，因此也可作为显像剂进行甲状腺显像。

^{99m}Tc 具有物理半衰期短（6.02 h）、γ 光子能量适中（140 keV）且只发射纯 γ 光子、甲状腺接受的辐射剂量小且价格低廉等优势，$^{99m}\text{TcO}_4^-$ 是目前国内临床上使用最广泛的甲状腺显像剂。但由于体内其他一些腺体和组织（如唾液腺、胃黏膜）也摄取 $^{99m}\text{TcO}_4^-$，因此影像的特异性较差。^{131}I 或 ^{123}I 甲状腺显像的影像特异性高，适用于异位甲状腺或分化型甲状腺癌转移灶的诊断。^{131}I 的物理半衰期 8.04 天、γ 光子能量 364 keV，同时发射 β 粒子，甲状腺接受的辐射剂量较高，图像的分辨率也欠佳。^{123}I 的物理性能优越，只发射纯 γ 光子、物理半衰期较短（13 h）、能量适中（159 keV）、辐射剂量小，是较理想的甲状腺显像剂。

（二）显像方法

1. $^{99m}\text{TcO}_4^-$ 甲状腺显像 检查前无需特殊准备。$^{99m}\text{TcO}_4^-$ 用量 74～185 MBq（2～5 mCi），静脉注射后 20～30 min 或口服后 1 h 利用 SPECT 采集图像，低能高分辨型或针孔型准直器，常规采集前位平面像，必要时加行斜位、侧位或 SPECT/CT 断层显像。

2. ^{131}I 显像 检查前准备同甲状腺摄 ^{131}I 功能测定。进行甲状腺显像，^{131}I 用量 1.85～3.70 MBq（0.05～0.1 mCi）；进行全身显像，^{131}I 用量 74～185 MBq（2～5 mCi）。空腹口服 24 h 后利用 SPECT 采集图像，高能通用平行孔准直器或针孔型准直器，采集颈部前位平面像，可加行斜位、侧位及 SPECT/CT 断层采集，全身显像进行前、后位采集。一般还需采集口服显像剂 48 h 后的全身图像，并根据病灶情况加行局部 SPECT/CT 断层显像。

（三）影像分析

正常甲状腺位于颈前正中，分为左、右两叶，呈蝴蝶形分布于气管两侧，两叶下部常相连，称为峡部。两叶内放射性分布基本均匀，周边及峡部由于组织较薄，放射性分布略稀疏

(图6-2)。甲状腺两叶发育可不一致，形成多种形态变异，除表现为两叶大小或形态不一致外，还可见先天性一叶缺如、锥体叶显影等（图6-3）。正常情况下，颌下腺、腮腺和口鼻腔黏膜可见显像剂摄取，在 $^{99m}TcO_4^-$ 甲状腺显像中更为常见。

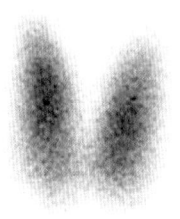
图6-2　正常甲状腺影像

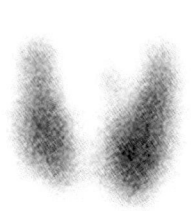
图6-3　甲状腺椎体叶影像

^{131}I 全身显像主要用于甲状腺癌术后的患者，甲状腺组织残留较多时，颈部甲状腺影像极浓，出现"星芒"状散射伪影（图6-4A）。当甲状腺组织完全去除后，颈部无放射性浓聚影（图6-4B）。显像剂经胃肠道及泌尿系统排泄，胃肠道、膀胱可出现浓聚。口鼻腔及唾液腺也可见少量生理性浓聚。身体其他部位一般不出现放射性分布。

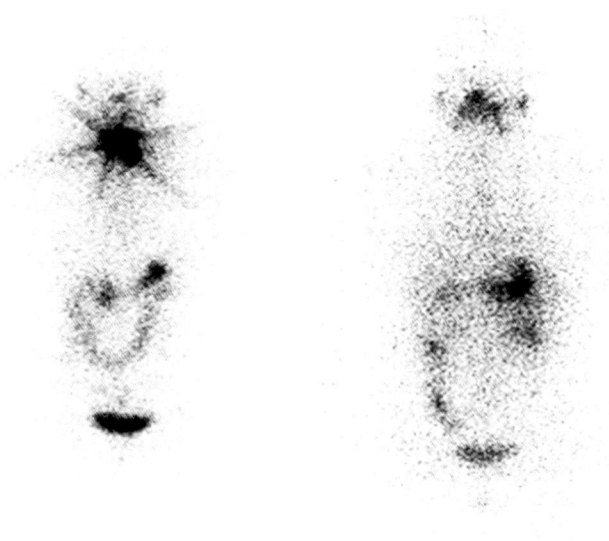

A　　　　　　　　　B

图6-4　甲状腺癌术后患者 ^{131}I 全身显像前位图像
A．颈部可见残留甲状腺影像；B．颈部未见甲状腺影像

（四）临床应用

1. 甲状腺功能、大小的判断及甲状腺重量的估算　甲状腺影像增大、双叶放射性分布弥漫增浓，提示甲状腺功能增高伴甲状腺肿，常见于 Graves 病及单纯性甲状腺肿。

^{131}I 内照射治疗甲亢时，甲状腺重量是决定 ^{131}I 给药剂量的重要参考指标之一。通过甲状腺显像，利用计算机软件勾画甲状腺影像的轮廓（图 6-5），可以得到两叶的长度和面积，并通过下列公式计算出甲状腺重量：

$$M = A \cdot H \cdot K$$

M 为甲状腺重量（g），A 为甲状腺前位影像的面积（cm^2），H 为甲状腺左右两叶的平均长度（cm），K 为相关常数，各单位因检查条件不同会有差异，多采用 0.32。

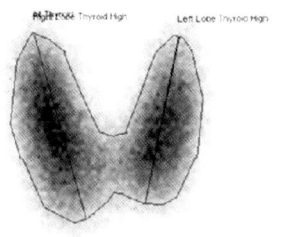

图 6-5　甲状腺影像经计算机处理得到甲状腺大小和重量

2. 甲状腺结节功能的判断　甲状腺结节在临床非常常见，随着超声技术的普及，甲状腺结节的检出率可达 20%~76%。根据甲状腺显像中结节摄取显像剂的多少，将其分为 4 种类型："热"结节、"温"结节、"凉"结节和"冷"结节（图 6-6）。结节类型与结节的功能密切相关。

"热"结节指结节摄取显像剂的能力高于周围正常组织，呈放射性增浓表现，常见于功能自主性腺瘤。这类腺瘤能够自主合成和分泌甲状腺激素，且不受 TSH 抑制；由于腺瘤分泌大量甲状腺激素，致血中甲状腺激素水平升高，通过负反馈调节可抑制正常甲状腺组织的功能，故正常甲状腺组织显影浅淡，甚至不显影。出现单发"热"结节时，需要与先天性甲状腺一叶缺如相鉴别，鉴别的方法除参考血清甲状腺激素水平外，还可进行甲状腺超声、SPECT/CT 断层显像或 ^{99m}Tc-MIBI 显像等检查。"温"结节是指结节摄取显像剂的能力与周围正常甲状腺组织相近，常见于功能正常的甲状腺腺瘤、结节性甲状腺肿等。"凉"结节和"冷"结节是指结节摄取显像剂的能力低于周围正常组织或不摄取显像剂，表现为局部影像减淡或缺损。"凉"结节和"冷"结节无本质区别，均可见于结节性甲状腺肿、囊肿、腺瘤伴有出血、钙化或囊性变等情况，亦可见于甲状腺癌。一般单发"冷"结节的恶变发生率相对较高，此时可应用甲状腺血流灌注显像、^{201}Tl、^{99m}Tc-MIBI、^{99m}Tc-DMSA 等亲肿瘤显像辅助鉴别。SPECT/CT 断层显像在观察结节影像表现时更为准确，是目前推荐的采集方式。特别是一些较小的"凉/冷"结

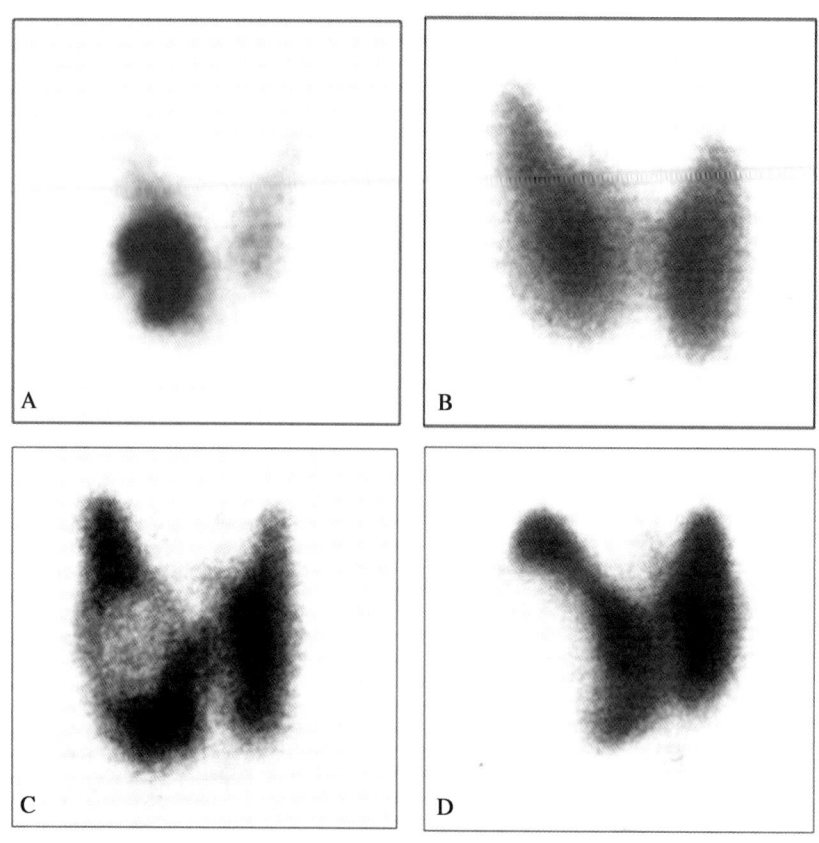

图 6-6 甲状腺"热"结节（A）、"温"结节（B）、"凉"结节（C）和"冷"结节（D）

节由于受正常甲状腺组织遮盖，在平面像中可能显示为"温"结节，结合 SPECT/CT 断层影像可帮助证实。

3. 甲状腺毒症的病因诊断　甲状腺毒症是指血液循环中甲状腺激素过多，引起的以神经、循环、消化等系统兴奋性增高和代谢亢进为主要表现的一组临床综合征。根据甲状腺的功能状态，甲状腺毒症分为甲状腺功能亢进型和非甲状腺功能亢进型，前者以 Graves 病最常见，也可见于功能自主性腺瘤，后者以亚急性甲状腺炎最常见。这些疾病血清学改变相似，均可出现甲状腺激素水平增高，但在甲状腺显像中的表现完全不同：①Graves 病表现为双叶甲状腺外形增大、浓集放射性普遍增强，周围软组织本底放射性明显减低，以放射性计数为基准采集图像时时间明显缩短（图 6-7）；②功能自主性腺瘤表现为甲状腺"热"结节（图 6-6A）；③而亚急性甲状腺炎的典型表现为双叶甲状腺放射性分布普遍降低，显影不清晰，周围软组织本底放射性分布明显增高（图 6-8），与血中甲状腺激素水平升高呈"分离现象"。根据临床指南，当 TSH 低于正常，并发现伴有甲状腺结节时，推荐进行甲状腺显像以除外功能性腺瘤。

4. 异位甲状腺的诊断　甲状腺在其发育过程中未下降到颈前正常位置而出现在其他部位时即形成异位甲状腺。正常位置甲状腺缺如时，异位甲状腺被称为迷走甲状腺；正常位置存在甲状腺时，异位甲状腺则被称为副甲状腺。异位甲状腺的人群发生率为 7%～10%，可发生于任何年龄，男女比例为 1:(3～8)，其中 70%～90% 为迷走甲状腺，舌根部和舌骨下较常见，胸骨后多为副甲状腺，身体任何部位都可能发生。异位甲状腺常需与舌根部、颈部及纵隔肿物进行鉴别诊断（图 6-9）。由于放射性碘仅被甲状腺组织特异性摄取，而 $^{99m}TcO_4^-$ 则还可被唾液腺等摄取，故在异位甲状腺的诊断中，应首先考虑选用放射性碘作为显像剂（图 6-10）。近年来随着 SPECT/CT 设备的普及，通过 SPECT/CT 获得病变组织的形态、密度及定位信息，可提高 $^{99m}TcO_4^-$ 显像对异位甲状腺检出的准确性（图 6-11）。考虑到辐射安全问题，青少年及

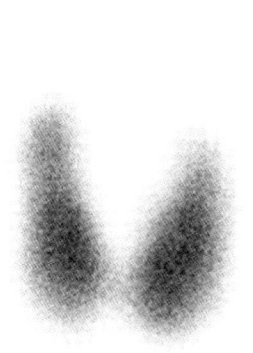
图 6-7 Graves 病甲状腺影像

图 6-8 亚急性甲状腺炎甲状腺影像

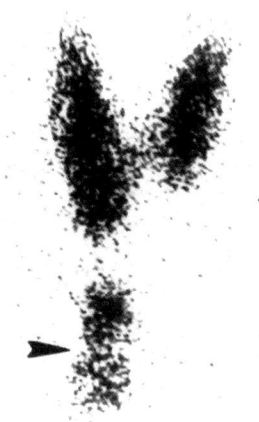
A. 胸骨后甲状腺

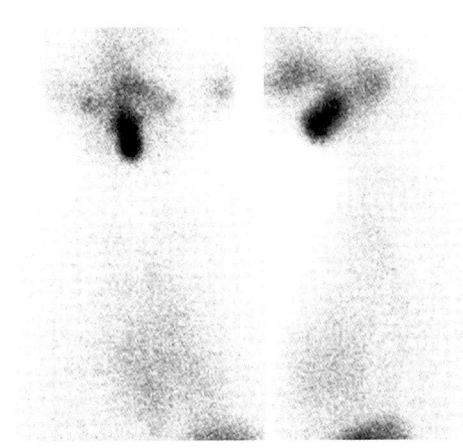
B. 舌骨下甲状腺

图 6-9 胸骨后甲状腺和舌骨下甲状腺

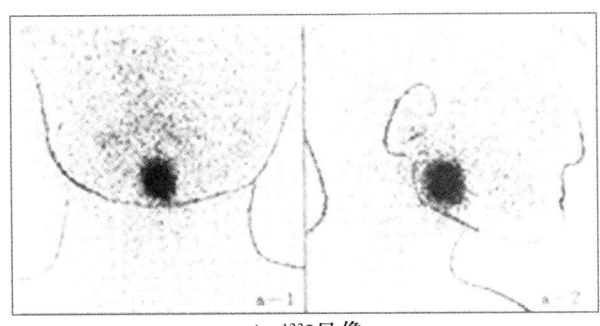
A. ^{123}I 显像

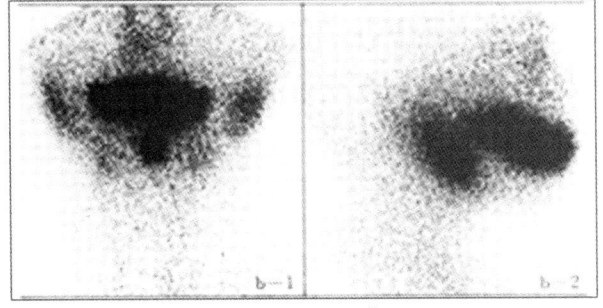
B. ^{99m}TcO$_4^-$ 显像

图 6-10 舌骨后甲状腺的 ^{123}I 显像和 ^{99m}TcO$_4^-$ 显像

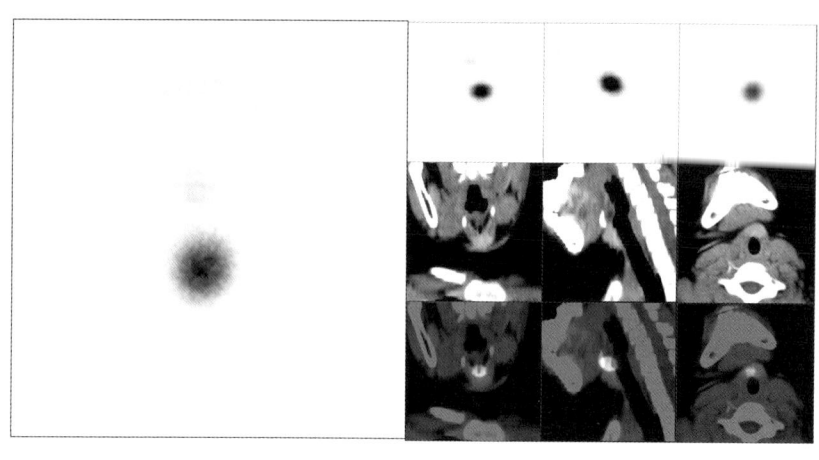

图 6-11 异位甲状腺的 $^{99m}TcO_4^-$ SPECT/CT 图像

婴幼儿患者,应尽量选择辐射吸收剂量较低的 $^{99m}TcO_4^-$ 显像,如需 SPECT/CT 采集时,也应进行低剂量 CT 扫描。

5. 分化型甲状腺癌残留组织及转移灶的诊断 分化型甲状腺癌包括乳头状癌和滤泡状癌,其转移灶组织分化较好,具有摄 ^{131}I 功能。手术切除甲状腺肿瘤后,^{131}I 显像可以观察残留甲状腺组织的情况,为 ^{131}I 清甲治疗提供依据。甲状腺癌比较常见的转移部位有颈部淋巴结、肺、骨骼,利用 ^{131}I 显像可以寻找甲状腺癌全身功能性转移灶(图 6-12,图 6-13),以便进行 ^{131}I 内照射治疗。由于转移灶摄 ^{131}I 的能力往往较差,如果颈部残留甲状腺组织比较多,会影响病灶的检出。可通过外源性注射 TSH 增强病灶对 ^{131}I 的摄取能力,以提高病灶检出率。SPECT/CT 断层显像可以提高病灶的定位和定性诊断准确性,应与全身显像相结合。另外,^{131}I 显像阴性并不能排除转移灶的存在,因为分化不良的转移灶不具备摄 ^{131}I 能力。^{131}I 显像在分化型甲状腺癌进行 ^{131}I 内照射治疗前和治疗后的评估、随访中也发挥着重要作用。

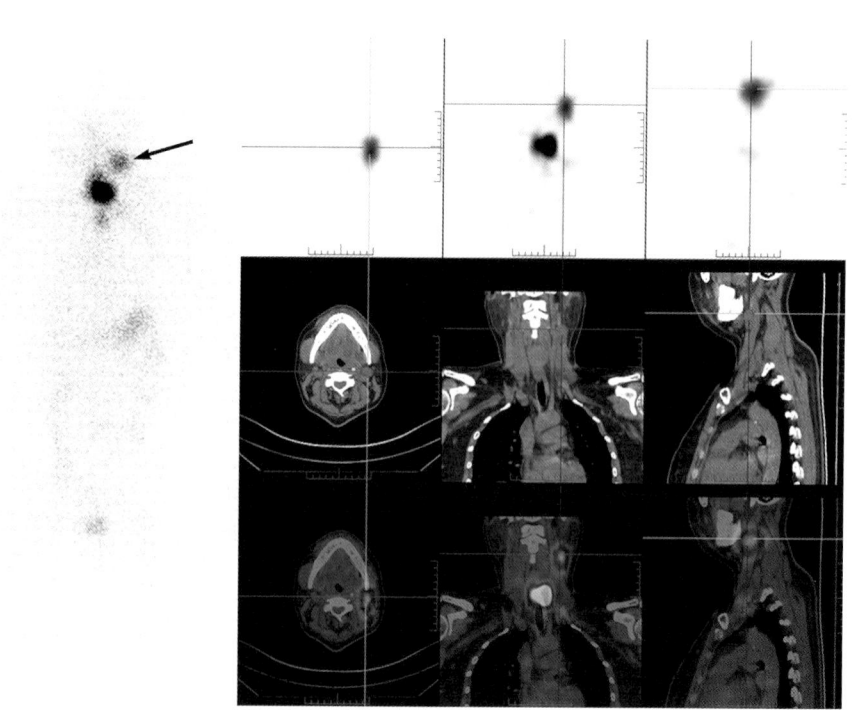

图 6-12 分化型甲状腺癌术后左颈部淋巴结转移(^{131}I 前位全身显像 + SPECT/CT 断层显像)

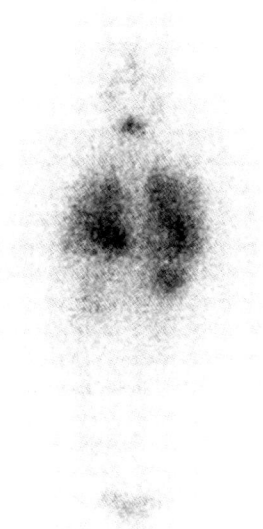

前位

图 6-13　分化型甲状腺癌术后双肺弥漫转移（^{131}I 前位全身显像）

病例 6-1

患者，女性，82 岁，1 月前曾发热 3 天，2 周前出现颈部胀痛，偶感心慌。实验室检查：TT$_3$ 2.51 nmol/L（0.92 ~ 2.79 nmol/L），TT$_4$ 138.7 nmol/L（58.1 ~ 140.6 nmol/L），FT$_3$ 6.64 pmol/L（3.50 ~ 6.50 pmol/L），FT$_4$ 25.09 pmol/L（11.48 ~ 22.70 pmol/L），TSH 0.02 μIU/ml（0.55 ~ 4.78 μIU/ml）。甲状腺触诊：甲状腺双叶不大，质软，未触及结节，压痛（+）。行 ^{99m}TcO$_4^-$ 甲状腺显像（图 6-14）。

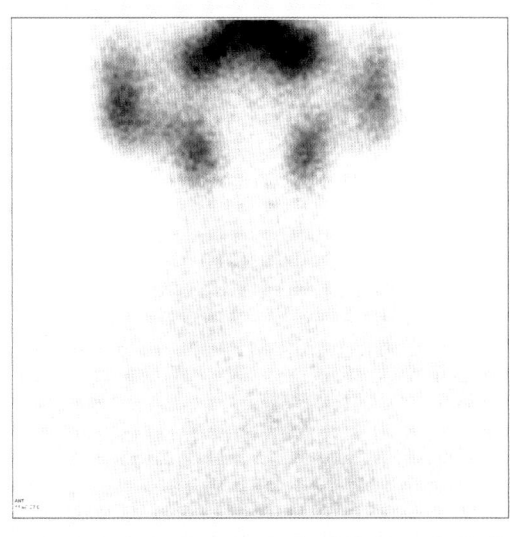

图 6-14　^{99m}TcO$_4^-$ 甲状腺显像

病例讨论：

请描述该患者的影像表现和初步诊断。

第二节 甲状旁腺显像

甲状旁腺来源于胚胎发育时期的第三、第四对咽囊，一般为 4 个，分别位于甲状腺两叶上、下极的背侧。甲状旁腺的位置和数目变异较大，可有 2～8 个不等。正常时每个腺体的平均重量约为 30 mg。甲状旁腺的功能是合成和分泌甲状旁腺激素（parathyroid hormone，PTH），调节机体的钙、磷代谢。甲状旁腺显像主要用于甲状旁腺功能亢进症（hyperparathyroidism，简称甲旁亢）的病因诊断。

一、显像原理及方法

1. ^{99m}Tc-MIBI 双时相法

（1）原理：^{99m}Tc-MIBI 被甲状旁腺组织摄取与腺体血流增加及细胞代谢活跃程度有关，因此会更多地聚集到功能亢进的甲状旁腺病变，^{99m}Tc-MIBI 同时也被正常甲状腺组织所摄取。由于 ^{99m}Tc-MIBI 被功能亢进的甲状旁腺病变清除的速度慢于正常的甲状腺组织，通过不同时相的影像变化，可检出病变的甲状旁腺。

（2）方法：静脉注射 ^{99m}Tc-MIBI 740 MBq（20 mCi）后，15～20 min 行早期相采集，2 h 后行延迟相采集，视野包括颈部及上纵隔，常规采集平面静态像，加做延迟相 SPECT/CT 断层采集。^{99m}Tc-MIBI 双时相法目前临床最为常用。

2. 减影法

（1）原理：^{99m}Tc-MIBI 可被甲状旁腺摄取，同时也被甲状腺组织摄取，^{99m}TcO$_4^-$ 只被甲状腺摄取而不被甲状旁腺摄取，因此，通过图像相减技术，将 ^{99m}Tc-MIBI 与 ^{99m}TcO$_4^-$ 影像相减，即可得到甲状旁腺影像。另外，还有使用 ^{201}Tl 与 ^{99m}TcO$_4^-$ 的双核素减影法，原理相似，但目前在临床上已很少应用。

（2）方法：先静脉注射 ^{99m}Tc-MIBI 370 MBq（10 mCi），15 min 后显像；之后再注射 ^{99m}TcO$_4^-$ 185 MBq（5 mCi），15 min 后显像。采集时视野包括颈部及上纵隔，常规采集平面静态像。特别注意患者两次显像体位要尽量保持一致。利用计算机软件从 ^{99m}Tc-MIBI 影像中将 ^{99m}TcO$_4^-$ 影像减除，即可得到甲状旁腺影像。

减影法较为烦琐，图像相减时易受体位变化的影响。但对于某些特殊情况，如腺瘤位置或形态特殊，^{99m}Tc-MIBI 清除速率较快或多腺体病变，建议在双时相法的基础上联合应用减影法，以提高对病变的检出率。

二、影像分析

由于甲状旁腺体积小，功能正常时不显示。双时相法在早期相中甲状腺影像清晰，延迟相甲状腺影像明显消退。双侧颌下腺可见显影。颈部-上纵隔区无其他异常浓聚灶。减影法相减后仅留下比本底还低的甲状腺空白区。

功能亢进的甲状旁腺体积增大、摄取显像剂增多，在 ^{99m}Tc-MIBI 早期相中表现为高于甲状腺组织的放射性浓聚灶，且在延迟相中随着甲状腺影像的变淡显示更加清晰（图6-15）。减影法则可减影得到放射性异常浓聚灶。在 SPECT/CT 断层影像中，结合 CT 影像，功能亢进的甲状旁腺组织体积多增大，密度偏低，局部呈放射性浓聚。

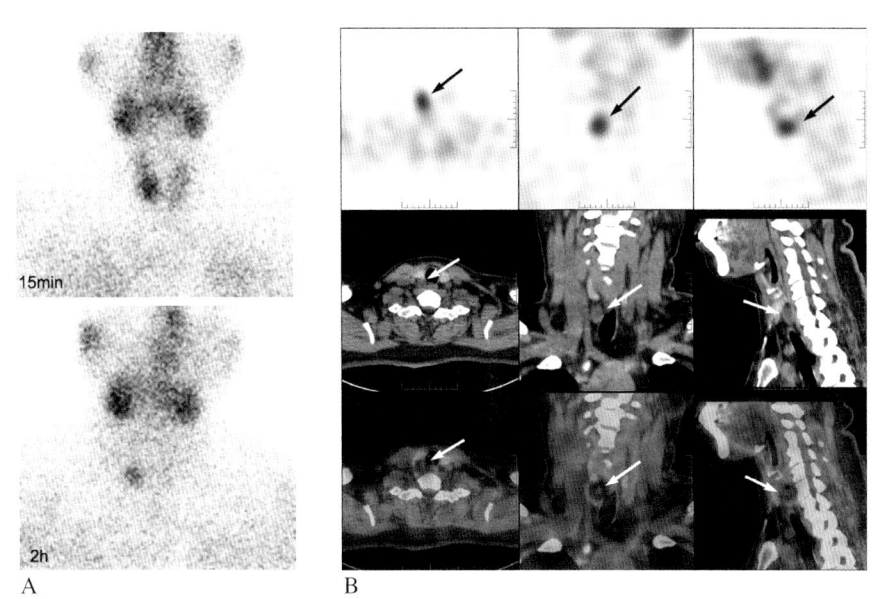

图 6-15　甲状腺右叶下极甲状旁腺腺瘤
^{99m}Tc-MIBI 双时相平面显像（A）+SPECT/CT 断层显像（B）

三、临床应用

1. 甲旁亢的病因诊断及病变定位　甲旁亢是指由于 PTH 合成和分泌过多引起钙、磷代谢紊乱所产生的一组症候群，临床表现为泌尿系结石、消化性溃疡和广泛的骨损害。甲旁亢分为原发性、继发性和散发性 3 种：①原发性甲旁亢是由于甲状旁腺自身病变造成 PTH 分泌过多，包括腺瘤（80%）、增生（19%）和腺癌（1%），实验室表现为高血钙、低血磷；②继发性甲旁亢是由于各种原因所致的低钙血症刺激甲状旁腺增生肥大，分泌过多的 PTH，多见于肾功能不全和维生素 D 缺乏的患者，实验室可表现为低血钙或血钙正常；③散发性甲旁亢较少见，是在继发性甲旁亢的基础上部分增生组织转变为腺瘤继而自主分泌过多的 PTH，常见的病因有慢性肾疾病或长期服用磷制剂的低磷性佝偻病/骨软化症。甲旁亢患者进行甲状旁腺显像，探查异常的甲状旁腺病变并确认其所在位置，为手术治疗提供依据。本方法对腺瘤诊断的灵敏度要高于增生。腺瘤在原发性甲旁亢中最多见，病灶多为单发，体积相对较大；增生则多见于继发性甲旁亢，常累及多个腺体。^{99m}Tc-MIBI 双时相法平面显像联合 SPECT/CT 断层或减影法，可以提高对病变腺体的检出能力和定位的准确率。^{99m}Tc-MIBI 双时相法平面显像加做延迟相 SPECT/CT 断层显像，病变定位诊断准确率可达 94.3%。

2. 异位甲状旁腺病变的观察　甲状旁腺异位的发生率约 10% ~ 20%，其位置可上至颈动脉分叉处，下至纵隔内，也可位于咽或食管后、甲状腺腺体内等。异位甲状旁腺功能亢进也可引起甲旁亢。进行甲状旁腺显像时，除了观察甲状腺上、下极外，还应注意观察异位甲状旁腺可能出现的区域。特别是正常甲状旁腺部位未见病变的腺体，而纵隔或其他部位出现异常放射性浓聚灶时,应考虑到异位甲状旁腺病变,此时SPECT/CT断层显像尤为重要(图6-16)。

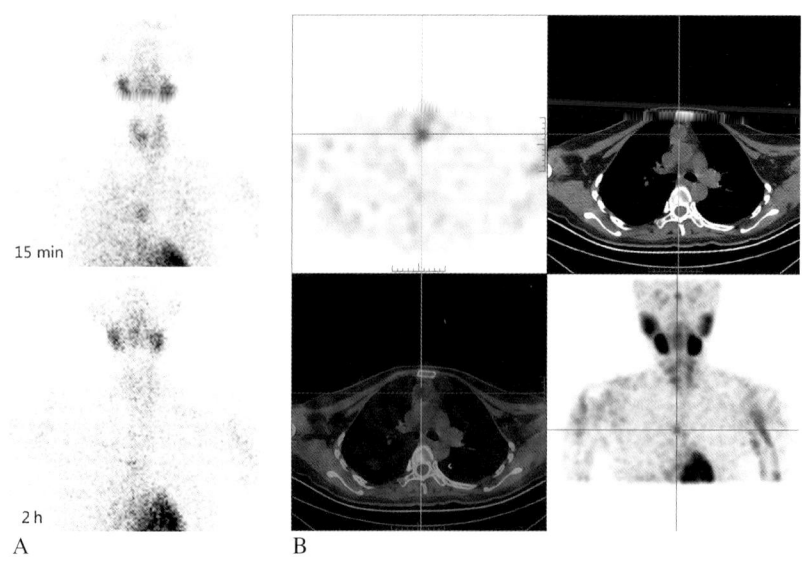

图 6-16　前纵隔异位甲状旁腺腺瘤
^{99m}Tc-MIBI 双时相平面显像(A)+SPECT/CT 断层显像(B)

3. 甲旁亢性代谢性骨病　无论是原发性还是继发性甲旁亢,血中 PTH 长期增高均会使骨组织广泛脱钙,严重时可形成纤维囊性骨炎。进行 ^{99m}Tc-MIBI 全身显像可观察到纤维囊性骨炎呈异常放射性浓聚灶(图 6-17)。骨骼病变对显像剂的异常摄取多见于血清 PTH 和碱性磷酸酶明显升高的患者。

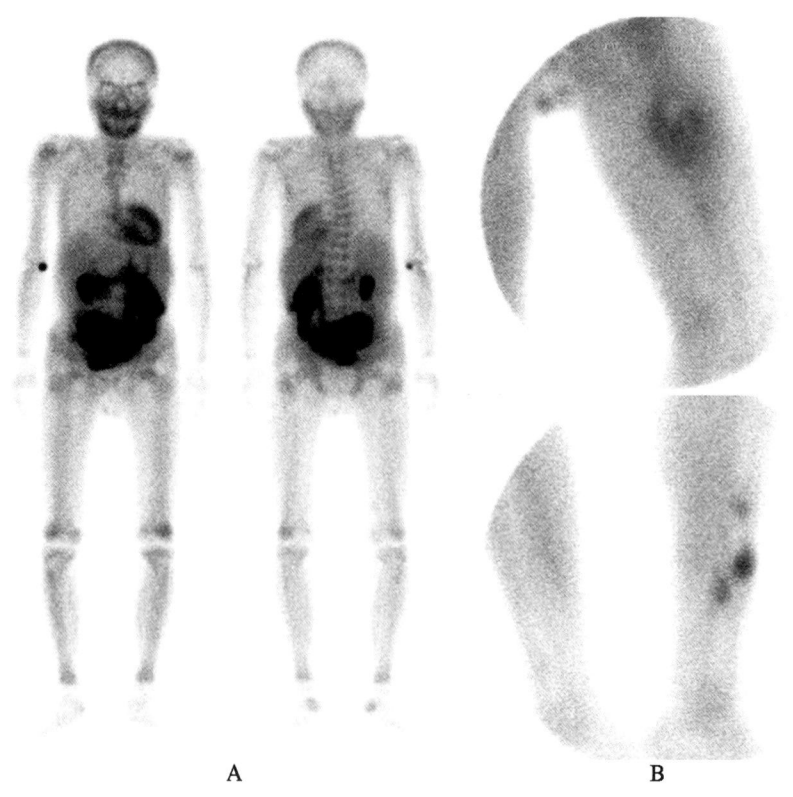

图 6-17　甲旁亢患者骨骼异常摄取 ^{99m}Tc-MIBI
A. 骨骼弥漫性摄取显像剂;B. 左侧肱骨(上)和胫腓骨(下)纤维囊性骨炎

病例 6-2

患者，女性，56 岁，1 月前无明显诱因出现头晕、恶心、呕吐。实验室检查：血钙 2.54 mmol/L（2.11 ~ 2.52 mmol/L），血磷 0.88 mmol/L（0.85 ~ 1.51 mmol/L），全段甲状旁腺素（iPTH）311.20 pg/ml（15 ~ 65 pg/ml），血肌酐 47.40 μmol/L（44 ~ 133 μmol/L）。行 ^{99m}Tc-MIBI 甲状旁腺双时相显像（图 6-18，图 6-19）。

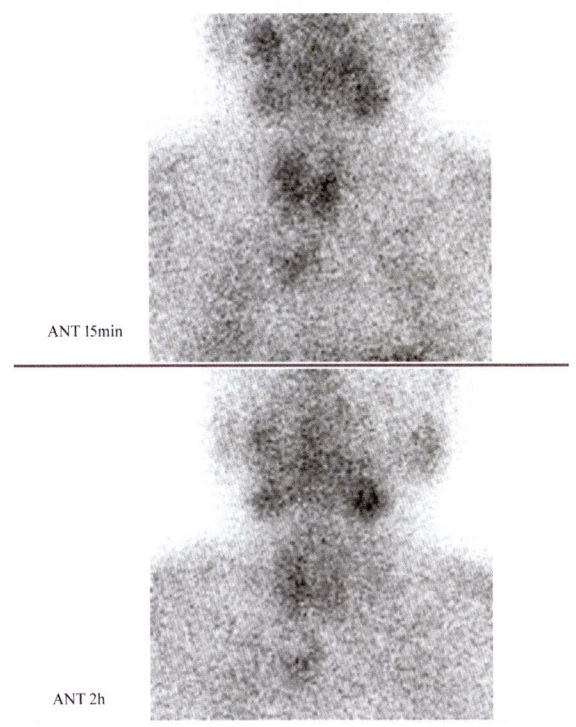

图 6-18　^{99m}Tc-MIBI 平面显像（初始相和延迟相）

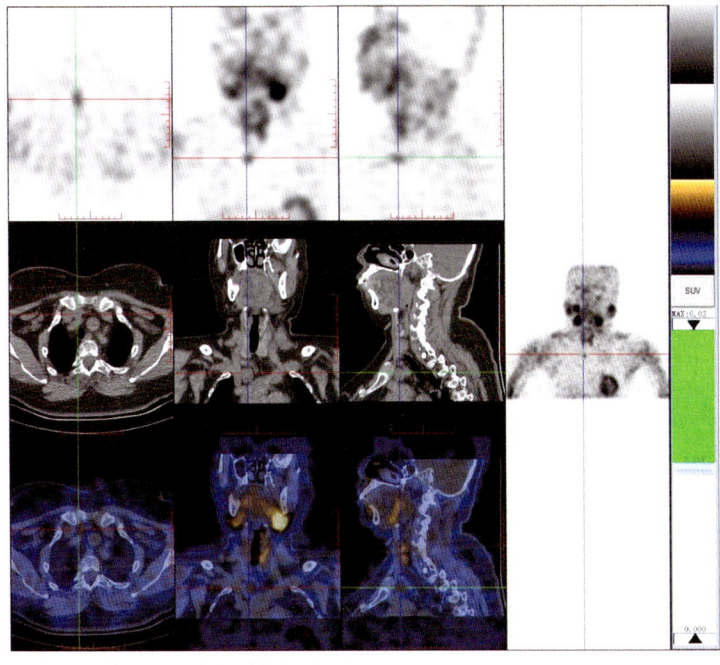

图 6-19　^{99m}Tc-MIBI 延迟相 SPECT/CT 断层显像

病例讨论：
请描述该患者的影像表现和诊断。

第三节 肾上腺显像

肾上腺位于腹膜后包于肾筋膜内，紧贴同侧肾上极的前上方，分为皮质和髓质两部分，两者各有不同的胚胎学、解剖学、组织学和功能特点。肾上腺显像分为肾上腺皮质显像（adrenocortical imaging）和肾上腺髓质显像（adrenal medullary imaging）两类。

一、肾上腺皮质显像

（一）原理和方法

1. 原理 肾上腺皮质由球状带、束状带和网状带组成。球状带分泌盐皮质激素（醛固酮），该激素可调节钠、钾平衡；束状带分泌糖皮质激素，最重要的是皮质醇；网状带分泌性类固醇激素，主要是雄激素。不同部位病变可以相应出现不同的临床表现。

胆固醇是合成肾上腺皮质激素的原料，能够被肾上腺皮质细胞摄取，其摄取的量和速度与皮质功能相关。静脉注射放射性核素标记的胆固醇及其衍生物后，在体内其代谢与天然胆固醇相似，可被肾上腺皮质摄取并参与激素合成，应用显像设备即可显示肾上腺的位置、大小、形态及功能状态。

2. 方法

1）显像前准备：显像前 2~4 周停用影响显像剂摄取的药物和激素，如促肾上腺皮质激素（adrenocorticotropic hormone，ACTH）、地塞米松、抗皮质醇药物、螺内酯和避孕药。从检查前 3 天开始口服复方碘溶液，每次 10 滴，每日 3 次，直至检查结束，以减少甲状腺摄取游离的 ^{131}I。显像前一天晚上口服缓泻剂（如番泻叶）清洁肠道，可避免大部分显像剂经肝胆排入肠道的干扰，影响对肾上腺影像的分析。

2）显像方法：常用的显像剂为 ^{131}I-碘代胆固醇（^{131}I-iodocholesterol，^{131}I-6-IC）或 ^{131}I-6β-碘甲基-19-去甲胆固醇（^{131}I-6β-iodomethyl-19-norcholesterol，^{131}I-6β-INC）或称 NP59，静脉注射 74~111 MBq（2~3 mCi）后，分别于第 3、5、7、9 天进行显像，视野包括肾上腺及其邻近部位。用 ^{123}I-碘代胆固醇作为显像剂所获得的影像质量更好，且对患者的辐射剂量低，但价格昂贵。

3）地塞米松抑制试验显像（dexamethasone suppression test scintigraphy）：其原理类似于甲状腺激素抑制试验，给予外源性肾上腺皮质激素后，通过负反馈调节，垂体分泌的 ACTH 减少，从而使正常或增生的肾上腺皮质功能减退，显像剂摄取功能降低；腺瘤的功能多为自主性，不受 ACTH 影响，影像上病灶的显像剂摄取无变化，从而鉴别肾上腺腺瘤与增生。本显像适用于常规显像发现异常浓聚灶，但无法鉴别肾上腺皮质增生或腺瘤时。本试验至少在常规显像 1 个月后进行。在注射显像剂前 2 天，开始口服地塞米松，一次 1~2 mg，每日 4 次，直至检查结束，其他方面的准备与常规显像相同。比较两次显像结果，无变化者为阴性，提示为肾上腺皮质腺瘤；而试验后肾上腺影像明显减淡或不显影者为阳性，提示肾上腺皮质增生。

(二)影像分析

1. 正常影像 正常肾上腺在注入显像剂后的第 3 天开始显影,第 5~9 天显影逐渐明显。由于受肝、脾和肠道放射性的干扰,影像多不清晰,两侧影像大致对称,也可只有部分肾上腺显影或肾上腺始终不显影。右侧肾上腺位置常稍高,放射性分布也常浓于左侧。正常肾上腺的影像形态多样,一般右侧多呈圆形或锥形,左侧多呈椭圆形或半月形。地塞米松抑制试验呈阳性。

2. 异常影像及临床意义

(1)双侧提前明显显影:双侧同时提前显影、腺体影像增大、放射性分布呈对称性增高,高度提示双侧皮质增生。如地塞米松抑制试验阳性,可进一步支持这一诊断。

(2)两侧影像不对称:指一侧腺体放射性影像明显浓于对侧,或两侧腺体显影的时间相差较大。地塞米松抑制试验时,放射性增高的一侧影像不受抑制,而较低的一侧影像进一步减淡甚至不显影,使两侧影像不对称更加明显,这一表现高度提示显影明显的一侧为腺瘤。

(3)单侧显影:一侧肾上腺显影,另一侧不显影。临床上常见于 3 种情况:①显影侧为腺瘤,健侧肾上腺组织因受反馈抑制而不显影,若地塞米松抑制试验结果为阴性,则确诊率极高;②不显影侧为肾上腺先天性缺如、手术切除或外伤,显影一侧的影像为正常或代偿性肥大的肾上腺,其特点为地塞米松抑制试验结果阳性;③不显影一侧为皮质肿瘤(如皮质癌),显影一侧为正常肾上腺,地塞米松抑制试验阳性。

(4)双侧不显影:主要见于少数正常人、使用过影响显像剂摄取的药物或皮质癌等。

(5)异位显影:在正常肾上腺以外的部位出现局限性放射性聚集,并能排除肠道、肝胆等因素的干扰,提示为异位肾上腺或皮质转移癌。

(三)临床应用

1. 肾上腺皮质功能亢进性病变的定位诊断 有助于在 CT、超声及 MRI 等形态学显像的基础上,提供鉴别诊断的功能影像信息。

(1)Cushing 综合征:该病主要病因是肾上腺皮质增生,影像表现为双侧腺体对称性增大,显影较早,可被地塞米松抑制。少数病例由皮质腺瘤引起,约 90% 为单侧,表现为双侧不对称性显影或单侧显影,病变侧地塞米松抑制试验常阴性。

(2)原发性醛固酮增多症(Conn 综合征):该病主要病因为皮质腺瘤,约占 80%,其次是肾上腺增生。显像的诊断符合率为 85%~90%,鉴别有困难时可进一步行地塞米松抑制试验。

2. 异位肾上腺的定位诊断 肾上腺皮质显像可以发现肾上腺区以外的异位肾上腺组织,结合 SPECT/CT 断层显像可提高诊断效能。

3. 肾上腺皮质癌的辅助诊断 皮质癌的病理表现差异较大,因而显像表现也多种多样。当 CT、MRI 或超声影像显示一侧肾上腺存在肿块,而肾上腺皮质显像提示该侧肾上腺不显影或显影不良时,应考虑有皮质癌的可能。

二、肾上腺髓质显像

(一)原理和方法

1. 原理 肾上腺髓质主要是嗜铬细胞,合成和分泌儿茶酚胺类激素(包括多巴胺、去甲肾上腺素和肾上腺素),可以调节机体对应激的交感反应。由酪氨酸合成儿茶酚胺的过程是在肾上腺髓质和 Zuckerkandl 器的细胞中完成的,并受苯乙醇胺 -N- 甲基转移酶(phenylethanolamine-N-methyltransferase,PNMT)调节,这种酶可以将 L- 去甲肾上腺素转为 L- 肾上腺素。PNMT

仅存在于这些细胞内,所以分泌肾上腺素的肿瘤主要起源于肾上腺髓质和 Zuckerkandl 器。

肾上腺髓质合成和分泌后的去甲肾上腺素在酶的作用下可以通过再摄取方式进入肾上腺髓质嗜铬细胞的胞囊中储藏。^{131}I 或 ^{123}I 标记的间位碘代苄胍(meta-iodobenzyl guanidine,MIBG)是去甲肾上腺素的类似物,静脉注入体内后通过钠离子和能量依赖性摄取机制被嗜铬细胞摄取而使肿瘤显像。一些富含交感神经的组织(如肾上腺髓质、心肌、腮腺和脾)也可摄取 MIBG,确切机制尚未完全明了。^{123}I-MIBG 图像质量优于 ^{131}I-MIBG,但需要加速器才可产生并且价格昂贵。

2. 方法

(1) 显像前准备:封闭甲状腺、清洁肠道(同肾上腺皮质显像);检查前两周停用影响显像剂摄取的药物,如奋乃静、可卡因、胰岛素、麻黄碱。

(2) 显像方法:静脉注射 ^{131}I-MIBG 74~111 MBq(2~3 mCi)后 24~72 h 进行显像,注射 ^{123}I-MIBG 185~370 MBq(5~10 mCi)后 24~48 h 进行显像,行全身和局部显像,视野包括肾上腺区。为了更准确地进行病灶定位并判断病灶与邻近器官的关系,可进行 SPECT/CT 断层显像(图 6-20)。

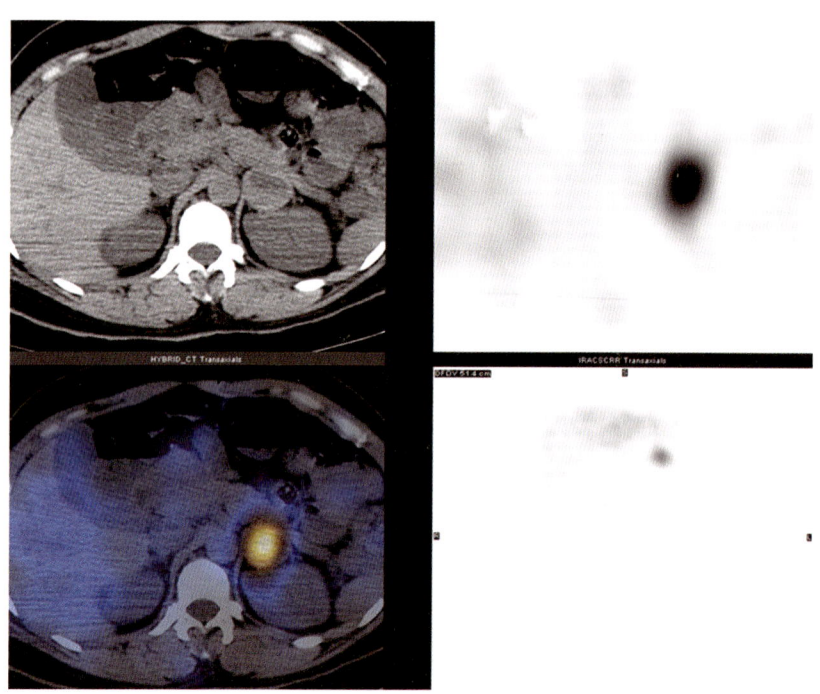

图 6-20　左肾上腺嗜铬细胞瘤断层显像与 CT 图像融合

(二)影像分析

1. 正常影像　正常人肾上腺髓质多不显影,仅有少数人隐约显影,两侧大致对称。注射显像剂后,部分正常人可见腮腺、脾、肝和心肌显影,这些器官的放射性影像多在 24 h 最浓,随后则逐渐降低。^{131}I-MIBG 主要经肾排泄,膀胱也可显影。

2. 异常影像及临床意义

(1) 双侧肾上腺显影:双侧肾上腺显影清晰或 24 h 即可见较清晰的影像,提示肾上腺髓质功能增强,常见于髓质增生。

(2) 单侧肾上腺显影:单侧肾上腺明显显影,特别是 24 h 即见较清晰的影像,提示为嗜铬细胞瘤。

(3) 异位放射性浓集：在肾上腺髓质显像时，肾上腺以外出现异常放射性浓集灶，排除各种生理性浓聚并结合临床情况，应考虑异位嗜铬细胞瘤或恶性嗜铬细胞瘤转移灶。在儿童，腹部和骨骼出现异常浓聚灶，应高度怀疑神经母细胞瘤。

(三) 临床应用

1. 嗜铬细胞瘤 起源于肾上腺髓质和交感神经节嗜铬细胞的儿茶酚胺分泌瘤，分别称为嗜铬细胞瘤和分泌儿茶酚胺的副神经节瘤，后者也称肾上腺外嗜铬细胞瘤。本病可发生于任何年龄，常见于三四十岁，男女患病率相当。临床表现为持续性或阵发性高血压，伴有多脏器功能及代谢紊乱。大约95%嗜铬细胞瘤发生在腹部，其中85%~90%位于肾上腺内，5%~10%是多发性的。肾上腺外嗜铬细胞瘤可见于身体各个部位，较常见的是胸、腹部的大血管旁，也可见于膀胱、颈动脉、心脏周边等。嗜铬细胞瘤的定性和准确定位对于采取有效的治疗方法至关重要，肾上腺髓质显像对此有很好的应用价值，优于其他影像学方法。

^{131}I-MIBG肾上腺髓质显像中嗜铬细胞瘤病灶多于24 h即可显影，随着本底的降低，影像更加清晰，诊断灵敏度82.4%~88.9%，特异性97.1%~100%，准确率89.5%~95.7%，是嗜铬细胞瘤定性和定位诊断有效的检查方法。全身显像和SPECT/CT断层显像更有助于发现肾上腺外嗜铬细胞瘤。当肿瘤病变显像剂摄取较多时，心肌可不显影，这一征象可作为诊断嗜铬细胞瘤的间接依据。嗜铬细胞瘤也能表达生长抑素受体，生长抑素受体显像中肿瘤也表现为放射性异常浓聚。与肾上腺髓质显像相比，生长抑素受体显像能更好地发现肾上腺外的嗜铬细胞瘤，但对于肾上腺内的嗜铬细胞瘤，肾上腺髓质显像则更有优势。

恶性嗜铬细胞瘤易转移至肝、骨、肺、淋巴结等处。肾上腺髓质显像利用局部和全身图像可探查转移灶的分布和范围，并能够评估病灶对于显像剂的摄取能力。由于^{131}I还发射β^-粒子，能够产生较强的电离辐射生物学效应进行内照射治疗，利用^{131}I-MIBG可以对摄取增高的转移病灶进行治疗。

2. 肾上腺髓质增生 一般注射^{131}I-MIBG 48 h后出现双侧或单侧肾上腺髓质显影清晰，72 h显影进一步增强，提示肾上腺髓质功能增强，常见于髓质增生。

3. 其他神经内分泌肿瘤 神经母细胞瘤是多见于儿童的一种高度恶性肿瘤，与肾上腺髓质同源于外胚层，也含有肾上腺素能受体，肾上腺髓质显像对其有较高的诊断价值。神经母细胞瘤及其转移灶多明显显影，诊断和定位的准确性与嗜铬细胞瘤相似或稍低。此外，其他神经内分泌肿瘤，如副神经节细胞瘤、甲状腺腺髓样癌、类癌也具有摄取^{131}I-MIBG的功能。

第四节 与相关影像学检查比较

内分泌系统常用的影像学诊断方法大体上可以分为有创和无创两大类。动静脉血管减影造影、血管内插管取样测定法、腹膜后充气造影以及影像引导下细针穿刺活检（fine needle aspiration biopsy，FNAB）等均为有创检查，操作复杂，有一定危险，一般在无创性检查结果阴性或诊断困难等特殊情况下应用。无创检查法，包括X射线平片、US、CT、MRI、SPECT/CT、PET/CT等，这些方法利用不同原理，从不同角度观察组织和病变的大小、形态、位置等解剖结构并判断其功能状态，有助于甲状腺、甲状旁腺、肾上腺病变的诊断与鉴别诊断及疗效评价，为患者个体化治疗决策提供依据。

一、甲状腺

颈部甲状腺 X 射线平片可显示因甲状腺肿大引起的气管受压推移情况，显示甲状腺区域内钙化灶，若为细小沙粒样钙化则提示恶性肿瘤的可能，但不具特异性。X 射线平片对分化型甲状腺癌（differentiated thyroid cancer，DTC）的肺和骨转移有一定的诊断价值。

超声检查具有灵敏度高、操作方便、安全无创等优点，尤其是高频超声、彩色多普勒血流显像（color doppler flow imaging，CDFI）、超声弹性成像（ultrasonic elastography，UE）、超声造影成像（contrast-enhanced ultrasonography，CEU）等超声新技术，已成为甲状腺疾病诊断的首选方法。特别是超声新技术联合甲状腺影像学报告及数据系统（thyroid imaging reporting and data system，TI-RADS）对甲状腺结节良恶性鉴别有较高的诊断价值。TI-RADS 分类：① 0 类，甲状腺弥漫性病变，无结节，需要实验室等检查进一步诊断，如桥本甲状腺炎和亚急性甲状腺炎等。② 1 类，正常甲状腺，无结节，或手术全切的甲状腺复查（无异常发现者）。③ 2 类，典型而明确的良性结节，如腺瘤和囊性为主的结节。④ 3 类，不太典型的良性结节，如表现复杂的结节性甲状腺肿，恶性风险小于 5%。⑤ 4 类，可疑恶性结节，恶性征象为实质性、低回声、极低回声、微钙化、边界模糊、微分叶、纵横比＞1。4 类再分成 4a、4b、4c 亚型，4a 亚型具有一种恶性征象，恶性风险 5%～10%；4b 亚型具有两种恶性征象，恶性风险 10%～50%；4c 亚型具有 3 或 4 种恶性征象，恶性风险 50%～85%。⑥ 5 类，典型的甲状腺癌，超过 4 种恶性征象，尤其是有微钙化和微分叶者，或伴颈部淋巴结转移，恶性风险为 85%～100%；⑦ 6 类，经细胞学和组织学病理证实的甲状腺恶性病变，未经手术和放疗及化疗。TI-RADS 分类能够对甲状腺常规声像图特征进行规范化及标准化，进一步提高了甲状腺结节性疾病超声诊断的准确性。超声造影及超声弹性成像从组织灌注血供及组织生物力学特性的角度提供诊断信息。TI-RADS 分类与超声造影及超声弹性成像的联合应用，能进一步提高甲状腺癌超声诊断的灵敏度、特异性和准确率。此外，超声检查对于甲状腺癌患者手术前和术后复查、判断颈部淋巴结有无肿大、了解甲状腺叶与邻近组织的关系也有较大的临床意义。超声引导下穿刺活检术在临床应用日益成熟。

CT 和 MRI 显像分辨率高、结构显示清晰，可清晰显示甲状腺和甲状腺与周围组织器官的关系。MRI 灵敏度高、软组织分辨率好，可采用不同的 MRI 采集序列进行甲状腺检查，一般甲状腺组织在 T_1 加权信号上较脂肪低，较肌肉稍高，在 T_2 信号上较两者均高，很容易与周围组织鉴别。使用对比剂（Gd-DTPA）增强扫描，以了解病变强化程度，对判断病灶的性质有临床价值。MRI 分辨率及对比度较 CT 好。甲状腺癌 CT 检查呈形态不规则、边界不清的不均匀低密度影，其内可见散在钙化及更低密度坏死区，病变与周围组织分界不清，颈部淋巴结肿大，CT 增强扫描甲状腺癌多呈不均匀明显强化，颈部转移性淋巴结多呈环状强化。MRI 扫描 T_1WI 甲状腺癌呈形态不规则的低 - 中等信号，T_2WI 呈高信号，MRI 增强呈不均匀强化改变。

PET/CT 主要用于甲状腺癌转移灶的检出和术后复发的判别。分化型甲状腺癌患者术后 Tg 升高而 ^{131}I 显像阴性，^{18}F-FDG PET/CT 有助于探查隐匿的转移灶。^{18}F-FDG PET/CT 更适用于分化差、恶性度高的肿瘤，如甲状腺未分化癌、髓样癌，在肿瘤及其转移灶的诊断中具有较高的应用价值。

^{131}I 全身显像适用于分化较好的甲状腺癌，即分化型甲状腺癌，包括乳头状癌和滤泡状癌，^{131}I 显像可以观察残余甲状腺组织和转移灶的摄取情况。SPECT/CT 断层显像在全身显像的基础上进一步提高了对甲状腺癌转移灶定性和定位诊断的准确性。

二、甲状旁腺

X射线平片检查对功能性甲状旁腺病变的定位诊断并无价值，其主要用于显示原发性或继发性甲旁亢所产生的骨质改变及并发的泌尿系结石。

超声难以显示正常甲状旁腺，甲状旁腺发生增生或腺瘤、癌等病变，腺体体积增大时可显示，但难以区分腺瘤、增生、癌或淋巴结。另外，对于分布在颈侧肌肉内、胸骨上窝、胸腔入口、上纵隔或其他部位的异位甲状旁腺，超声往往难以发现。

CT和MRI可用来观察甲状旁腺组织，增强CT或增强MRI有助于发现小的甲状旁腺腺瘤，并与淋巴结相鉴别。甲状旁腺腺瘤常位于甲状腺的下方，气管和食管之间的切迹附近，与甲状腺之间多有间隔。异位的甲状旁腺腺瘤可位于前上纵隔或胸骨后，此时CT和MRI在与纵隔淋巴结的鉴别上有一定困难。

^{99m}Tc-MIBI SPECT/CT断层显像对甲状旁腺增生及腺瘤的诊断特异性较高，同时在异位甲状旁腺病变的诊断中独具优势，推荐作为甲旁亢病灶术前定位的首选检查方法。PET/CT也可用于甲状旁腺病变的定位以及判断甲旁亢引起的骨质改变和泌尿系结石情况。^{11}C-蛋氨酸（^{11}C-methionine，^{11}C-MET）PET/CT氨基酸代谢显像可较好显示代谢活跃的甲状旁腺肿瘤。

三、肾上腺

腹部X射线平片、静脉肾盂造影（intravenous pyelography，IVP）可观察到肾上腺病变有无钙化、邻近肾有无受累及位置有无推移等情况。一般很少单独应用于肾上腺疾病的诊断。高分辨超声可显示2 cm以上的肾上腺病变，对于小于1 cm的病灶诊断困难。此外，受肾上腺周围脂肪组织及操作者经验的影响，超声图像有可能不易分辨出肾上腺。所以，超声对于肾上腺病变的诊断能力明显不如CT和MRI，一般只作为初筛手段。但考虑到辐射安全和操作的简便性，在新生儿和婴幼儿的肾上腺检查中，超声仍是首选方法。

CT薄层扫描和增强CT对肾上腺疾病具有重要的诊断价值，能够发现绝大多数0.5～1.0 cm的病灶，应作为肾上腺影像检查的首选方法。CT灌注扫描能准确反映不同性质的肾上腺肿瘤内的血流动力学变化，进而在一定程度上反映其生物学特征。不同性质肾上腺肿瘤具有不同的血流灌注特征，借助血流量（blood flow，BF）、血容量（blood volume，BV）、平均通过时间（mean transit time，MTT）和表面渗透性（permeability of surface，PS）4种灌注参数绘制图及进行测量所得到的灌注量化信息，能较为准确地鉴别肾上腺腺瘤与非腺瘤病变。

MRI多序列成像越来越多地应用于肾上腺疾病的诊断。MRI多平面成像可用于肿瘤的准确定位；MRI血管成像可观察肿瘤周围血管受侵情况；MRI化学位移成像是近年应用的用于鉴别腺瘤与非腺瘤的重要方法。选用T_1WI或T_2WI联合预饱和脂肪抑制技术检查，以确定病变内的脂肪成分；联合梯度回波（gradient echo，GRE）序列的同相位（in phase）和反相位（opposed phase）成像技术，确定病变内是否含有相当比例的脂质，用于肾上腺腺瘤的诊断和鉴别诊断。动态增强MR可以鉴别乏脂性腺瘤和其他非腺瘤，提高腺瘤诊断的灵敏度和特异性。MRI弥散加权成像（diffusion weighted imaging，DWI）选择适当的b值，可以形象、直观、详细地显示肾上腺肿瘤内部的细微结构，同时借助反映肿瘤内水分子运动状态改变的定量指标——表观扩散系数（apparent diffusion coefficient，ADC）值，在分子水平上鉴别不同性质的肾上腺肿瘤，是对常规MRI检查序列的有效补充。

PET/CT利用不同靶向结合的分子探针，能够对肾上腺病变进行功能和良恶性判断，以及肿瘤分期、疗效评价等，灵敏度和特异性更高。趋化因子受体 CXCR4（CXC chemokine receptor 4）是一种 G 蛋白偶联受体，其在肾上腺醛固酮瘤病灶中表达增高，^{68}Ga-Pentixafor PET/CT CXCR4 受体显像可用于原发性醛固酮增多症患者肾上腺功能性病变的评估。生长抑素受体（somatostatin receptor，SSTR）在肾上腺髓质肿瘤（嗜铬细胞瘤）和其他一些神经内分泌肿瘤表达常增高。放射性核素标记的生长抑素类似物，进入体内后与组织或病变表面的 SSTR 特异性结合进行显像，称为生长抑素受体显像（somatostatin receptor scintigraphy，SRS）。早在 20 世纪 90 年代初，已有 ^{111}In、^{123}I、^{99m}Tc、^{90}Y 等单光子核素标记的奥曲肽（一种内源性生长抑素类似物）进行 SPECT 生长抑素受体显像。近年来，随着 PET/CT 设备的增多和技术发展，PET/CT 生长抑素受体显像越来越受到关注。目前，应用较多的正电子核素标记的生长抑素类似物有：^{68}Ga-DOTA-TOC、^{68}Ga-DOTA-TATE、^{68}Ga-DOTA-NOC 等。生长抑素受体显像可早期发现 SSTR 高表达的病变组织，适用于包括嗜铬细胞瘤在内的神经内分泌肿瘤以及其他 SSTR 高表达的肿瘤，在诊断、分期、复发监测、疗效评估等方面显示出良好的应用前景。

综上所述，在甲状腺、甲状旁腺、肾上腺的影像检查中，X 射线平片的价值有限；超声是甲状腺疾病检查的首选方法，对甲状腺结节良恶性的鉴别诊断意义较大；CT、MRI 能较好地鉴别肾上腺腺瘤与非腺瘤病变；SPECT/CT 断层显像技术既能观察精细的解剖结构，又能得到生理、生化功能信息，为甲状腺、甲状旁腺、肾上腺相关疾病的精确定位和定性提供了可靠依据；PET/CT 具有高灵敏度、较高分辨率的优点，利用特异性结合的分子探针，在甲状腺、甲状旁腺、肾上腺恶性病变的分期和再分期、疗效评价和治疗随访中具有独特的临床应用价值。

思 考 题

1. 核医学功能测定与显像在甲状腺相关疾病诊断与治疗中所起的作用有哪些？
2. 甲状旁腺显像的优势有哪些？
3. 试述肾上腺髓质显像的临床价值。

（范　岩　王爱辉）

第七章 骨骼系统

第七章数字资源

核素骨显像（bone scintigraphy or bone scan）是临床最常用的核医学影像诊断技术，为临床核医学的重要组成部分。

骨显像不仅可以反映骨骼的形态，更可以反映骨骼的血流和骨盐代谢的活跃程度，加之可全身成像的特点，目前已成为多种骨骼疾病（如骨转移瘤、骨代谢疾病、骨髓炎、隐匿性/应力性骨折、关节炎和不明原因骨痛）的推荐检查项目。其优势在于：①诊断灵敏度高，比常规X射线平片或CT更早、更多地发现病变；②一次扫描能显示全身骨骼，多模态断层显像有助于小病灶的发现和疾病的诊断与鉴别诊断；③无绝对禁忌证。

在显像方法上，除了传统的全身骨显像、动态骨三相显像外，近年来，核医学仪器快速发展，SPECT/CT、PET/CT和PET/MR在临床广泛应用，SPECT与PET的代谢功能影像与CT和MR形态解剖图像相融合，所提供的信息更加全面，不仅使诊断准确性进一步提高，而且在优化诊疗流程，提高诊疗整体效能方面发挥了重要作用，其临床应用前景更加广阔。

第一节 骨显像

一、显像原理及显像剂

（一）显像原理

骨基质主要由有机物、无机物组成。有机物主要为胶原纤维；无机物又称骨盐，以钙、磷离子为主，骨盐的主要存在形式是羟基磷灰石晶体。放射性核素标记的亲骨性化合物注入人体后，通过离子交换和（或）化学吸附方式与羟基磷灰石晶体和骨胶原结合，在体外利用γ相机、SPECT/CT或PET/CT探测其发射的γ光子，使得骨骼显像。

局部骨骼对显像剂的摄取，与骨形成、血流灌注量、骨盐代谢活跃程度以及交感神经功能状况等因素相关。当局部骨组织血流量增加、骨重构增加和骨盐代谢旺盛时，可较正常骨骼聚集更多的显像剂，显像图上呈现异常放射性浓集区；当骨组织局部血流供应减少、骨质破坏增加时，显像剂聚集会随之减少，图像呈现放射性分布稀疏或缺损区。当交感神经兴奋时，局部血管收缩，显像剂分布减少；若交感神经损伤或破坏时，局部血管扩张，显像剂分布将增加。

（二）显像剂

1. 单光子骨显像剂 目前，^{99m}Tc标记磷/膦酸盐是单光子显像的主要显像剂，磷酸盐主要包括焦磷酸盐（^{99m}Tc-PYP）和多磷酸盐；膦酸盐主要包括^{99m}Tc-亚甲基二膦酸盐（^{99m}Tc-

MDP)和亚甲基羟基二膦酸盐(^{99m}Tc-HMDP),其中^{99m}Tc-MDP是骨显像的首选放射性药物。

^{99m}Tc-MDP注射后,骨摄取迅速,血液及软组织本底清除较快,静脉注射后2~3小时约50%~60%聚集于骨骼当中,其余经肾排出,骨/软组织对比度高,显像质量好。^{99m}Tc-PYP经肾排泄相对较慢,其他脏器可有不同程度的显影,目前较少用于骨显像,可用于心肌梗死灶显像,近年来主要应用于心肌淀粉样变性的辅助诊断。

2. 正电子骨显像剂 氟离子20世纪60年代就被用作骨显像剂,但随着PET设备的普及才被真正应用于临床。目前^{18}F标记的NaF(^{18}F-NaF)作为PET骨显像剂也被应用于临床全身骨显像当中。^{18}F与OH$^-$化学性质类似,可以与骨骼中羟基磷灰石晶体中的OH$^-$进行交换,因此具有很强的亲骨性。与^{99m}Tc-MDP比较,因其与血浆蛋白无明显结合,故血液清除速度更快,可以在1个小时内显像,并具有更好的骨/软组织对比。

微整合

基础回顾

骨显像剂的昨天和今天

骨包含有机物和无机物两部分,无机物为矿物质,主要为钙和磷,形成羟基磷灰石晶体。锶(Sr)作为钙的类似物最早应用于骨显像,如^{85}Sr和^{87m}Sr,然而较长的半衰期和较高的射线能量限制了其临床应用,目前发射β-射线的^{89}Sr仍应用于骨转移瘤的治疗当中。之后^{99m}Tc标记的磷(膦)酸盐成为了骨显像剂的主流。^{99m}Tc具有理想的物理特性,磷酸盐具有很高的亲骨性,尤其是^{99m}Tc标记的二磷酸盐,如^{99m}Tc-MDP,由于其与蛋白质结合较少,血浆清除快,本底更低,具有很好的图像质量,目前成为了骨显像主要的单光子显像剂。

二、显像方法

根据临床需要,骨显像可采用静态显像、动态显像、全身显像、局部显像、平面显像及断层显像等多种显像方式中的一种或多种方法联合应用。

(一)全身骨显像

SPECT显像多采用全身平面显像,静脉注射^{99m}Tc-MDP 740~925 MBq(20~25 mCi),儿童用量酌减,可按9~11 MBq/kg(250~300 μCi/kg)计算,最小剂量20~40 MBq(0.5~1.0 mCi)。注射药物后嘱患者多饮水,排尿时避免污染衣服及皮肤,显像前排小便,尽量排空膀胱,如有特殊原因的排尿困难者,可采用导尿管导尿。受检者仰卧于检查床上,通常进行前、后位全身骨显像,一般采用低能高分辨准直器,采集矩阵256×1024,扫描速度10~20 cm/min,探头从头至足或从足至头一次性连续采集从而获得全身骨骼影像。根据全身骨影像或临床需要可加做不同体位的局部显像。全身骨显像方式是临床上骨显像最常使用的检查方式,多用于判断各类疾病全身骨的受累情况。

(二)局部平面与断层显像

局部显像采用的显像剂及使用剂量与全身骨显像相同。局部平面或断层显像可根据临床需要单独或与其他显像方式联合应用。

局部平面显像时，可以根据全身骨显像的图像及临床需要，选择不同的体位进行采集，如前后位、侧位、斜位。在全身显像中发现的一些难以确定的异常摄取灶，可采取特殊体位帮助病变的展示。如双臂上举位，以分开正常体位时重叠的肩胛下角和肋骨，有助于鉴别肩胛区的病变位于肋骨还是肩胛骨；颅骨顶位显像，有助于局部病变的形态观察与鉴别；截石位以分开膀胱和耻骨；怀疑尿液污染时，可褪去衣物显像鉴别骨病变及显像剂局部污染等。

局部平面显像，采集矩阵256×256，采集计数满足图像清晰显示。骨断层显像可以提高图像的对比度和分辨率，克服平面显像结构重叠的不足，对于深部病变的显示更加敏感和准确。目前断层显像多采用SPECT/CT显像设备，断层显像采集时，建议采用低能高分辨准直器，先行X射线定位扫描，确定采集范围，再行CT或SPECT采集，采集矩阵128×128，360°采集，6°/帧，每帧20～30 s。采集后计算机图像重建，分别获得CT及SPECT各个轴向图像及二者融合图像。

目前，随着SPECT/CT多模态设备的普及，全身骨显像常与局部SPECT/CT骨断层显像联合应用，与CT图像融合，同机扫描不仅获得功能信息，还能更加精确地显示结构和病变的形态，大大提高了骨显像诊断的准确性及诊断效能，并扩大了其应用范围。断层骨显像除了肿瘤常规的定位、定性诊断外，在穿刺活检部位选择、放疗靶区勾画及疗效评估方面均有重要临床应用价值。

（三）三时相骨显像

三时相骨显像也就是骨动态显像，是对局部骨骼，于不同时间点分别进行"血流相"（注射时立即采集）、"血池相"（10 min以内）和"骨骼相"（2～5 h）显像。它可以同时了解局部骨和周围软组织的血流和骨盐代谢情况。

1. 血流相 即动脉血流灌注影像。受检者无需做特殊准备，取仰卧或俯卧位。探头对准病变部位及其对侧相应部位（参照对比分析），静脉"弹丸"式注射 ^{99m}Tc-MDP，剂量为740～1110 MBq（20～30 mCi）后立即开始采集，以1～5 s/帧的速度连续采集60 s。主要观察较大血管的通畅及局部动脉灌注情况。

2. 血池相 血流相采集结束后，以1～5 min/帧或300 K计数/帧为标准采集血池相影像，注意在注射后10 min内完成此期影像采集。主要观察骨骼与软组织血液的分布情况。

3. 延迟相 也称骨骼相。注射后3～5 h采集骨骼影像。根据病情需要，可加做24 h后骨延迟显像。采集方法可根据临床需要进行局部骨平面或断层显像。主要观察局部骨盐代谢情况。

（四）^{18}F-氟化钠（^{18}F-NaF）PET骨显像

患者检查前无特殊准备，经静脉注射 ^{18}F-NaF，静脉注射的成人剂量范围为185～370 MBq，肥胖患者剂量酌情增加，儿童剂量应按体质量计算（2.22 MBq/kg，剂量范围为18.5～185 MBq）。30 min后即可进行显像。肾功能不全的患者，可延迟采集时间。注射后嘱患者多饮水，显像前排空膀胱。首先低剂量CT扫描（120 kV，30 mA），CT扫描后立即行PET扫描，行从头顶到足部全身骨显像。采集结束后，利用CT数据对PET图像进行衰减校正、图像重建，获得横断面、矢状面、冠状面PET图像及PET/CT融合图像。

三、图像判断

（一）正常影像

1. ^{99m}Tc-MDP全身/局部骨影像 正常全身骨骼影像清晰，左右两侧显像剂对称性分布，不同部位骨骼的代谢活性或血供状态存在区别，因此显像剂摄取存在差异。通常密质骨如长骨骨干摄取相对较低，而松质骨或扁骨，如颅骨、肋骨、椎骨、骨盆骨及长骨骨骺端显影较浓。正常情况下，椎骨应该可以较清晰地分辨，软组织不显影或浅淡显影。同时，由于显像剂经泌尿系统排泄，正常可见双肾和膀胱显影（图7-1）。儿童青少年处于生长发育期，全身骨骼代谢旺盛，显像清晰，尤其骨骺尚未愈合，可见骨骺和干骺端有明显的显像剂聚集（图7-2）。

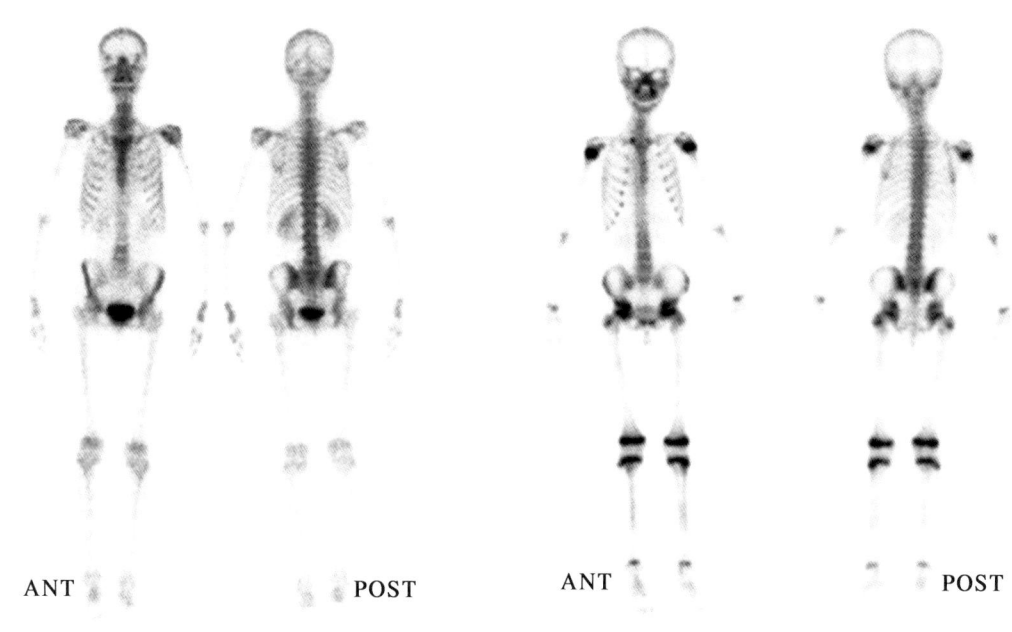

图7-1　正常成人 ^{99m}Tc-MDP 骨显像　　　　图7-2　正常儿童 ^{99m}Tc-MDP 骨显像

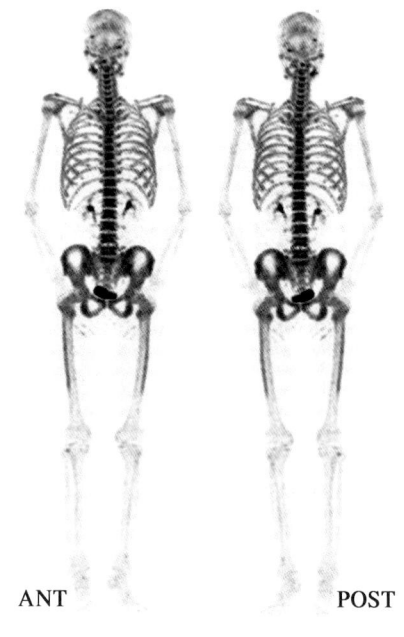

图7-3　正常成人 ^{18}F-NaF 骨显像

2. ^{18}F-NaF PET/CT 骨影像　正常的 ^{18}F-NaF 骨骼影像与 ^{99m}Tc-MDP 骨骼影像相当，由于其具有更快的血液清除速率和更高的骨骼摄取，加之采用 PET/CT 采集，获得全身断层影像，^{18}F-NaF PET/CT 骨显像图像不仅更为清晰（图7-3），而且灵敏度和分辨率明显提高。

3. 动态骨三相

（1）血流相：静脉注射骨显像药物后 8～12 s 可见局部大动脉和二级动脉显影，随后周围软组织轮廓逐渐显现。双侧大血管和周围软组织轮廓的显影时间基本一致，并呈对称性分布。

（2）血池相：大血管影仍然可见，周围软组织轮廓更加清晰，显像剂弥漫性分布增多，两侧基本对称。未见明确骨骼影像。

（3）延迟相：骨骼显像。同常规骨显像，采集平面或断层骨影像。

（二）异常影像

1. 全身及局部骨显像　除正常生理性摄取外，局部骨骼或全身骨骼出现显像剂的异常摄取增高、减低或缺损均被看作异常影像。

（1）放射性分布增高：可表现为局部异常放射性浓聚和（或）弥漫性骨摄取增高。

骨局部放射性浓聚。任何局部骨病变时，如肿瘤、炎症、创伤，都可以造成局部血流增加，骨代谢活跃，从而出现局部显像剂的摄取增加，出现异常放射性浓聚灶。常见的原因见表7-1。异常浓聚灶的部位、形态、数量和分布等信息，有助于病变的性质判断，为鉴别诊断提供依据。如随机、多发、条形或不规则的高放射性浓聚病灶多为恶性骨转移病变，而多个点状连续排列成串珠样的多肋骨病灶一般为外伤所致的多肋骨骨折等。为了提高诊断的准确性，图像分析需要紧密结合临床。

表 7-1 骨显像摄取增高灶原因

全身性骨病变（超级骨显像）	原发性甲状旁腺功能亢进
	继发性甲状旁腺功能亢进
	肾性骨病
	弥漫性骨转移（常见于前列腺癌、肺癌及乳腺癌）
	血液病
局灶性病变	骨转移瘤
	原发性骨恶性肿瘤
	关节炎
	骨外伤、应力性骨折
	骨骼术后改变
	假体松动
	退行性病变
	骨样骨瘤
	畸形性骨炎（Paget病）、骨纤维结构发育不良、烛泪样骨质增生关节炎
	代谢性骨病
	局部血流量增加（蜂窝织炎、骨髓炎）
	交感神经支配降低
	骨外组织的摄取

在骨显像图像中，常见生理性浓聚，如鼻咽及鼻窦区域，血供丰富，摄取通常较高；肩胛下角与肋骨重叠造成的局部浓聚；肌腱附着部位的摄取增高等。另外，常见的良性改变，如牙疾所致的牙槽部位的浓聚灶、退行性变导致的老年人颈椎下段、肩关节及膝关节摄取增高等。

除上述表现外，还可出现部分"伪影"，如静脉注射部位的浓聚灶；尿液污染所致的异常浓聚灶；体位不正所致的左右结构摄取不对称等。必要时，可干预后再次行局部显像进行鉴别。

骨弥漫性摄取增高。全身骨显像中，当全身骨骼或多骨出现对称、弥漫的摄取增高，甚至出现全身骨骼影像异常清晰，双肾不显影，软组织影消失，称为"超级骨显像"（super bone scan）或超级影像（super scan）。其产生机制多和全身性病变骨累及造成的反应性成骨相关。常见于恶性肿瘤的广泛骨转移、代谢性骨病及血液系统疾病等。恶性肿瘤多发骨转移所致的超级影像，常见于前列腺癌、乳腺癌和肺癌的全身广泛性骨转移，其影像特征主要表现为以中轴骨及骨盆为主的骨弥漫摄取增高，肢体骨常常累及肱骨及股骨的近端，可同时伴有浓聚灶（图7-4）。代谢性骨病，如甲状旁腺功能亢进症所致的超级骨显像，其表现与转移瘤所致的超级影像有所不同，图像常常表现为全身骨骼的弥漫摄取增高，显像剂多呈均匀性对称分布，全身骨骼均可清晰显影，四肢骨远端多显影。伴假性骨折或棕色瘤形成时，可伴有异常的浓聚灶（图7-5）。

（2）放射性分布减低或缺损：骨显像中出现局部异常放射性分布减低或缺损的区域。局部骨病变以骨质破坏为主，如溶骨性改变或者局部血供障碍的早期，都可以造成局部对骨显像剂的摄取减少，甚至缺损。造成局部骨显像减低或缺损的原因常见于：以溶骨为主的骨转移瘤，如

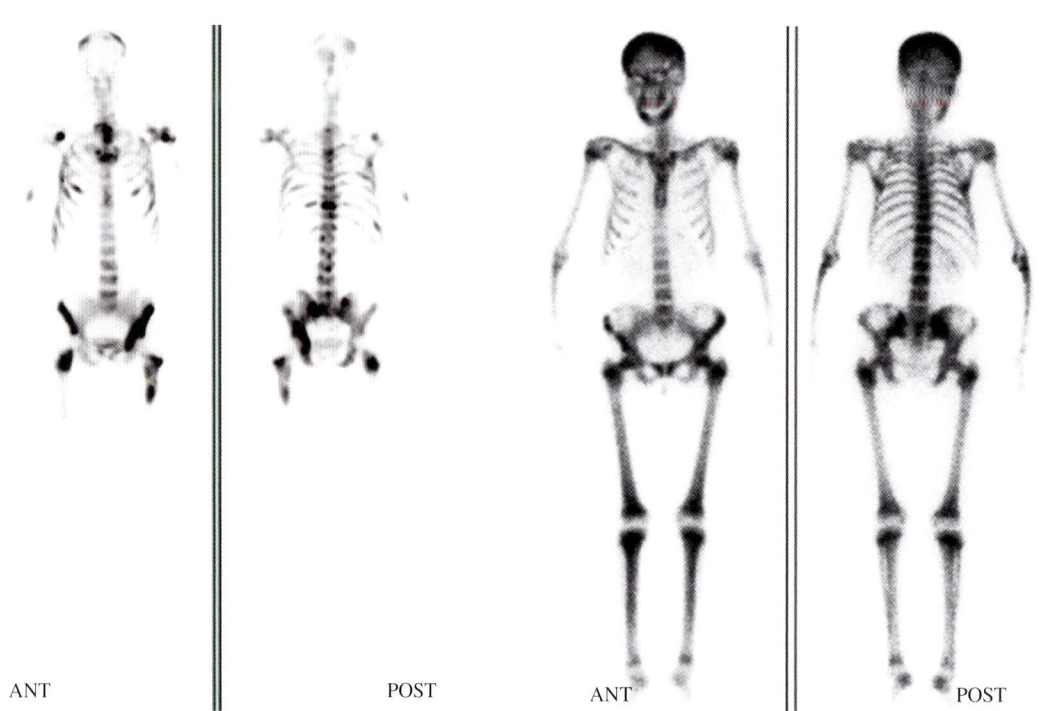

图 7-4 前列腺癌广泛性骨转移所致"超级骨显像"　　图 7-5 甲状旁腺功能亢进所致"超级骨显像"

肾癌、甲状腺癌骨转移；骨髓瘤；缺血性坏死或骨梗死；局部放射治疗后；骨囊肿；术后改变。

除病理性原因所致减低或缺损区外，患者体表的金属等致密物的遮挡，都可以造成局部的缺损区，需严格显像摆位流程并紧密结合临床。

（3）骨以外组织显像剂聚集：许多因素可引起骨骼以外组织的骨显像剂聚集。心包积液、胸腹腔积液、正常乳腺组织常可出现轻度的摄取。此外，部分良恶性病变，包括软组织炎症、骨化性肌炎（图 7-6）、代谢性疾病（如甲状旁腺功能亢进症）和肿瘤所致的异位钙化等（图 7-7）均可出现显像剂摄取。除了患者本身因素所致的骨外摄取外，显像剂因素也会造成骨外脏器显影。常见的药物因素，如 ^{99m}Tc 标记显像剂中含游离锝过多所致的图像质量下降，骨外脏器显影；显像剂注射前短期内使用 CT 或 MRI 对比剂造成的肝、脾显影。需要紧密结合临

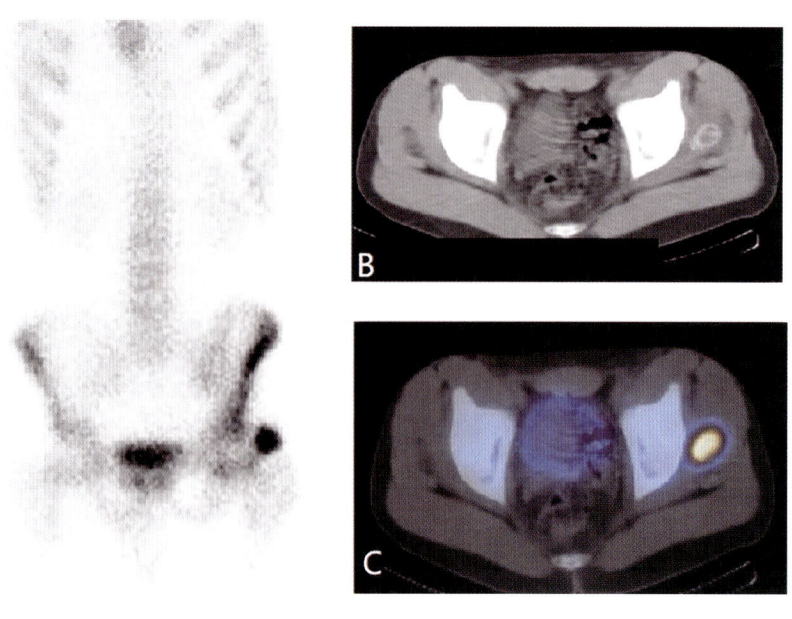

图 7-6 骨化性肌炎骨显像及断层显像提示左髋关节旁异常浓聚

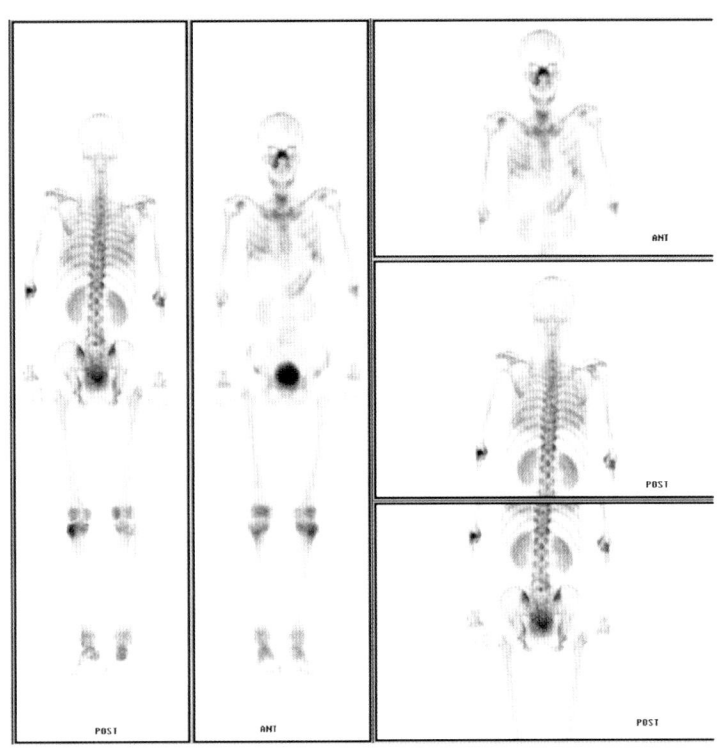

图 7-7 骨显像患者因异位钙化致双肺显影

床进行判断。

2. 骨动态影像（三相骨显像）

（1）血流相：根据局部病变不同，局部大血管显影的时间、位置和形态将出现不同的改变，骨骼和周围软组织显像剂分布出现异常增高或减低。例如，局部显像剂分布增高伴显影提前提示存在原发性恶性骨肿瘤或急性骨髓炎，从而导致局部血流灌注增高（图 7-8）；局部显像剂分布减少提示存在骨坏死或动脉性疾病，从而导致局部血流灌注减低或中断。

（2）血池相：局部显像剂分布异常增高同时显像剂消退速度减慢，提示骨骼和周围软组织局部有充血性改变；若显像剂分布减低，表明有骨坏死或骨囊肿、骨脓肿等病变存在。

（3）延迟相：同上述骨显像异常表现。

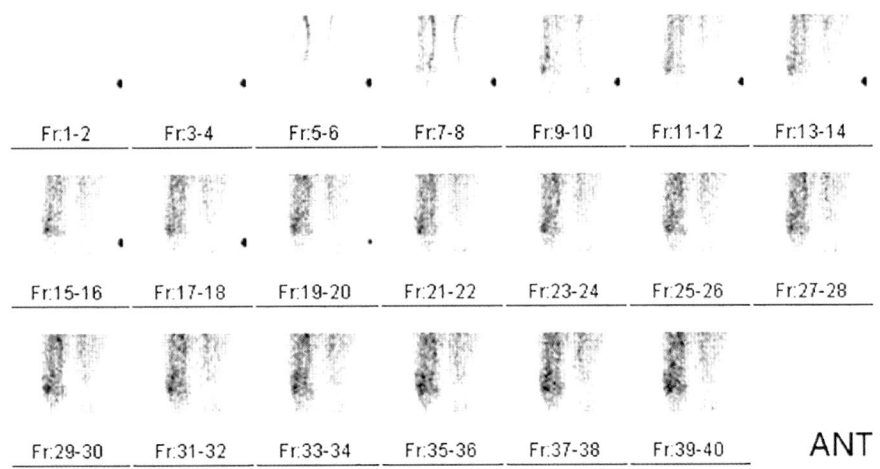

图 7-8 血流相显示右侧股骨骨髓炎患者，右侧股动脉提前灌注，且右侧大腿部位摄取明显增高

四、适应证

骨显像目前应用非常广泛，主要应用于以下几种适应证：
1. 肿瘤患者探查是否存在骨转移及转移灶的治疗随访；
2. 骨痛的筛查；
3. 原发性骨肿瘤患者，评价病灶侵犯范围、转移及复发情况；
4. 早期诊断骨髓炎；
5. 股骨头缺血性坏死的早期诊断；
6. 移植骨的血供和存活情况评价；
7. 各种代谢性骨病的诊断；
8. X射线检查未能确定的隐匿性骨折；
9. 关节炎的诊断；
10. 人工关节置换后随访；
11. 骨折愈合评价；
12. 骨活检定位等。

五、临床应用

（一）骨转移瘤

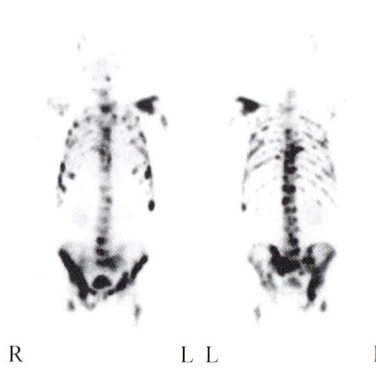

图 7-9　前列腺癌多发骨转移全身骨显像影像

骨骼是肿瘤好发的转移部位。易发生骨转移的原发肿瘤有乳腺癌、肺癌、前列腺癌、胃癌、甲状腺癌等，其中以肺癌、乳腺癌和前列腺癌最为常见。由于骨显像具有全身成像、灵敏度高、检查费用相对低廉以及无禁忌证等特点，骨显像被认为是诊断肿瘤骨转移最常用并最有效的一种检查手段。它对于疾病分期、治疗方案的选择和预后判断、治疗效果评价等具有重要的临床价值。

1. 骨转移瘤影像典型表现　恶性骨转移瘤可以转移到全身骨的任何部位，但是由于中轴骨具有广泛而无瓣膜的椎静脉丛，同时红骨髓内含有大量的营养血管，具有较少的静脉传输系统等特点，为肿瘤的生长提供了良好的生存条件，因此中轴骨是常见的骨转移累及部位。骨显像较普通X射线平片能更早地发现骨转移病灶。恶性肿瘤患者出现骨转移时，多数患者表现为骨痛和由骨折或脊髓压迫所造成的功能障碍。在全身骨影像中，骨转移病灶多表现为随机、多发、非均匀性的不规则分布，其大小、形态、显像剂的聚集程度各不相同，多见于中轴骨（图7-9）。

2. 骨转移瘤影像的不典型表现

（1）假阴性表现：尽管骨显像对骨疾病的探测具有很高的灵敏度，但是仍可以出现假阴性表现。当骨转移病灶未造成局部成骨细胞的修复反应，不能造成主要依赖于成骨活跃的显像剂摄取，就会出现假阴性的结果。这种情况多见于以溶骨破坏为主的病变。当病变较小时，不足以在骨显像当中出现异常表现。

（2）溶骨性病灶：当骨转移瘤生长迅速，以局部溶骨破坏为主，来不及形成成骨修复时，局部出现显像剂摄取的减低或稀疏区（图7-10）。如果随着时间的发展，破坏灶周围出现反应性的成骨活跃，可在稀疏区周围出现显像剂的浓聚，从而形成环状或炸面圈样表现。

（3）单发病灶：散在、多发是骨转移瘤的典型表现。但是在骨显像中，骨转移瘤可以表现为单发病灶。然而由于骨显像，尤其是平面骨显像，灵敏度较高、特异性较差，很多良恶性骨病变都可以表现为局部摄取增高，因而对于骨显像中单发病灶性质的判断存在较大的困难。通过紧密结合临床资料，如外伤史、手术史，参考既往的影像，以及细致地观察分析，如病灶的发生部位、形态，这些都有助于单发病变的鉴别诊断。尤其是肋骨的病变，如发生于肋骨前端的点状浓聚灶，首先要除外良性改变的可能；老年人椎体边缘的浓聚灶，更多倾向于退行性改变等。对于无法确定的病变，建议行 SPECT/CT 检查（图7-11），将大大提高对病灶诊断的特异性。

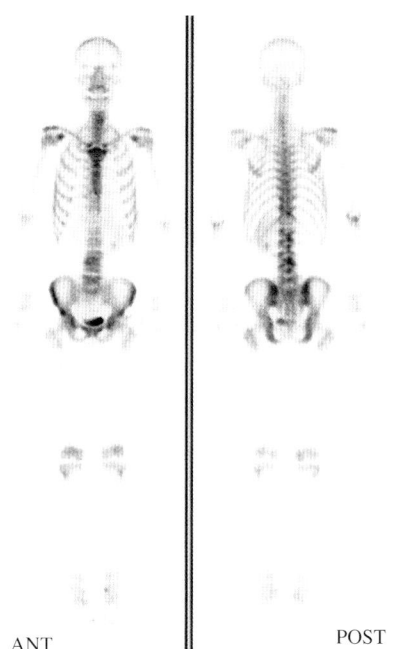

图 7-10　肾癌术后骨显像后位见 T11-T12 摄取减低区，提示溶骨性转移

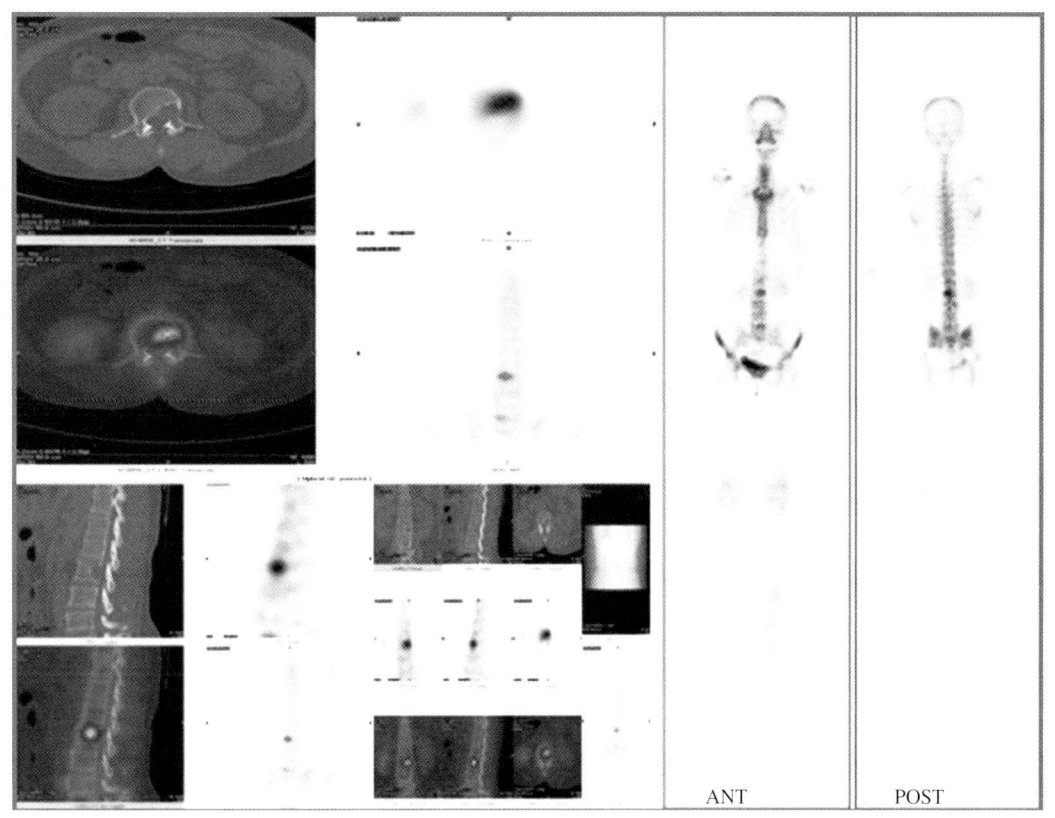

图 7-11　肺癌患者 L_2 椎体单发浓聚灶，断层显像局部可见骨质破坏，提示 L_2 骨转移

3. 超级骨显像 恶性骨肿瘤全身骨广泛转移的一种表现形式，多见于以成骨为主的转移瘤，最常见于前列腺癌，亦可见于乳腺癌、肺癌、甲状腺癌等。影像学表现见前述骨显像异常影像部分。

4. 骨转移瘤治疗后评价 全身骨显像是肿瘤骨转移患者治疗后评价和随访的重要手段。一般情况下，前后对比，病灶浓聚范围、数量增加都提示病变进展；反之病灶变小、变少或无明显变化，表明患者治疗有效或维持稳定。但是在骨转移瘤治疗后评价时，还可见一种特殊的特征性表现：闪烁现象（flare phenomenon）（图 7-12）。当恶性肿瘤患者对化疗药物敏感时，出现较好的治疗反应，骨显像时骨转移病灶处的显像剂浓聚较治疗前更明显，此现象易于出现在治疗后 3 个月内，经过一段时间后，该浓聚现象又会消失。此现象可能与治疗后骨病变好转、修复性的成骨增加相关。因此，建议为疗效观察再次行骨显像应在治疗后半年或更长时间进行，避免闪烁现象的干扰。

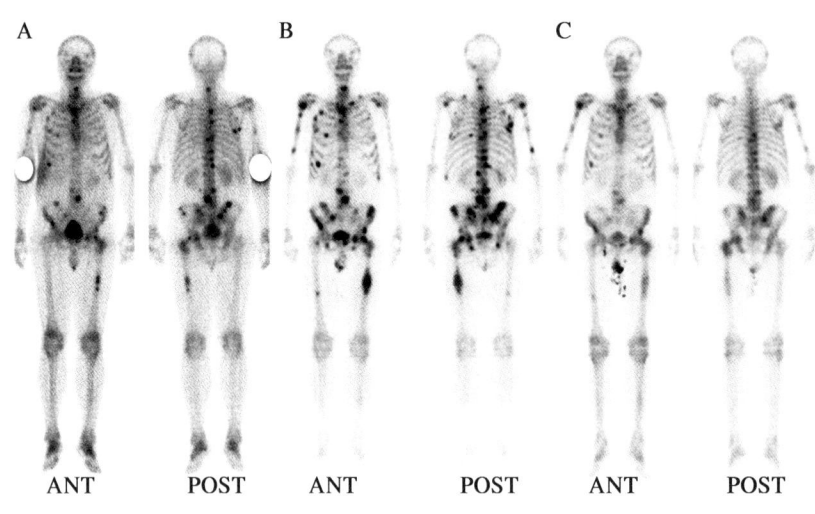

图 7-12 骨显像"闪烁现象"
A. 前列腺癌患者治疗前；B. 治疗 2 个月后；C. 治疗 6 个月后

（二）原发性骨肿瘤的诊断和疗效评价

原发性骨肿瘤（primary bone tumor）种类繁多，分为恶性和良性两大类。通常根据临床表现和 X 射线平片、CT、MRI 等结果可诊断和明确骨肿瘤的大小、范围、是否侵犯邻近软组织以及侵犯程度等。既往通常认为骨显像虽然对成骨反应敏感性很高，但特异性不足，对原发骨肿瘤的术前诊断价值有限。其主要应用于确定恶性肿瘤病灶累及范围、判断是否有远处转移、放疗区选择、治疗后评价以及复发探测等方面。但随着 SPECT/CT 应用的普及，解剖影像与功能成像的结合为骨肿瘤的诊断提供了更多的信息，提升了其在原发骨肿瘤诊断中的作用。

成骨性肿瘤在骨显像中多表现为摄取增高病灶，因此骨显像可用于病灶的检出、累及范围的确定及疗效评价和探测复发。骨样骨瘤和成骨细胞瘤（又称骨母细胞瘤）属于良性和中间型成骨性肿瘤，^{99m}Tc-MDP 骨显像诊断骨样骨瘤和成骨细胞瘤的敏感性接近 100%，尤其是 SPECT/CT 可以作为诊断评估骨样骨瘤和成骨细胞瘤的一站式检查方式。骨显像能够早期判断骨样骨瘤和成骨细胞瘤射频消融后病变的活性，也可用于脊柱成骨细胞瘤的术后评估，预测复发，指导临床决策（图 7-13，图 7-14）。除成骨性肿瘤外，良性骨肿瘤骨显像表现各异，可呈放射性摄取显著增高、中等放射性摄取增高、轻度增高或等程度放射性摄取以及放射性减低/缺损（表 7-2）。其中骨纤维结构发育不良病灶多表现为放射性摄取显著增高（图 7-15），全身

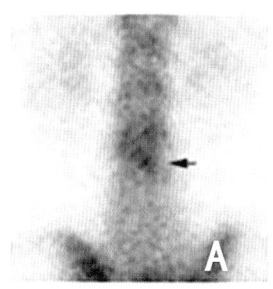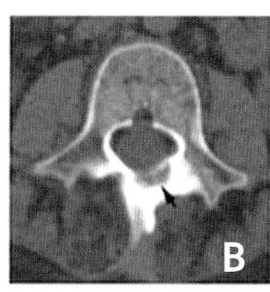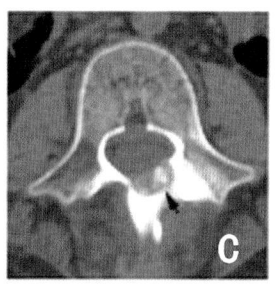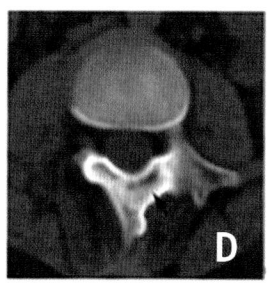

图 7-13　男，9 岁，腰椎骨样骨瘤射频消融后 3 个月（AB）及 12 个月（D）
A. 后位骨显像示腰椎轻度放射性浓聚灶（箭头）；B. 同期 CT 示 L3 左侧椎板低密度瘤巢（箭头），较治疗前（C）缩小；D. 射频消融后 12 个月 CT 示病灶消失

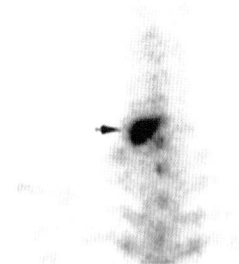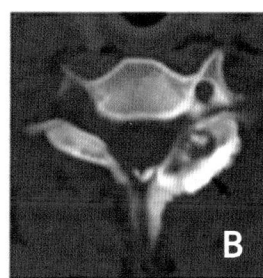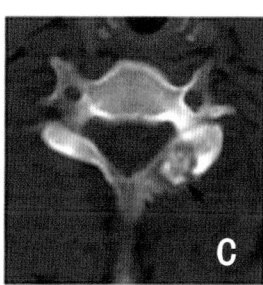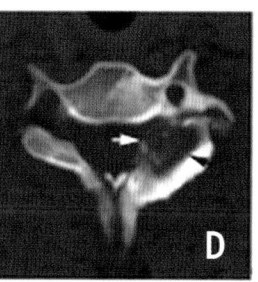

图 7-14　男，28 岁，成骨细胞瘤射频消融后 9 个月（A、B）及 21 个月（D）
A. 骨显像示下位颈椎显著放射性浓聚灶（箭头）；B. 同期 CT 示 C6 左侧椎板低密度瘤巢，较治疗前（C）略缩小，周围骨质硬化较治疗前显著；D. 射频消融后 21 个月 CT 示瘤巢增大（箭头）

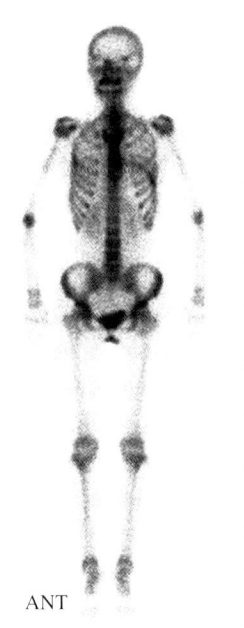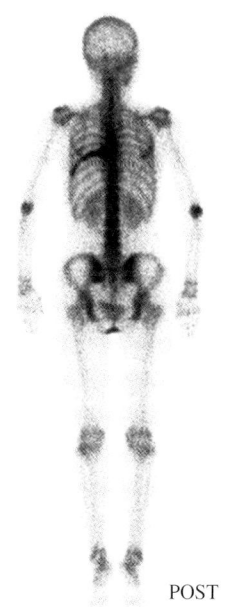

图 7-15　骨纤维结构不良　骨显像左侧第 8 肋病灶呈明显高代谢

表 7-2 良性骨肿瘤骨显像典型征象

摄取显著增高	骨纤维结构发育不良
	骨巨细胞瘤
	骨母细胞瘤
	骨样骨瘤
摄取中度增高	成釉细胞瘤
	成软骨细胞瘤
	内生软骨瘤
摄取轻度增高或等程度	纤维性骨皮质缺损
	骨岛
	硬纤维瘤
	非骨化性纤维瘤
	骨瘤
摄取减低或缺损	骨囊肿（不合并骨折）
摄取程度多变	骨血管瘤
	遗传性多发性骨软骨瘤

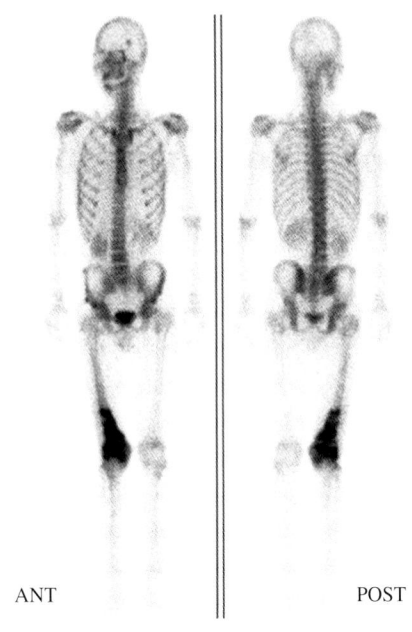

图 7-16 患者男性，24 岁。骨肉瘤骨显像
右侧股骨下段病灶呈高代谢

骨显像有助于评价全身受累情况。

较常见骨原发恶性肿瘤包括骨肉瘤、软骨肉瘤及尤文氏肉瘤，由于其伴有不同程度的成骨反应，都可表现为局部放射性浓聚（图 7-16）。以溶骨性破坏为主的恶性肿瘤，如骨髓瘤、浆细胞瘤，骨显像表现多样，根据骨质破坏所导致的成骨反应不同，病灶大小不同，可表现为浓聚灶、减低区或阴性结果。

（三）代谢性骨病的诊断

代谢性骨病（metabolic bone disease）是一组因骨骼内在缺陷或其他疾病继发引起的骨代谢紊乱性疾病。其病理过程可以包括以下几个方面的异常：骨吸收、骨增长和矿物质沉积，从而造成骨痛、畸形甚至骨折等临床表现。较为常见的疾病包括畸形性骨炎、甲状旁腺功能亢进症、肾性骨病、骨质疏松症、骨软化症等（表 7-3）。

表 7-3 代谢性骨病病因分类

Paget 骨病（Paget disease）	病因尚不明确
甲状旁腺功能亢进	1. 原发性（甲状旁腺腺瘤、甲状旁腺增生、甲状旁腺腺癌）
	2. 继发性（各种原因所致低血钙刺激甲状旁腺增生肥大，可见于慢性肾功能不全、维生素 D 缺乏、磷酸盐代谢异常）
	3. 散发性（继发性甲旁亢基础上部分甲状旁腺组织自主性增生转变为腺瘤）
	4. 肾性骨病（慢性肾衰竭）
骨质疏松症	1. 原发性骨质疏松（老年性骨质疏松，绝经后骨质疏松）
	2. 继发性骨质疏松 ①失用性；②药物所致，包括皮质醇、化疗药和抗惊厥药；③内分泌因素所致包括甲状腺功能亢进、原发性甲状旁腺功能亢进症、库欣病、性腺功能减退

续表

Paget 骨病（Paget Disease）	病因尚不明确
骨软化症（软骨病）	1. 维生素 D　维生素 D 缺乏、家族性维生素 D 代谢异常
	2. 低钙　钙吸收障碍、钙摄入不足、分泌降钙素的肿瘤
	3. 磷酸盐丢失　肾小管疾病、血液透析、移植
	4. 其他原因　抗乙肝病毒药物（阿德福韦酯）
金属毒性	1. 铝相关性骨病
	2. 氟中毒
	3. 重金属中毒

代谢性骨病由于疾病的程度、发展阶段不同，骨显像影像学表现不完全相同。但部分可有较特征性的表现，对临床诊断和鉴别诊断提供帮助。下面就几种常见的代谢性骨病骨显像的表现进行介绍。

1. 甲状旁腺功能亢进症（hyperparathyroidism） 简称甲旁亢，是指由于甲状旁腺激素分泌过多造成的钙、磷代谢紊乱所产生的一系列改变。可分为原发性、继发性和散发性。原发性甲旁亢是由甲状旁腺本身的病变所致。继发性甲旁亢是由于长期低钙血症所致的甲状旁腺增生。散发性甲旁亢是指在继发性甲旁亢基础上发生的甲状旁腺腺瘤，比较少见。无论哪种甲状旁腺功能亢进，都会产生 PTH 分泌增多，骨吸收增加，同时继发成骨活性的增加。全身骨转换的增加造成骨骼对显像剂的弥漫性摄取增高，尤其是颅骨、下颌骨、胸骨、中轴骨及四肢长骨对称性摄取增加，软组织及肾影淡或不显影，呈现"超级影像"（图 7-5）表现。典型病例可出现颅骨摄取明显增高的"黑颅征"、胸骨摄取增高的"领带征"、肋软骨连接处摄取增高的"串珠样"等典型表现。甲旁亢合并纤维囊性骨炎时，又称棕色瘤（brown tumor）形成，或严重骨质疏松导致骨折发生时，骨显像可出现局灶性显像剂摄取增高。而发生肺、胃黏膜和软组织异位钙化时，相应部位亦可表现为骨显像剂的异常摄取增高。

2. 骨软化症及骨质疏松症 骨软化症（osteomalacia）是各种原因所致的骨骼矿化异常，无法形成正常的骨组织，骨质软化，容易造成假性骨折。骨质疏松症（osteoporosis）是一种以低骨量和骨组织细微结构被破坏为特征的全身性骨骼疾病，为骨折的常见原因之一，骨显像表现为显像剂分布普遍性减低。当发生骨折时，合并骨折的病灶多呈放射性浓聚，可单发或多发。骨质疏松性骨折可见于耻骨、坐骨、肱骨、肋骨、脊柱、胫骨及股骨颈等部位。骨质疏松性骨折具有几种特征性表现：椎体病灶呈"一"字形浓聚；骶骨应力性骨折病灶表现为"H"征或蝶形浓聚；肋骨或其他部位病灶呈点状或与骨骼走行相垂直的短线状浓聚（图 7-17）。骨质疏松或骨软化所致的异常摄取增高灶，尤其是既往存在肿瘤病史的患者，需要除外转移瘤。除前述可能存在的图像特征外，诊断过程中，需要紧密结合患者的病史、血清学检查结果及其他影像资料，综合分析，才能进一步提高诊断的准确性（图 7-18）。

3. 畸形性骨炎（osteitis deformans） 也称 Paget 病，是一种病因尚不明确的慢性进行性、局灶性骨质代谢异常的疾病。疾病早期局部破骨细胞骨吸收作用明显，随后出现骨形成增加，两种作用下，形成大量致密但结构异常的骨组织，造成骨骼畸形或出现骨折。病变活动期，骨显像中可有特征性的表现。多骨可受累，最常累及骨盆骨。一般侵及整块骨，大部分受累骨表现为明显摄取增高，一般呈较均匀分布，受累骨可膨大、变形。发生于椎体病变，可出现典型的倒三角形的"米老鼠征"（mickey mouse sign）表现，下颌骨受累的"黑胡征"（black beard sign），下肢长骨受累多从关节端向骨干延伸，呈倒"V"形改变等（图 7-19）。疾病活动期骨显像较 X 射线检查灵敏，但静止期骨显像可正常而 X 射线检查异常。

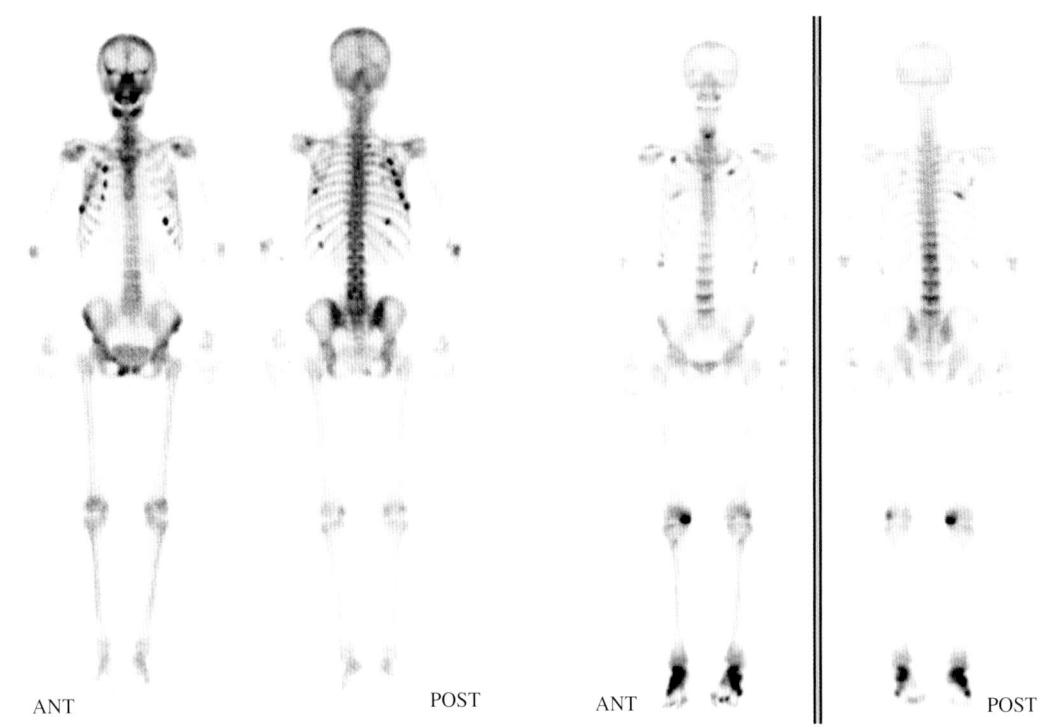

图 7-17　骨质疏松骨显像示双侧肋骨骨折，与肋骨垂直线性排列浓聚灶

图 7-18　骨显像示低磷骨软化所致的多发浓聚灶。可见椎体多个"一"字形高摄取，同时可见肋骨多发浓聚灶

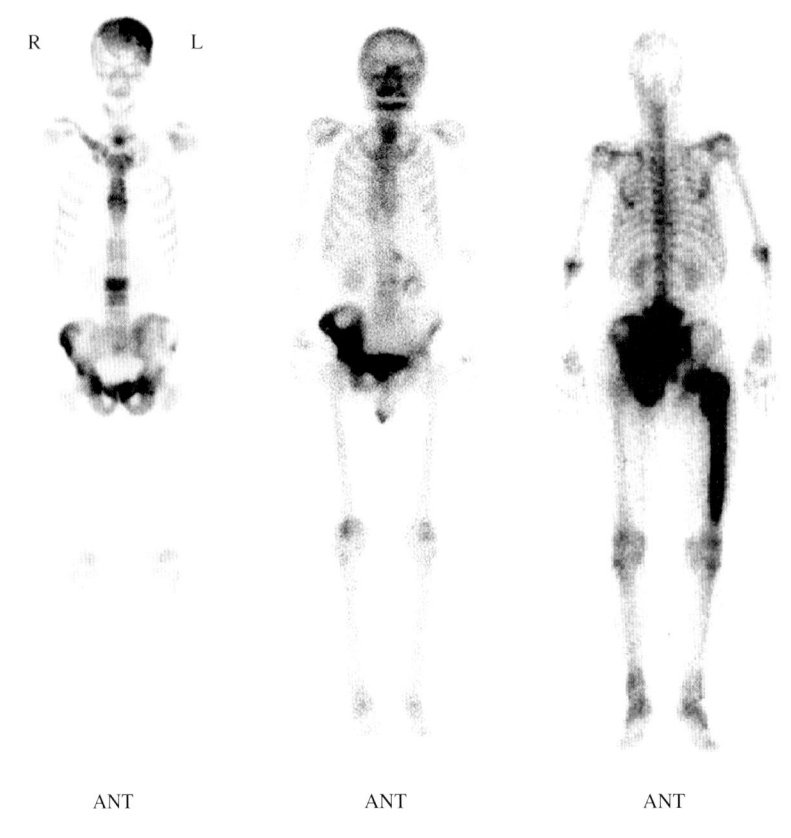

图 7-19　3 例 Paget 病患者的骨显像

(四)骨髓炎的诊断

急性骨髓炎(acute osteomyelitis)的早期诊断和有效治疗极为重要,在很大程度上可减少转为慢性骨髓炎的概率。核素骨显像对急性骨髓炎的早期诊断具有极高的价值。在发病后(12~48 h内),病变部位血流量增加,骨显像可发现感染部位血运及骨代谢异常。而X射线检查在感染后1~2周内通常为阴性。但随着MRI的应用,骨显像在急性骨髓炎的诊断中已很少应用。对于慢性骨髓炎,尤其是创伤后骨髓炎,局部存在金属钉或支架等干扰,影响MRI对于局部病变的观察,骨三相显像则发挥了重要的作用。

骨髓炎诊断时常采用骨三相检查。延迟骨骼相采用SPECT/CT断层显像,可以更加准确地判断骨髓受累部位及范围,指导治疗。骨髓炎的血流相、血池相和骨骼相均可见显像剂分布增高区,利用断层显像,尤其是断层融合图像,可为临床医师决策治疗、手术范围的选择,提供重要的参考(图7-20)。

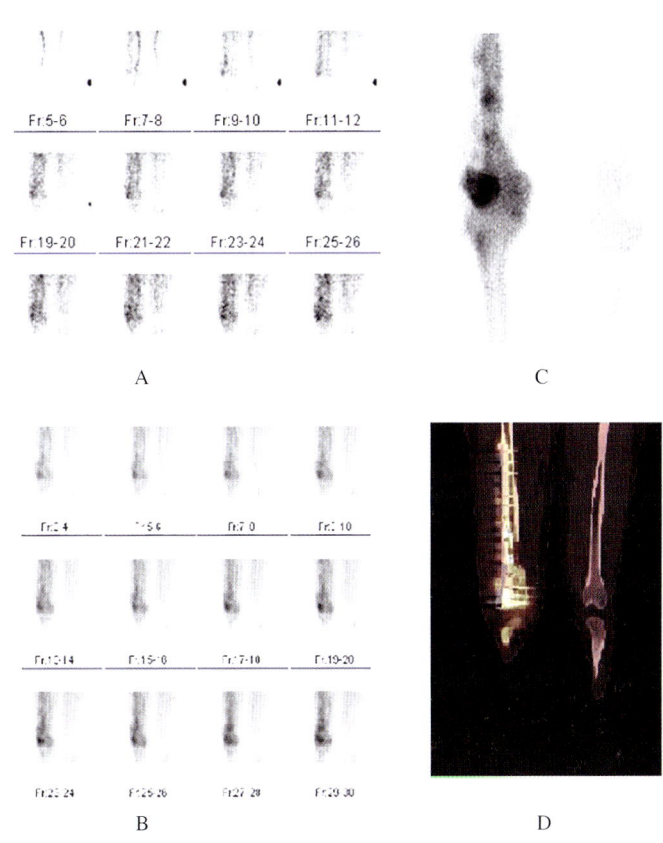

图7-20 骨髓炎骨三相

A. 血流相;B. 血池相;C. 骨骼相;D. 断层融合图像,显示右侧股骨下段骨髓炎

(五)骨创伤的诊断

骨显像对骨创伤(trauma of bone)中创伤性骨折的影像表现随着骨折愈合过程演变而变化。急性期(4周内)骨折部位弥漫显像剂浓聚;亚急性期(4周至3个月内)骨折部位局灶性显像剂高度浓聚;愈合期(3个月至1~3年)骨折部位显像剂浓聚度逐渐下降至正常。临床常见的创伤性骨折根据X射线平片或CT即可做出准确诊断。放射性核素骨显像在创伤性骨折诊断的优势主要体现在以下几个方面:

1. 某些特殊部位和小骨的骨折 舟状骨、跗骨等部位骨折，或隐匿性骨折在 X 射线平片上常为阴性，而骨显像则多可显示。

2. 了解骨折部位的血流情况、监测其修复和愈合过程。

3. 新近骨折和陈旧性骨折的鉴别 新近骨折多为局部较强的显像剂浓聚，陈旧性骨折则为显像剂分布正常或轻度增加。

4. 应力性骨折的诊断 应力性骨折又称疲劳性骨折，是一种超负荷运动引起的骨折，最常发生于胫骨，约占全部应力性骨折的 50% 以上。患者出现疼痛症状的 6 周内行 X 射线平片多为阴性。骨显像可在病变早期见骨折局部有局灶性的显像剂分布增高影，结合患者病史可作出诊断，灵敏度较高。功能不全性骨折是应力性骨折的一种，往往为异常骨质在正常重复应力刺激下发生。老年骨质疏松女性患者，以及骨盆放射治疗后的女性患者合并骨质疏松时，可造成功能不全性骨折，表现为"H"征或蝶形浓聚（图 7-21）。

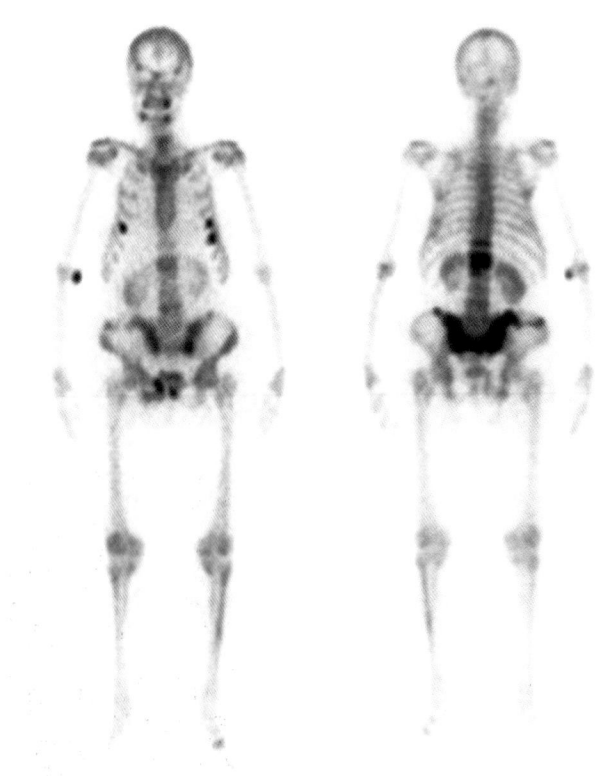

图 7-21　患者，女性，71 岁。骨盆应力性骨折全身骨显像，可见"H"征，并肋骨及椎体骨折

（六）骨缺血性坏死的诊断

任何可引起骨骼血供中断的因素均可造成骨缺血性坏死（avascular necrosis），如骨折、长期大剂量应用糖皮质激素、酗酒、烧伤、血管疾病。股骨头是骨缺血性坏死的最好发部位。局部骨显像较 X 射线平片检查能提前数月探查到股骨头缺血性坏死。在股骨头缺血性坏死的不同时期，骨显像表现也不尽相同。在股骨头血供中断早期，显像剂分布明显减低或缺损；当血管再生和骨骼修复时，病变中央的显像剂分布缺损，而其周边显像剂异常浓聚，呈"炸面圈"征（doughnut sign）改变（图 7-22）。SPECT/CT 局部断层显像可进一步提高诊断的准确性。

（七）骨关节病的诊断

骨显像在早期发现各种骨关节病变方面具有一定的优势，常于临床症状出现或 X 射线检

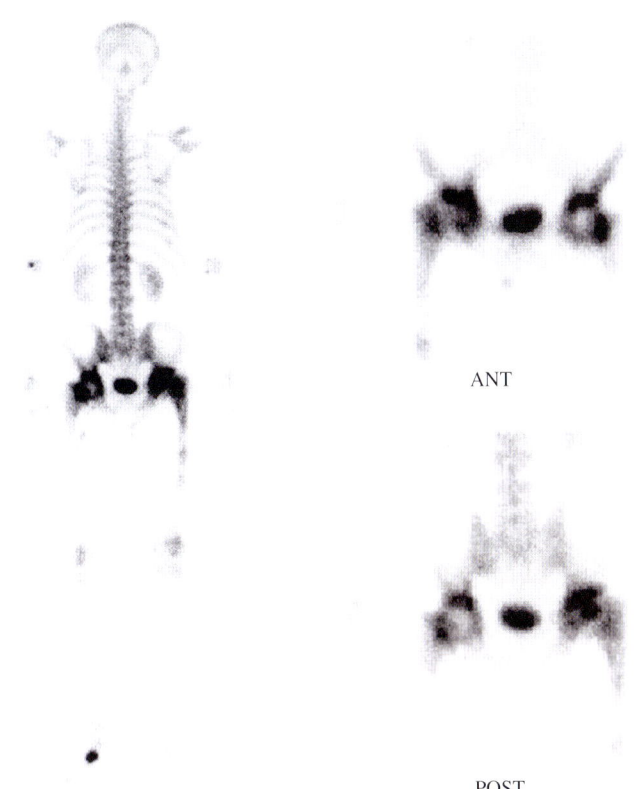

图 7-22　股骨头缺血性坏死骨显像，"炸面圈"征

查出现异常之前，病变部位便可见到异常的显像剂分布增浓。常见的骨关节病变有类风湿性关节炎、骨关节炎、强直性脊柱炎等。当明确了骨关节病的类型时，骨显像可以显示病变累及的部位和范围，评价疾病活动状态以及随访观察治疗效果。近年来随着 SPECT/CT 设备的普及，断层显像的广泛应用，通过 CT 影像显示的细节与高灵敏度的骨代谢信息融合，骨显像在退行性、炎症性或创伤性关节疾病的应用方面得到了临床的认可。比如足跟痛是临床常见的疾病表现之一，有些情况下常规影像无法确定局部疼痛的直接致痛原因或确切的致痛部位，断层骨显像为临床治疗提供了非常有益的信息（图 7-23）。

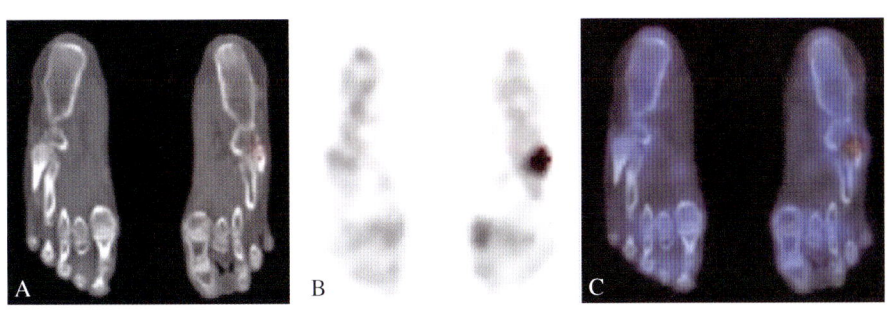

图 7-23　足痛患者，SPECT/CT 显像提示左侧骰跖关节部位异常骨代谢活跃灶
A. 同机 CT；B. SPECT 骨影像；C. 融合影像

目前除了踝关节，还被应用于腕关节、膝关节及髋关节炎的辅助诊断中。除此之外，对于脊柱椎体融合术后并发症的诊断、融合情况的评价都可以提供有益的参考，指导临床治疗。

(八)肥大性肺性骨关节病的诊断

肥大性骨关节病是一种由于疾病导致全身骨、关节及软组织异常的临床综合征。其病理改变包括广泛骨膜下新骨生成（主要是远端肢体长骨），关节及周围软组织对称性炎性改变（主要见于膝关节、踝关节、腕关节）及手足神经血管的改变（常合并杵状指/趾）。本病分为原发性和继发性两类。原发性肥大性骨关节病也称为家族性肥大性骨关节病、厚皮骨膜增生症，是一种罕见的先天性家族常染色体显性基因遗传疾病。继发性肥大性骨关节病更常见，约占95%。继发性肥大性骨关节病亦称肥大性肺性骨关节病（hypertrophic pulmonary osteoarthropathy，HPO），发病年龄以中老年为主，常伴发于肺内疾病，多发生于肺癌患者。HPO在骨显像中具有特征性影像表现：四肢长骨骨皮质显像剂对称性摄取增高，呈"双轨"征（double track sign），尤以胫骨、腓骨最为常见，一般以远端骨为著，四肢骨关节周围（如膝关节、踝关节、腕关节）亦可见对称性显像剂浓聚（图7-24）。HPO可随肺部疾病的好转而消失。

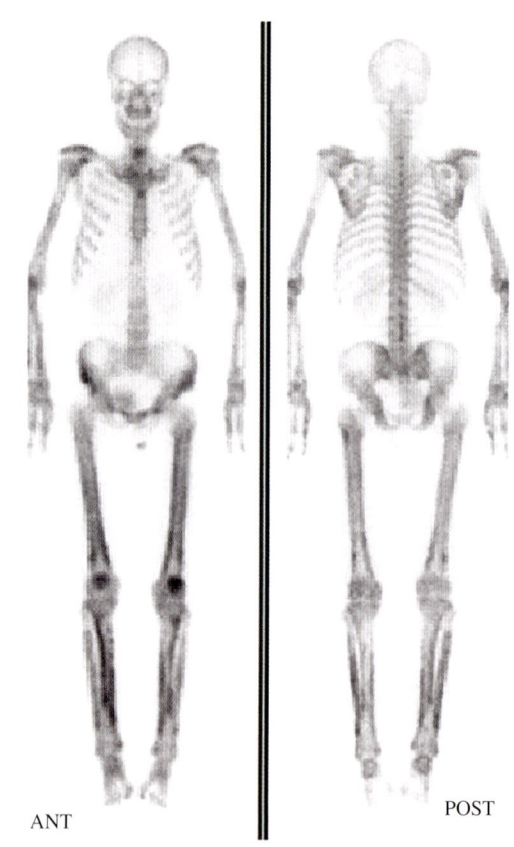

图7-24 肥大性肺性骨关节病骨显像，四肢骨骨皮质摄取增高，呈"双轨"征

(九)假体松动与感染的鉴别诊断

假体置换术后的常见并发症为假体松动和感染。因二者的治疗方法截然不同，故需进行必要的鉴别诊断。假体感染的骨三时相显像典型征象为早期的血流、血池相可见假体周围软组织出现异常显像剂浓聚，延迟相显像可见假体周围骨骼出现弥漫性的显像剂分布浓聚，其中血流相、血池相更具诊断价值。假体松动时一般不累及周围软组织，延迟相可表现为假体一端或两端邻近骨组织的局限性显像剂分布增浓（图7-25）。

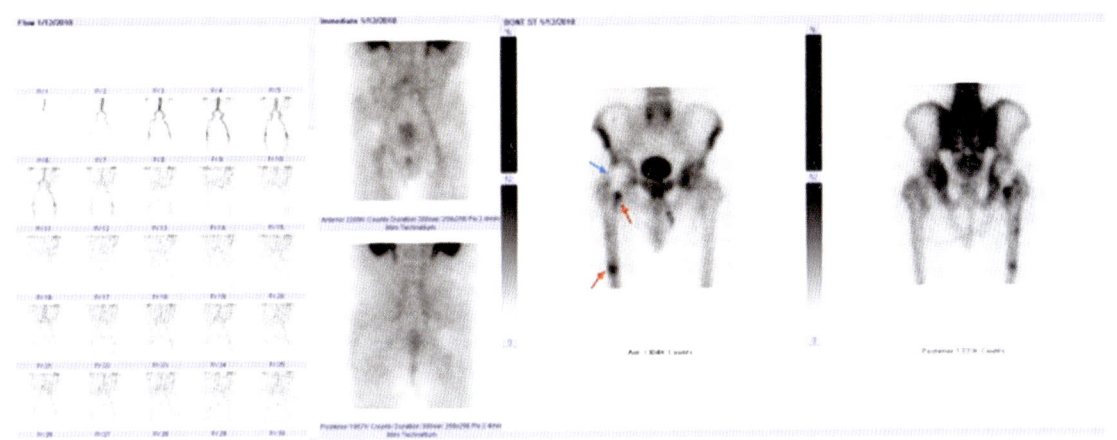

图 7-25　右髋关节置换术后假体无菌性松动骨三相影像

血流、血池相假体周围软组织未见明显异常放射性分布；延迟相图像示右髋关节置换术后股骨上端呈放射性缺损改变（蓝色箭头），右股骨小转子及股骨假体远端可见点片状放射性浓聚（红色箭头）

（十）SAPHO 综合征辅助诊断

SAPHO 综合征是一种较罕见自身免疫性疾病，主要累及骨、关节及皮肤的一种慢性疾病。该病于 1987 年由法国风湿病学家 Chamot 等提出，主要表现为滑膜炎（synovitis）、痤疮（acne）、脓疱病（pustulosis）、骨肥厚（hyperostosis）和骨髓炎（osteomyelitis），命名即取这几个英文单词首字母，也叫滑膜炎 - 痤疮 - 脓疱病 - 骨肥厚 - 骨髓炎综合征。现报道病例大多在欧洲，其余在北美、日本、澳大利亚等国家和地区，我国出现的病例极少。SAPHO 综合征的发病机制不明确，诊断较为困难，且易误诊。其中骨损害是重要的诊断标准之一。患者常常有骨关节的肿痛，最常累及的是胸锁关节、胸肋关节、肩关节、髂骨、耻骨，其中以胸骨为主，多数患者有两处以上的病变，同时伴有关节周围的炎症。SPECT/CT 骨显像可见胸骨柄体连接处受累部位表现为骨肥厚和血运丰富、代谢旺盛灶，局部呈"牛角"征（bulls horn sign）的特征性表现。全身骨显像有助于 SAPHO 综合征的早期骨损害诊断和疗效监测。

（十一）移植骨活性监测

骨显像是判断移植骨（grafted bone）是否存活的良好方法，较 X 射线检查早 3～6 周可确定移植骨存活与否。移植骨存活与否可通过监测移植骨的血供、成活状况、修复速率以及术后并发症的发生进行判断。骨移植术后，三相骨显像的血流相、血池相和延迟相均显示移植骨处显像剂分布正常或浓聚，表明移植骨血运良好、代谢正常，移植骨处于存活状态；若三相骨显像均表现为移植骨处显像剂分布明显减少或缺损，提示移植骨未成活。

（十二）反射性交感神经营养不良综合征的诊断

反射性交感神经营养不良综合征（reflex sympathetic dystrophy syndrome，RSDS），常继发于创伤、手术、感染或肿瘤等疾病。受损伤后，交感神经纤维兴奋性减低，供血血管扩张，血流增加。临床表现为病变区域疼痛、皮肤皱缩、水肿、肌肉萎缩等症状和体征。骨显像对 RSDS 的诊断具有很高的灵敏度，同时可以定位和半定量评价。三时相骨显像中常常可以看到一侧肢体局部血流灌注轻度增加和弥漫性显像剂分布增高，关节部位更加明显。为 RSDS 诊断提供依据。

病例 7-1

患者，女性，48岁。因"龋齿10年，夜尿增多5年，骨痛3年"入院，临床表现为多发骨痛、夜尿增多、口干，辅助检查提示蛋白尿、氨基酸尿、糖尿、低磷血症、高磷酸尿、代谢性酸中毒、ALP明显增高、骨软化、多发骨折、抗SS-A阳性。临床诊断为：干燥综合征、Ⅲ型肾小管酸中毒合并Fanconi综合征。全身骨显像图像，见图7-26～图7-29。

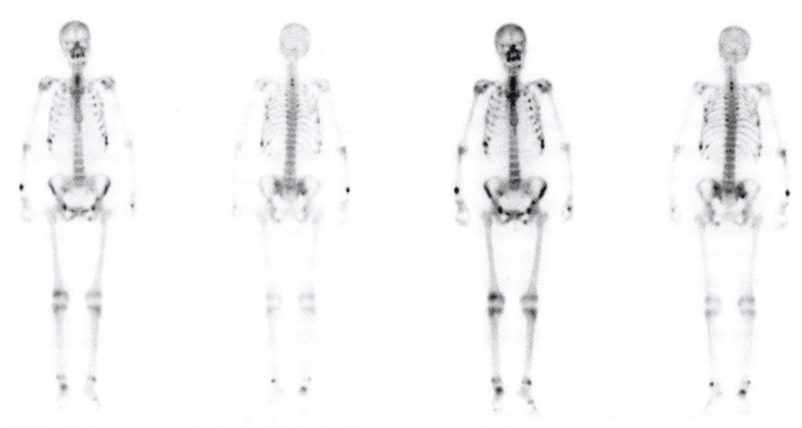

图7-26 全身骨显像平面显像图

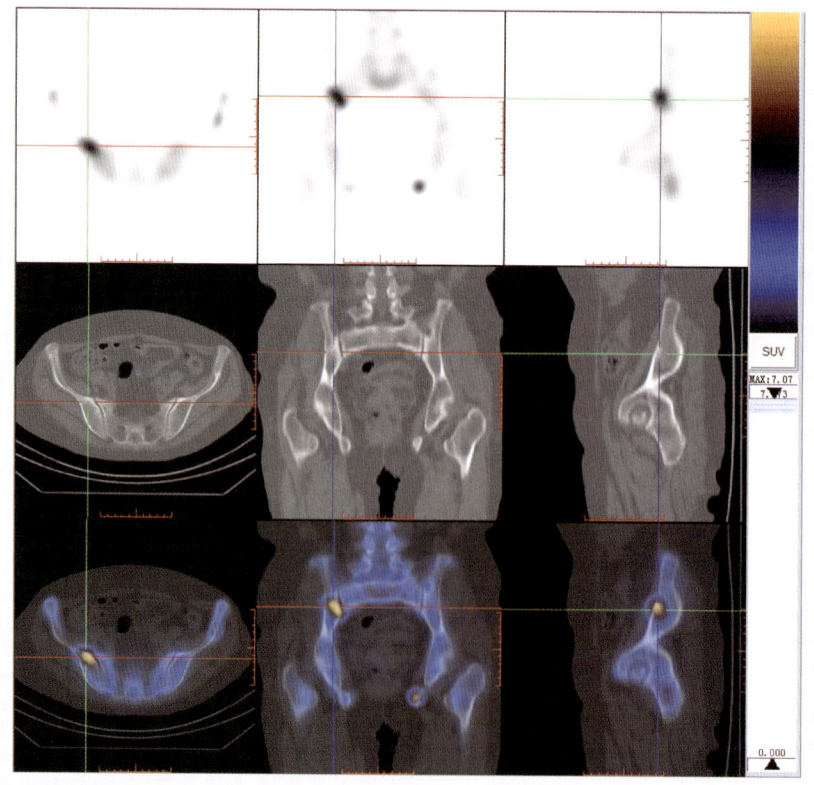

图7-27 全身骨显像平面显像图

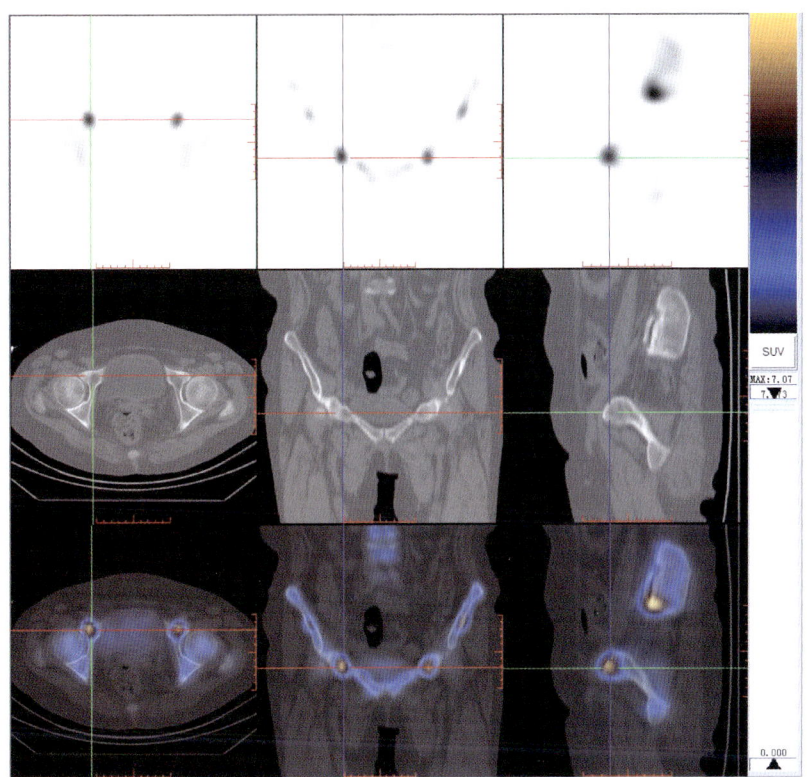

图 7-28　全身骨显像平面显像图

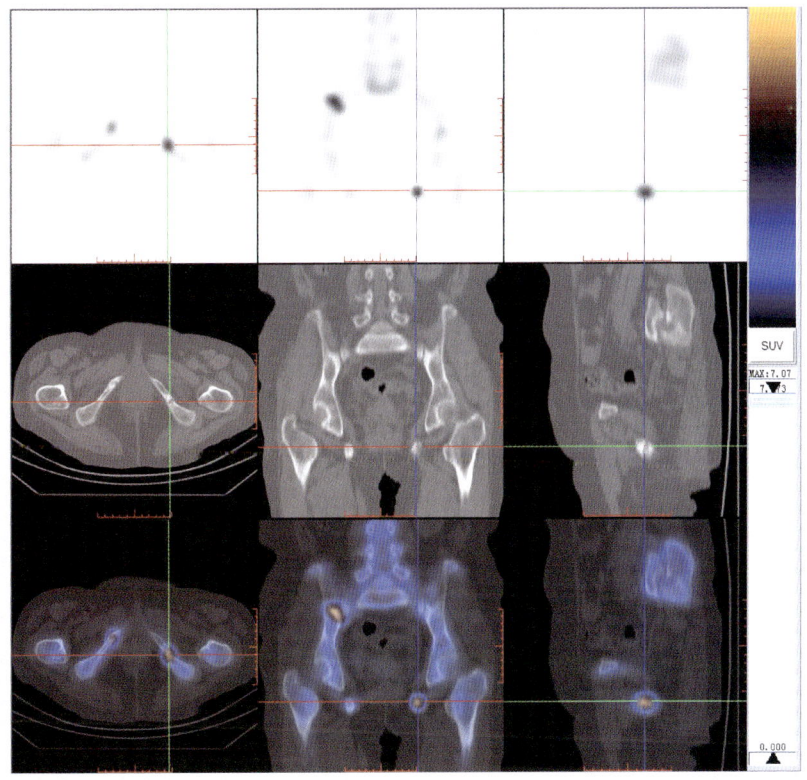

图 7-29　全身骨显像平面显像图

病例讨论：
1. 请描述该患者的影像表现和诊断。
2. 代谢性骨病的骨显像特征有哪些？

> **知识拓展**
>
> **全身骨显像中的"牛角征"**
>
> 全身骨显像作为一种高灵敏度检查方式，同时可以全身采集，很好地观察全身各部位骨受累的情况，被广泛应用于各类骨病变的诊断当中。除了被广泛应用于骨转移灶检测之外，很多其他全身系统性疾病骨累及，也成为了全身骨显像重要的适应证。如各种原因导致的代谢性骨病，自身免疫性疾病骨损害等。SAPHO综合征就是其中之一。
>
> 全身骨显像可以敏感地显示SAPHO的早期骨损害。其中胸锁关节是本病最常受累的区域，可见于65%~90%患者。由于胸肋关节、肋软骨及胸骨柄体连接处都可受累，表现为骨肥厚，摄取明显增高，局部表现呈类似于"牛角"，被称"牛角征"（bulls horn sign），它是SAPHO综合征在骨显像中的特征性表现（图7-30），有利于早期诊断本病及评价病情。
>
>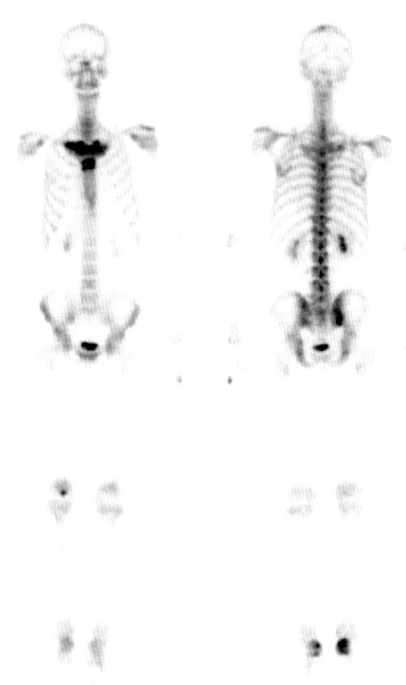
>
> 图7-30 患者，男性，33岁
>
> 胸骨柄下方膨隆1年余，伴右手及右足关节痛，颜面、胸前部痤疮。胸锁关节及胸骨柄部位摄取明显增高，呈"牛角"状

第二节 骨矿物质含量及骨密度测定

骨组织由骨细胞、有机质和无机物（骨矿物质）组成。临床上所指的骨量是骨矿物质和有机质的总和，一般以骨矿物质含量（bone mineral content，BMC）与骨矿物质密度（bone mineral density，BMD）来评价骨量。BMC是指特定区域的骨矿物质的量，单位为克（g）；BMD又称骨密度，是指单位体积或者是单位面积所含的骨量，单位为克/平方厘米（g/cm²）。准确测量骨量的变化对疾病的早期诊断、确定治疗方案、监测疗效、判断预后和随访均有重要

意义。在不同的生理和病理状态下，骨质代谢和骨量的变化可被骨密度所反映，因此临床通常用骨密度的测定来代替骨量的测定。

一、各种检查方法的原理和测量方法

（一）单光子吸收测定法

单光子吸收测定法（single photon absorptiometry，SPA）是最早用于骨密度测定的方法，利用骨组织对放射性物质的吸收与骨矿物质含量成正比的原理，以发射单 γ 光子的放射性核素 ^{125}I（^{125}碘，$E=355$ keV，$T_{1/2}=60$ 天）或 ^{241}Am（^{241}镅，$E=59.6$ keV，$T_{1/2}=432.6$ 年）为放射源，经骨质和软组织吸收后用碘化钠（NaI）晶体探测放射性计数，通过计算射入和射出光子通量的测量计算，得出 BMC（g）和 BMD（g/cm^2）。测定部位一般选择尺、桡骨远端 1/3 交界处或跟骨、手部骨等软组织少的部位。SPA 测定法具有设备价廉、操作简便的优点，但定位不精确，影响结果的重复性，以及主要测量周围骨的皮质，导致应用范围受局限。

（二）双光子吸收测定法

双光子吸收测定法（dual photon absorptiometry，DPA）的测量原理与 SPA 类似，但其采用放射性核素钆 [^{153}Gd]（$E=44$ keV、100 keV，$T_{1/2}=242$ 天），可同时发射两种能量的 γ 光子，利用其对软组织和骨质具有不同穿透能力的特性，可校正软组织吸收对骨密度测量结果的影响。DPA 法可全身或局部扫描，测定腰椎、髋骨和股骨上端等周围软组织较多的深部骨骼，准确度较高，结果更可靠。但 DPA 法具有空间分辨率差、扫描时间长、辐射剂量较大、成本较高等缺点。

（三）双能 X 射线吸收测定法

双能 X 射线吸收测定法（dual energy X-ray absorptiometry，DEXA）的测量原理与 DPA 法类似，但其是从 X 射线球管释放的 X 射线通过 Kedge 吸收过滤，分成高、低两种不同能量的 X 射线源（$E=40$ keV、70～80 keV）代替了 DPA 法的放射性核素。与其相比，DEXA 法具有扫描时间缩短、辐射剂量小、空间分辨率更高而图像清晰、精确度和灵敏度均明显提高等优点。DEXA 法除了可以测量腰椎、股骨近端、髋骨等处的骨密度，还可以测量周围骨骼和全身矿物质含量，同时可对局部骨骼的低能 X 射线骨影像进行影像学定性评价。因此，DEXA 法是世界卫生组织（World Health Organization，WHO）推荐的测量骨密度的"金标准"。

（四）定量 CT 测定法

定量 CT 测定法是利用临床常规 CT 机，再使用一个体模置于受检者下面与受检者同时扫描，以专用软件进行校正和计算，将 CT 值换算成 BMD 值的方法。它能够分别测定皮质骨和松质骨的三维容积骨密度，但也存在辐射量大、精密度差等缺点，故而在临床上应用有限。

（五）定量超声测定法

定量超声测定法（quantitative ultrasound，QUS）是利用发送器发出的超声波，透过所测骨骼被对侧的接收器转换成数据，通过计算机得出超声波在被测骨的传导速度和振幅衰减情况，以此来反映骨密度值和骨强度的变化。目前主要测量跟骨、胫骨、髌骨、指骨等骨的骨密度。QUS 法具有无辐射、经济、方便，以及在诊断骨折方面较为敏感等优点，其缺点是不能测定软组织深部的骨,且受软组织、年龄、是否骨折等因素影响。

二、影响因素和结果判断

(一)影响 BMD 测定的常见因素

1. 检查方法及设备 检查方法不同,以及不同仪器设备的性能、参数均有所差异,因此测定结果难以进行定量比较。

2. 年龄 人类的骨量随年龄的不同而有不同的变化,不同时期骨量增长或降低的速率不同。正常情况下,骨松质密度在 25~30 岁达高峰,骨皮质密度在 35~40 岁达高峰,以后随着年龄增加而递减。50 岁以后,男性骨量每年降低 0.25%~1%,女性为 2%~3%。

3. 性别 女性普遍 BMD 低于男性,特别是绝经后的女性 BMD 急剧下降。

4. 体重和身高 较大体重、较高身材者的 BMD 相对较高,反之较低。

5. 运动 体力运动多者的 BMD 可增加,反之减少。

6. 其他因素 种族、饮食、营养状况、哺乳等差异亦可对 BMD 产生影响。

(二)结果判读

体内诸骨的骨量以 BMD 来定量表示,单位为 g/cm^2。由于影响 BMD 测定值的因素较多,每个骨密度测量室均应建立自己的正常参考值。WHO 以 T 值作为诊断标准,即测得的 BMD 与同性别健康年轻人均值比较的差别,单位以标准差(standard deviation,SD)表示。计算公式如下:

$$T(SD) = \frac{\text{被检查者 BMD} - \text{正常对照的 BMD}}{\text{正常对照的 BMD}}$$

诊断标准:①T 值在 -1 SD 以内为正常;②T 值在 -2.5~-1 SD 之间为骨质减少;③T 值超过 -2.5 SD,且有一次或多次脆性骨折为严重骨质疏松症。

1999 年我国老年学学会提出中国人原发性骨质疏松症诊断标准,参考 WHO 标准并结合我国国情,以种族、性别、地区峰值量(均值为 M)为依据,制订以下标准:

M 值在 -1 SD 以内:正常;M 值在 -2~-1 SD:骨量减少;M 值超过 -2 SD:骨质疏松症;M 值超过 -2 SD,且伴有一处或多处骨折,为严重骨质疏松症。

如未做峰值骨密度调查,可用骨量丢失百分率(%)诊断法:M 值在 -12% 以内,正常;M 值在 -24%~-13%,骨量减少;M 值超过 -25%,骨质疏松症,如同时伴有一处或多处骨折,为严重骨质疏松症。

三、适应证

1. 骨质疏松症的筛查。
2. 绝经期或早期绝经、无月经、全子宫及附件切除妇女。
3. 脊椎畸形或 X 射线提示骨质减少。
4. 轻度外伤即易致骨折。

5. 长期使用肾上腺皮质激素。
6. 甲状旁腺功能亢进。
7. 疗效随访评价。

四、禁忌证

1. **无明确绝对禁忌证。**
2. **相对禁忌证** 在中轴骨测量时，①妊娠；② 72 h 内做过钡剂胃肠透视、核医学检查；③外置或植入高密度物质；④过度肥胖。

五、临床应用

（一）骨质疏松症的诊断

骨质疏松症是以骨强度受损，导致骨折危险性升高为特征的骨骼疾病，分为原发性骨质疏松症和继发性骨质疏松症，基本病理改变是骨基质和骨矿物质含量减少，表现为骨皮质变薄，骨小梁体积变小、变细、数目减少，骨髓腔扩大，骨骼脆性增加而易发生骨折。BMD 测量是目前公认诊断骨质疏松症的主要方法，有助于骨质疏松的早期发现、早期干预，从而减缓发展和预防骨折。

（二）预测骨折的风险性

BMD 与骨强度密切相关，BMD 减低，骨强度减弱，骨折危险性增加。因此，BMD 测量诊断骨质疏松的重要目的之一是预测骨折的危险度，进而早期采取预防措施，防止骨折发生。一般认为，BMD 每降低 1 SD，骨折的相对危险性即可增加 1.5～3 倍，如果骨量减少并伴有一个已经存在的骨折部位，则再次发生骨折的相对危险性可增加 25 倍。

（三）随访和疗效监测

BMD 测量在为骨质疏松症患者针对性治疗的过程中，动态监测骨密度的变化，选择适当的治疗对象，制订合适的治疗方案并及时进行调整，以及评价治疗效果等均提供了客观科学的依据。例如，BMD 测量可以用于确定适宜用雌激素治疗的人群，在绝经期、卵巢切除术后女性进行雌激素补充治疗，可缓解骨质疏松，骨折发生率可减少一半左右，因此在骨量已经减少或有较高的骨折危险性的患者中使用雌激素治疗是最为恰当的。同时在治疗过程中连续监测 BMD，可为雌激素治疗最佳剂量的调整提供依据，从而达到既防止骨质疏松及其并发症的发生，又尽可能减少不良反应的目的。

第三节　与相关影像学检查比较

X 射线平片检查方法简便、普及率高，是骨关节疾病主要的检查方法之一，在许多原发性骨肿瘤的诊断上有其独特的意义，对于骨折的诊断灵敏度和准确率均很高，尤其是四肢长骨骨折。由于 X 射线平片是平面显像，对某些病变难以准确观察，同时其影像上的变化取决于骨质密度变化的程度，一般当局部骨钙含量的变化大于 30%～50% 时，才开始表现出异常，因此难以发现早期病变。

CT检查避免了骨质重叠及肠气的影响，能提供精细的形态学解剖信息，是骨骼病变检查的重要手段，可明确骨骼病变位置、破坏类型、有无软组织肿块、骨膜反应、周围侵犯关系等。CT检查价值在于：判断恶性肿瘤骨转移有无并发症；对骨转移伴随软组织肿块的探测；对椎弓根有无受累的判别；对原发病灶和骨外转移灶的寻找；在CT引导下对这些病灶进行穿刺活检等。CT检查诊断骨转移病灶的数目多于X射线平片、观察范围更广，但CT显示骨皮质和骨小梁的细节不如X射线平片，软组织对比不如MRI清楚。

MRI检查对骨髓病变的显示具有独特优势，对图像的解剖和软组织分辨能力都较强，尤其是近年出现的全身MRI，为其临床应用开拓了更广阔的前景。由于骨转移病灶发生最早是从骨髓开始，当肿瘤细胞浸润还处在骨髓阶段时，MRI即可清晰显示，因此，MRI主要用于评价骨髓侵犯为主的骨骼病变。

核素骨显像是通过反映骨代谢、血流等变化，评价病情变化和治疗疗效与预测预后的，这些变化使其在病变早期骨显像即可显示异常，通常比X射线平片早3~6个月，因此骨显像可作为诊断骨转移瘤首选的影像检查方法。同时在隐匿性骨折、应力性骨折和急性与陈旧性骨折的鉴别诊断方面也优于其他影像检查，且一次扫描即可观察全身骨骼情况。核素骨显像不足之处在于对疾病诊断的特异性有待提高，对较小病变和单纯溶骨性病变检出率不高，对骨关节病变的形态变化和准确定位有待提高。随着临床SPECT/CT融合影像的广泛应用，显著扩大了骨显像的应用范围，并明显提高了诊断效能。

^{18}F-NaF PET/CT骨显像的图像分辨率明显优于单光子骨显像，对于骨骼病变的诊断价值也明显优于后者；^{18}F-FDG PET/CT显像与单光子骨显像相比，可更早显示骨髓微转移灶，以及骨外组织的病变。部分成骨性病变对^{18}F-FDG摄取不如溶骨性病变高，有的甚至不摄取，因此^{18}F-FDG PET/CT对探测溶骨性病变灵敏度更高，但对于多数前列腺癌骨转移灵敏度相对较低，而骨显像灵敏度较高。

因此，在临床诊断中，单光子骨显像与X射线平片、CT、MRI及正电子骨显像等各种影像技术具有互补性。X射线平片检查是诊断骨骼病变的首选和初筛方法，CT检查能够提供骨骼断层解剖影像精细结构，MRI检查是评估骨髓的最佳影像学检查，SPECT/CT骨显像是诊断恶性肿瘤早期骨转移和评估骨盐代谢的主要检查方法，PET/CT或PET/MR则是骨骼系统疾病检查和病情监测的重要手段。

（张卫方　李芳巍）

思 考 题

1. 放射性核素骨显像的基本原理是什么？图像采集方法都有哪些？
2. 全身骨平面显像的特点是什么，在诊断转移瘤方面有哪些优势？
3. 传统骨显像灵敏度高，但其特异性较差的原因是什么？如何提高诊断的准确性？
4. 结合骨显像原理，分析影响图像质量和诊断的因素都有哪些？
5. 简述除了骨转移肿瘤之外骨显像还有哪些临床应用？

第八章

泌尿生殖系统

利用放射性核素显像和示踪技术对泌尿生殖系统显像，主要包括肾动态显像、肾静态显像、膀胱输尿管反流显像、阴囊显像及输卵管显像等，本章主要介绍其显像的原理和临床应用。

第一节 肾动态显像

肾动态显像（dynamic renal renography，DRG）包括肾血流灌注显像和肾功能动态显像两部分，既可显示双肾位置、大小及功能性肾组织形态，也能对肾血流、功能及上尿路通畅性进行定性评价和定量测定，是泌尿系统最主要的核医学检查方法。

一、原理和方法

（一）原理

静脉注射经肾小球滤过或肾小管上皮细胞摄取、分泌而不被重吸收的放射性显像剂后，用显像设备（SPECT 或 γ 相机）进行连续的肾动态显像，可获得显像剂通过腹主动脉、肾动脉后迅速聚集到肾实质内，随之流向肾盏、肾盂及输尿管后到达膀胱的全过程系列影像。应用感兴趣区（region of interest，ROI）技术，依据双肾系列影像获得双肾时间-活度曲线（time-activity curve，TAC）。通过对系列影像及 TAC 的分析，可为临床提供分肾血供、实质功能和上尿路通畅性等方面的信息。

（二）方法

1. 显像剂 依据聚集和排泄机制不同，可分为肾小球滤过型和肾小管分泌型两类。①肾小球滤过型：^{99m}Tc-二乙三胺五乙酸（^{99m}Tc-diethylenetriaminepentaacetic acid，^{99m}Tc-DTPA），成人使用剂量为 185～370 MBq，注射体积＜1 ml。儿童剂量为 3.7 MBq/kg（最小 37 MBq，最大 185 MBq）。②肾小管上皮细胞分泌型：^{99m}Tc-双半胱氨酸（^{99m}Tc-ethylenedicysteine，^{99m}Tc-EC）和 ^{99m}Tc-巯基乙酰基三甘氨酸（^{99m}Tc-mercaptoacetyl triglycine，^{99m}Tc-MAG$_3$），常规成人使用剂量为 296～370 MBq，注射体积＜1 ml。

2. 显像前准备 显像前 3 天，受检者应停服利尿剂且停止行静脉肾盂造影检查。患者检查前 30～60 min 饮水 300～500 ml，显像前排空膀胱。

3. 图像采集 受检者仰卧位于检查床上，一般采用后位采集方法（特殊情况可取前位，如移植肾术后），仪器的探头视野应包括：肾以上部分的腹主动脉、双肾及输尿管和部分膀胱。

肘静脉"弹丸"式注射显像剂 111～185 MBq，同时启动采集程序，以 1～2 s/帧的速度，连续采集 60 s；随后，再以 30～60 s/帧的速度，连续采集 20～40 min。显像结束后，用肾动态专用处理程序，获得双肾系列动态影像、TAC 和定量参数。

二、图像分析

1. 正常图像 ①血流灌注相：自腹主动脉显影开始，2～3 s 后双肾显影，4～6 s 时肾影清晰，双肾对称分布于腹主动脉两侧，大小、形态基本相同，肾区显像剂分布均匀。②肾功能动态相：初始的 2～4 min 时肾摄取显像剂达到高峰，显影最清晰，肾内显像剂均匀分布，位置正常；3～4 min 时膀胱开始显影；4～6 min 后肾影开始变淡；肾盂及膀胱内显像剂逐渐增浓；20～25 min 双肾影基本消退，大部分显像剂集聚于膀胱内。输尿管可隐约显影或不显影。（图 8-1）

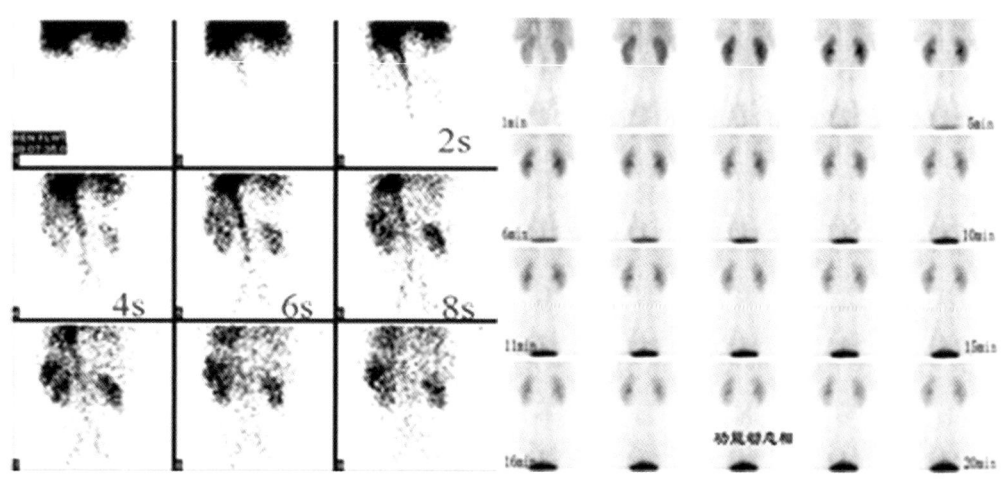

图 8-1　正常肾血流灌注（左图）及功能动态相（右图）

2. 异常图像　异常血流灌注相可分为：①肾区无血流灌注；②肾血流灌注显影时间延迟，影像缩小，放射性分布减低；③肾内显像剂分布异常，包括肾内局限性灌注缺损、减低或增强等。见图 8-2～图 8-4。

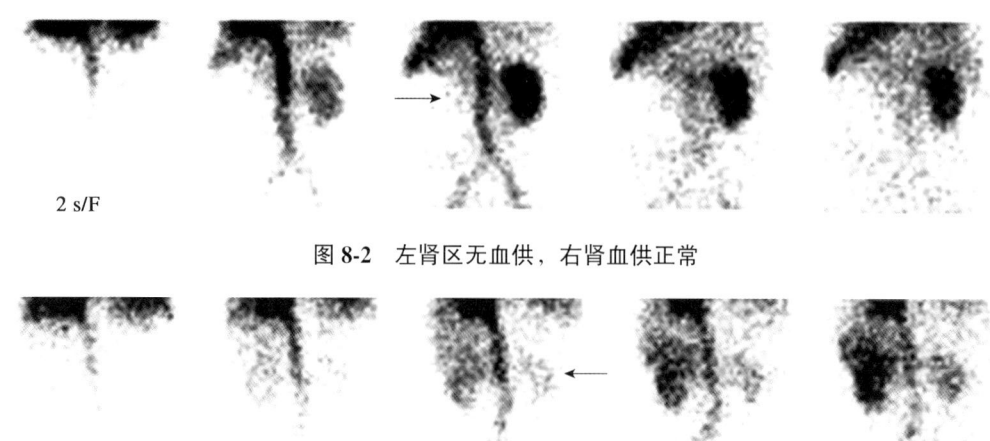

图 8-2　左肾区无血供，右肾血供正常

图 8-3　左肾血供正常，右肾血供差

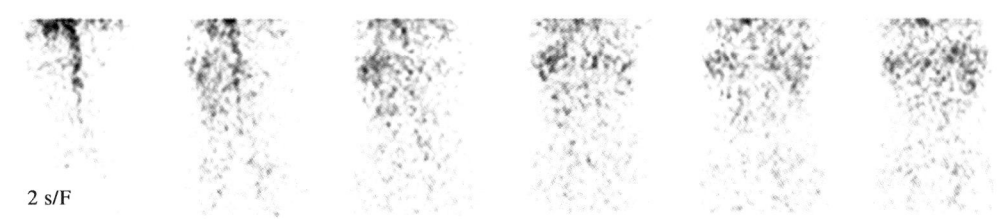

图 8-4　双肾血供极差

异常功能相有：①肾不显影；②肾影淡而模糊，且消退缓慢；③肾显影延迟，呈"倒相"影像；④肾内示踪剂分布异常；⑤输尿管异常显影；⑥肾显影增大或缩小；⑦形态及位置异常。

三、临床应用

1. 肾实质功能的评价　肾动态显像可通过系列动态影像，结合 TAC 曲线及相关定量参数和半定量分析指标（详见第二、三节）判断双肾和分肾功能，能够非常灵敏、简便、无创及准确地评价各种肾疾病（如慢性肾炎、肾病综合征和肾盂肾炎）的功能变化及损伤程度，明显优于肾盂静脉造影。另外，肾动态显像还用于非肾疾病（如糖尿病、原发性高血压、外伤）对肾功能的影响，以及治疗效果的判断。

2. 肾血管性高血压的诊断　肾血管性高血压是指继发于单侧或双侧肾动脉主干或主要分支狭窄的肾动脉低灌注引起的高血压。肾动脉狭窄所致的高血压，其肾动态显像的特点为患侧肾血流灌注量减少，肾影缩小，伴有肾功损伤时显影延迟，TAC 显示小肾图型曲线（图 8-5），而肾小球滤过率（glomerular filtration rate，GFR）降低。不典型的肾血管性高血压需结合卡托普利试验（Captopril test）进行诊断，在行卡托普利试验后，若 GFR 值明显减少，能提高单侧

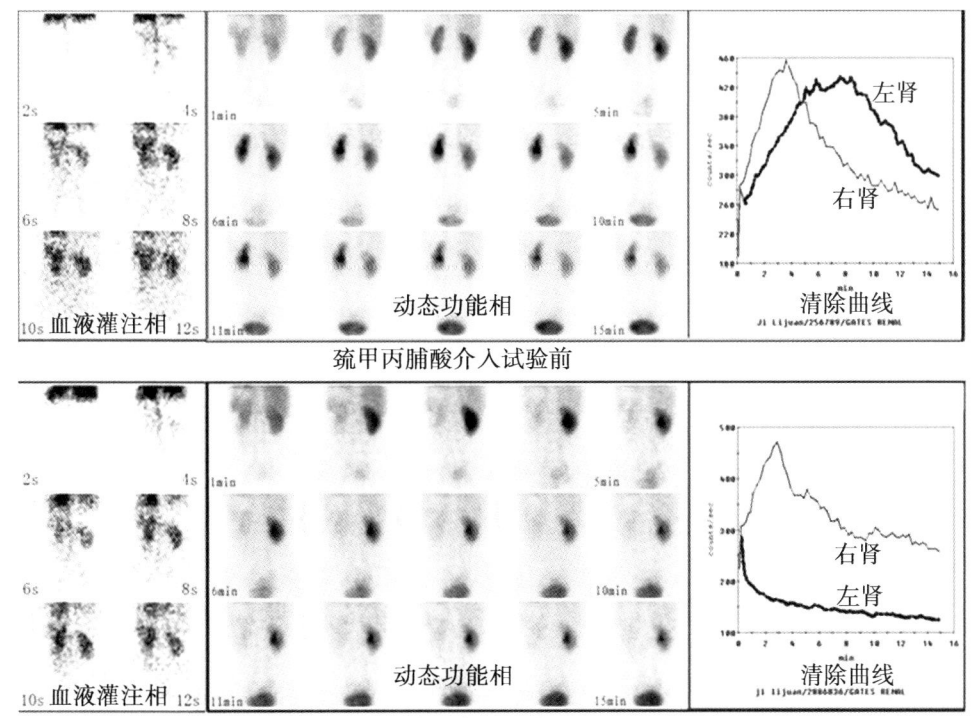

图 8-5　左肾动脉狭窄，伴左肾功能受损

肾血管性高血压的诊断率。同时，结合卡托普利试验能排除与高血压无关的肾动脉狭窄。

3. 上尿路梗阻的诊断 上尿路梗阻的原因较多，包括机械性梗阻和功能性梗阻。肾动态显像可显示双侧上尿路通畅情况。多表现为梗阻以上部位的输尿管、扩张的肾盂、肾盏持续显影。当合并肾盂积水时，常表现为单侧肾血流灌注显影延缓，肾影增大。有时早期功能相可见扩张的肾盂区呈放射性缺损，当健侧肾影逐渐消退时，患侧肾缺损区内则出现持续显像剂浓聚的征象。尿路梗阻持续时间较长，可发生肾盂积水和肾功能损害并存，出现肾影消退缓慢，TAC 可显示持续上升型曲线或曲线低平（图 8-6）。利尿剂介入试验是鉴别上尿路机械性梗阻和功能性梗阻的可靠方法。

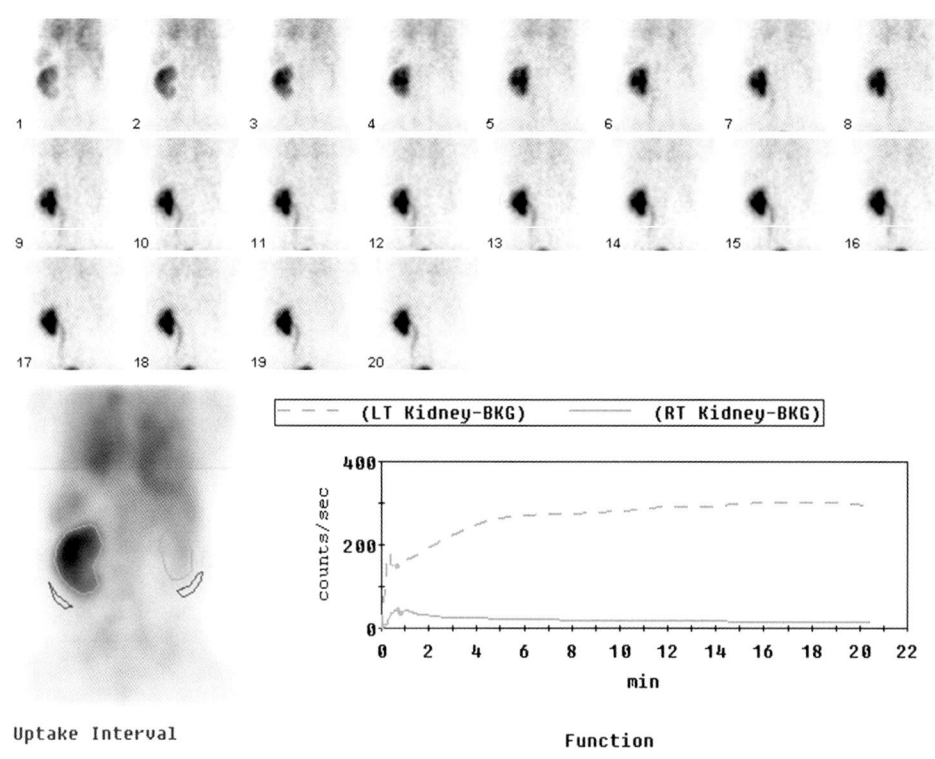

图 8-6　左侧上尿路梗阻，右肾无功能（后位）

4. 移植肾的监测 肾动态显像在评价移植肾术后是否成活、功能状况判断及并发症的监测中均有重要的临床意义。

肾移植术后移植肾成活的肾动态显像正常影像表现为肾血流灌注影清楚，动态功能影像早期肾实质轮廓清晰、形态完整、放射性分布均匀，清除相皮质影明显消退，膀胱放射性浓聚逐渐增强，20 min 时膀胱与肾放射性比值（B/K）＞1，输尿管通常不显影（图 8-7）。

肾移植术后的并发症主要包括急性肾小管坏死、急性和慢性肾排异反应、尿路梗阻、尿漏等。急性肾小管坏死是由于供肾移植前缺血损伤所致，多在术后短时间内发生，其肾动态显像的典型表现为移植肾灌注影像清楚，肾实质摄取显像剂明显减少，软组织本底影增高，膀胱持续无放射性浓聚。急性肾排异反应多发生于术后 5 天至 3 个月期间，病理改变主要累及肾血管，移植肾血流动力学显著降低，肾动态影像主要表现为灌注影不清或不显影，肾实质摄取显像剂明显较少，轮廓模糊，清除延缓。慢性排异通常发生在移植手术 3 个月后，肾动态影像表现为肾灌注减低，肾实质摄取显像剂减少，显影时间延迟，肾缩小。存在排异时 20 min 膀胱与肾放射性计数比值（B/K）＜1。

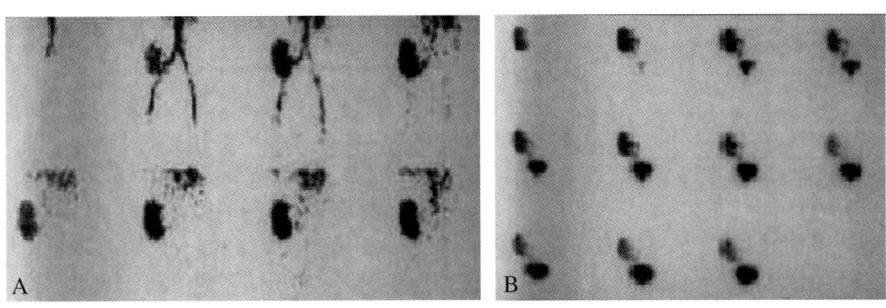

图 8-7　正常肾移植 ^{99m}Tc-DTPA 显像（前位）
A．血流灌注影像；B．功能动态影像

肾移植后如果存在输尿管扭曲、吻合口狭窄等情况时，肾动态显像可表现为尿路梗阻的影像和持续上升型 TAC 曲线特征。发生尿漏时，在肾及输尿管以外的腹内有显像剂浓聚影。

5. 肾占位性病变　大多伴有肾结构和功能的异常，常规影像学方法，如 CT、MRI、超声是探测肾内占位性病变和鉴别诊断实性和囊性病变或良性和恶性病变的首选方法，缺点是无法了解肾内占位性病变和残留肾功能的状况。而肾动态显像的优势在于提供患肾的血流灌注及功能的信息，其肾占位性病变在肾动态显像中多表现为肾影增大，有时形态失常，多数呈显像剂分布稀疏或缺损影，当病变影响到肾功能时，血流相、功能相和 TAC 曲线可显示异常，为临床治疗决策、预后判断及治疗后的观察提供依据（图 8-8）。

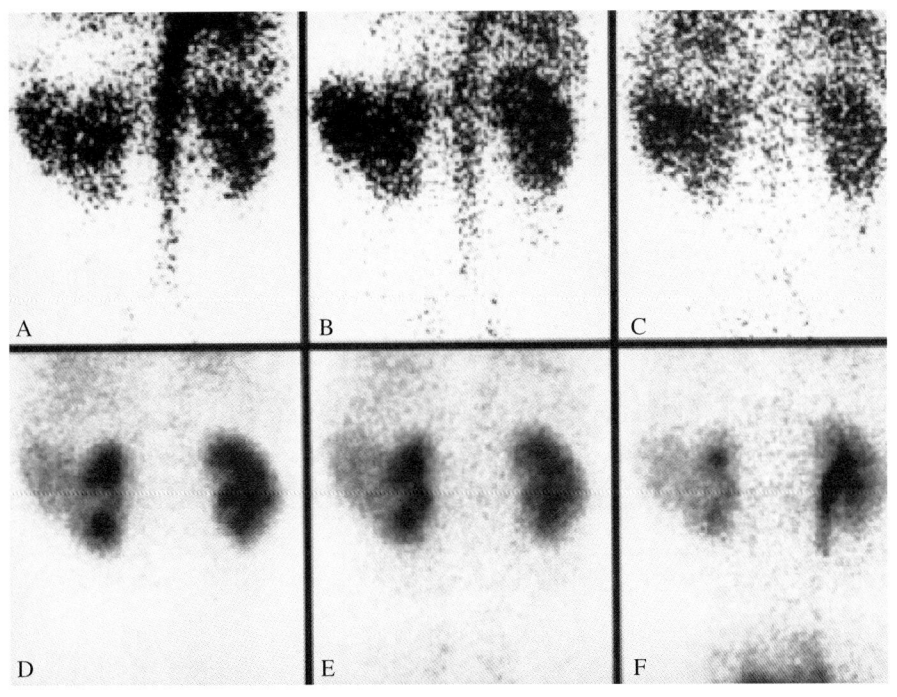

图 8-8　左肾透明细胞癌患者 ^{99m}Tc-DTPA 显像（后位）
A-C．血流灌注影像；D-F．功能动态影

第二节　肾小球滤过率及肾有效血浆流量的测定

肾小球滤过率和肾有效血浆流量（effective renal plasma flow，ERPF）测定可定量分析总肾和分肾功能，较其他肾功能检查方法灵敏，稳定可靠。

一、肾小球滤过率测定

（一）原理

GFR 是指单位时间内经肾小球滤过的血浆容量（ml/min）。静脉注射仅从肾小球滤过而不被肾小管重吸收的放射性显像剂（如 ^{99m}Tc-DTPA），肾早期摄取示踪剂的速率与肾小球滤过率成正比。应用 γ 相机或 SPECT 提供的 GFR 采集及处理程序进行操作，可自动计算出双肾 GFR 与总 GFR。

（二）操作方法

1. 显像剂 显像剂为 ^{99m}Tc-DTPA，使用量为 185～740 MBq，体积＜1 ml。

2. 患者准备
（1）一般无特殊禁忌证；
（2）检查前 3 天停服任何利尿药物及禁止做静脉肾盂造影检查；
（3）检查前 30～60 min 饮水 300～500 ml；
（4）记录患者的身高（cm）、体重（kg）；
（5）检查前排尿排空膀胱。

（三）计算方法

最常用的计算方法是 Gates 法，目前的 γ 相机和 SPECT 均配置有专门测定 GFR 的采集和处理程序，按要求输入受检者身高、体重和检查前注射器内显像剂活度，按照程序提示进行操作，即可自动计算出总肾及分肾 GFR。

（四）参考值范围

一般认为正常人群男女之间和左、右分肾之间 GFR 没有明显区别，但 GFR 随年龄变化很大，40 岁之后大约平均下降 1%/ 年。GFR 是反映肾功能的重要指标之一，可早期发现肾小球功能损害，是评价总肾和分肾功能较敏感的指标。临床上，肾功能受损者的总 GFR 下降 40～50 ml/min 时才会出现血肌酐、尿素氮水平的升高（表 8-1）。

表 8-1 正常人群 GFR 参考值

年龄组	分肾 GFR（ml/min）	总肾 GFR（ml/min）
20 岁～	57.9±9.0	115.9±16.5
30 岁～	57.3±10.3	113.1±17.7
40 岁～	55.3±8.5	110.5±11.1
＞50 岁	44.1±7.0	88.1±14.4
混合组	52.9±10.6	105.6±18.7

二、肾有效血浆流量测定

肾血流量指单位时间内流经肾的血流量，又称肾血浆流量。肾动脉血流 92%～96% 供应肾泌尿部分（肾单位），其余部分供应肾被膜、肾盂等非泌尿部分，这些部分不参与肾泌尿功能，因此将流经肾单位的血浆流量称为肾有效血浆流量。

（一）原理

肾在单位时间内完全清除某种物质的血浆毫升数称为该物质的肾清除率（ml/min）。若血浆中的某种物质（如马尿酸类衍生物或酚红）一次流过肾时，完全被清除而不被重吸收，则每分钟该物质通过尿液排出的量等于流经肾的血浆中所含的量，该物质的血浆清除率等于每分钟流经肾的血流量。血浆中的对氨马尿酸流经肾一次即被全部清除出血浆，但对氨马尿酸对人体有害且用其测量 ERPF 操作复杂，故临床很少使用。肾小管分泌型显像剂 ^{131}I- 邻碘马尿酸（^{131}I-orthoiodohippuran，^{131}I-OIH）、^{99m}Tc-EC 以及 ^{99m}Tc-MAG$_3$ 性质与对氨马尿酸相似，不仅安全且方法简便，在临床广泛应用。

（二）操作方法

1. 显像剂 常用显像剂为 ^{131}I-OIH、^{99m}Tc-EC，其中 ^{131}I-OIH 使用量为 9.25～11.1 MBq，^{99m}Tc-EC 使用量为 111～185 MBq，体积均＜1 ml。

2. 患者准备 同 GFR 测定。

（三）计算方法

最常用的方法是 Schlegel 法。通过仪器配置的专用采集和处理程序，按照提示进行操作自动计算出分肾 ERPF。如使用 ^{99m}Tc-MAG$_3$ 和 ^{99m}Tc-EC 测定，因为这两种示踪剂与 ^{131}I-OIH 在血浆蛋白结合率、肾清除率等方面存在差异，所以需要对 ERPF 的计算公式进行相应的修正，并建立各自的正常参考值范围。

（四）临床应用

ERPF 测定所用示踪剂主要经肾小管分泌，主要反映肾小管功能，而 GFR 测定的示踪剂主要经肾小球滤过，主要反映肾小球功能，因此，临床上常同时测定 ERPF 和 GFR 用于对肾功能的评价。当总肾 GFR 50～80 ml/min 时为肾功能不全代偿期，20～50 ml/min 为肾功能不全失代偿期，10～19 ml/min 为肾衰竭期，近 10 ml/min 时则应进行透析治疗。GFR/ERPF 为肾滤过分数，研究表明，当一侧肾滤过功能受损时，健侧 GFR 明显增高，而 ERPF 却没有增高，提示肾小球滤过功能有一定的代偿能力。因此，当肾小管功能受损时，GFR/ERPF 比值增高，而肾小球功能受损时 GFR/ERPF 比值下降，故可判断肾损害的性质。若两者功能同时受损，则比值无改变。

第三节　肾图检查及肾检查的介入试验

肾图（renogram）是最常用的泌尿系统体内非显像核素诊断技术，可以由肾图仪直接获得，也可以通过 ROI 技术从肾动态显像获得。本方法简便、廉价，便于普及。

一、肾图检查

（一）原理和方法

1. 原理 肾图的基本原理与肾动态显像基本相同，都是利用肾小球的滤过功能或肾小管上皮细胞的分泌和排泄功能。静脉快速注射经肾小球滤过或肾小管上皮细胞摄取、分泌而不被重吸收的放射性示踪剂后，立即启动肾图仪或γ相机在体外连续记录示踪剂通过双肾及上尿路的过程，并以时间-活度曲线（time-activity curve，TAC）表示，此曲线即为肾图。通过对所获得的肾图进行分析，可以了解双肾功能及上尿路排泄情况。

2．放射性药物　放射性药物包括肾小球滤过型（^{99m}Tc-DTPA）、肾小管分泌型（^{131}I-OIH、^{99m}Tc-EC）等。传统肾图检查应用的^{131}I-OIH，目前已较少使用。

3．方法

（1）患者准备：当日正常饮食，检查前 30 min 饮水 300～500 ml 或 8 ml/kg，临检查前排空膀胱，以避免血容量少或膀胱内压力高而影响肾血流及排泄功能。3 日内曾行静脉肾盂造影及增强 CT 或 MRI 的患者，应适当推迟检查时间。

（2）肾定位：通常采用体表解剖定位，必要时用超声、X 射线平片或 CT 定位。

（3）肾图描记：患者取坐位或仰卧位，将探测仪器对准双肾中心位置，然后静脉"弹丸"式注射 ^{99m}Tc-DTPA 185～370 MBq 或 ^{131}I-OIH 185～370 kBq，体积≤0.5 ml，同时启动探测仪器描记 15～20 min 或根据需要适当延长时间。检查中患者体位保持不变。

4．正常所见　正常肾图可分为 a、b、c 三段，每段代表不同意义（图 8-9），双肾图曲线基本相似。

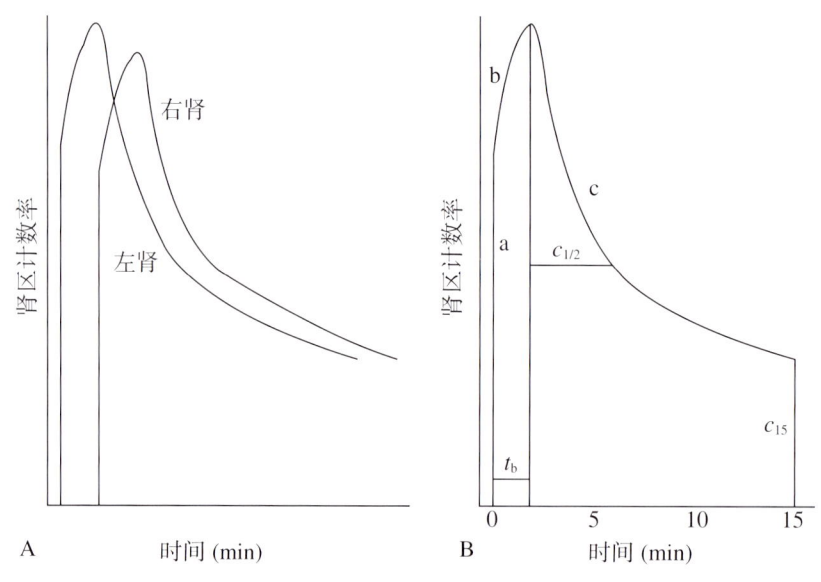

图 8-9　A．正常肾图曲线　B．肾图分析示意图

（1）a 段（示踪剂出现段）：静脉注射示踪剂后 10 s 左右，曲线出现急剧上升，此段主要为肾周围血管床（60%）、肾内血管（10%）及肾实质（30%）的放射性总和，其高度在一定程度上反映肾动脉的血流灌注量。

（2）b 段（示踪剂聚集段）：a 段之后斜行上升曲线，一般 3～5 min 到达高峰，其斜率及幅度反映肾小管上皮细胞从血液中摄取示踪剂的速度和数量，主要提示肾血流量及肾皮质功能。

（3）c 段（示踪剂排泄段）：b 段的高峰后曲线下降段，前部下降较快，斜率与 b 段上升斜率相近，后部下降较缓慢，其斜率主要反映示踪剂随尿液排泄出肾的数量和速度。c 段反映示踪剂经肾集合系统排入膀胱的过程，主要与上尿路通畅程度和尿流量有关。

（二）肾图定量指标分析

肾图定量指标是准确、客观评价肾功能情况的重要指标，其计算方法及其正常参考值见表 8-2。肾指数（renal index，RI）综合了 b 段上升速度与 c 段下降速度两个方面的因素，结果比较稳定，是评价肾功能的可靠指标。正常人 RI > 45%，RI 为 30% ~ 45% 时提示肾功能轻度损害，20% ~ 30% 为中度损害，< 20% 为重度损害。分肾浓缩率是上尿路引流不畅时评价肾功能的参考指标。

表 8-2 常用的肾图分析指标及参考值

指标	计算方法	参考值
高峰时间（t_b）	从注射药物到肾内示踪剂计数最高	< 4.5 min
半排时间（$c_{1/2}$）	高峰下降到峰值一半的时间	< 8 min
15 min 残留率	$(c_{15}/b) \times 100\%$	< 50%
肾指数（RI）	$[(b-a)^2 + (b-c_{15})^2]/b^2 \times 100\%$	> 45%
分浓缩率	$(b-a)/(a \times t_b) \times 100\%$	> 6%
峰时差	$|左 t_b - 右 t_b|$	< 1 min
峰值差	$|b_左 - b_右|/\bar{b} \times 100\%$	< 30%
肾指数差	$|RI_左 - RI_右|/\overline{RI} \times 100\%$	< 25%

注：① C_{15} 为注射药物后 15 min 时计数率，b 为高峰时计数率，a 为肾血流灌注峰计数率。② 20 min 残留率：^{99m}Tc-DTPA < 60%，^{99m}Tc-EC 等肾小管分泌型药物小于 50%。③ 表中各参数是在无尿路梗阻时判断肾功能的理想指标，但不适用于尿路梗阻时的肾功能观察。④ 正常老年人应用这些定量指标时要适当放宽。

（三）异常肾图及其意义

异常肾图包括分侧肾图曲线异常和双侧曲线对比异常，肾图异常大致包括以下 7 种类型：①持续上升型；②高水平延长型；③抛物线型；④低水平延长型；⑤低水平递降型；⑥阶梯状下降型；⑦小肾图（图 8-10）。

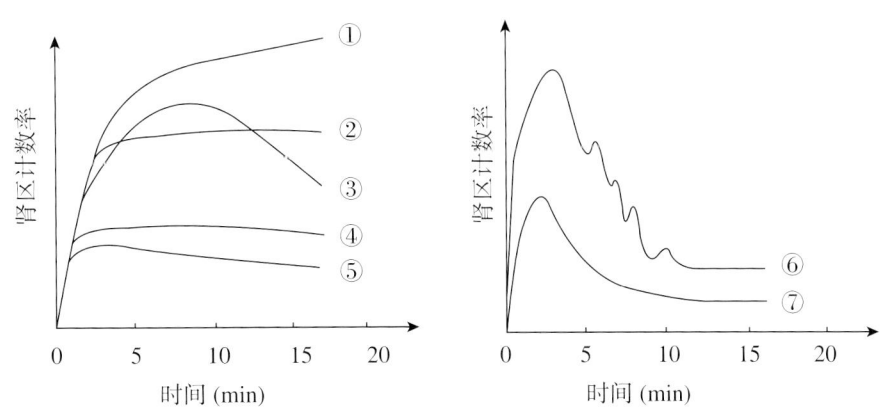

图 8-10 各种肾图异常类型示意图

（1）持续上升型：肾图表现为 a 段基本正常，b 段持续上升，检查结束时也未见下降的 c 段。出现在单侧多为急性上尿路梗阻；双侧同时出现，多见于急性肾性肾衰竭或下尿路梗阻所致的双侧上尿路引流不畅。

（2）高水平延长型：a段基本正常，b段上升不明显，之后基本维持在同一水平，不见明显下降的c段，b、c段分界不清。多见于上尿路不全梗阻和梗阻性肾盂积水并肾功能受损。

（3）抛物线型：a段正常或略低，b段上升和c段下降缓慢，峰时后延，峰顶圆钝，表现为不对称抛物线状。主要见于肾缺血、肾功能受损、脱水、上尿路引流不畅所致的轻或中度肾盂积水。

（4）低水平延长线型：a段明显降低，b、c段基本融合为一条直线。常见于肾功能严重受损、急性肾前性肾衰竭、慢性上尿路严重梗阻。偶见急性上尿路梗阻，当梗阻原因解除后肾图则有可能在短期内恢复正常。

（5）低水平递降型：a段降低明显，无显著b段，只见曲线缓慢递降，而且总比健侧相同时间的计数明显低下。可见于肾无功能、肾功能极差、肾缺如或肾切除后患者。

（6）阶梯状下降型：a、b段基本正常，c段呈规则或不规则的阶梯状下降。多见于因疼痛、精神紧张、尿路感染、少尿或卧位等导致的输尿管反流和上尿路不稳定性痉挛，该型重复性较差。

（7）小肾图：表现为患侧肾曲线明显缩小，a、b、c段图形尚正常，但峰值低于健侧，患侧峰值较健侧低20%～30%。多见于单侧肾动脉狭窄，也可见于游走肾坐位采集者和先天性小肾。

（四）临床应用

1. 尿路梗阻的诊断 尿路梗阻的常见病因是肾和输尿管结石、输尿管狭窄、腹腔和盆腔肿瘤压迫和侵犯输尿管等。肾图检查能敏感地探测尿路梗阻或引起尿流动力学的异常变化，是诊断上尿路梗阻简便、经济且可靠的方法，灵敏度可以达到80%以上。

急性上尿路梗阻（如肾或输尿管结石），肾图常表现为持续上升型的曲线；不完全性上尿路梗阻的肾图曲线常显示c段下降缓慢，半排时间大于8 min，15 min残留率＞50%。如果尿路梗阻时间较长，出现肾积水并影响到肾功能时，可表现为抛物线型或高水平延长线型肾图。如尿路梗阻持续不能解除，可导致严重肾功能损害，出现低水平延长线型、低水平递降型肾图。利尿试验对鉴别机械性上尿路梗阻和非梗阻性单纯上尿路扩张有一定价值，单纯上尿路扩张利尿试验肾图曲线明显改善，而机械性上尿路梗阻利尿试验肾图曲线无改善。

值得注意的是，脱水、肾缺血或肾性肾功能损害时，由于肾有效血浆流量和尿量下降，放射性滞留于肾实质内，迟迟不向肾盏、肾盂集中，也可引起c段下降缓慢。因此，c段下降缓慢对上尿路梗阻诊断并没有特异性。各种原因所致的输尿管痉挛，也会出现c段异常。故在做出诊断时须密切结合临床。

2. 肾功能评价 肾图检查能同时反映左、右分肾功能，而且灵敏度高于静脉肾盂造影（intravenous pyelography，IVP），对单侧肾功能的判断明显优于血生化检查。慢性肾小球肾炎、肾病综合征、高血压肾损害、糖尿病肾病、药物性肾损害等多累及双肾功能。肾结核、单肾结石、部分肾盂肾炎、单侧肾动脉狭窄、肾肿瘤等疾病多累及单侧肾功能。肾图除了能判断患侧肾功能受损的程度，还能提供对侧肾功能状态，对指导临床治疗及疗效观察有重要的实用价值。

3. 肾血管性高血压的诊断 肾图是筛查肾动脉狭窄简便而实用的方法。根据肾动脉狭窄的部位、程度、持续时间不同，肾图可以表现为抛物线型、高水平延长型、低水平延长型、低水平递降型、小肾图型。小肾图对单侧肾动脉狭窄的筛查具有独特诊断价值，但敏感性较低，发生率仅为10%。病较轻时，双侧肾图曲线可无明显差别，需要进一步采用试验加以鉴别。对临床怀疑肾血管性高血压者，两侧肾图无明显差异时，也需要做卡托普利试验以提高诊断率。

4. 移植肾监测 肾移植术后，移植肾功能正常者，肾图曲线正常或基本正常，30 min 时膀胱区与移植肾区示踪剂计数比值（B/K）大于或等于 4。如果高峰出现时间延迟、c 段下降缓慢、B/K 小于 4，提示有可能发生排异反应或急性肾小管坏死。移植肾出现慢性排异反应或肾功能不全时，肾图曲线多为低水平延长线型，B/K 小于 1。c 段呈持续上升，膀胱区无示踪剂出现，应考虑出现尿路梗阻或尿漏。

（五）优缺点

肾图仪获取肾图的主要优点是操作简便、价格低廉和安全无创，对身体状况较差、小儿或碘过敏患者也适用。

主要缺点为：①对于肾图仪而言，探头对位是根据肾的解剖位置进行的，若受检者肾位置变异或变动，探头就不能采集到准确信息。②肾图代表的是整个肾的 TAC，是肾内各部位的混合表现。因此在检查前要仔细了解检查目的，结合受检者的临床情况，切忌单纯根据曲线作出结论。

二、肾检查的介入试验

泌尿系统的介入试验主要是在肾动态显像或肾图检查的基础上进行的，目前临床上常用的有利尿试验（diuretic test）和卡托普利试验（Captopril test）。

（一）利尿试验

上尿路梗阻是临床常见的一种尿液流动异常，造成上尿路梗阻的原因很多，可分为机械性梗阻和非机械性梗阻两大类。前者是由于尿路中存在导致尿液流动受阻的机械性因素（如尿路狭窄、结石、肿瘤）所致；后者则是由于单纯性尿路局部扩张使得扩张部位张力降低，尿流减慢，或由于输尿管痉挛导致尿流不畅，属功能性因素引起。由于这两类尿路梗阻的临床处理原则完全不同，因此需要进行鉴别。利尿试验通过观察注射利尿剂前后尿路梗阻影像和肾图曲线的变化，可以很好地鉴别机械性梗阻和非机械性梗阻。这一方法能够反映尿路的动力学改变，在判断梗阻性质方面优于超声和 IVP。

1. 原理 利尿剂的作用是使尿液生成增多，尿流速增加，对尿路中的梗阻部位产生较大的压力。进行利尿试验肾动态显像或肾图检查时，静脉注射显像剂后，非机械性梗阻由于没有真正堵塞尿路的因素存在，滞留的放射性药物会明显加速排出；相反，机械性梗阻由于梗阻的病因没有去除，肾内放射性药物滞留不会明显减少，甚至逐渐增多。

2. 方法 检查前 3 天停用利尿药，前两天不进行静脉肾盂造影检查。利尿剂常用呋塞米，用量为 0.5 mg/kg 或每次 20 mg，静脉注射。

（1）一次法：常规肾动态显像或肾图检查过程中，发现梗阻表现时，于动态采集至 15～20 min 时静脉注射利尿剂，继续采集 10 min。

（2）二次法：第一次行常规肾动态显像或肾图检查，待放射性药物基本清除后（当日或次日）进行第二次显像，即利尿试验肾动态显像或肾图检查，方法为先注射利尿剂，3 min 后注射放射性药物，采集利尿后肾动态影像或利尿后肾图曲线。

一次法较二次法更为简便、耗时短，临床上最为常用。

3. 结果分析 静脉注射利尿剂后，肾内滞留的显像剂迅速减少至完全消失，肾图曲线由原先的持续上升转为下降或下降速率明显加快，判断为非机械性梗阻（图 8-11）；滞留的显像剂未减少甚至增多，肾图曲线不出现下降甚至反而继续上升，判断为机械性梗阻（图 8-12）。

如果滞留的显像剂表现为部分减少且未完全消失，肾图曲线下降速率加快，则为部分机械性梗阻或不完全机械性梗阻。肾功能严重受损者，原尿生成少，利尿剂的作用减弱，会造成利尿试验结果的准确性降低。

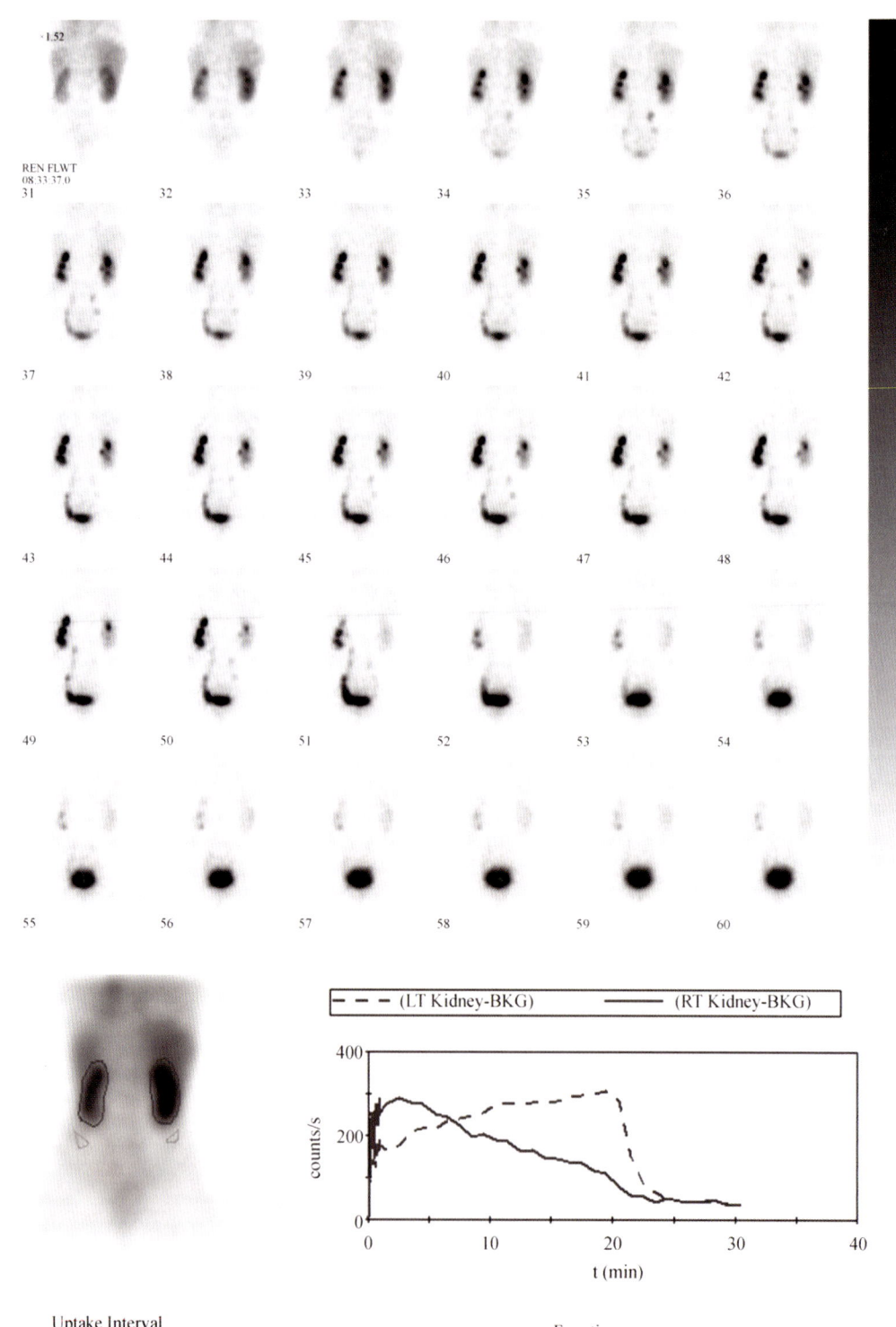

图 8-11　左肾积水，注射呋塞米后左肾内滞留显像剂迅速减少至消失，肾图曲线快速下降，为左侧上尿路非机械性梗阻

LT Kidney：左肾；RT Kidney：右肾；BKG：本底；Function：功能；Uptake Interval：摄取间期；counts/s：计数/秒

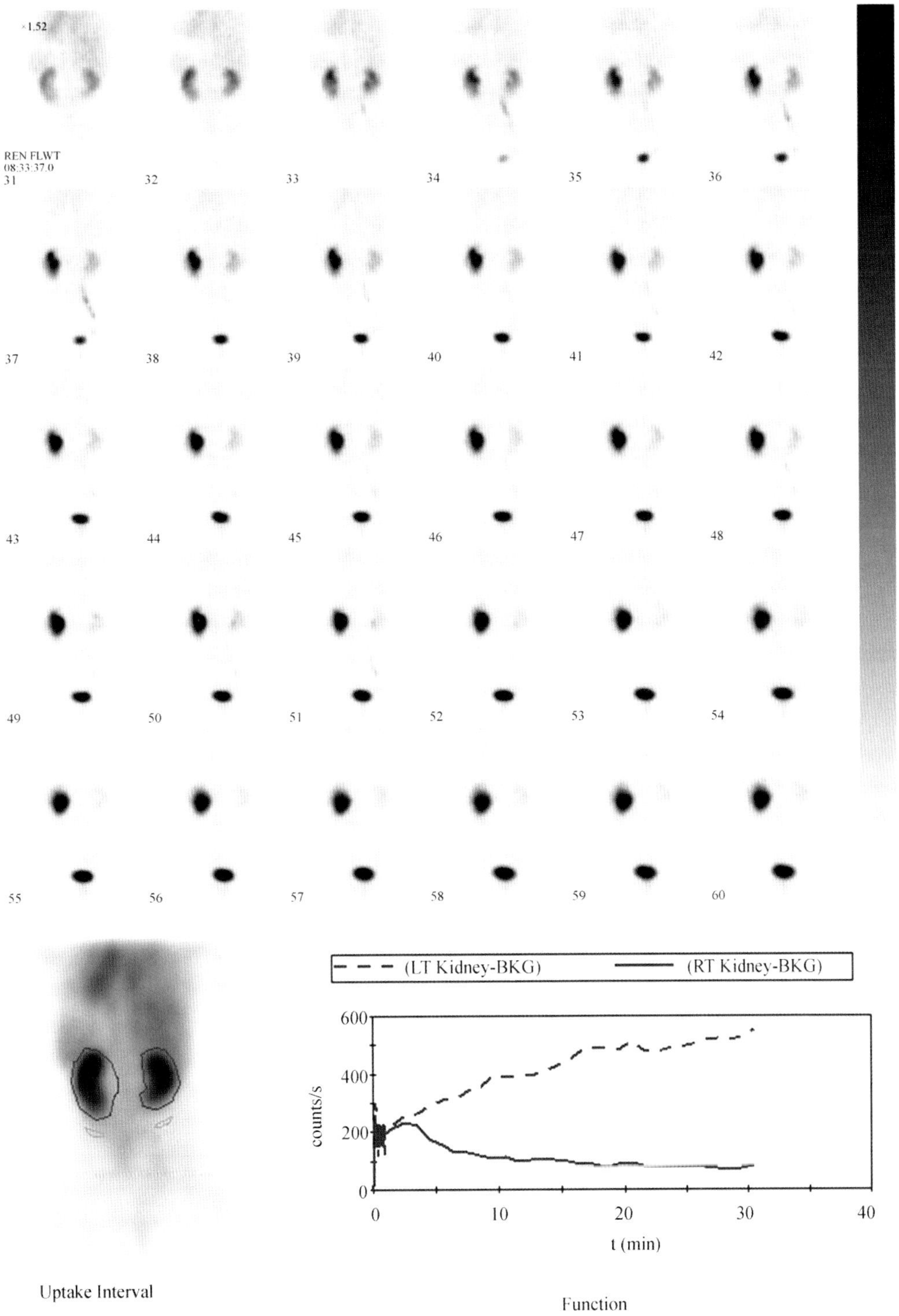

图 8-12 左肾积水，注射呋塞米后左肾内滞留显像剂未见减少，肾图曲线缓慢上升，为左侧上尿路完全机械性梗阻

LT Kidney：左肾；RT Kidney：右肾；BKG：本底；Uptake Interval：摄取间期；counts/s：计数/秒；Function：功能

（二）卡托普利试验

1. 原理 肾动脉血管发生狭窄后，病侧肾血流灌注量减少，会刺激肾小球旁器分泌肾素，随后血管紧张素Ⅰ（angiotensin Ⅰ）生成增多，在血管紧张素转化酶作用下，进一步使

血管紧张素Ⅱ（angiotensin Ⅱ）生成增多，angiotensin Ⅱ 使肾小球的出球小动脉收缩来维持肾小球内的滤过压，从而保持正常的 GFR（图 8-13A）。卡托普利（Captopril）作为血管紧张素转化酶抑制剂（angiotensin-converting enzyme inhibitor，ACEI）类药物，可阻止 angiotensin Ⅰ 转换成 angiotensin Ⅱ，其结果是使收缩的出球小动脉舒张，造成肾小球内滤过压降低，GFR 下降（图 8-13B）。Captopril 的作用是阻断了肾素 - 血管紧张素 - 醛固酮系统的这一代偿环节。肾血管性高血压的患者在 Captopril 介入前后的肾动态显像及肾图表现会有变化，基本特征是 Captopril 介入后显示发生血管狭窄侧的肾功能较介入前下降，健侧肾功能无明显变化，双肾功能的差异加大。

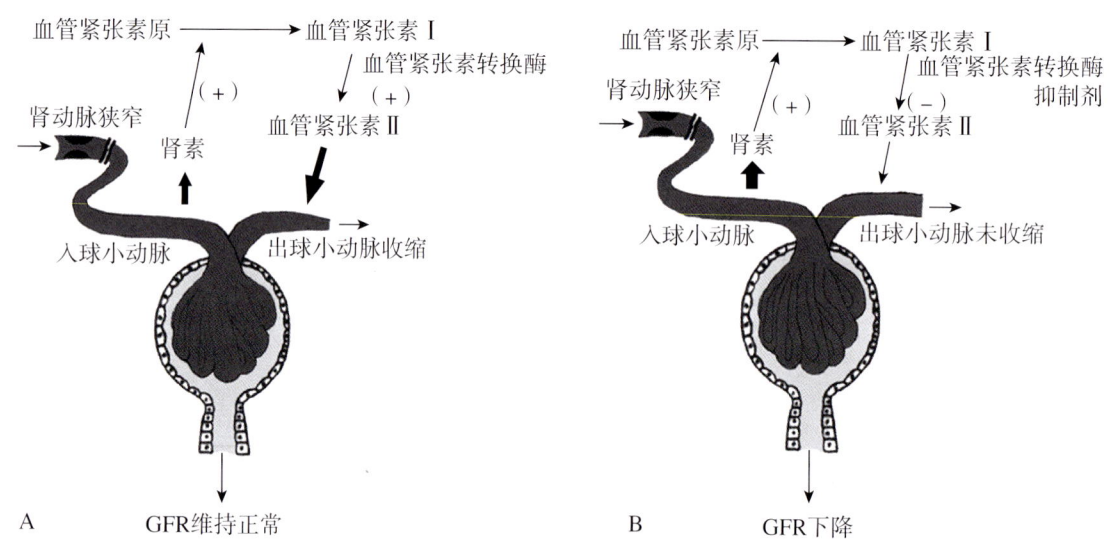

图 8-13　卡托普利试验原理示意图

2．方法　Captopril 用量为 25～50 mg，空腹口服。检查方法包括一日法或二日法。

（1）一日法：先行常规肾动态显像或肾图检查，检查结束 2～3 h 后行 Captopril 介入试验，即口服 Captopril 后 1 h 再次行肾动态显像或肾图检查。

（2）二日法：第一日先行常规肾动态显像或肾图检查；次日行 Captopril 介入肾动态显像或肾图检查，即口服 Captopril 后 1 h 进行肾动态显像或肾图检查。

检查前受检者需停用利尿剂 5 天，停用 ACEI 类药物或钙拮抗剂 2 天。由于 Captopril 有较强的降压作用，介入试验过程中应密切监测受试者的血压变化。

3．结果分析　没有肾血管病变的情况下，卡托普利试验前后的肾动态影像及肾图无明显变化，为卡托普利试验阴性。阳性则表现为 ①Captopril 介入前肾动态显像和（或）肾图表现为肾功能正常，Captopril 介入后表现为患侧肾功能受损；②Captopril 介入后肾动态显像和（或）肾图表现为患侧肾功能受损程度较介入前进一步加重（图 8-14）。功能受损的表现多样，如肾影像减淡、皮质清除延缓、GFR 值下降、肾图曲线 b 段斜率减低、峰时后延、c 段下降减慢等。阳性结果支持肾血管性高血压的诊断。另外，在肾功能受损严重的情况下，由于肾小管型显像剂的图像质量优于肾小球型显像剂，因此前者更被推荐使用。

4．临床应用

（1）肾动脉狭窄的诊断：卡托普利试验是一种较好的诊断肾血管性高血压的无创性方法，灵敏度和特异性可达 90%，特别是对单侧肾动脉狭窄引起的肾血管性高血压的筛选应用价

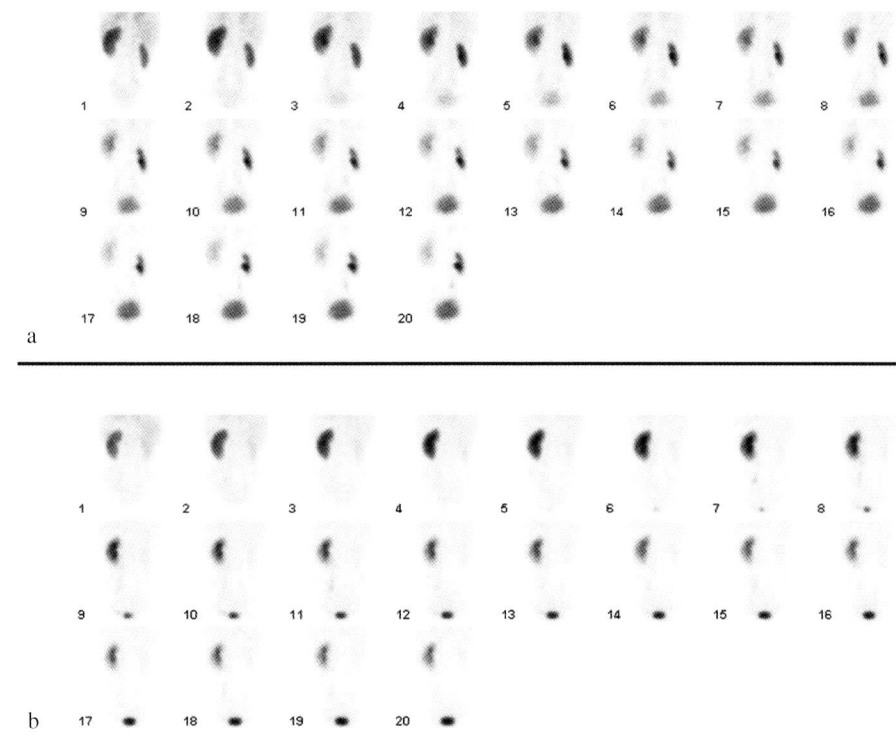

图 8-14 右肾动脉狭窄患者

介入前常规显像示右肾小，功能轻度受损（a）；介入后显像右肾显影不清，功能严重受损（b），为卡托普利试验阳性

值更高。

（2）预测肾动脉狭窄手术治疗的疗效：肾血管性高血压有望通过经皮肾血管成形术及肾血管重建术治愈。研究显示卡托普利试验阳性者手术效果好，在术前预测疗效方面有应用价值。

（3）指导降压药物的选择：ACEI 是目前临床常用的一类降压药，Captopril 是其中之一。通过卡托普利试验可以了解此类药物对服用者肾功能的影响。如果试验阴性，说明使用 ACEI 类药物在降压的同时不会影响肾血流，能起到保护肾功能的作用。相反，如果为阳性，则提示使用 ACEI 药物可能会对肾产生不利影响。因此，卡托普利试验阳性者不推荐使用 ACEI 类降压药物。

病例 8-1

患者，男性，44 岁。膀胱癌术后 13 年，近期 CT 提示：代膀胱与前腹壁间瘘管形成，分泌期未见对比剂进入瘘管内，代膀胱局部壁略厚，左侧输尿管吻合口处狭窄伴其上方肾盂肾盏及输尿管扩张，扩张程度较前略重。近期血肌酐 99.00 μmol/L。^{99m}Tc-DTPA 介入试验肾动态显像图像，见图 8-15～图 8-18。

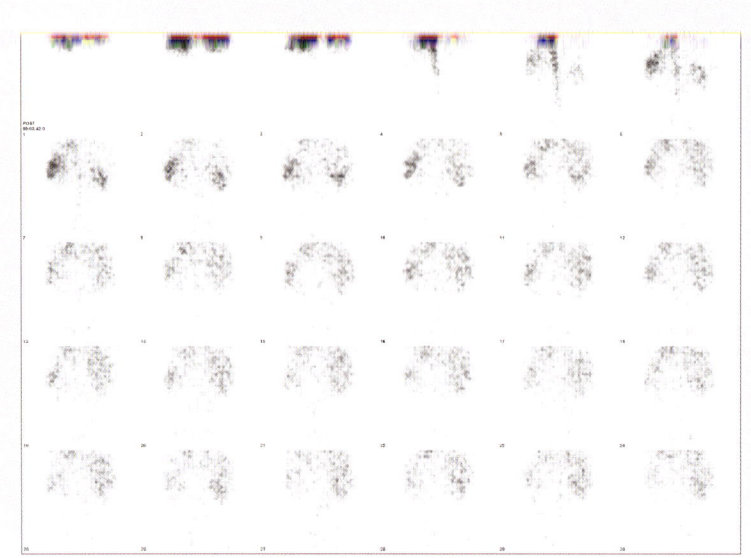

图 8-15　肾快动态显像

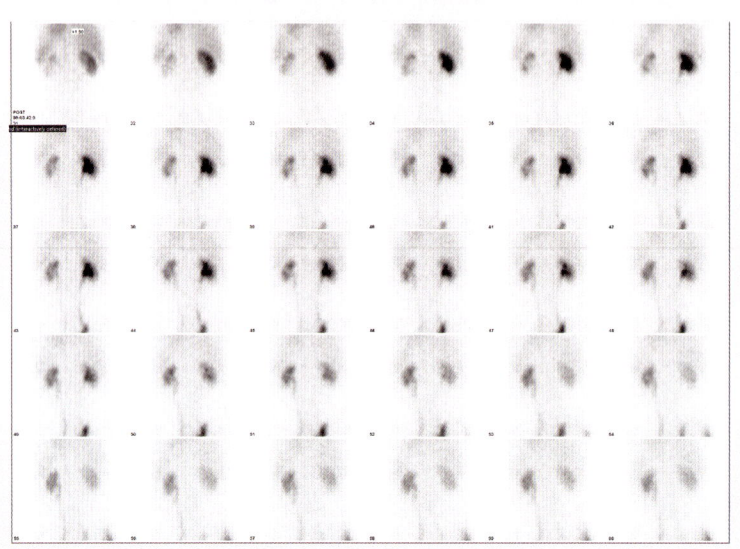

图 8-16　肾慢动态显像

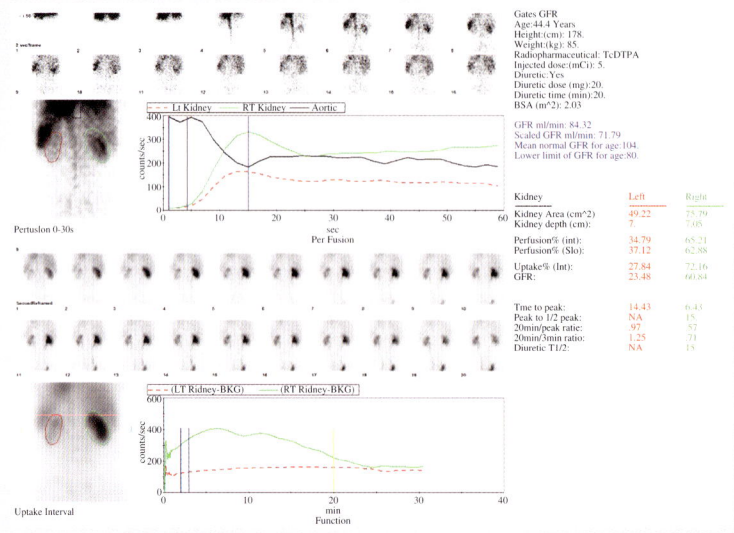

图 8-17　肾图

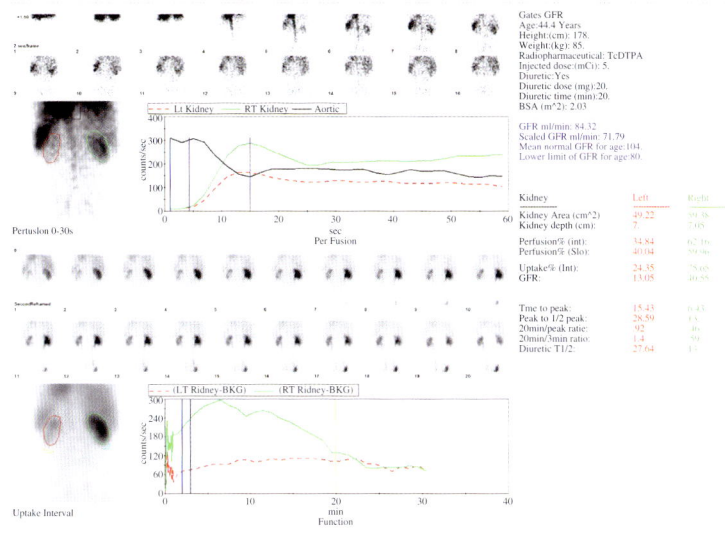

图 8-18　GFR

病例讨论：
1. 请说明该检查是什么介入试验。
2. 请描述该患者的介入试验肾动态影像表现和诊断。

病例 8-2

患者，女性，56 岁。超声发现右肾动脉狭窄，近期肌酐正常，现为评估双肾功能行肾动脉显像。^{99m}Tc-DTPA 介入试验肾动态显像图像，见图 8-19。

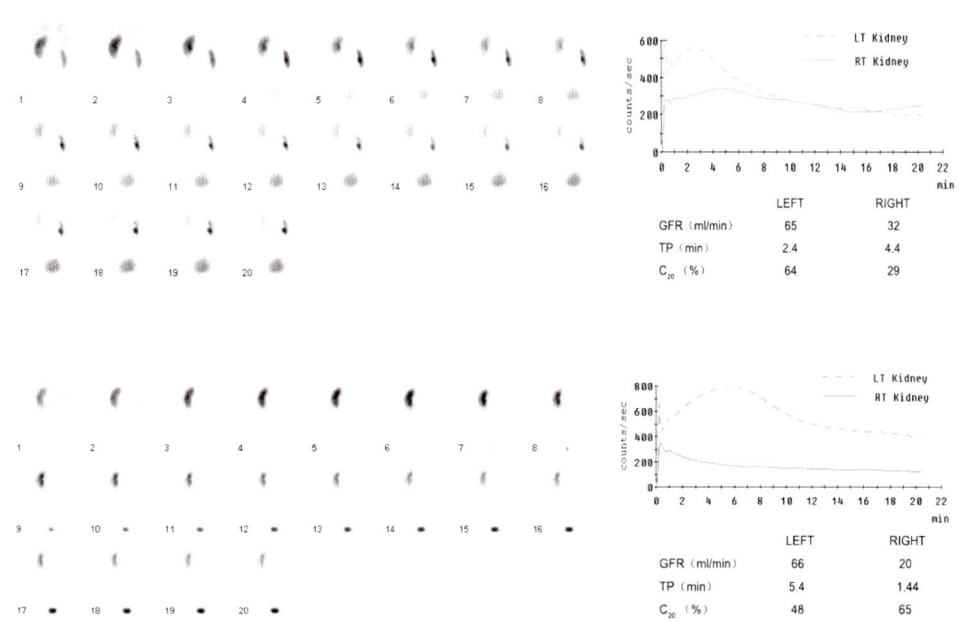

图 8-19　^{99m}Tc-DTPA 介入试验肾动态显像图像

病例讨论：

1. 请说明该检查是什么介入试验。
2. 请描述该患者的影像表现和诊断。
3. 请阐明该介入试验的显像原理和意义。

第四节 肾静态显像

一、原理

肾静态显像（renal static renography）是利用缓慢通过肾的示踪剂，随血液流经肾后分别由肾小管分泌（^{99m}Tc-DMSA）或肾小球滤过（^{99m}Tc-GH），其中部分被近曲小管上皮细胞重吸收并与胞质内巯基结合，在皮质内滞留时间较长，通过 SPECT 行平面显像或断层显像能够清晰显示肾皮质影像，从而了解肾的位置、大小、形态与实质功能，并可显示占位性病变。

二、方法

1. 显像剂及剂量（表 8-3）

表 8-3 常用静态显像剂及剂量

肾静态显像剂		剂量（MBq）	
英文缩写	中英文全称	成人	儿童
^{99m}Tc-DMSA（较常用）	^{99m}Tc-二巯基丁二酸（^{99m}Tc-dimercaptosuccinic acid）	185	1.85 MBq/kg 或最小 22.2
^{99m}Tc-GH	^{99m}Tc-葡庚糖酸盐（^{99m}Tc-glucoheptonate）	555-740	74-377.4 MBq/kg

2. 检查方法 受检者一般无需特殊准备，检查前常规排空膀胱。静脉注射示踪剂后 1~3 h 显像，必要时行延迟 3~6 h 显像。平面显像时受检者取仰卧位或坐位，探头视野应覆盖腹腔及盆腔，常规采集后位、左后斜位及右后斜位影像，必要时加做前位、侧位显像及断层显像，采集结束后重建图像，并显示横断、冠状与矢状位 3 个方向的断层影像。

三、图像分析

1. 正常影像 双侧肾呈蚕豆状，轮廓完整，影像清晰，位于腰椎两侧，肾门向内，与第 1~2 腰椎平齐，纵轴表现为"八"字形（图 8-20）。

2. 异常影像 表现为肾位置、大小、形态、数目等异常，示踪剂分布稀疏或缺损，肾影淡或不显影等。

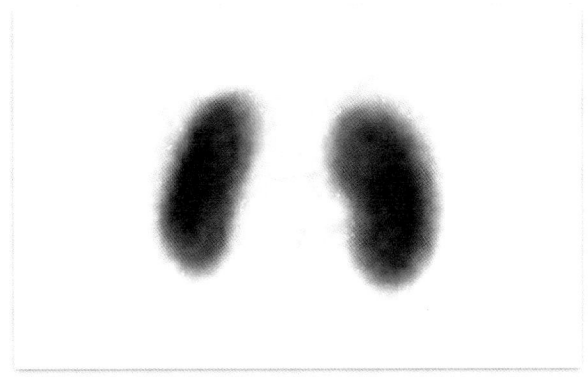

图 8-20　正常肾静态影像

四、临床应用

1. 肾脏位置、形态及数目异常　肾下垂（或游走肾）多见于一侧肾，异位肾时，常在正常肾区仅有一侧肾，腹、盆腔或胸腔有另一发育欠佳的异位肾影。先天性肾发育畸形可引起马蹄肾、单肾、重复肾等（图 8-21）。

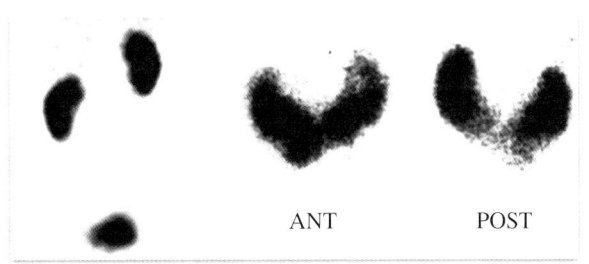

图 8-21　肾下垂　马蹄肾

2. 肾炎症性病变　肾静态显像对肾盂肾炎、肾瘢痕的诊断阳性率明显高于 B 超、CT、IVP 等影像学检查。急性肾盂肾炎表现为单侧或双侧肾的单发或多发示踪剂分布异常缺损区或弥漫性减低区（图 8-22）。慢性肾盂肾炎显示肾影变小，形成瘢痕肾，瘢痕部位示踪剂分布减低、稀疏不均匀。

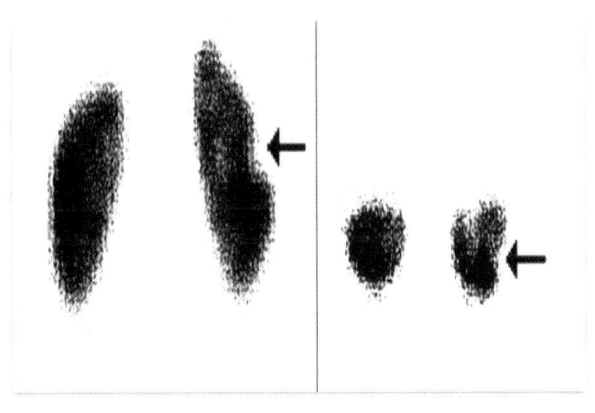

图 8-22　急性肾盂肾炎 ^{99m}Tc-DMSA 显像

3. 肾内占位性病变 单侧或双侧肾内单发或多发局限性示踪剂分布稀疏或缺损区，常见于肿瘤、囊肿、脓肿等病变。

随着其他影像技术的发展，肾静态显像在临床中的应用已明显减少，目前主要用于肾畸形、位置异常及泌尿系感染等的鉴别诊断。

病例 8-3

患者，女性，13 岁。间断腰痛、发热、尿检异常 3 年 2 月余，双肾输尿管膀胱再植术后 3 年。^{99m}Tc-DMSA 肾静态显像图像，见图 8-23，图 8-24。

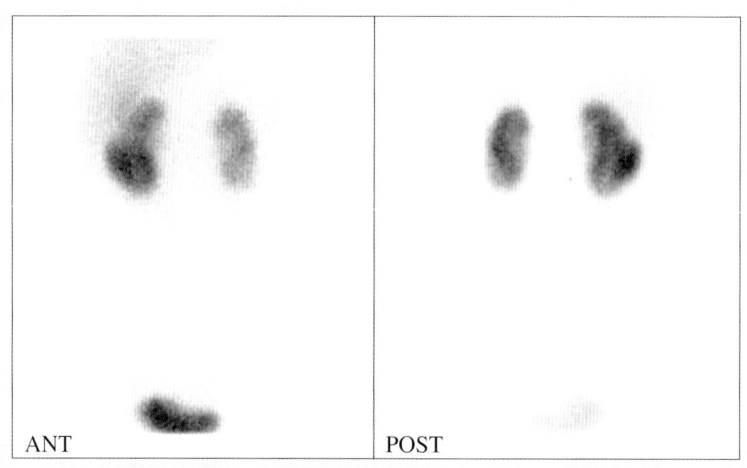

图 8-23 ^{99m}Tc-DMSA 肾静态显像

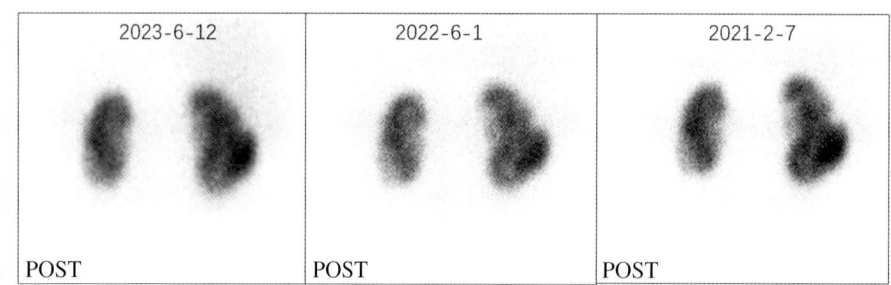

图 8-24 ^{99m}Tc-DMSA 肾静态显像治疗后对比图

病例讨论：
请描述该患者的影像表现和诊断。

第五节 膀胱输尿管反流显像、阴囊显像和输卵管显像

一、膀胱输尿管反流显像

1. 原理 膀胱输尿管反流（vesicoureteral reflux，VUR）是指患者排尿过程中尿液反流至

输尿管和（或）肾区，是反复泌尿系感染的重要原因，儿童多见。膀胱输尿管反流显像是指将示踪剂引入膀胱，待膀胱充盈后，患者用力排尿或膀胱区加压致使尿液反流到输尿管和（或）肾区，通过 SPECT 采集该过程，可获得膀胱充盈、排尿过程和排尿后的膀胱输尿管影像。

2．检查方法

（1）直接法：通过导尿管将显像剂注入膀胱内，在膀胱不断充盈和排尿过程中观察输尿管和（或）肾区有无异常示踪剂出现，从而判断是否有膀胱输尿管反流。

本法的优点：与 X 射线膀胱造影灵敏度相近且性腺辐射剂量小，结果不受肾功能的影响。缺点：通过尿道插管，存在造成尿路感染的可能；膀胱细微结构异常的显示分辨率较 X 射线差。

（2）间接法：受检者检查前 30 min 饮水 300 ml，不排尿。在常规肾动态显像结束后，待静脉注射的肾示踪剂大部分已排至膀胱时，受检者用力憋尿，随后用力排尿，通过显像仪器观察该过程中输尿管和肾内有无异常示踪剂分布增高区。

间接法的优点：不用插导尿管，能同时提供肾动态影像。缺点：需要长时间憋尿，儿童及尿失禁患者难以接受；检查结果受肾功能影响。

3．图像分析

（1）正常影像：各期影像中仅见膀胱显影，双侧输尿管和肾区不显影。

（2）异常影像：在各期影像中，除膀胱显影外，双侧输尿管和（或）肾区出现异常的示踪剂分布或示踪剂分布明显增高。根据反流的部位及其形态，可判断反流程度。①轻度：在用力憋尿及排尿或膀胱充分充盈的情况下，示踪剂分布仅限于输尿管下段。②中度：示踪剂分布出现在输尿管上段，反流到达肾盂、肾盏。③重度：在肾区出现异常示踪剂分布，或尚未憋尿及膀胱尚未充盈的情况下，输尿管部位发现异常示踪剂分布，反流至扩张的肾集合系统并可见增粗、迂曲的输尿管影。

4．临床应用　可用本法判断反复泌尿系感染、下尿路梗阻患者有无膀胱 - 输尿管尿反流及其程度，并决定治疗方案。不论在膀胱充盈期还是排尿期，只要输尿管及肾区出现放射性增高影像或曲线上出现上升段，即可诊断膀胱输尿管反流。反流程度分为轻度、中度、重度。本法还可用于抗感染或抗反流手术疗效评价。

二、阴囊显像

1．原理　阴囊显像（scrotal imaging）是一种了解阴囊血流供应状况的核医学显像方法。通过对阴囊动脉血流灌注相及静态血池相的分析，有助于判断急性睾丸疼痛的病因，对急性精索扭转和急性附睾睾丸炎可进行鉴别诊断。

2．检查方法　检查时双侧睾丸置于 SPECT 探头的视野中心，确定睾丸疼痛的方位，并用布巾托起，使双侧睾丸在同一水平，睾丸旁的大腿部位用铅皮遮挡，阴茎固定在耻骨联合正中的上方。"弹丸"式静脉注射 $^{99m}TcO_4^-$ 555～740 MBq 后即刻采集动态血流灌注相，1～2 s/ 帧，连续采集 1 min；5 min 后采集静态血池相。

3．图像分析　正常阴囊影像为动态血流灌注影像仅见髂动脉和股动脉显影，睾丸动脉不显影，阴囊区无明显示踪剂分布；静态血池影像见阴囊区轻度显影，两侧基本对称，没有明显的示踪剂浓聚或缺损。

4．临床应用

（1）急性睾丸疼痛的鉴别诊断：急性睾丸疼痛主要为急性精索扭转和急性附睾睾丸炎两种情况。急性精索扭转以睾丸缺血为特征，血池影像表现为患侧睾丸中心呈示踪剂分布缺损，周边部示踪剂分布增加。急性附睾睾丸炎影像表现为患侧睾丸示踪剂分布增加或浓聚。慢性附睾睾丸炎影像可以正常，如出现脓肿坏死也可以出现示踪剂分布缺损表现。

（2）精索静脉曲张症导致的男性不育症初筛：影像特征表现为病变外呈团状异常示踪剂浓聚影。

三、输卵管显像

1. 原理 子宫腔容积约 5 ml，当子宫腔内缓慢注入 $^{99m}TcO_4^-$ 或锝标记人血清大颗粒聚合白蛋白（^{99m}Tc-macroaggregated albumin，^{99m}Tc-MAA）37 MBq/1ml 并动态采集影像时，子宫腔在保持无压力状态下，显像剂完全依靠子宫的收缩、输卵管的蠕动及纤毛的摆动等通过输卵管。根据卵巢部位显像剂出现的时间及卵巢部位与子宫腔的放射性比值，结合随后的加压注射显像剂动态显像，可判断输卵管是否通畅及通畅输卵管的功能损伤程度，这种方法称为放射性核素输卵管显像（radionuclide salpingography）。

2. 检查方法
输卵管显像的显像剂为 $^{99m}TcO_4^-$ 和 ^{99m}Tc-MAA，在临床中常选用 $^{99m}TcO_4^-$。

（1）不加压动态显像：患者取仰卧位，采集矩阵 128×128，放大倍数为 2，探头中心对准双侧髂前上棘连线与腹白线交点下 1cm，视野包括子宫、输卵管及卵巢。自 12 号子宫造影通水管内注射 $^{99m}TcO_4^-$ 37 MBq/1ml，同时启动 SPECT，以 2 s/帧 ×30 帧及 1 min/帧 ×30 帧行前位动态显像。

（2）加压动态显像：不加压动态显像持续动态观察 30 min 后，若双侧卵巢部位任一侧出现显影欠佳或向周围弥散欠佳，则经子宫造影通水管缓慢加压注射经生理盐水稀释的 $^{99m}TcO_4^-$ 37 MBq/10 ml 入宫腔，同时以 5 s/帧 ×30 帧行前位动态显像，观察卵巢部位及周围示踪剂浓聚和弥散情况。

动态显像结束，行前位静态显像，矩阵 256×256，放大倍数 2。显像结束后抽取子宫内潴留液量并记录。拔管后再行前位静态显像。

3. 图像分析 示踪剂在无压力状态下注入宫腔后 8 s 内卵巢部位清晰显影，且分侧卵巢部位与子宫的最高计数率比值大于 0.38。根据示踪剂在无压力状态下注入宫腔后卵巢部位显影时间，结合分侧卵巢部位与子宫的最高计数率比值，可以把输卵管功能损伤程度分为轻度、中度、重度受损。$^{99m}TcO_4^-$ 37 MBq/1ml 在无压力状态下注入宫腔后，30 min 内输卵管远端无或有少量示踪剂分布，缓慢加压推注 $^{99m}TcO_4^-$ 37 MBq/10 ml 入宫腔时，若病变侧卵巢部位示踪剂分布明显增加，可考虑为输卵管无功能；若病变侧卵巢部位示踪剂分布无增加，可考虑为输卵管阻塞。

4. 临床应用
（1）输卵管阻塞的诊断：不论是否加压注射显像剂，病变侧卵巢部位始终无示踪剂分布。

（2）输卵管功能损伤的诊断及临床意义：在无压力状态下行放射性核素输卵管功能检查，可以明确输卵管功能是否有轻度损伤、中度损伤或重度损伤的诊断；结合加压注射显像剂动态显像可鉴别输卵管无功能与输卵管阻塞。

（3）输卵管功能损伤患者治疗效果的观察。

第六节 与相关影像学检查比较

超声、X 射线及 MRI 检查等能良好显示肾、输尿管、膀胱等组织器官解剖结构变化，周围器官毗邻关系，病变组织大小及形态等。而肾动态显像的优势在于通过肾血流灌注、肾功能动态显像、肾图及 GFR（或 ERPF）四位一体评价总肾及分肾功能、血供及通畅情况，在判断肾功能的敏感性及准确性方面具有独特的临床应用价值。

近年来，MRI 也用于评价肾的 GFR，但截至目前还没有得到广泛认可的结论。B 超通过注射微泡对比剂可观察肾的灌注功能，MRI 也可评价肾的血流、灌注等功能，增强 CT 及后处理软件对肾血流灌注可进行半定量分析，但核医学是最符合生理的评价肾灌注及肾功能的方法。肾动态显像能够无创测定 GFR 已被公认为"金标准"。因操作方便且患者易于接受，并较 CT、MRI 等测量 GFR 的方法成熟，已经成为目前临床早期评价肾功能、特别是分肾功能的首选检查方法。

（刘志翔　周海中　刘　纯）

思 考 题

1. 试述典型肾图三段的名称及其生理意义。
2. 试述常见的异常肾图图形特点及其临床意义。
3. 试述上尿路梗阻的鉴别方法及特点。
4. 试述单侧肾动脉狭窄的肾血流灌注影像、肾动态影像、肾静态影像和肾图的特点。
5. 试述卡托普利介入试验的原理及临床意义。

第九章 呼吸系统

第九章数字资源

呼吸系统由呼吸道和肺组成，主要功能是进行气体交换、吸入氧、排出二氧化碳。肺是呼吸系统的重要器官，具有两组血管系统：一组是肺的功能性血管——肺动脉和肺静脉；另一组是肺的营养性血管——支气管动脉和支气管静脉。为保证正常的肺通气和换气功能，肺动脉系统随气管、支气管树状分布，到达肺泡形成毛细血管网，并与肺泡构成正常的通气/血流比值。呼吸系统的核素显像主要包括肺通气显像（pulmonary ventilation imaging）和肺灌注显像（pulmonary perfusion imaging），分别检测肺的通气功能和肺的功能性血管的完整性。

肺通气和肺灌注显像（ventilation/perfusion scintigraphy，V/Q）用于研究包括肺栓塞（pulmonary embolism，PE）、慢性阻塞性肺疾病（chronic obstructive pulmonary diseases，COPD）、肺动脉高压等在内的多种呼吸系统疾病，尤其在肺栓塞的诊断和治疗后随访中具有举足轻重的地位。肺通气和肺灌注显像的非匹配性节段缺损、节段性缺损的数目和大小是诊断 PE 的重要依据，也是其最重要的临床应用价值。

第一节 肺灌注显像

一、原理和方法

（一）原理

静脉注射大于肺毛细血管直径（7～9 μm）的放射性颗粒进入体内后，随血流进入右心系统，与肺动脉血混合均匀并流经肺毛细血管前动脉和肺泡毛细血管。由于放射性颗粒的直径大于肺毛细血管，因此不能通过肺毛细血管床而一过性地随机嵌顿在肺毛细血管前动脉和毛细血管内。放射性颗粒在肺内的分布与肺动脉血流分布成正比，通过体外测定肺内放射性分布和肺显像即可反映肺内各部位的血流灌注情况。

肺灌注显像常用显像剂包括放射性核素锝标记的大颗粒聚合人血清白蛋白（^{99m}Tc-macroaggregated albumin，^{99m}Tc-MAA）和放射性核素锝标记的人血清白蛋白微球（^{99m}Tc-human albumin microspheres，^{99m}Tc-HAM）。临床以 ^{99m}Tc-MAA 应用居多，其平均直径约为 40 μm（10～60 μm）；HAM 颗粒直径为 10～30 μm，但其重量明显大于 MAA。一次常规显像注入的 ^{99m}Tc-MAA 颗粒数为 20 万～70 万个，一过性阻塞的肺毛细血管数量仅占全部肺毛细血管的 1/1500，不足肺血管总量的 0.1%，因此不会对肺血流动力学产生影响。^{99m}Tc-MAA 颗粒在肺内的生物半衰期为 2～6 h，分解后被巨噬细胞吞噬清除，大部分解离后经尿排出体外。

(二)方法

常规取仰卧位静脉注射显像剂,以减少重力影响。注射前需将注射器内 ^{99m}Tc-MAA 混悬液摇匀,一次缓慢注射 185～370 MBq(5～10 mCi)。对于儿童或有严重肺血管床损伤的患者,注射颗粒的总量应减少一半,甚至减少到 1/4。静脉注射时,需要缓慢注射且严禁回抽血液,以避免形成血凝集块,出现图像异常点或团状放射性伪影,干扰或影响影像诊断。注射体积不小于 1 ml(通常为 3～5 ml)。^{99m}Tc-HAM 的静脉注射量为 74～185 MBq(2～5 mCi)。

1. 平面显像 视野包括双肺,注射药物后数分钟即可显像。常规需进行六体位平面肺显像,即前位(anterior,ANT)、后位(posterior,POST)、右侧位(right lateral,RL)、左侧位(left lateral,LL)、右后斜位(right posterior oblique,RPO)和左后斜位(left posterior oblique,LPO)。必要时加做右前斜位(right anterior oblique,RAO)和左前斜位(left anterior oblique,LAO)。探头配置为低能通用型或低能高分辨准直器,矩阵 256×256,能峰 140 keV,窗宽 20%,ZOOM 1.5～2.0,每个体位采集计数 500 K。

2. 断层显像 受检者取仰卧位,双臂抱头。探头配置低能通用型准直器,探头旋转 360°,每帧步进 6°～10°,15～20 s/帧,采集矩阵为 64×64 或 128×128,能峰 140 keV,窗宽 20%,ZOOM 1.5～2.0。注射药物后即刻开始显像。显像过程中,嘱患者均匀呼吸,避免咳嗽。采集结束后进行图像重建,获横断面、矢状面和冠状面影像,层厚 3～6 mm。

二、影像分析与结果判断

(一)正常影像

1. 平面影像 肺内显像剂分布与肺动脉小血管和毛细血管分布一致,在肺内的分布高低与各部位肺实质的厚度或体积成正比。双肺内显像剂分布较均匀,肺尖略低于肺底,背部较浓,周边较淡。因肺门处支气管和肺血管等组织不滞留显像剂,使显像剂的分布呈明显稀疏或缺损影。若甲状腺和胃显影,表明显像剂中含有过多游离高锝酸盐;若肝显影,说明显像剂中有胶体杂质。

(1)前位像:双肺影像清晰,轮廓完整,显像剂分布均匀,肺尖和肺周边略稀疏,形态和轮廓与胸部 X 射线平片上显示的解剖形态一致(图 9-1a)。右肺影较左肺影大,呈长三角形,肺底呈内凹弧形,与膈肌向上隆起相一致,左肺下野内缘有明显的心脏压迹。两肺中间空白区为纵隔和心影(图 9-1b)。

(2)后位像:双肺影清晰,显像剂分布均匀,两肺影大小相近,左肺下野内缘仍可见轻度心脏压迹,脊柱使左右肺之间呈条状空白区。

(3)侧位像:左右肺影清晰,呈蛤蚌形,底缘略内凹。受心脏影响,左右肺下野前缘放射性分布略稀疏,以左肺明显;受肺门影响,双肺中部放射性分布略稀疏。

(4)斜位像:主要观察肺的基底段改变和获取肺的切线影像,为判断病变和确定病变解剖位置提供了准确的依据。

2. 断层影像 肺断层显像通常以人体纵向为长轴,重建双肺的横断面断层、冠状断层和矢状断层。通过断层显像,可有效克服肺段间结构的重叠及放射性的干扰。

横断面(transversal):断层方向由上而下排列,形似一对平放的"蚕豆"。各层面解剖结构依次显示:自两肺尖沿纵隔脊柱下行,中央的空白区为脊柱,肺尖显影后肺影逐渐清晰显影,且肺门、心影空白区相继出现,肺门以下心影增大,接近肺底时因膈肌的影响只显露双肺外缘轮廓(图 9-2a)。

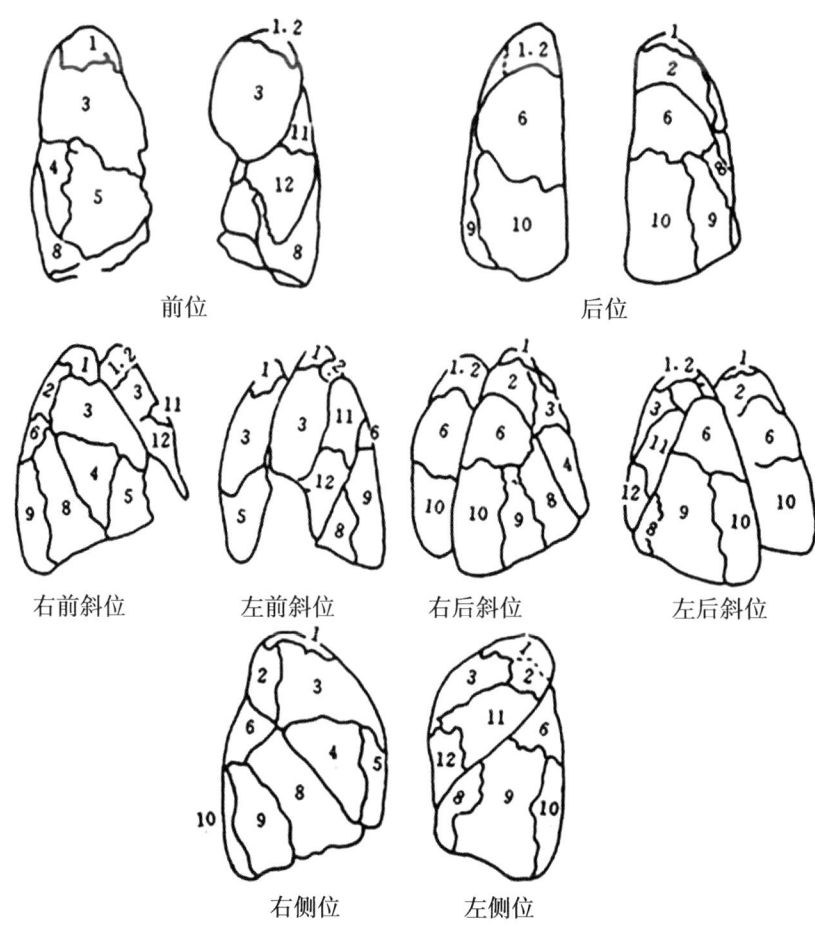

1. 尖段；2. 后段；3. 前段；4. 外侧段；5. 内侧段；6. 背段；7. 内基底段；8. 前基底段；9. 外基底段；10. 后基底段；11. 上舌段；12. 下舌段

图 9-1a　正常肺段解剖示意图

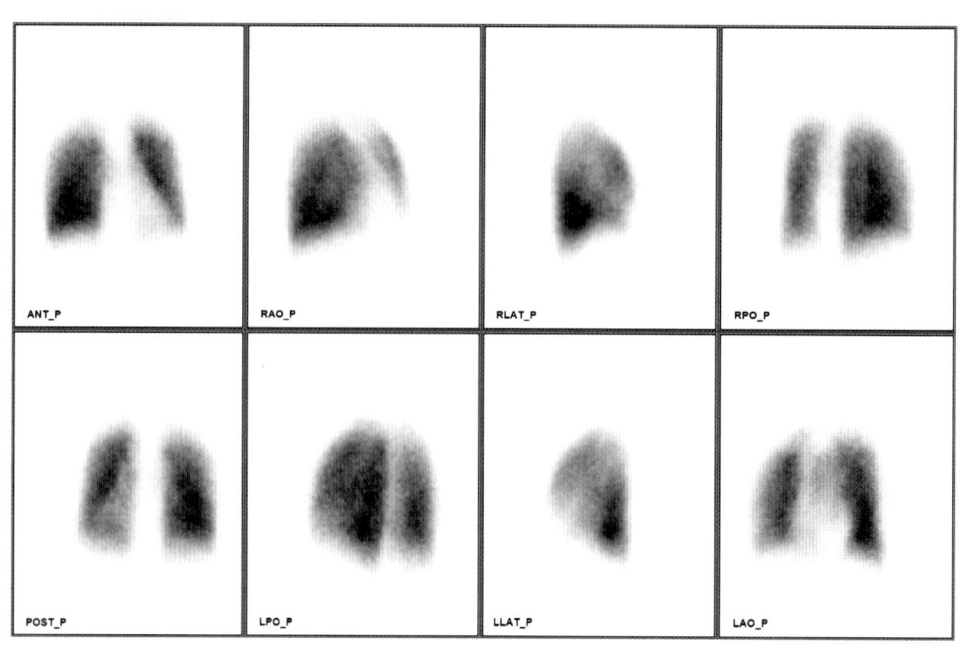

图 9-1b　正常肺灌注图像（^{99m}Tc-MAA）

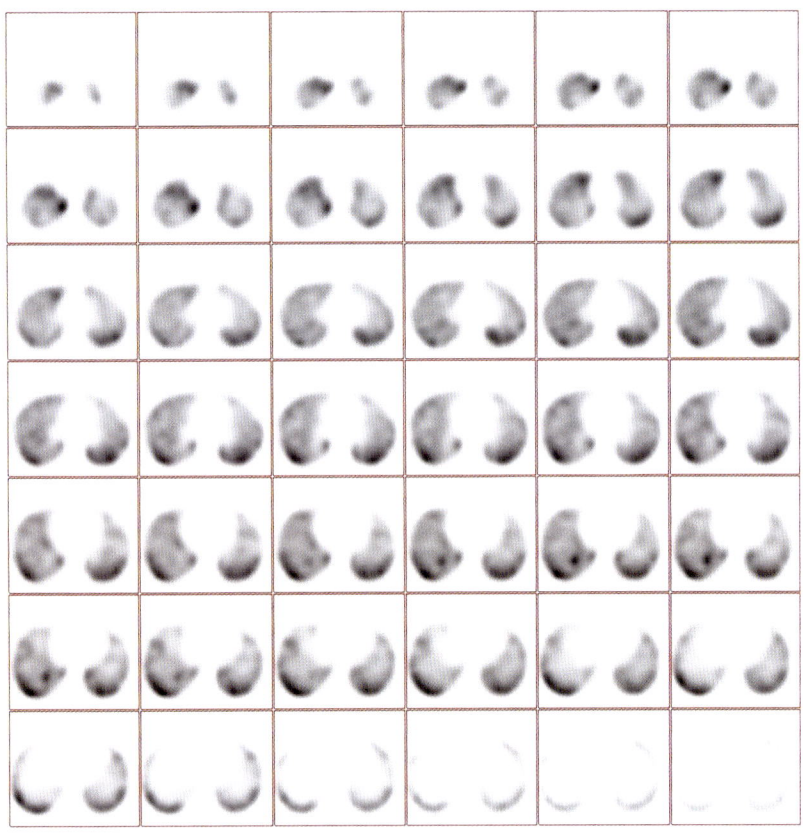

图 9-2a　正常肺灌注 SPECT 横断面断层图像（^{99m}Tc-MAA）

冠状面（coronal）：断层方向为由前向后依次排列，肺影近似前位平面像。各层面解剖结构依次显示：脊柱前区由两肺、纵隔、心影及肺门各层次组成。肺影起初较窄，然后逐渐变宽；心影则由大变小，直到脊柱影出现。脊柱后区心影消失，两肺影增大（图 9-2b）。

矢状面（sagittal）：断层方向为由右向左依次排列。各层面解剖结构依次显示：首先为肺右下角影，肺影逐渐增大，近似右侧位肺影，然后肺门、纵隔、心影依次出现，肺影中心出现空白区，且逐渐增大，此时右肺纵隔面影像似勾状。左肺矢状面与右肺相应，并与右肺横断面相对应（图 9-2c）。

（二）异常影像

肺灌注显像异常征象是由各种原因所致的肺动脉血管狭窄、闭塞或栓塞，致其血供区的放射性分布稀疏或缺损。视其血管阻塞的部位不同，肺灌注影像可呈单肺、肺叶、肺段、亚肺段、楔形（wedge-shaped）或非节段性显像剂分布明显稀疏或缺损。肺段、亚肺段或楔形血流灌注缺损常见于肺栓塞（图 9-3）；而非节段性显像剂分布稀疏或缺损多见于 COPD、肺部肿瘤、炎症、心力衰竭等；肺上部显像剂分布高于肺底部见于各种原因引起的肺动脉高压，如肺源性心脏病、二尖瓣狭窄等，而原发性重度肺动脉高压常呈两肺散布斑片状稀疏缺损，在黑白片中呈"卵石路"征象（pebble road sign）；因肺动脉与支气管动脉间有侧支循环形成，肺动脉血液流入支气管动脉，使肺动脉灌注区域出现显像剂分布稀疏或缺损。

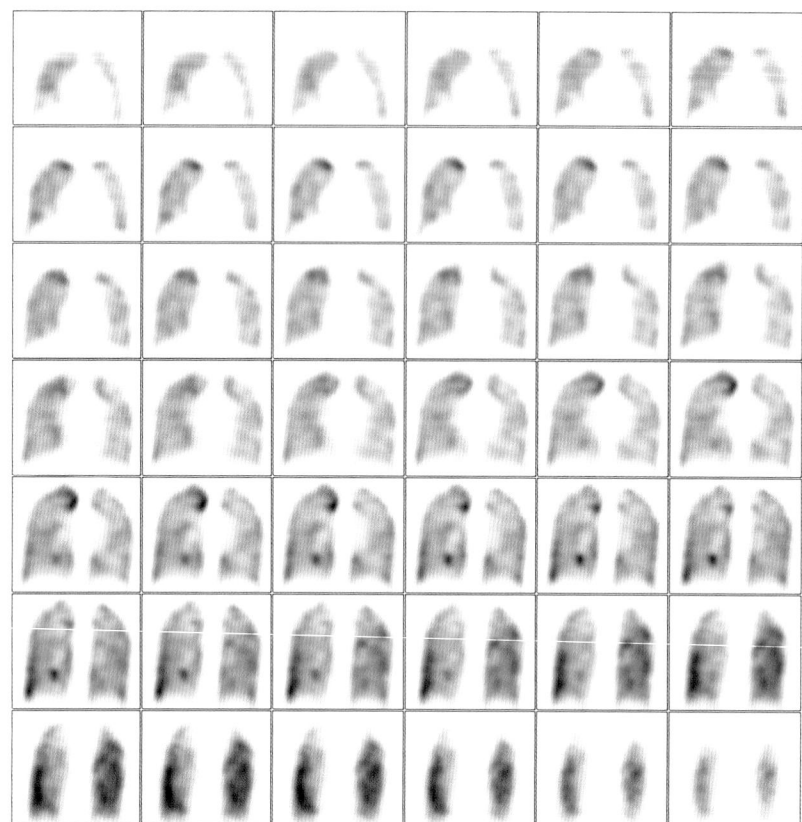

图 9-2b 正常肺灌注 SPECT 冠状面断层图像（^{99m}Tc-MAA）

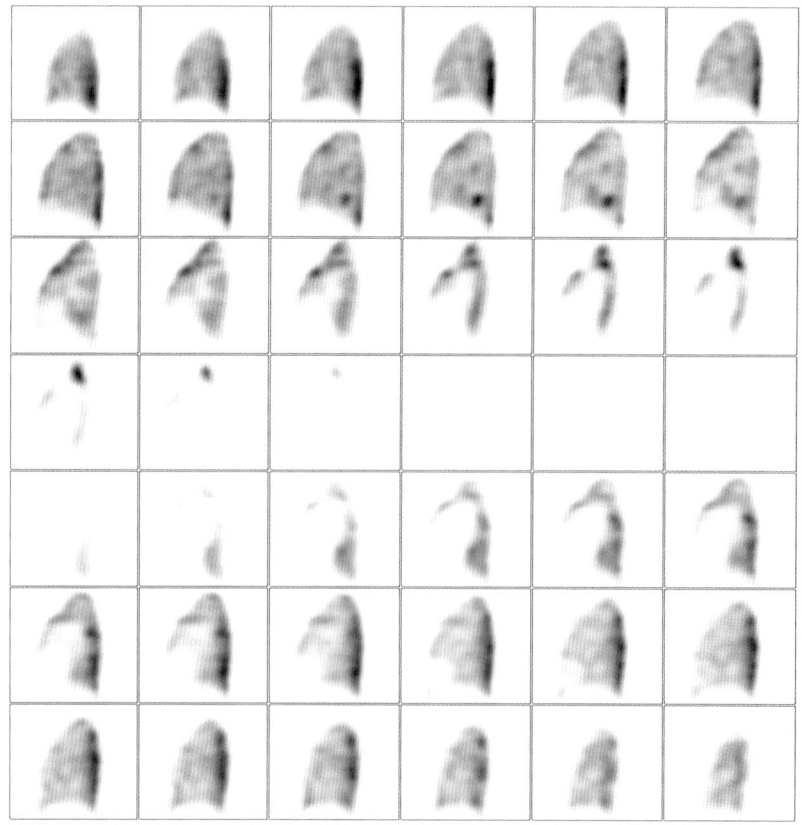

图 9-2c 正常肺灌注 SPECT 矢状面断层图像（^{99m}Tc-MAA）

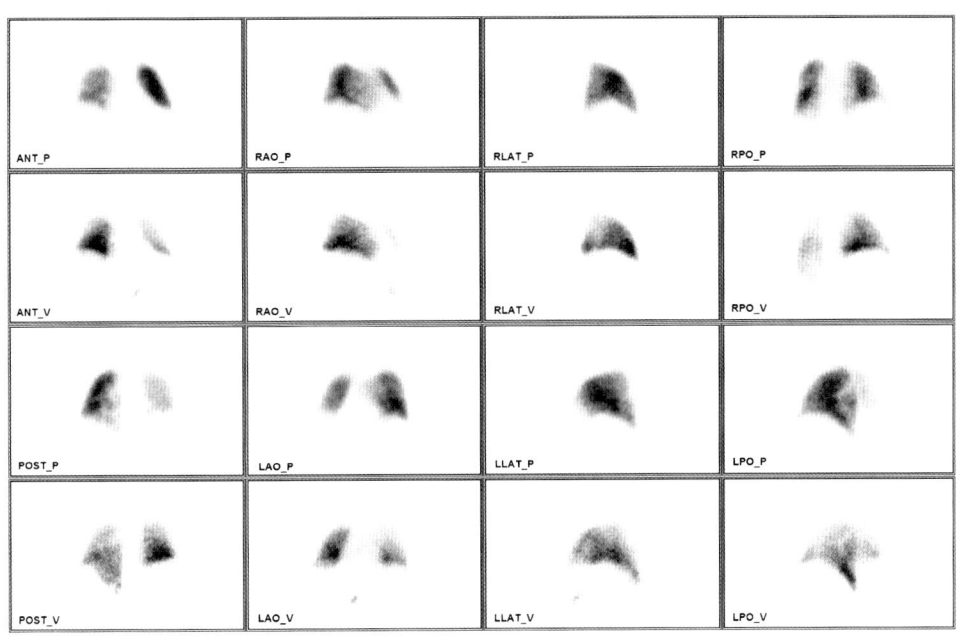

图 9-3　右肺动脉主干栓塞肺灌注平面影像（^{99m}Tc-MAA）
第1、3行为灌注显像，示右肺血流灌注弥漫性减低；第2、4行为通气显像，未见明显异常

第二节　肺通气显像

一、显像原理

使用放射性气体（radioactive gas）、放射性气溶胶（radioactive aerosol）或放射性惰性气体（radioactive noble gas）作为显像剂，经呼吸道吸入并沉积在终末细支气管和肺泡内，利用 γ 相机、SPECT、SPECT/CT 在体外可获得肺内各肺段、亚肺段的图像。由于该显像剂在肺内的分布与呼吸道通畅情况及局部肺通气量成正比，因此当各种原因导致通气功能障碍或通气量减少时，即可在图像上表现为相应部位的放射性分布稀疏、减低或缺损影。

与其他两类显像剂相比，放射性气溶胶一旦吸入，沉积在肺内的部分就不能呼出体外，因此不能判断气道清除该显像剂的能力。

二、显像方法

（一）显像剂

1. 放射性气溶胶　常用的气溶胶微粒直径为 1～30 μm，由气溶胶雾化器将 ^{99m}Tc-DTPA（二乙三胺五乙酸）溶液雾化而成。当气溶胶颗粒直径＞10 μm 时，主要沉积于细支气管以上部位，颗粒越大越靠近大气管；直径为 5～10 μm 的微粒主要沉积于细支气管；直径为 3～5 μm 的颗粒沉积于肺泡中，直径＜3 μm 的微粒易经过气道呼出体外。

2. 锝气体　锝气体在我国和欧美国家已广泛应用于临床。它是利用锝气体发生器将高比活度的高锝酸钠洗脱液吸附于石墨碳棒上，在充满氩气的密闭装置内通电加温至 2500 ℃的条件下而获得，微粒直径为 2～20 nm。在吸入后 60 min 内锝气体稳定分布于双肺，这为获得多体位平面显像和断层显像提供了充分的时间。在可疑肺栓塞患者的研究中，锝气体与氙[^{133}Xe]惰性气体肺通气显像的准确性相近，临床上锝气体已逐渐取代了 ^{133}Xe 惰性气体。由于锝气体微粒直径更小，可广泛沉积于肺泡内，因此可探测到更小的病变，提高了 V/Q 显像对肺栓塞的检测率。

3. ^{133}Xe 惰性气体 ^{133}Xe 由医用回旋加速器生产，临床应用有一定局限性，已逐步被锝气体所取代。

（二）检查方法

1. 显像前准备 检查前无特殊准备，需向患者说明检查的流程，以取得患者的配合，必要时可事先让患者做呼吸训练。患者取坐位，接通雾化器各管口，使之处于工作状态。让患者用嘴咬住口管，用鼻夹夹住鼻子，通过雾化器回路进行正常呼吸。

2. 吸入微粒

（1）气溶胶雾粒吸入：将 ^{99m}Tc-DTPA 1480 MBq/2 ml 溶液注入雾化器，再注入 2 ml 生理盐水，将氧气流速调至 8～10 L/min，使之充分雾化。经过分离过滤，产生雾粒大小合适的气溶胶。使患者尽可能多地吸入气溶胶雾粒，可反复吸入，吸入时间为 5～8 min。

（2）锝气体吸入：将高比活度（>370 MBq/0.1 ml）的新鲜 ^{99m}TcO$_4^-$ 淋洗液注入锝气体发生器的石墨坩埚内，在充满氩气的密闭装置内通电加温，在 2500℃ 条件下 ^{99m}TcO$_4^-$ 蒸发得到锝气体，患者通过连接管及口罩吸入 3～5 次锝气体。

（3）^{133}Xe 气体吸入：需呼吸机辅助配合，深吸气至肺最大容量，后深呼气至残气量，再次开始深吸气时，从呼吸机注入口快速注入 ^{133}Xe 555～740 MBq，浓度为 74～111 MBq/L；深吸气至肺最大容量时，屏气 10～15 s，同时启动开关采集"单次吸入"显像。完成后，患者转为潮式呼吸，待肺内和呼吸机内 ^{133}Xe 平衡后，深吸气至最大容量后屏气，启动开关采集"平衡期"显像。而后改变呼吸机控制阀，患者吸入新鲜空气，呼出的 ^{133}Xe 气体经回收装置吸附，动态采集"洗脱延迟期"显像。

3. 图像采集

（1）多体位平面采集：患者仰卧于检查床，双手交叉抱于头顶，探头尽量贴近胸部。常规采集 ANT、POST、LLAT、RLAT、LAO、RAO、LPO 和 RPO 8 个体位图像。SPECT 配低能高灵敏度或低能通用型准直器，能峰 140 keV，窗宽 20%，矩阵 128×128，放大 1.5～2.0 倍，采集计数为 400～500 K。

（2）SPECT 断层采集：患者体位与平面采集相同。探头配低能通用型准直器，旋转 360°，每 6° 采集一帧，每帧采集 20～30 s，共采集 60 帧，矩阵为 128×128，放大 1.6 倍。原始数据经断层图像处理，得到肺横断面、冠状面及矢状面断层图像，层厚 3～6 mm。

（3）SPECT/CT 断层融合图像采集：借助 CT 可清晰显示肺组织解剖结构，患者体位、SPECT 断层采集与上相同；SPECT 断层采集结束后，启动同机 CT 扫描。经图像重建处理，可配准为 SPECT/CT 融合图像。

三、影像分析

（一）正常影像

^{99m}Tc-DTPA 放射性气溶胶显像所示双肺内放射性分布基本均匀，因吸入颗粒不够均匀及

受气道内气流影响较大,喉头、大气道可见放射性沉积,肺野周边部影像较淡。锝气体显像所示双肺内放射性分布更均匀,段以上大气道内无放射性分布,肺野周边部和肺门部略低,图像质量优于 ^{99m}Tc-DTPA 放射性气溶胶显像。正常肺通气显像与肺灌注显像所见基本一致,无不匹配改变(图 9-4,图 9-5)。

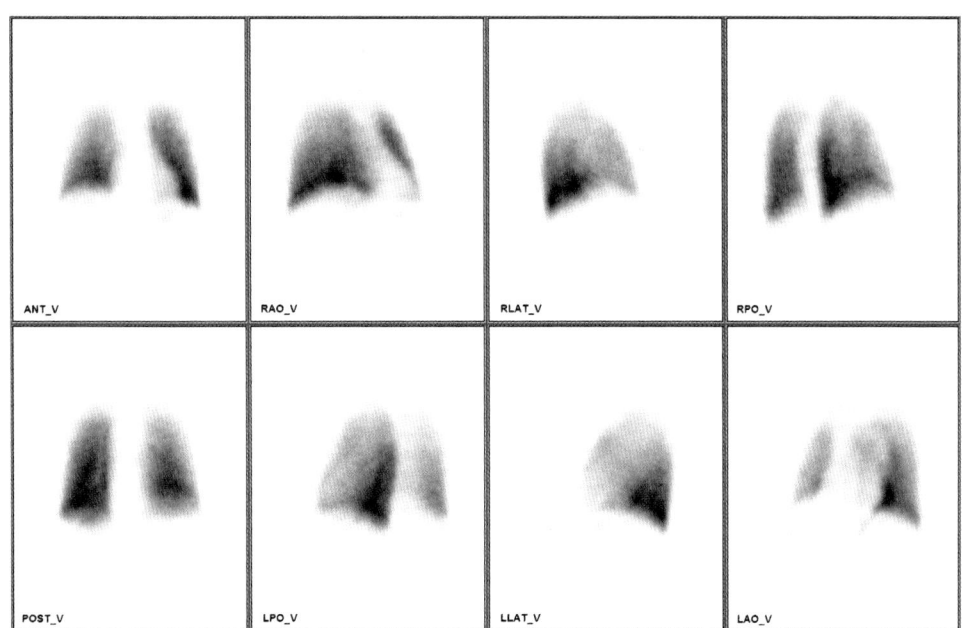

图 9-4　正常肺通气显像(^{99m}TcO$_4^-$)

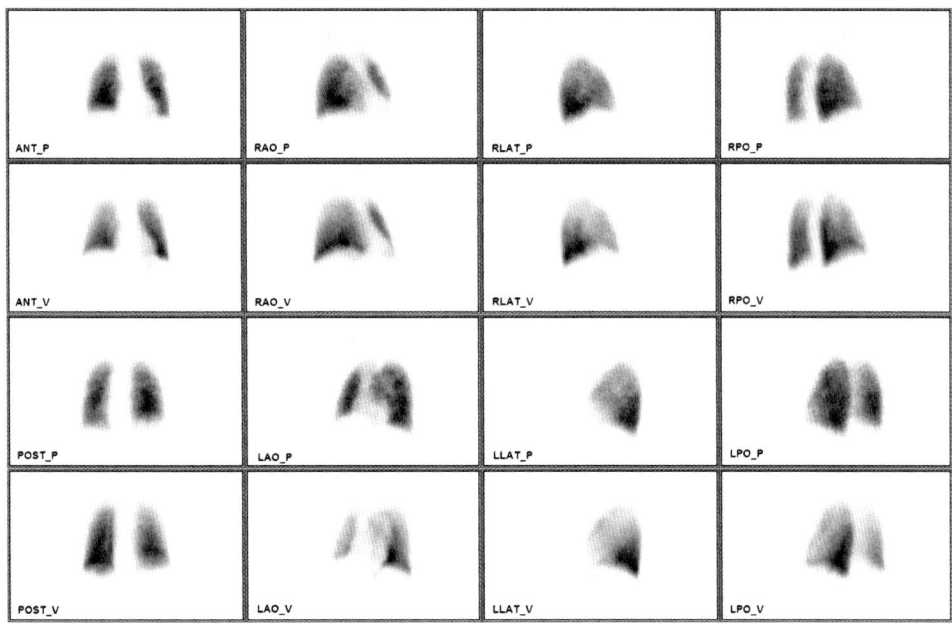

图 9-5　肺通气显像(^{99m}TcO$_4^-$)与肺灌注显像(^{99m}Tc-MAA)匹配
第 1/3 行显示肺灌注结果,第 2/4 行显示肺通气结果

(二)异常影像

1. **气道狭窄不畅**　狭窄部位两侧气流形成涡流,气溶胶雾粒部分沉积,影像呈现放射性

浓聚的"热点",而狭窄部远端的气溶胶雾粒分布正常;锝气体少量通过狭窄部位,远端可见放射性稀疏减低(图9-6)。

2. 气道完全性阻塞　因气溶胶雾粒或锝气体不能通过,因而呈放射性缺损区。

3. 气道和肺泡内如有炎性物或液体充盈,或肺泡萎陷、气流减低,可致使气溶胶雾粒或锝气体难以进入,呈现放射性减低区。

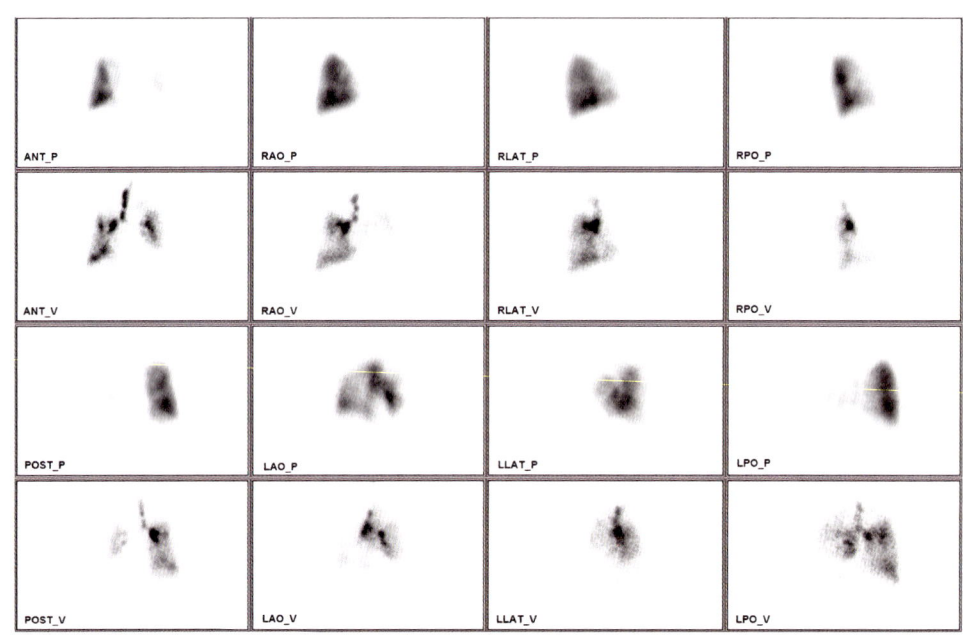

图 9-6　COPD 患者肺通气灌注显像($^{99m}TcO_4^-$,$^{99m}Tc\text{-MAA}$)

第1、3行示肺灌注显像,双肺多发灌注受损;第2、4行示肺通气显像,大气道内见示踪剂滞留,双肺多发通气受损,与灌注缺损区域匹配

四、临床应用

(一)肺栓塞

肺栓塞(pulmonary embolism,PE)是以各种栓子阻塞肺动脉系统为其发病原因的一组疾病或临床综合征的总称,包括肺血栓栓塞症(pulmonary thromboembolism,PTE)、脂肪栓塞综合征、羊水栓塞、空气栓塞、肿瘤栓塞等。其中,肺血栓栓塞症是最常见的肺栓塞类型,占肺栓塞中的绝大多数,通常所称的肺栓塞即肺血栓栓塞症。引起肺动脉栓塞的血栓主要来源于下肢静脉及盆腔静脉。肺栓塞的发病率、致死率和致残率都很高,其症状和体征不典型,临床上漏诊和误诊情况严重。未经治疗的患者死亡率高达25%～30%,在临床死因中仅次于肿瘤、心肌梗死而位居第三,患者如果得到及时诊治后死亡率可降至2%～8%。因此,早期正确诊断肺栓塞极为重要。

肺血管造影是目前公认的诊断肺栓塞的"金标准",但因其为有创性检查,发生致命性或严重并发症的可能性分别为 0.1% 和 1.5%,所以临床应用受到限制,目前已很少用于急性 PE 的临床诊断。放射性核素肺通气/灌注(V/Q)显像作为无创性检查方法是目前诊断 PE 较为常用的检查方法之一。

1. 诊断标准 正常肺组织有肺动脉血运系统和支气管动脉供血系统，当肺动脉的一支血管被栓塞后，局部肺组织因有支气管动脉供血而依然存活，保持正常的呼吸功能。此时，肺灌注显像表现为栓塞血管供血区域放射性分布稀疏或缺损，而通气显像则显示该部位放射性分布正常，即肺通气/灌注显像的"不匹配"征象（mismatched sign），是诊断肺栓塞的重要依据。肺栓塞典型的肺灌注显像表现为多发的肺叶、肺段性放射性分布稀疏或缺损区，而同期的肺通气显像和 X 射线检查正常（图 9-7）。

断层显像多采用 2009 年欧洲核医学协会（European Association of Nuclear Medicine，EANM）指南的标准对照图像进行分析：

（1）诊断肺栓塞：符合肺血管解剖结构的至少一个肺段或两个亚肺段的 V/Q 不匹配。

（2）排除肺栓塞：①灌注正常且与肺部解剖边界一致；②无 V/Q 不匹配的表现，而表现为任意大小、形态、数目的 V/Q 匹配或反向不匹配；③不符合肺叶、肺段或亚肺段形态的 V/Q 不匹配。

（3）不能确定：多发的 V/Q 异常，但缺乏特定疾病的典型表现。

应用此标准，超过 5000 例的 V/Q SPECT 研究结果显示其诊断阴性预测值为 97%～99%，灵敏度为 96%～99%，特异性为 96%～98%，不能确定诊断结果为 1%～4%。

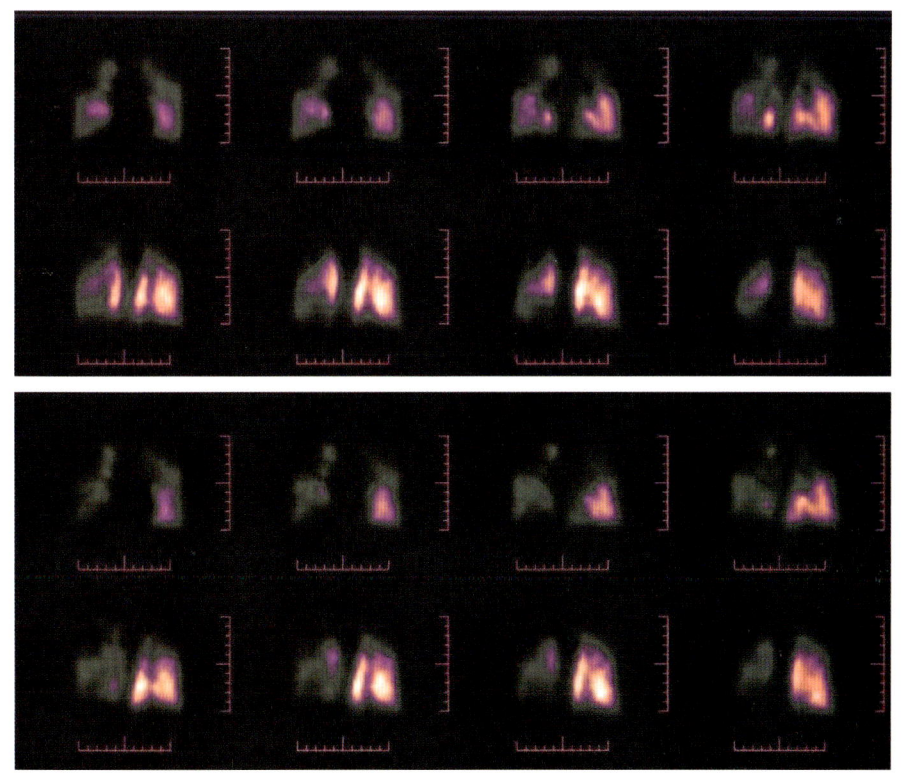

图 9-7　右肺上叶多发肺栓塞
上两排为肺灌注横断面图，下两排为肺通气横断面图

2. 单纯肺灌注显像诊断肺栓塞的价值 如果肺栓塞发病较急，或没有条件进行肺通气显像时，仅行肺灌注显像也具有一定的临床参考价值。肺灌注显像显示单个亚肺段灌注缺损，肺栓塞的可能性为 33%；多个亚肺段灌注缺损，肺栓塞的可能性达 88%；而多个肺段性灌注缺损时，肺栓塞的可能性可达 100%。

3. 疗效评价 V/Q 显像不仅用于肺栓塞的诊断，还可用于溶栓和（或）抗凝治疗及近年来开展的肺动脉内膜剥脱取栓术后的疗效评价。治疗后如果肺灌注影像显示原放射性稀疏缺损区范围缩小或消失，则证明治疗有效；若治疗前后无变化，甚至治疗后原病变范围扩大或出现其他部位新的放射性稀疏缺损区，提示疗效欠佳或伴有新的血栓形成。

（二）慢性阻塞性肺疾病

慢性阻塞性肺疾病（chronic obstructive pulmonary diseases，COPD）是具有气流受限特征的慢性支气管炎和肺气肿，气流受限不完全可逆，呈进行性进展，多与肺部对有害气体和有害颗粒的异常炎症反应有关。COPD 诊断要根据病史、体征、实验室检查等多方面综合进行。放射性核素肺通气/灌注显像由于能够较客观地反映肺局部通气和血流状况，因此可用于 COPD 的诊断、病程分期、疗效观察及预后判断，同时还可指导肺减容术（lung volume reduction surgery，LVRS）的病例选择和手术靶区的确定。

COPD 患者由于肺血管损伤，其灌注显像可出现明显异常，表现为非肺段分布的多发斑片状放射性稀疏缺损区。病情严重的 COPD 患者可形成肺大疱，其肺灌注显像呈肺叶或肺段分布的放射性稀疏缺损区（图 9-8）。肺通气显像时，由于气道狭窄、阻塞、黏膜表面不光滑，使气体通过不畅，形成涡流，吸入的放射性气溶胶沉积在狭窄阻塞的气道内，形成不规则分布的"热点"，而末梢肺实质内放射性分布减少，表现为弥漫性散在分布的放射性稀疏缺损区。COPD 患者 V/Q 显像异常部位基本一致，呈"匹配"特征（matching sign），但通常通气显像异常比灌注显像异常更显著，这反映了 COPD 气道病变在先，肺血管病变在后的病理生理过程（图 9-9）。

锝气体肺通气显像可对 COPD 严重程度进行分级：① 1 级（轻度）：放射性分布不均匀，外围有小范围的缺损区；② 2 级（中度）：放射性分布不均匀，锝气体渗透到周围减少，有的在小气道中沉积（热点）；③ 3 级（重度）：锝气体沉积在中心大气道中，外围大面积缺损。

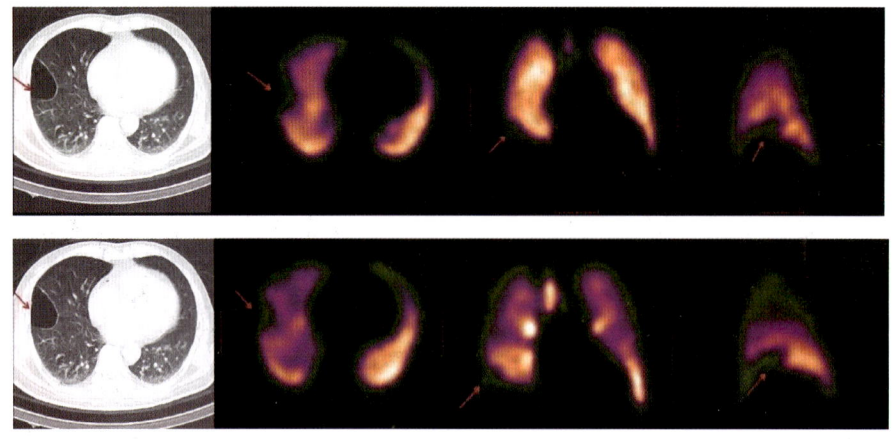

图 9-8　右肺中叶肺大疱
上排为同机 CT 及肺灌注横断面、冠状面及矢状面图，下排为同机 CT 及肺通气横断面、冠状面及矢状面图

（三）肺切除术前评价和术后肺功能预测

手术切除病变肺叶或病变侧肺是肺癌的首选治疗方法之一，但对于病变范围较广或肺功能已降低的患者，手术治疗存在一定的危险性。因此，术前正确评价病变的累及范围，判断病灶的可切除性和患者耐受手术的可能性，对其治疗方案的选择和预后改善有重要意义。单独应用

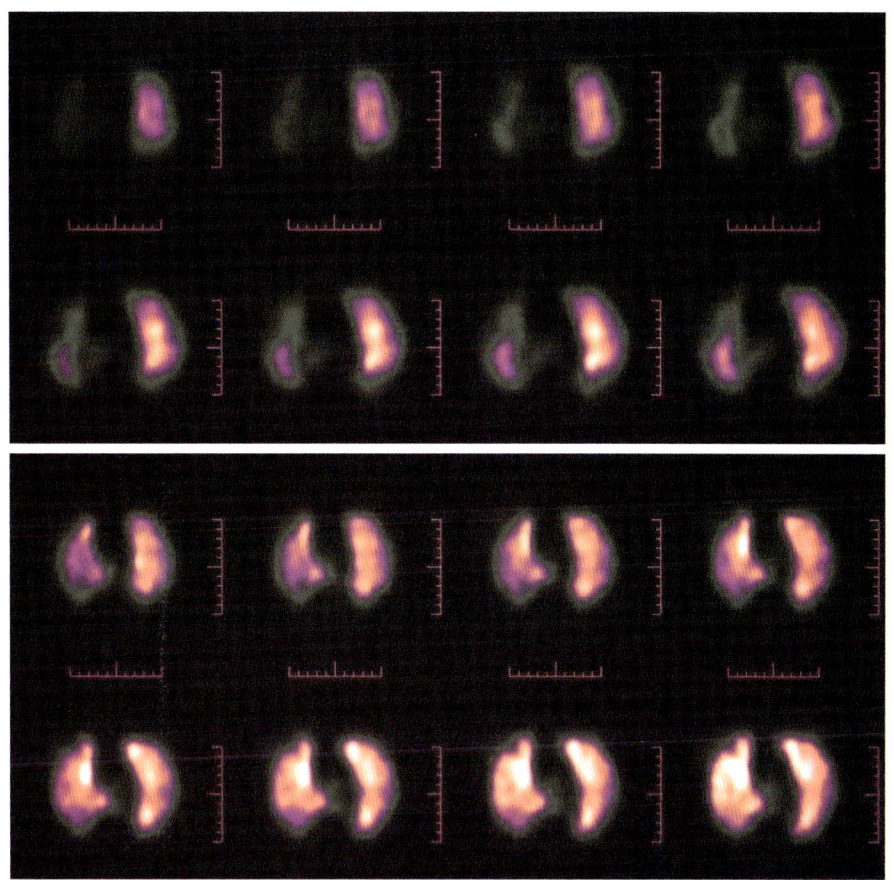

图 9-9 COPD 患者 V/Q 显像

上两排为肺灌注冠状面图，下两排为肺通气冠状面图

常规肺功能试验对肺切除范围偏大，尤其是肺癌合并慢性阻塞性肺疾病的患者进行评价，已经不能满足临床需求。放射性核素肺显像结合常规肺功能试验中的第 1 秒用力呼气容积（forced expiratory volume in one second，FEV1）可以简便准确地预测肺切除术后残余肺功能。

FEV1 术后预测值（PFEV1）计算方法如下：

肺叶切除术后 PFEV1 = 术前 FEV1 × [1 −（切除肺叶段数 / 患侧肺叶总段数）× 患侧肺 Q% 或 V%]；一侧肺切除术后 PFEV1 = 术前 FEV1 × (1 − 患侧肺 Q% 或 V%)。

其中 V% 和 Q% 的计算方法如下：先行肺通气和灌注显像。在前位和后位肺通气显像图上勾画感兴趣区，测得一侧肺的放射性计数，求其几何均数 LC（左肺）和 RC（右肺）。左肺 V% = LC/(LC + RC)；右肺 V% = RC/(LC + RC)；相同方法计算出左肺、右肺 Q%。

一般认为 PFEV1 的临界值为 0.8 ~ 1.0 L。当患者 PFEV1 > 2 L 时，可行一侧肺全切术；PFEV1 > 1.5 L 时行肺叶切除术是安全的。如果 PFEV1 < 0.8 L，通常视为肺切除术的禁忌证，因为 PFEV1 < 0.8 L 者，易发生 CO_2 潴留，运动耐量下降，死亡率明显增加。

（四）肺动脉高压的评价

肺动脉高压（pulmonary hypertension，PH）是由包括先天性心脏病、左心瓣膜病、COPD、间质性肺病、肺栓塞、类肉瘤样病等多种已知或未知原因引起肺动脉内压力异常升高的疾病或病理生理综合征，最终可导致患者右心衰竭甚至死亡。PH 是一种潜在的致命性疾病，若未及时诊断、积极干预，大多数患者预后极差。

正常人由于受重力的影响肺尖部血流偏少，肺灌注显像表现为肺尖部放射性分布稀疏。肺动脉压升高时，肺血流将重新分布，肺尖部血流增多，肺底部血流减少，肺内放射性分布随之逆转，双肺上部放射性分布等于甚至超过双肺下部。PH 行肺灌注显像时，其典型征象为肺尖部放射性浓聚和双肺放射性分布不均匀，呈斑片状，早期肺动脉压力轻度升高时肺灌注显像可无明显异常。当先天性心脏病出现右向左分流时，肺灌注显像剂可直接进入体循环，使脑、肾等脏器显影。

慢性血栓栓塞性肺动脉高压（chronic thromboembolic pulmonary hypertension，CTEPH）是继急性肺栓塞发生后，血栓未能完全溶解或血栓扩展，进而机化，造成受累血管狭窄或闭塞而引起的肺动脉高压。据统计，临床确诊为急性肺栓塞的患者中有 0.1%～3.8% 患者可能发生 CTEPH。其临床表现缺乏特异性，从症状、体征上很难与其他原因引起的肺动脉高压相鉴别。未经治疗的 CTEPH 患者预后很差，死亡率高，平均肺动脉压大于 50 mmHg 者，2 年生存率仅为 10%。通过肺动脉血栓内膜剥脱术治疗，CTEPH 患者可获得较好预后。2015 年欧洲心脏病学会和欧洲呼吸学会发表的《肺动脉高压诊断和治疗指南》推荐 V/Q 显像为 CTEPH 诊断的首选检查，V/Q 正常可排除 CTEPH。2021 版《中国肺动脉高压诊断与治疗指南》中明确推荐 V/Q 显像用于原因不明的肺动脉高压患者筛查 CTEPH，认为其在 CTEPH 筛查方面的敏感性高于 CTPA。此外，V/Q 显像在 PH 鉴别诊断中还具有独特价值。CTEPH 和原发性 PH 在 V/Q 影像上具有各自的特征性表现：CTEPH 患者灌注显像呈肺叶、肺段分布的稀疏缺损区，而通气基本正常；原发性 PH 灌注显像则表现为不呈肺段分布的多发、散在的"斑片状"稀疏缺损区或血流灌注基本正常。

（五）肺动脉畸形及肺动脉病变的诊断

1. **肺动脉闭锁** 患侧肺因无血流灌注而不显影。
2. **肺动脉狭窄** 由狭窄动脉供血的肺区无血流灌注或灌注稀疏，呈肺段分布。
3. **肺动脉发育不全或缺如** 患侧肺血流灌注缺损或稀疏，通气功能正常。应结合临床及其他相关检查与肺栓塞相鉴别。

（六）肺血管病或全身性疾病累及肺动脉

大动脉炎、胶原病等全身性疾病，往往累及肺动脉。其 V/Q 显像特征与 PE 相似，肺灌注显像的缺损区呈肺段分布，通气功能大多正常，在判断结果时一定要密切结合临床。肺灌注显像可用来判断此类患者肺动脉是否受累、受累的程度与范围。

（七）肺静脉疾病的应用

肺静脉狭窄是由于先天或者后天获得性因素造成肺静脉管腔狭窄，进而导致肺静脉血液回流受阻的一系列临床疾病。肺 V/Q 显像可以提供肺内血流再分布的影像学信息，可以通过评价肺血流灌注受影响的程度来评估肺静脉狭窄严重程度。

病例 9-1

患者，女性，64 岁。左下肢凹陷性水肿，伴心悸、活动时气短。超声示：左下肢静脉血栓。近期 D-二聚体 3.07 mg/L（小于 0.24 mg/L）。^{99m}Tc-MAA 双下肢静脉显像 + 肺血流灌注显像、^{99m}Tc 气体肺通气显像图像，见图 9-10～图 9-16。

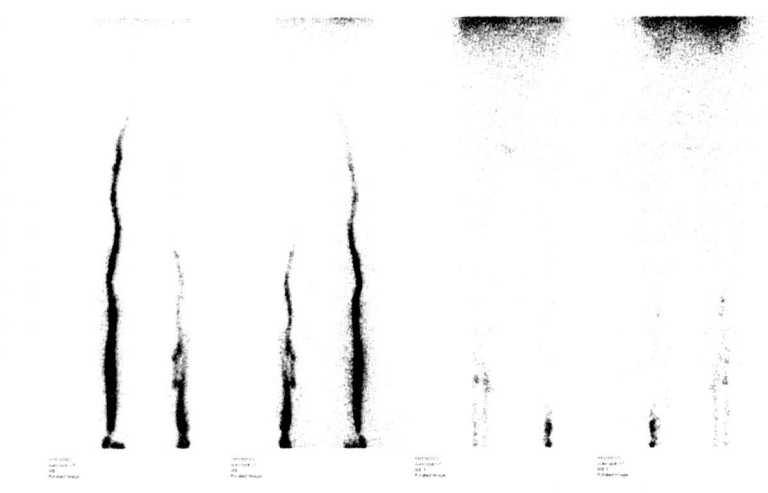

图 9-10　^{99m}Tc-MAA 双下肢静脉显像

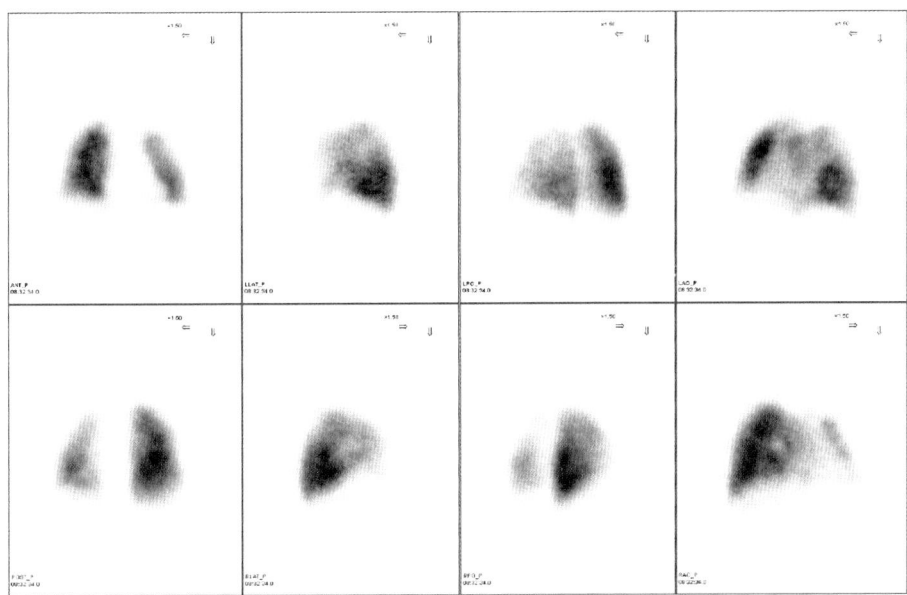

图 9-11　^{99m}Tc-MAA 肺血流灌注平面显像

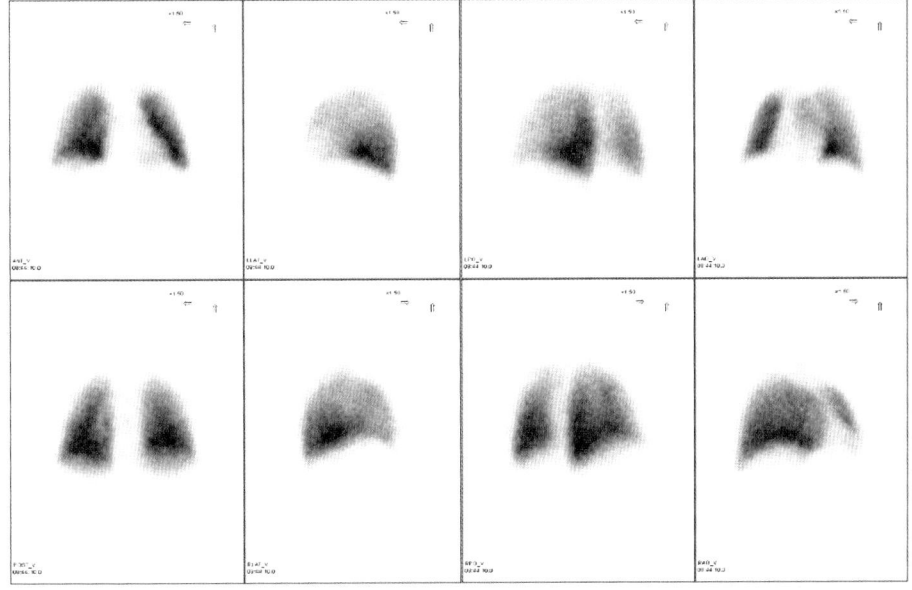

图 9-12　^{99m}Tc 气体肺通气平面显像

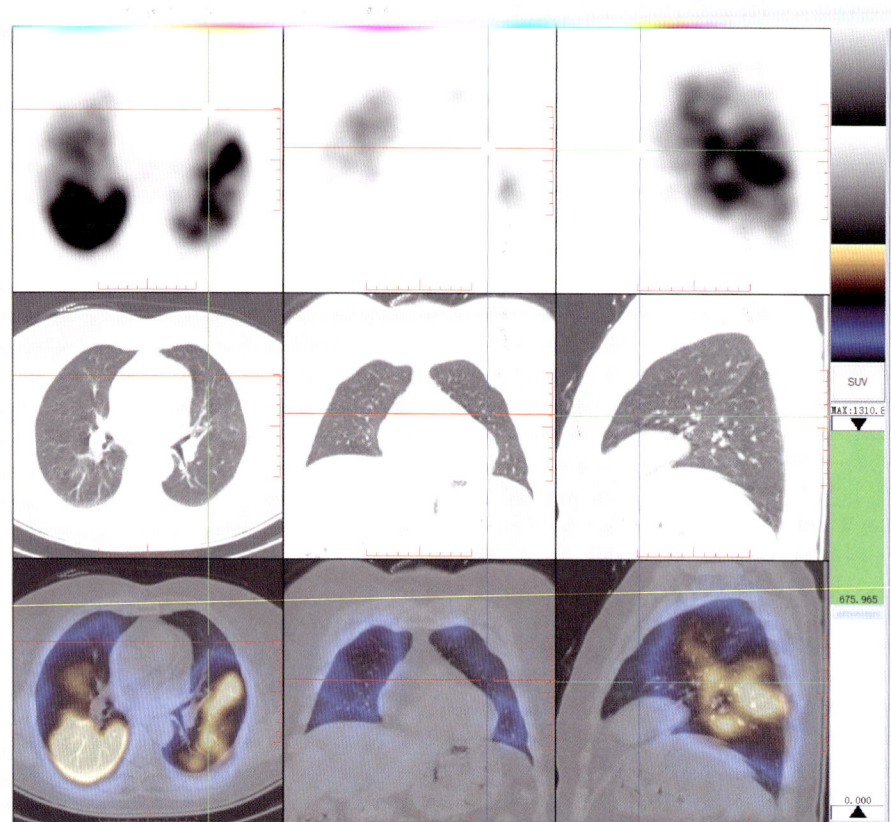

图 9-13　^{99m}Tc-MAA 肺血流灌注 SPECT/CT 断层显像

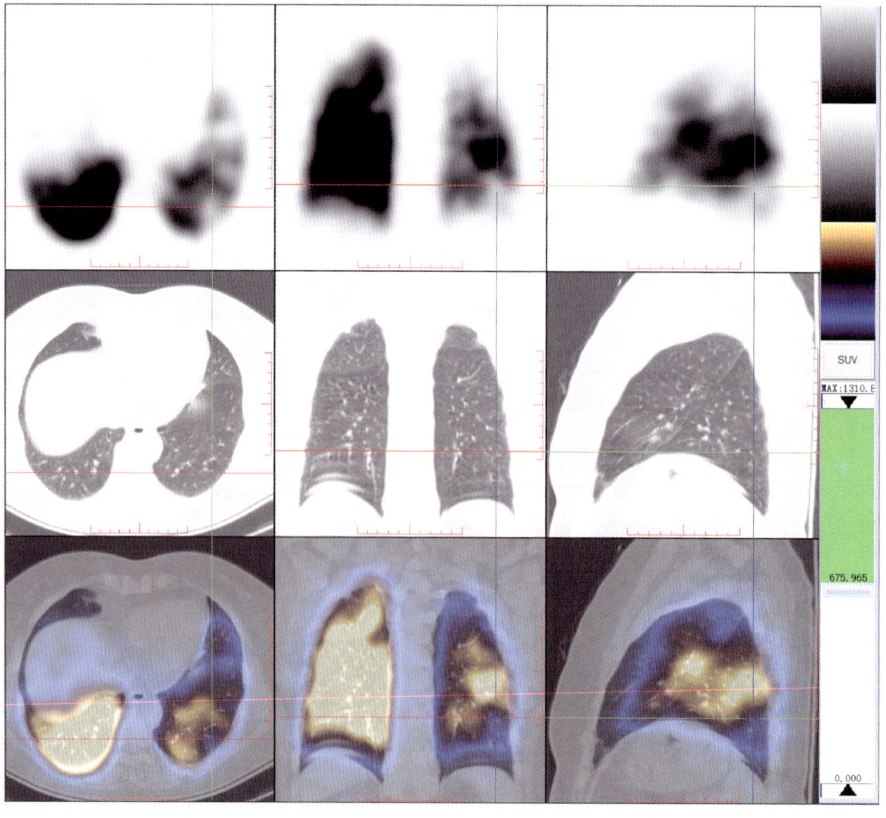

图 9-14　^{99m}Tc-MAA 肺血流灌注 SPECT/CT 断层显像

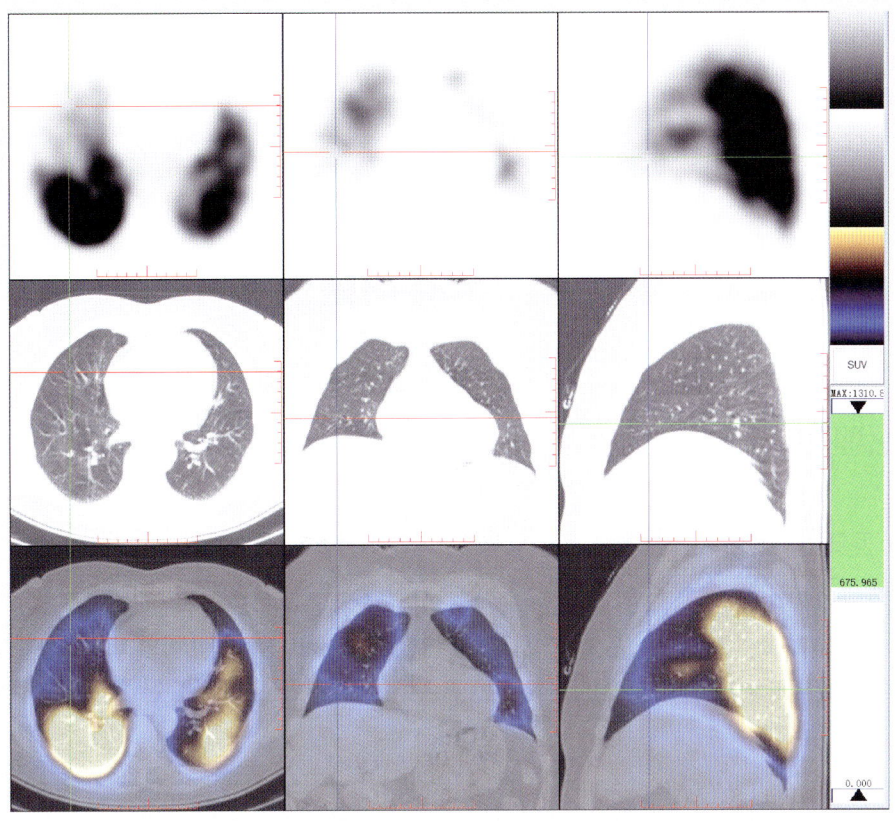

图 9-15 ^{99m}Tc-MAA 肺血流灌注 SPECT/CT 断层显像

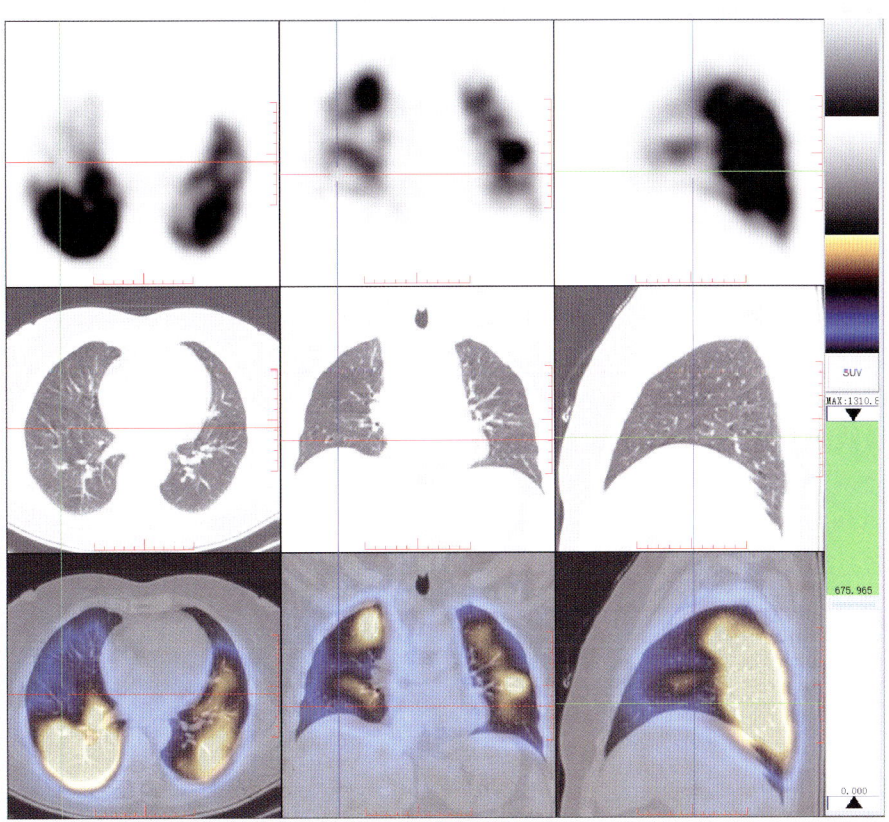

图 9-16 ^{99m}Tc-MAA 肺血流灌注 SPECT/CT 断层显像

病例讨论：
1. 请描述该患者的影像表现和诊断。
2. 请描述 ^{99m}Tc-MAA 双下肢静脉显像＋肺血流灌注显像注射和显像方法。

第三节 下肢静脉显像

一、原理和方法

（一）原理

肺栓塞的栓子 80% 来自双下肢深静脉，从足背静脉注入的放射性核素显像剂，会随着静脉血向回心方向流动，依次充盈小、中、大静脉血管，使用 SPECT 可在体外动态采集图像，获得该显像剂随静脉血管向心汇聚的连续过程，用于判断双下肢有无静脉血液回流障碍，常用于肺栓塞的病因诊断。

（二）方法

1. 显像剂 临床常用 ^{99m}Tc-MAA 作为显像剂，它可附着于血栓栓子上，用于双下肢静脉血栓的检测，亦可同时进行肺灌注显像。

2. 显像方法

（1）深静脉一步显像法：本法为目前最常用的显像方法。在双足背静脉建立静脉通路后，于双踝关节上方 3 cm 处扎止血带，阻断浅静脉的回流，SPECT 配置低能高分辨或通用型准直器，视野包括足踝在内，于双足背静脉同时等速注入 ^{99m}Tc-MAA 111～185 MBq 总量的 1/2，同时启动 SPECT 由足向头进行显像，显像至耻骨时，再次自足背静脉同时等速注入 ^{99m}Tc-MAA 111～185 MBq 剩余的 1/2，继续完成显像，视野上界应包括双肺。显像完成后，去除止血带并协助患者活动双下肢 2～3 min，再次采集自足至双肺的延迟显像。

（2）深、浅静脉两步显像法：在双足背静脉建立静脉通路后，于双踝关节上方不扎止血带，双足背静脉同时等速注入 ^{99m}Tc-MAA 185 MBq 的 1/4（1 ml），同时启动 SPECT 由足向头进行双下肢浅静脉显像，显像至耻骨时，再次自足背静脉同时等速注入 ^{99m}Tc-MAA 185 MBq 量的 1/4，然后在双踝关节上方紧扎止血带以阻断浅静脉，再由双足背静脉先后两次各注入显像剂 ^{99m}Tc-MAA 1 ml，进行双下肢深静脉显像。该方法可以清晰地显示显像剂流经下肢深、浅静脉的解剖关系。

二、影像分析

（一）正常影像

显像剂注入后，随着扫描视野上移，双侧静脉呈现出连续而清晰的血管影像，依次显示胫后静脉→胫前静脉→腓静脉→腘静脉→股静脉→髂静脉→下腔静脉影，走行自然，连贯且完整，管壁光滑，显像剂分布均匀，无显影剂浓聚、缺损或侧支形成征象，入腹后向内上汇合成下腔静脉，无浅静脉和侧支血管充盈。松开止血带并活动双下肢后，延迟显像应仍无显像剂滞留（图9-17）。

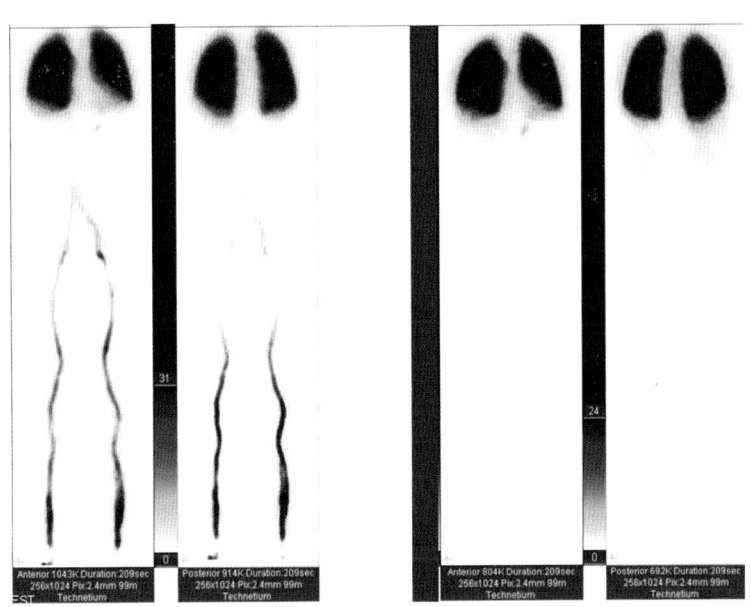

图 9-17　正常双下肢深静脉图像

第一、二列为双下肢深静脉显像，第三、四列为延迟显像。双侧深静脉走行自然、光整，未见异常放射性减低、缺损、侧支循环或异常浓聚影。Anterior，前位；Posterior，后位

（二）异常影像

当下肢深静脉血栓形成时，可见相应部位显像剂充盈缺损，新鲜栓子可表现为"热点"，陈旧性栓塞可见侧支循环建立，且在延迟显像见远端静脉仍有放射性滞留。异常影像还可见于深、浅静脉显像时间异常、不显影等。

三、临床应用

（一）肺栓塞的诊断

肺栓塞的栓子80%来自双下肢深静脉，因此当肺V/Q显像出现固定节段灌注异常、通气正常的不匹配现象时，进一步行下肢深静脉显像，如有异常征象将支持肺栓塞的诊断。图9-18提示右下肢深静脉血栓形成表现。

（二）下肢深静脉狭窄或闭塞的诊断

深静脉影像突然变细或中断，远端影像正常或浓聚，有侧支循环影像。若双下肢活动后静脉局部见点状或索条状的异常放射性浓聚影，多提示新鲜血栓形成（图9-19）。

（三）下肢静脉瓣功能不全的诊断

常表现为深、浅静脉同时显影（图9-20）。

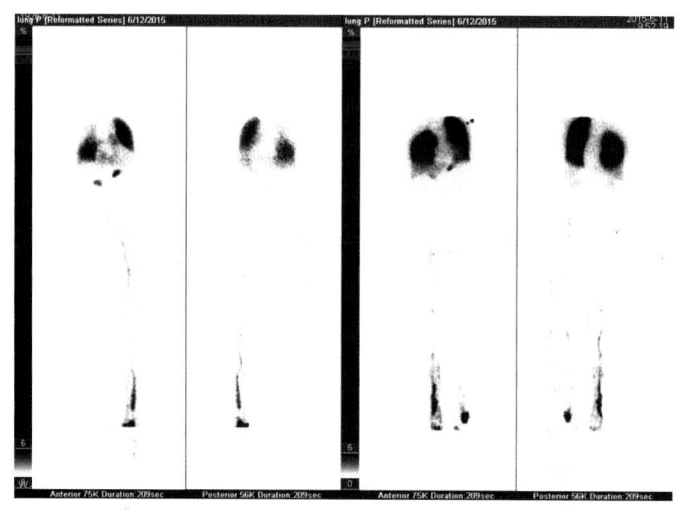

图 9-18　下肢深静脉血栓形成

第一、第二列为双下肢深静脉显像，第三、第四列为延迟显像。右侧深静脉早期未见显示，延迟显像见深浅静脉影像，提示右侧深静脉血栓形成，深静脉不全梗阻。Anterior，前位；Posterior，后位

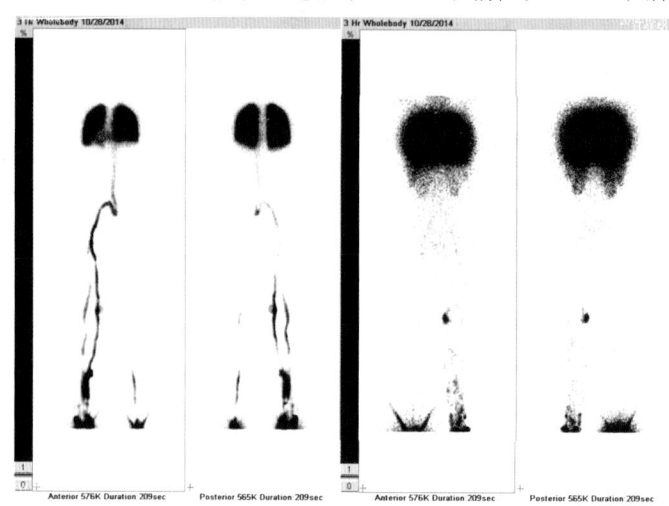

图 9-19　左下肢深静脉新鲜血栓

第一、第二列为双下肢深静脉显像，第三、第四列为延迟显像。左侧深浅静脉均显影，血栓梗阻下段放射性浓聚，延迟显像见点状异常放射性浓聚影，即"热点"，提示新鲜血栓形成。Anterior：前位；Posterior：后位

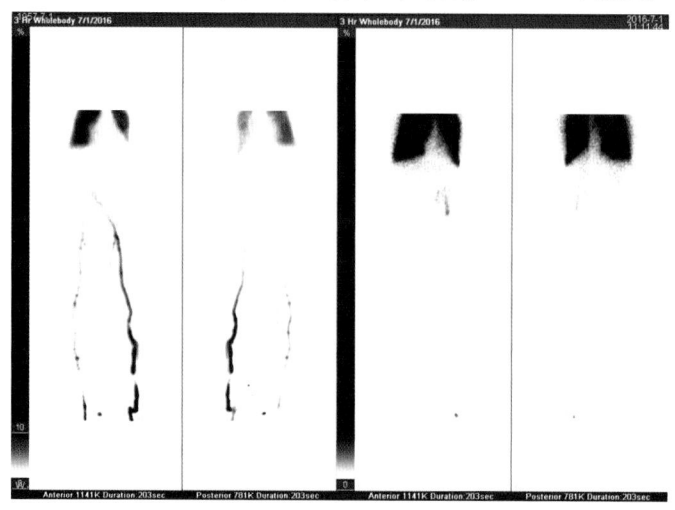

图 9-20　双下肢静脉瓣功能不全

第一、第二列为双下肢深静脉显像，第三、第四列为延迟显像。双侧深、浅静脉同时显影，延迟显像未见异常放射性滞留，点状放射性增高影为静脉瓣功能不全引起放射性灶性滞留。Anterior：前位；Posterior：后位

（四）下腔静脉或双髂总静脉阻塞的诊断

特点是双侧下肢深静脉不显影，见扩张的浅静脉和腹壁侧支循环影像。

（五）下肢静脉曲张的诊断

图像可见曲张的静脉影像（图 9-21）。

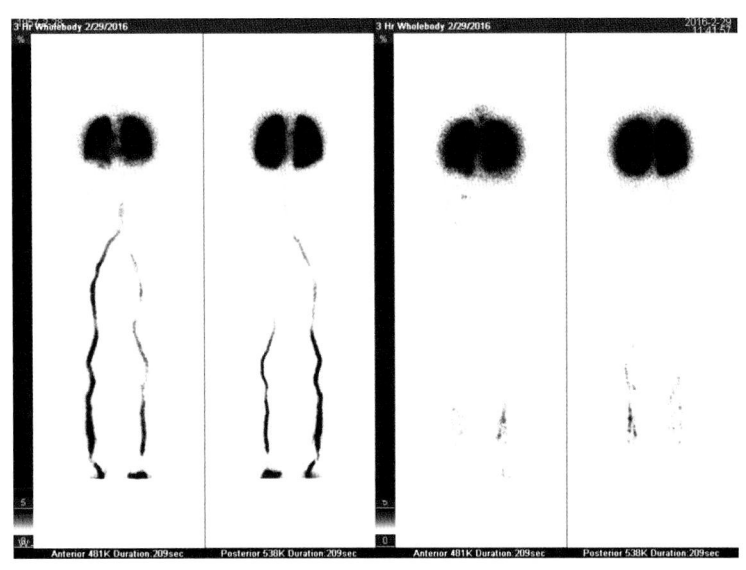

图 9-21　双下肢静脉曲张

第一、第二列为双下肢深静脉显像，第三、第四列为延迟显像。双侧深静脉显影正常，延迟显像见静脉曲张影，多发侧支循环建立。Anterior：前位；Posterior：后位

第四节　与相关影像学检查比较

肺通气/灌注显像是较早用于 PE 诊断的无创性影像学检查方法。早在 20 世纪 60 年代，该检查就已用于肺栓塞的临床诊断，一度作为 PE 诊断的首选方法被广泛应用。随着医学影像技术的不断发展，X 射线胸片、肺动脉造影（pulmonary arteriography，PA）、多层螺旋 CT 肺动脉造影（computed tomographic pulmonary angiography，CTPA）、超声检查和磁共振肺血管造影（magnetic resonance pulmonary angiography，MRPA）等多种影像技术在肺栓塞的应用也越来越广泛，并各有其特点。

一、肺通气/灌注显像

肺通气/灌注显像（V/Q 显像）作为肺栓塞诊断的经典检查手段，目前仍然是肺栓塞临床诊断、疗效观察和预后判断的重要影像学方法之一。V/Q 显像与核医学其他显像一样，属于功能显像，V/Q 显像反映的是肺通气功能与肺血流灌注情况。发生 PE 时，肺动脉血管被栓塞，局部肺组织因有支气管动脉供血而依然存活，保持正常的呼吸功能，此时通气显像表现为放射性分布正常，而肺灌注显像则表现为栓塞血管供血的相应区域出现放射性分布稀疏缺损区，V/Q 显像表现为典型的"不匹配"征象，这是诊断肺栓塞的重要依据。与 CTPA 相比，V/Q 显像尤

其对诊断亚肺段以远 PE 具有特殊意义。V/Q 显像几乎没有禁忌证，辐射剂量明显低于 CTPA。

传统的 V/Q 显像多采用平面显像，由于受周围射线散射的影响，深部病灶和小病灶不易被检出。随着 SPECT 的广泛使用和断层采集及处理技术的日趋成熟，有学者提出采用断层显像代替平面显像进行 PE 诊断。应用断层显像技术，理论上会具有比平面显像更高的诊断灵敏度，因为 SPECT 断层显像能从横断位、冠状位、矢状位三维显示，可有效避免由于结构重叠造成的周围射线散射对深部病灶和小病灶的掩盖，从而更好地显示肺段和亚肺段病变。大量研究证实，SPECT 探测栓塞肺段和亚肺段的灵敏度明显高于平面显像，通过断层采集得到的影像，其图像对比度更高，对灌注缺损的解剖定位也更为准确，明显降低了 V/Q 平面显像非诊断性结果的比例。

CTPA 现已逐步取代 V/Q 显像成为无创诊断急性 PE 的一线检查手段。然而，在诊断慢性血栓栓塞性肺动脉高压（CTEPH）时，由于 V/Q 显像诊断的高灵敏度，国外多数学者认为 V/Q 显像依然是首选。研究显示，V/Q 显像在 CTEPH 的诊断和鉴别诊断中具有独特的优势，其诊断灵敏度明显高于 CTPA，V/Q 显像正常时可排除 CTEPH。同时，在临床高度怀疑 CTEPH，而 CTPA 与 PA 检查均为阴性时，考虑到亚肺段栓塞的可能性，选择 V/Q 显像进行诊断就具有重要意义。

此外，单纯肺灌注显像适合肺栓塞的疗效评价和随访。肺灌注显像作为直接反映肺血流灌注的影像学检查，不仅针对性强，而且费用相对低廉，辐射剂量小，适合多次复查。对于肺栓塞患者的随访，单纯肺灌注显像明显优于 CTPA：①很少有禁忌证，几乎可应用于所有患者；②单纯肺灌注显像的辐射剂量明显小于 CTPA；③可以提供两肺动脉血流灌注分布的总体情况，灵敏度高，能发现非常小的肺灌注异常病灶；④费用较低，单纯肺灌注显像费用明显低于 CTPA。

二、与其他影像学检查的比较

（一）CT 肺动脉造影

随着多排螺旋 CT 的快速发展，CT 已经具有亚秒级的扫描速度、超宽的扫描范围和更高的空间分辨率等诸多优势，在肺栓塞的诊断中占有越来越重要的地位。CTPA 作为一种无创的造影技术已经逐渐成为急性肺栓塞诊断的首选检查手段，可直观判断肺动脉栓塞的程度和形态，以及累及的部位和范围。PE 的直接征象是肺动脉内低密度充盈缺损，部分或完全包围在不透光的血流之间（轨道征），或者完全充盈缺损，远端血管不显影；间接征象包括肺野楔形条带状的高密度区或盘状肺不张，中心肺动脉扩张及远端血管分布减少或消失等。CTPA 诊断肺栓塞的灵敏度为 83%，特异性为 78%～100%。其主要局限性包括：辐射剂量大；对亚肺段肺栓塞的诊断不可靠；需要注射对比剂，因此对比剂过敏者禁用、肾功能不全者慎用。

V/Q 显像属功能性检查，反映肺血流灌注；而 CTPA 检查属解剖显像，以血栓造成管腔内充盈缺损或闭塞为诊断依据。栓子栓塞的部位及程度不同会造成 CTPA 与核素诊断结果的不一致。CTPA 对亚肺段及以下血管栓塞的诊断不敏感；而 V/Q 显像可以诊断亚肺段 PE。因此，CTPA 与 V/Q 显像联合应用，可以优势互补、相辅相成，起到决定性的诊断作用，并能更好地全面判断病情和评价疗效。

（二）肺动脉造影

肺动脉造影（pulmonary arteriography，PA）仍是确诊肺栓塞的"金标准"，对肺动脉主干及大分支栓塞的诊断准确率高，同时可以直接进行血流动力学监测，也是介入治疗的手段，但对于肺段以下的肺动脉栓塞的确诊仍然有一定的限制,主要是由于解剖上分支变异及前后结构重叠所致。因此,肺动脉造影检查对肺栓塞的诊断存在一定的发生假阳性和假阴性的概率。此外,肺动脉造影即使由熟练的医生进行操作仍有一定危险性,其并发症发生率为3%~5%,死亡率约0.5%。同时其技术条件要求高、费用昂贵,因此在临床上并未得到广泛应用。肺动脉造影目前主要在无创检查结果不明确时使用。

(三) X射线胸片

80%肺栓塞患者的胸片可出现异常表现,提示肺栓塞。胸片对肺栓塞的诊断无特异性,因为它不能直观地显示腔内的栓子,也不能直接观察到肺动脉管壁所发生的病理生理改变,因此,在临床应用中,其主要价值在于排除其他的心肺疾病。虽然X射线胸片无创、方便、经济,但是胸片诊断PE灵敏度、特异性均较低,即使平片正常,也不能排除PE可能,因此在诊断中仅有一定的筛选价值。

(四) 超声检查

1. 超声心动图 床旁超声心动图(bedside echocardiography)对高危疑诊肺栓塞患者的紧急处置决策有特别重要的价值,它具有无创性、可重复性及操作简便的优点,是高危疑诊肺栓塞最为有效的首选检查,可以鉴别诊断由其他原因引起的血流动力学不稳定(休克或低血压),如急性心肌梗死、主动脉夹层、心脏压塞等心脏危急症。经胸超声心动图(transthoracic echocardiography,TTE)或经食管超声心动图(transesophageal echocardiography,TEE)显示肺动脉血栓或右心血栓是肺栓塞的直接征象,右心室负荷过重或功能障碍及急性肺动脉高压是其间接征象。此外,超声心动图是高危肺栓塞患者最快捷的床旁评价治疗效果的手段。

2. 加压静脉超声成像(compression venous ultrasonography,CUS) 主要用于发现下肢DVT,CUS结合V/Q显像和临床可能性评估对肺栓塞的诊断具有非常重要的价值,99%的患者可以得到安全的处理。CUS诊断急性DVT的依据和特定征象是静脉腔内强弱不等的实性回声、静脉不能被压陷或静脉腔内无血流信号。CUS的诊断灵敏度超过90%而特异性约为95%,并且具有无创、廉价和可重复的优点,已成为DVT的首选诊断方法。对于疑诊肺栓塞患者出现CUS阳性可以确诊为PE并进行抗凝治疗。

(五) 磁共振肺血管造影

磁共振肺血管造影(magnetic resonance pulmonary angiography,MRPA)对肺段以上PE诊断的灵敏度和特异性均较高,无碘对比剂和辐射损害,是目前具有发展前景的无创检查方法之一。MRPA诊断PE的直接征象是肺动脉管腔内充盈缺损、肺动脉的完全或不完全截断、栓塞肺动脉远端肺实质灌注减低。其主要局限性包括:对亚肺段PE的诊断能力较差;不适用于安装起搏器和幽闭恐惧症的患者。

(霍 力 刘甫庚)

思 考 题

1. 肺灌注显像和肺通气显像的原理是什么?
2. 肺V/Q显像的临床应用有哪些?
3. 试述肺栓塞患者行肺V/Q显像的影像学表现,如何与COPD相鉴别?

第十章 消化系统

第十章数字资源

消化系统的核医学检查可以全面涵盖肝、胆、唾液腺、胃肠道等脏器的显像及功能测定，为临床提供具有独特价值的诊断方法。随着超声、CT 和 MRI 等影像学检查技术的进展和临床普及应用，传统核医学在消化系统的应用有所减少，但核素示踪分子功能影像技术在一些特殊情况下，针对某些特殊疾病，如先天性胆道闭锁、梅克尔憩室、沃辛瘤、下消化道出血的检查，尤其是空腔脏器功能测定及动力学研究方面发挥着重要的作用，有着其他影像学检查方法无可比拟的优势。

第一节 肝胆显像

一、原理和方法

肝胆显像剂经静脉注射后被肝细胞选择性地快速摄取，然后通过近似于排泌胆红素的过程，将显像剂与胆汁一起沿肝内胆道系统排出，经肝胆管、胆囊、胆总管流入十二指肠，使胆道系统显影，称为肝胆显像（hepatobiliary imaging）。

常用显像剂有 ^{99m}Tc 标记 N-2,6- 二乙苯氨甲酰甲基亚氨二乙酸（^{99m}Tc-ethylene hepatobiliary iminodiacetic acid，^{99m}Tc-EHIDA）或 ^{99m}Tc 标记吡哆醛 -5- 甲基色氨酸（^{99m}Tc-pyridoxal-5-methyl tryptophan，^{99m}Tc-PMT）等，注射剂量为 185～370 MBq。其他显像剂有 ^{99m}Tc-N- 对 - 异丙基苯胺甲酰甲基亚胺二乙酸（^{99m}Tc-p-isopropylactanilidoiminodiacetic acid，^{99m}Tc-PIDIDA）、^{99m}Tc- 双巯基异丁酰亚胺酸酯（^{99m}Tc-2,6-diisopropylphenylcarbamoylmethyl iminodiacetic acid，^{99m}Tc-DISIDA）、^{99m}Tc- 乙酰苯胺亚氨二醋酸（^{99m}Tc-iminodiacetic acid，^{99m}Tc-IDA）。

检查前禁食 6～12 h。患者取仰卧位，探头对准患者的右上腹部，视野包括全部肝及部分心脏和肠道。禁食超过 24 h 或采用完全性静脉营养者，在检查前 30 min 应静脉注射胆囊收缩素（cholecystokinin，CCK），使胆囊收缩排出胆汁。检查前 6～12 h 应停用对奥迪括约肌有影响的麻醉药物。注射显像剂后进行动态显像（2 min/ 帧）或从 5 min 开始显像（即 5 min、15 min 和 30 min 各进行平面显像一次）。若 1h 后胆囊或肠道仍未显影，应进行延迟显像，必要时行 24 h 显像和增加其他体位的显像。有时为了鉴别诊断需要进行介入试验，常用方法有：

1. 脂肪餐和胆囊收缩素试验 当胆囊显影最浓时，口服脂肪餐或静脉注射胆囊收缩素 200 mg/kg，促进胆囊收缩和胆汁排泌。用于鉴别功能性或机械性胆道梗阻，同时也能够测定胆囊收缩功能参数。

2. 吗啡试验 若注射显像剂后 45 min 胆囊未显影，静脉注射吗啡 0.04 mg/kg，使奥迪括约肌痉挛，促进显像剂进入胆囊中。若胆道通畅，在注射吗啡后 20～30 min 胆囊显影，因此能够缩短确诊急性胆囊炎所需要的时间。

3. 苯巴比妥试验 在肝外胆管通畅的情况下，口服苯巴比妥钠 2.5 mg/kg，每日 2 次，连续 5 d 后进行胆道系统显像，胆红素和 ^{99m}Tc-IDA 经肝胆摄取排出增强，对鉴别有无胆道梗阻有一定的价值，特别适用于新生儿黄疸的鉴别诊断。

二、影像分析与结果判断

（一）正常影像

5～10 min 时肝影清晰显示；10～15 min 时肝总管、胆总管和胆囊等部位依次显影；在 15～30 min 时胆总管和胆囊显影清晰，肝内放射性明显减低，近端肠道可见放射性出现；30～60 min 时，肠道中有大量的放射性存在，肝影已经基本消失。正常情况下，胆囊和肠道的显影均不超过 60 min（图 10-1）。口服脂肪餐 30 min 后胆囊应收缩 1/2 以上。通过胆囊充盈状态和在食用脂肪餐后至排空状态分别勾画胆囊轮廓，计算其放射性计数，可以定量分析、评价胆囊的功能。

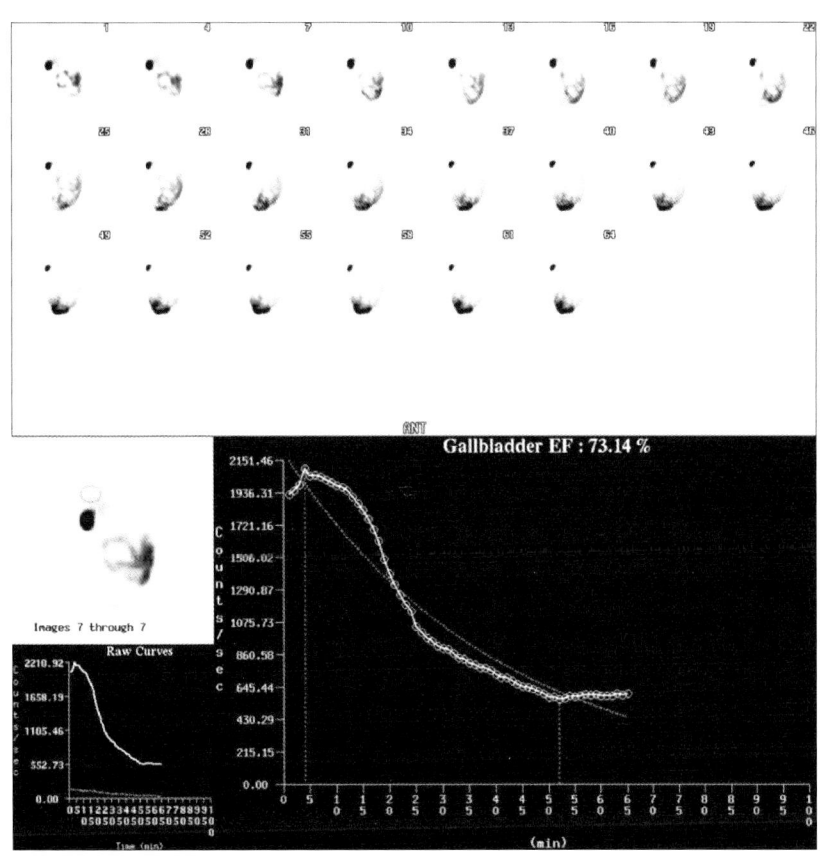

图 10-1 正常胆道（动态）影像（A）和胆囊排空指数（B）

1. 血流灌注相（blood flow phase） 自静脉注射后 0～45 s，心、肺、肾、大血管、肝依次显影。

2. 肝实质相（liver parenchyma phase） 注射后 3～5 min 肝已清晰显影，且放射性浓聚

继续增强，15～20 min 达高峰，以后肝影逐渐变淡。

3. 胆管排泄相（bile duct excretion phase） 随着肝细胞将显像剂分泌入胆道，注射后 5 min 胆管内即可出现放射性。逐次显现左右肝管、总肝管、胆总管和胆囊管、胆囊影像。胆囊一般 45 min 内已显影。肝影变淡，胆系影像随肝影变淡而更清晰，有时可见"胆道树"结构。

4. 肠道排泄相（intestine excretion phase） 显像剂被排至肠道，一般不迟于 45～60 min。

心影的消退速度和过程，胆囊、肠道显影与否，肝胆系和肠道以外异常放射性的出现等是放射性核素肝胆动态显像观察的要素。

（二）异常影像

异常影像往往表现为显影时间、显影顺序和显影部位异常，如心影持续存在或消退缓慢、肝影模糊或持续显影不消退、胆囊不显影或显影时间延迟、肠道不显影或显影时间延迟以及放射性漏入腹腔或反流入胃等。

三、临床应用

1. 急性胆囊炎的诊断 急性胆囊炎可出现持续性绞痛、发热、白细胞计数升高等典型的表现，但单纯依靠临床表现会有约 20% 的误诊率。在临床上，当腹痛病因无法确定时，超声检查可以发现胆道有无扩张，确定是否为胆道病变；如果胃肠道症状较为突出或者胆道症状较为明显时，可进行 CT 检查以发现病变所在；如果临床高度怀疑急性胆囊炎时，应当进行放射性核素胆囊显像，通过肝胆功能和显像剂的排泄情况来诊断疾病，肝胆显像具有方法简便、安全、无创以及辐射剂量低等特点。对于急性胆囊炎患者，肝对放射性药物摄取正常，同时肝胆管排泄正常，而胆囊 4 h 持续不显影，可证实急性胆囊炎的临床诊断。相反，如果胆囊显影，则可排除急性胆囊炎。该方法诊断的灵敏度和特异性均在 90% 以上（图 10-2）。胆囊持续不显影是因为胆囊管机械性（局部炎症、水肿、胆石以及黏液阻塞）或功能性（运动功能障碍）梗阻所致。导致假阳性的因素主要为慢性胆囊炎造成的干扰，该病多表现为胆囊显影延缓（1～4 h），同时常常表现为肠道放射性先于胆囊出现，若伴随壶腹部的炎症则可出现相反的情况，还可以表现为胆囊体积增大，给予脂肪餐或胆囊收缩素后胆囊仍然不缩小，少数胆囊不显影。另外，严重的肝细胞病变、肝功能不全、酒精中毒或禁食时间过短（小于 4 h）或过长（大于 24 h）等也可导致假阳性的出现。

2. 黄疸的鉴别 肝细胞性黄疸患者的影像由于受损害的肝细胞摄取能力减低，肝显影不清晰，而心、肾放射性分布增浓，炎症和水肿使排泌显像剂的能力减低，导致胆道系统显影也不清晰，同时肝持续显影。梗阻性黄疸患者的影像多呈现为肠道放射性出现延缓或根本不出现，若 24 h 显像肠道仍无放射性分布出现，则考虑是完全性梗阻。若胆道系统各部位显影延缓、梗阻上段的胆管扩张和肠道出现放射性延迟，则考虑为不完全性梗阻。

3. 新生儿胆道疾病的鉴别诊断 新生儿黄疸多见于胆道闭锁和肝炎。胆道闭锁患儿出生后 60 d 内是手术治疗的最佳时机。因新生儿胆管极细，超声检查并不理想。能否得到及时诊治，关键在于与新生儿肝炎等疾病的鉴别诊断。先天性胆管闭锁影像表现为肝影清晰，注射显像剂 24 h 后肝仍显影，而胆道系统和肠道均不显影（图 10-3），进行苯巴比妥试验后肠道仍然无放射性出现。如果肠道内出现放射性，则可排除本病而考虑为新生儿肝炎。胆管先天性囊状扩张症的影像表现为胆总管扩张部位的放射性滞留，构成形态近似于椭圆形或梭形的放射性浓集影像，可以在肝、胆囊影像消退后甚至进餐后仍然残存。

4. 胆道术后随访和肝胆外伤后的检查 主要是观察胆道是否通畅，包括吻合口有无狭窄

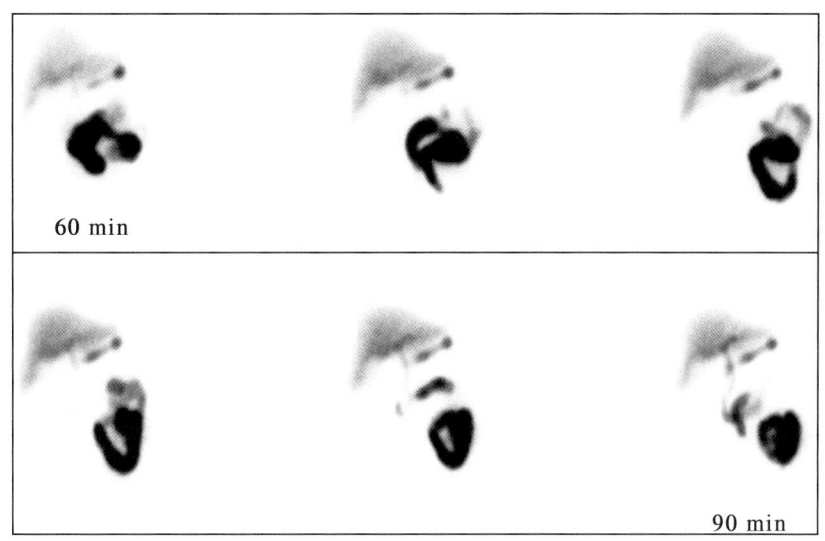

图 10-2 急性胆囊炎影像

静脉注射 ^{99m}Tc-EHIDA 370 MBq 后肝放射性分布均匀，放射性依次排入左右肝管、肝总管和胆总管。胆囊没有放射性充盈。在 60 min 时，静脉注射吗啡 2 mg，直至 90 min 时胆囊始终无填充。诊断为急性胆囊炎，手术证实

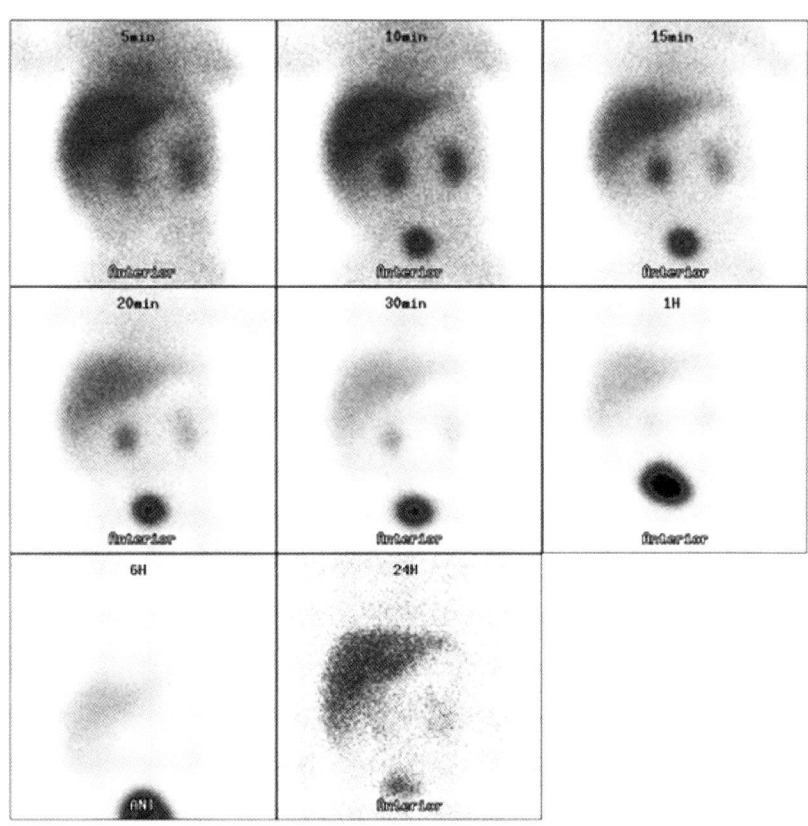

图 10-3 胆道闭锁的胆道影像

13 天龄婴儿，静脉注射 ^{99m}Tc-EHIDA 135 MBq 后 5 min、10 min、15 min、20 min、30 min、1 h、6 h 和 24 h 分别显像，肝放射性分布均匀，胆道内未见有放射性分布

和胆汁漏。动态显像期间若放射性分布浓集影出现在胆管、胆囊及肠道正常位置以外的地方，则提示存在胆汁漏。但若出现在 Treitz 韧带左上方区域，则应排除十二指肠胃反流的可能。本法无创伤，显像剂对腹膜无刺激且方法简便易行。

5. 肝移植的监测 肝胆显像能全面了解移植肝的血管吻合、肝实质功能、胆道吻合以及有无胆汁外漏等情况，有助于全面监测移植肝的状况。本法无创，因此有利于定期重复监测，是监测移植肝的最佳方法。

病例 10-1

患儿，男性，40天。出生1周后出现全身黄染，且逐渐加重，血清总胆红素持续增高，粪便逐渐变为陶土样灰白色，尿色较深。查体：肝大。排除遗传性代谢性疾病、败血症等。为及时解决患儿的痛苦和家属的担忧，综合评价各检查手段的优缺点，首选肝胆动态显像，结果如图10-4，图10-5。

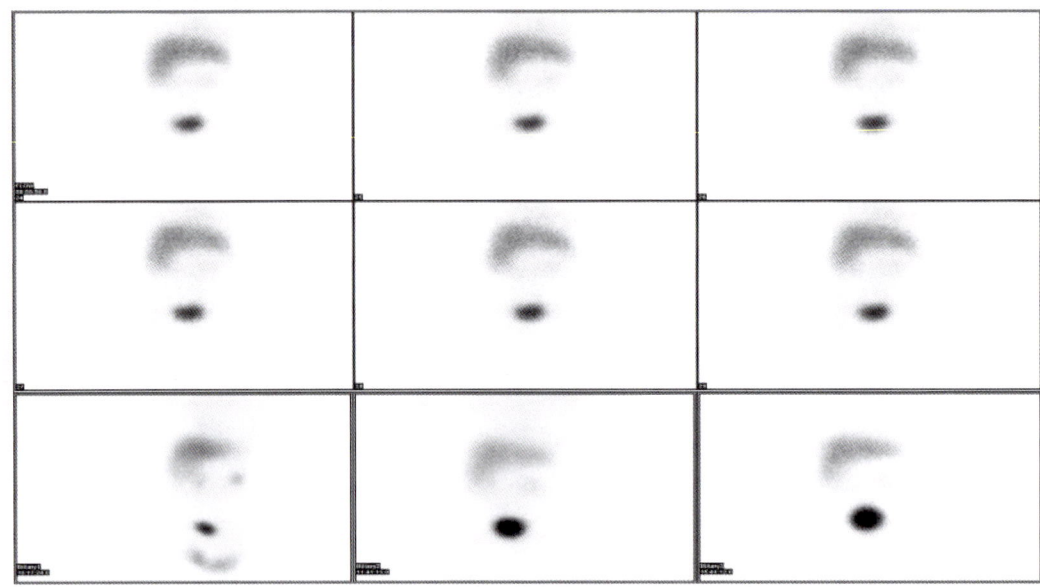

图 10-4 肝胆动态显像 A

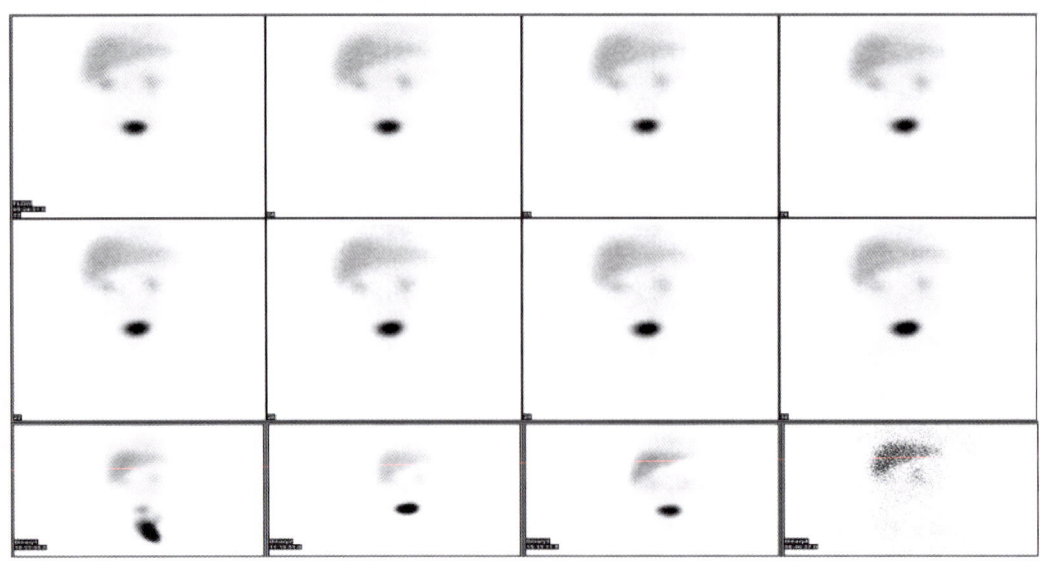

图 10-5 肝胆动态显像 B

病例讨论：
1. 该患儿诊断是什么？
2. 主要鉴别诊断有哪些？
3. 主要诊断要点是什么？

> **微整合**
>
> **基础回顾**
>
> **胆道和胆囊的解剖和生理基础**
>
> 肝细胞可持续生成和分泌胆汁，胆汁进入肝内的胆小管，后者汇入较大的肝管，最后经由肝管流出肝，胆管上皮细胞可分泌大量含水和碳酸氢盐的胆汁进入胆管并直接经胆总管进入十二指肠，但在消化期间，胆汁经胆囊管进入胆囊并储存，于消化期再排入十二指肠，胆汁对于脂肪的消化和吸收具有重要作用。

> **知识拓展**
>
> **磁共振胰胆管成像（MRCP）**
>
> 在不注射任何对比剂的情况下，能够清晰显示胰胆管系统解剖结构，对发现胰胆管疾病，特别是阻塞性胰胆管疾病有很高的诊断价值，其缺点是不能动态观察某种物质进入器官细胞内的变化及排出该器官后的排泌轨迹，无法判别该物质流动及瘀滞情况。

第二节 肝显像

一、肝实质显像

（一）原理和方法

静脉注射颗粒大小适当的放射性胶体显像剂（radiocolloid imaging agent）后，能被肝内具有吞噬功能的库普弗细胞吞噬，且能在其间存留较长时间而不被迅速排出，通过核医学显像仪器可获得肝影像。大多数局灶性或弥漫性肝病变（肝癌、肝囊肿、肝脓肿、肝血管瘤、肝硬化等）库普弗细胞缺如或吞噬能力降低，病变部位显示为放射性稀疏或缺损区。

除了肝中的库普弗细胞外，单核-巨噬细胞系统在脾、骨髓以及其他脏器也有分布。故胶体颗粒也将分布在这些器官，尤其是在脾中，故放射性核素肝胶体显像又称肝脾胶体显像（colloid liver spleen imaging）。胶体在这些器官的分布特点取决于胶体颗粒直径大小。颗粒直径偏小，骨髓甚至肾的聚集增加；颗粒直径偏大，脾的聚集增加。正常情况下，注入量的80%～85%被肝清除，5%～10%存在于脾，其余放射性存在于骨髓中。

常用的显像剂有两种：① ^{99m}Tc-植酸盐（^{99m}Tc-phytate），静脉注入后与血液中的钙离子螯合形成 ^{99m}Tc-植酸钙胶体，其颗粒大小为 20～40 nm；② ^{99m}Tc-硫胶体（^{99m}Tc sulfur colloid，^{99m}Tc-SC），颗粒大小为 300～1000 nm。静脉注射 185～370 MBq 显像剂，注射 5～10 min 后取仰卧位显像，常规进行前位、右侧位和后位显像或断层显像。断层图像经过图像重建获得横断面、冠状面及矢状面层影像。

（二）影像分析与结果判断

影像中肝的位置、大小和形态基本与肝的解剖学类似。前位像：肝多呈三角形，左叶上缘有一凹陷，称为心脏压迹，右叶下缘胆囊位置出现的向内凹陷，称为胆囊切迹。后位像：肝左叶部分被脊柱遮盖，显像剂呈稀疏分布，右叶影较清晰，显像剂分布均匀。右位像：多呈卵圆形或者菱形（图 10-6）。脾的放射性明显低于肝。常见的异常包括：肝实质影像位置、形态、大小或肝内外放射性分布的异常，这些异常可以为肝本身病变所致，或者为毗邻器官病变所致。

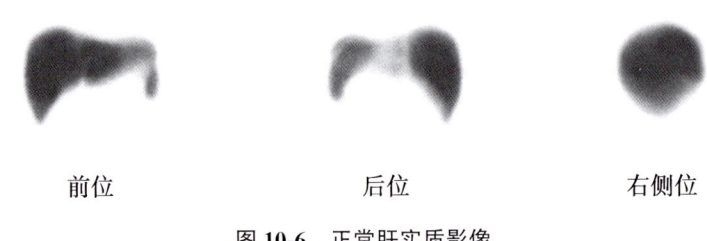

前位　　　　　　　后位　　　　　　　右侧位

图 10-6　正常肝实质影像

二、肝动脉灌注和血池显像

（一）原理和方法

肝正常时的供血是双重的，即 75% 来自门静脉，25% 来自肝动脉。当以静脉"弹丸"式注射显像剂后，因肝动脉期的血流较少，故放射性分布也很少，因此在腹主动脉、脾和肾血管床显影时，肝几乎不显影，待 6～8 s 后，大量显像剂经门静脉进入肝后，在门静脉期才见肝区放射性分布明显增高，称为肝动脉灌注显像（hepatic artery perfusion imaging）。注射的显像剂不透过毛细血管，待其在血循环中分布平衡后，肝血池内放射性分布明显高于邻近组织而清晰显影，称为肝血池显像（hepatic blood pool imaging）。

受检者显像前 1 h 口服高氯酸钾（KClO$_4$）400 mg，取仰卧位自肘静脉"弹丸"式注入 ^{99m}Tc 标记红细胞（^{99m}Tc-red blood cell，^{99m}Tc-RBC）后，立即以 2 s/帧的速度采集 30 帧，为肝动脉灌注影像；注射显像剂 30 min 或 2 h 后进行肝区前、后、右侧位平面或断层显像，为肝血池影像。

^{99m}Tc-RBC 标记方法分为体内法、半体内法和体外法。体内标记红细胞的方法较简便，因而最常用。其方法为首先静脉注射"冷"（无放射性）的焦磷酸盐（pyrophosphate，PYP）溶液（内含氯化亚锡 1 mg），10～30 min 后从对侧肘静脉"弹丸"式注入高锝酸盐（^{99m}TcO$_4^-$）。注射高锝酸盐同时即可进行肝血流灌注显像。但体内标记法的标记率容易受氯化亚锡含量及其理化特性的影响。使用经过改良的半体内方法可提高标记率。方法是在静脉注射"冷"PYP 溶

液后 15～30 min，用三通管抽取 3 ml 全血进入经肝素处理的注射器内，然后注射器内抽取的血液与高锝酸盐混合，室温下放置 10 min 并摇匀，即完成红细胞的 ^{99m}Tc 标记过程，最后将 ^{99m}Tc 标记的红细胞注入静脉，此法标记率可达 95%。

（二）影像分析与结果判断

左心显影后 2～4 s，腹主动脉开始显影，脾、双肾也显影，此阶段称肝血流灌注动脉期，肝区放射性相对较少而不显影。至 12 s 后称为门静脉期，肝影像逐渐显示清晰。正常肝血池影像中肝的位置、大小和形态基本与解剖学相似。由于肝门处各种血管的叠加，其形态比较复杂。肝左上方有明显的心血池影像，左叶下方可见腹主动脉和下腔静脉影像（图 10-7）。

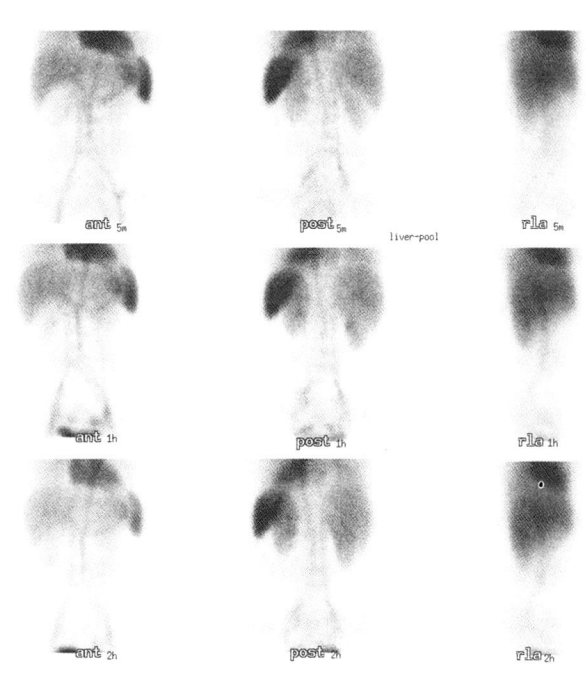

图 10-7　正常肝血池影像
ant：前位，post：后位，rla：右侧位，liver pool：肝血池

1．肝血流灌注相动脉期（artery section）"弹丸"式注射放射性药物后，依次可见放射性通过心脏各房室。肺及左心显影后 2～4 s 腹主动脉开始显影，继续 2～4 s 双肾及脾显影，而肝区不出现明显放射性。

2．肝血流灌注相静脉期（vein section） 双肾显影后约 12～18 s，肝区放射性持续增加，并逐渐超过肾，此为门静脉灌注所致。

3．肝血池相平衡期（balance section） 30 min 或更长时间后，^{99m}Tc-RBC 在循环血液中充分混合，达到平衡状态。通过静态影像可观察到心、脾、肝等血池影像。正常情况下肝区放射性分布均匀，强度一般低于心血池影和脾影。

肝血池显像异常表现有 3 种类型：①一般填充，即放射性分布与周围正常肝组织相仿，提示有肝癌可能性；②不填充，即没有放射性填充，提示良性病变可能性较大；③过度填充，即放射性较正常肝组织高，为肝血管瘤的特异性表现。

三、临床应用

动脉灌注显像和肝血池显像主要用于诊断肝血管瘤和鉴别肝内占位性病变的性质，灵敏度高于肝实质显像。目前，超声、CT、MRI 等影像学诊断技术非常成熟，不仅方法简便、患者易于接受，而且诊断灵敏度和准确性均明显高于核医学检查技术，因此，肝动脉灌注和血池显像在临床上已经是一种非常规诊断技术，只有在特殊病例中，作为一种辅助检查技术来应用。

1. 肝海绵状血管瘤 它是肝最常见的良性肿瘤，主要由血窦构成。肝实质显像多数呈现为单发放射性分布稀疏或缺损区，肝血池显像时，病灶区域放射性分布明显高于周围肝组织。这种"过度填充"的影像特点是血管瘤的特征性表现（图 10-8）。

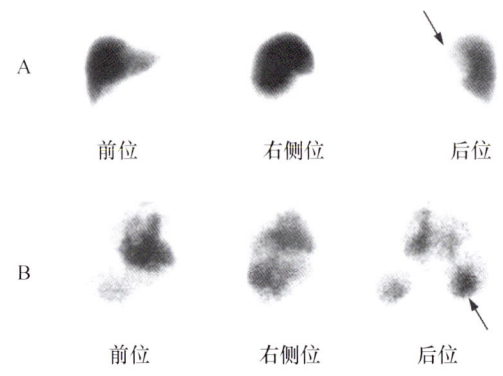

图 10-8 肝血管瘤的实质（A）和血池（B）影像

2. 肝其他占位性病变 原发性肝癌肝实质显像多呈现为单发放射性分布缺损（图 10-9），血池显像为"一般填充"。由于其具有丰富的肝动脉血供，因此在动脉灌注影像的动脉期病灶区域放射性分布明显浓聚（即动脉灌注阳性）（图 10-10）。

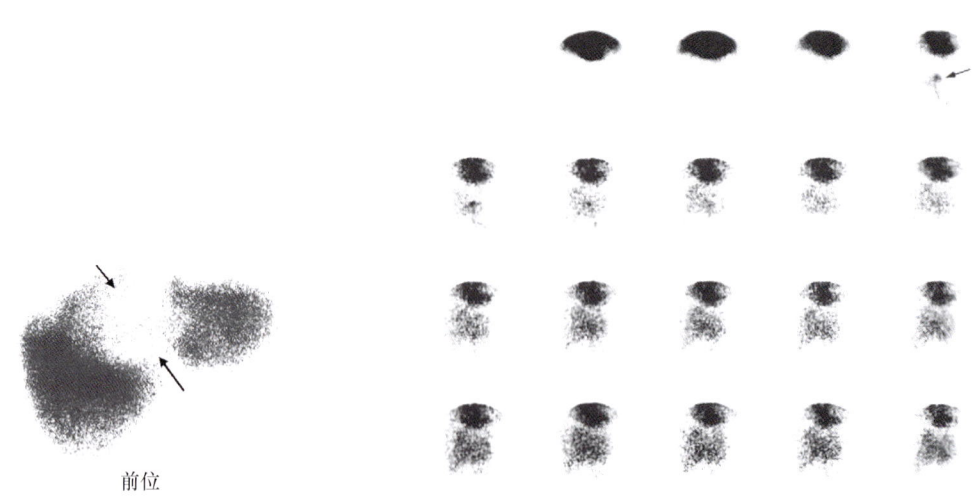

图 10-9 原发性肝癌肝实质影像，箭头所指处为一单发性放射性缺损

图 10-10 肝癌的血流灌注影像

肝转移癌常为多发性病变（图 10-11），血流灌注显像的动脉期也见到放射性填充，但浓聚程度常常不如原发性肝癌。

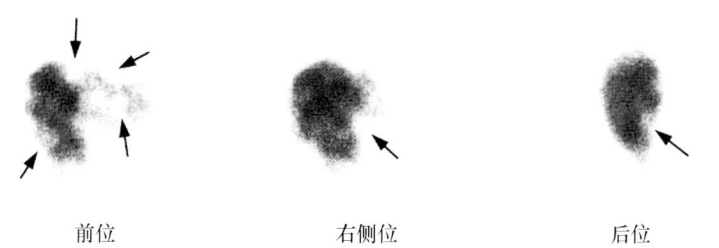

前位　　　　　右侧位　　　　　后位

图 10-11　肝转移癌（来自胃癌）的肝实质影像，箭头所指处为多发性放射性缺损

肝囊肿多数为单发病灶，表现为单一的放射性缺损区，多囊肝时可为多发，约 50% 伴有多囊肾。肝包虫病的单发囊腔常常表现为边缘清晰的球形放射性明显稀疏或缺损区。细菌性肝脓肿常常呈现为单发或多发的放射性缺损，多位于右叶顶部，形态不规则。阿米巴肝脓肿影像呈现为巨大的单发放射性缺损区，几乎全在右叶膈顶部。上述病变区无血供，故动脉期、静脉期和平衡期以及血池显像时病灶区均无填充现象，病灶区放射性低于周围正常肝组织，呈放射性缺损区。

第三节　消化道显像

核医学作为分子功能显像的重要手段，利用其特有的示踪特点，可以在生理状态下进行消化道显像，与其他影像学检查相比具有更大的优势。除可以定性诊断外，通过核医学检查还可以对部分胃肠道疾病进行定量或半定量分析，给临床医师提供有价值的参考信息。用于评价胃肠道病变的核医学检查项目种类较多，包括异位胃黏膜显像、肠道活动性炎症显像及消化道出血显像等。近年来，随着多模态融合影像 SPECT/CT 以及 PET/CT 的广泛应用，这些核医学影像检查方法的灵敏度、特异性以及病灶定位的准确性大大提升。

一、消化道出血显像

消化道出血是临床上常见的消化系统危急重症。除定性诊断外，定位诊断是临床进一步治疗的重要前提。核医学消化道出血显像（gastrointestinal bleeding imaging）是临床内镜检查的重要补充，尤其在小肠出血的诊断方面发挥着重要的作用。

（一）原理和方法

1. 原理　消化道出血显像常用的显像剂主要有胶体和血池显像剂两种，如 ^{99m}Tc 标记硫胶体（^{99m}Tc-SC）和 ^{99m}Tc-RBC。正常情况下，静脉注射显像剂后，腹部大血管及血供丰富的器官，如肝、脾、肾明显显影，而胃肠道作为相对乏血器官，具有较低的放射性本底。然而当肠壁破损出血，显像剂随血液外溢进入肠道，出血速率大于 0.1 ml/min 时，可形成局部异常的放射性浓聚，通过显像对出血的部位和出血量进行判断。

目前，临床上主要应用的显像剂是 ^{99m}Tc-RBC。与 ^{99m}Tc-SC 相比，^{99m}Tc-RBC 以较长时间地停留在血液循环当中，因此更适合临床工作中最为常见的胃肠道小量、间歇性出血的观察，以明确有无活动性出血，并初步判断出血部位和出血量。

2. 方法　目前通常采用体内标记法进行 ^{99m}Tc-RBC 消化道出血显像。静脉注射焦磷酸盐 2 支后 15 min，患者平卧于检查床，静脉注射 $^{99m}TcO_4^-$，成人剂量 370 MBq（10 mCi），儿童剂量按照 7.4 MBq/kg（0.2 mCi/kg）计算，注射显像剂的同时探头对准腹部开始动态采集图像，2 s/帧，采集 60 s；然后继续动态采集，1 min/帧，采集 30 min。而后每隔 5 min 采集 1 帧图像，1 min/帧，采集 60 min。如显像至注药后 90 min 仍未发现出血灶，可加做延迟显像，每 2～4 h 重复显像，延迟至 24 h。必要时可改变体位或断层显像。以捕捉出血时机，提高阳性检出率，并有利于动态分析出血灶的部位。

（二）影像分析与结果判断

1. 正常影像 ^{99m}Tc-RBC 显像时，腹部可见肝、脾、肾、膀胱及腹部大血管显影，腹部其他部分仅有少量放射性本底，胃肠道基本不显影。

2. 异常影像 在胃肠道任何部位有活动性出血即可见到该部位出现异常放射性浓聚（图10-12），其特点是根据出血量及出血速度的不同出现点状、片状或团块状放射性浓聚，随时间延长浓聚灶形态或位置出现变化或时隐时现，有时可见肠型。诊断要点在于连续动态观察采集的系列图像，发现随时间变化的异常放射性浓聚灶。固定不变的出血点一般不能诊断为活动性出血。出血部位的判断，一般为最早出现异常放射性聚集的部位。需首先紧密结合临床资料，如呕血或便血的情况判断上消化道还是下消化道出血。然后按照体部脏器相对的解剖部位来判断出血部位。结肠出血通常位于腹部周边，漏出血管的血液易积存于结肠袋；小肠的出血通常位于腹部中央区域，由于血液激惹肠道，放射性快速通过小肠肠袢（图10-13）。利用 SPECT/CT 融合显像可进一步对出血点进行定位，但是异常放射性在肠腔中的快速通过，甚至逆向运动，导致在较长的 SPECT 采集时间中其位置发生变化，影响对出血点的精确定位。

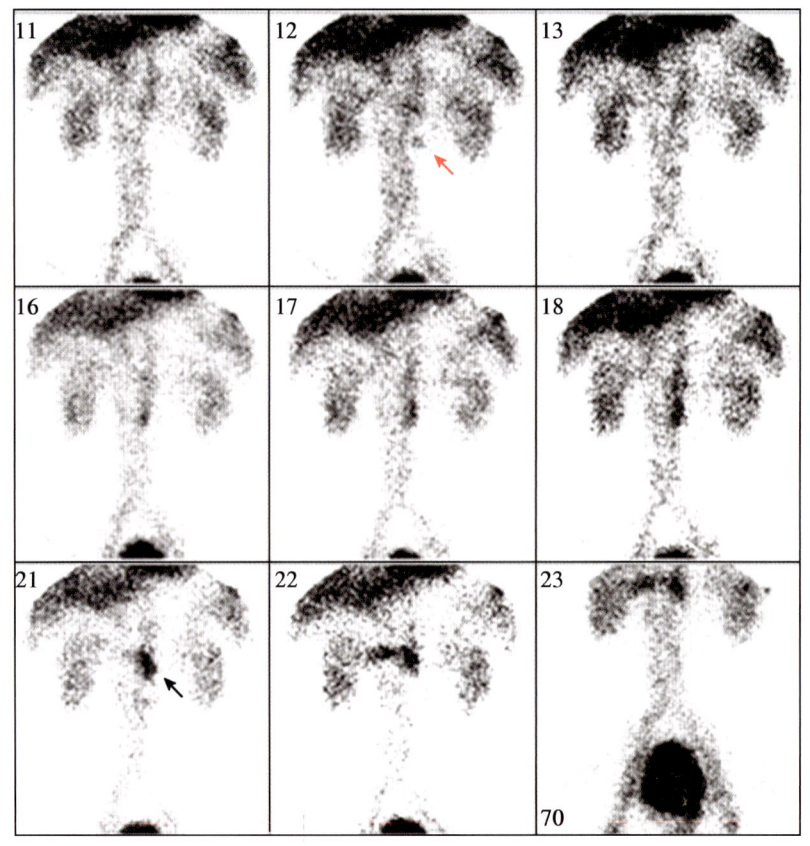

图 10-12 胃肠道出血显像（前位）

红色箭头所示最早出现异常放射性浓聚部位。黑色箭头所示浓聚灶随时间范围增大，并出现形变，为小肠出血

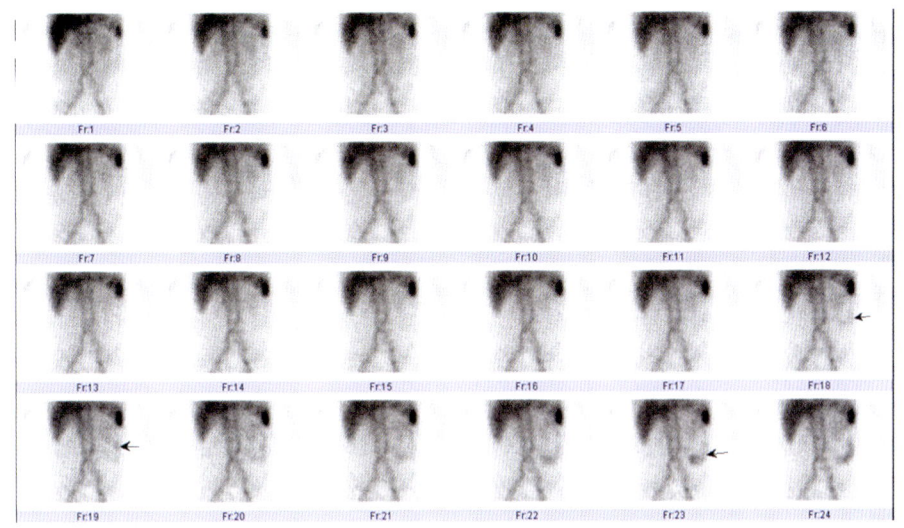

图 10-13　^{99m}Tc-RBC 消化道出血显像

连续动态图像，可见左侧腹放射性浓聚灶，逐渐出现肠形，开腹探查证实空肠起始段出血

（三）临床应用

消化道出血是临床常见的症状。出血部位的精确定位对于消化道出血的治疗意义重大。一般情况下，根据病史和体征，大致可以区分出上消化道出血与下消化道出血。目前内镜基本可以精准定位上消化道出血。但下消化道出血部位，尤其是小肠出血，精确定位比较困难。目前，核素显像主要应用于重症、体弱或不能耐受有创性检查的消化道出血患者；或是内镜检查后仍不能明确诊断的患者，核素消化道出血显像覆盖面积大，可以为后续的其他检查手段，如血管造影等及治疗提供更多信息。鉴于消化道出血随时间快速变化的特点，多模态 SPECT/CT 快速动态断层显像的应用可捕捉消化道出血的精确定位，进一步提高诊断的特异性和准确率。需要注意的是，核素显像只能检出仍在活动的出血病灶，因此对于慢性小量出血的检出灵敏度明显下降，不适用于仅表现为便潜血阳性的病例。

二、异位胃黏膜显像

守护少年儿童的生命与健康是医务人员不可推卸的重大责任。先天性异位胃黏膜是造成儿童消化道出血的常见病因之一，早期诊断、查明出血原因和部位具有重要意义。异位胃黏膜显像是无创诊断异位胃黏膜的重要方法之一。

（一）原理和方法

1. 原理　正常情况下胃黏膜可以摄取 ^{99m}TcO$_4^-$ 而显影。而以下几种疾病可以有先天异位胃黏膜（ectopic gastric mucosa）存在而显影。最常见的为回肠梅克尔憩室，其中约 30% 患者存在异位胃黏膜。少数为发生在食管下端的 Barrett 食管以及小肠重复畸形。正常的胃黏膜也能够从血液中摄取 ^{99m}TcO$_4^-$ 而显影，利用这个特点使用锝液可以对异位胃黏膜进行显像。

2. 方法　显像前 3 天内禁做灌肠及钡餐检查。当日禁食 4 h，疑诊为 Barrett 食管显像前需禁食 12 h。检查前应禁用过氯酸钾、阿托品、水合氯醛等影响胃黏膜摄取 ^{99m}TcO$_4^-$ 的药物，以避免假阴性；可提前注射胰高血糖素以减少涎液的分泌和胃蠕动，减少假阳性；检查前可静脉注射五肽胃泌素以增加胃黏膜血流量和对 ^{99m}TcO$_4^-$ 的摄取量，提高阳性检出率。

静脉注射新鲜锝液,成人剂量为 370 MBq(10 mCi),儿童按照体重计算,按 3.7 MBq/kg(0.1 mCi/kg)计算剂量,最小剂量不低于 7.4 MBq(0.2 mCi),最大剂量不超过 370 MBq(10 mCi)。患者仰卧。探头尽量包括剑突至耻骨联合范围,观察食管时探头需包括整个食管。可采用连续动态显像(1~2 min/帧),或动态加静态采集的方式采集至 60 min,必要时延迟显像至 120 min。与肾影难以鉴别时可加做断层或侧位影像。食管显像可于病灶显示后,饮水 200~300 ml 再重复显像。

(二)影像分析

1. 正常影像 显像剂注射后大约 25% 被正常胃黏膜所摄取。20% 经肾排泄。10 min 内,腹部大器官(如肝、脾、肾)血池显影,开始仅见胃区及膀胱内放射性明显聚集,随正常胃黏膜分泌,十二指肠和小肠逐渐显影,影像不固定。一般出现于胃显影之后,且明显淡于胃影。食管不显影,腹部其他部位无放射性浓集。

2. 异常影像 异位胃黏膜多显示为与胃影像同步出现的异常局灶性放射性浓集灶。梅克尔憩室可发生于腹部的任何部位,最常发生于右下腹(图 10-14)。侧位图像上梅克尔憩室位于前腹部,可与位于腹膜后的肾影鉴别。食管部位固定的放射性浓聚灶,多为 Barrett 食管。腹部条状或团块状放射性浓聚影,形态位置多变,多为肠重复畸形,有时难以与梅克尔憩室鉴别。

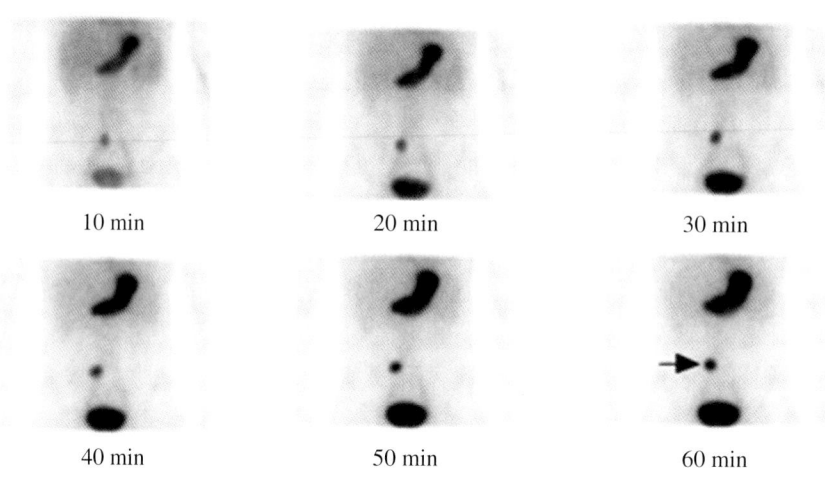

图 10-14 异位胃黏膜显像

连续动态图像,右下腹部可见与胃黏膜同时出现的放射性浓聚影(箭头所示),位置固定。手术病理提示梅克尔憩室

(三)临床应用

梅克尔憩室是小儿消化道出血的重要原因。由于憩室颈口狭窄,钡剂不易充填;其出血为间断性,钡餐及血管造影都难以做出准确诊断。异位胃黏膜显像的诊断准确率可达 85%,特异性达 95%,为目前术前诊断梅克尔憩室的最好检查方法。

三、炎症性肠病显像

炎症性肠病(inflammatory bowel disease,IBD)主要包括溃疡性结肠炎(ulcerative colitis,UC)以及克罗恩病(Crohn disease,CD),病因及发病机制尚未十分明确。二者临床特点有较大差异,但治疗方案大致相同。在这两种疾病的病理生理过程中,均有大量炎性细胞浸润。因此,可以利用核素炎症显像进行诊断。其中利用放射性标记的自体白细胞显像是最常用的方法,可以显示病灶的部位及范围,具有很好的特异性,是肠镜检查的很好补充。

^{111}In-羟基喹啉-白细胞(^{111}In-oxine-WBC)以及^{99m}Tc-六甲基丙二基胺肟-白细胞(^{99m}Tc-HMPAO-WBC)是较常用的显像剂,能够显示炎性肠病的病灶部位(图10-15)。但是药物标记要求较高,同时受药物使用限制,目前国内尚不能常规使用。

^{18}F-FDG作为一种反映细胞葡萄糖代谢水平的显像剂,由于炎性细胞对于它的高摄取,也被用于全身炎性病变的诊断当中。^{18}F-FDG-PET显像具有无创、敏感性高等优势,为IBD的诊断提供了更多的诊断方式(图10-14)。研究发现^{18}F-FDG-PET诊

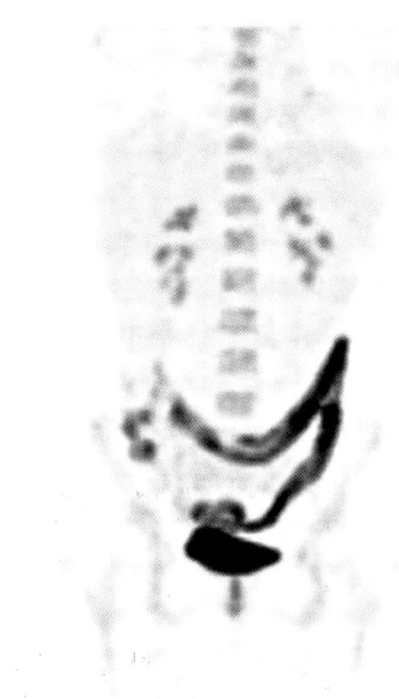

图10-15 ^{18}F-FDG-PET炎性肠病显像
可见结肠明显摄取^{18}F-FDG,结肠镜提示炎性改变

断IBD的灵敏度为80%~100%,特异性在85%左右,且可以较准确地评价病灶的活动性。PET/CT融合显像能够更好地对病灶进行定位,从而提高检查的特异性。在其他方法应用受限时,^{18}F-FDG-PET可为IBD提供有价值的诊断和随访方法。但是肠道存在^{18}F-FDG肠道生理摄取;部分糖尿病患者服用二甲双胍降糖药也会出现肠道^{18}F-FDG摄取增高;部分肠道恶性肿瘤可有相似影像表现,这些都会影响IBD的准确诊断,因此需紧密结合临床及其他影像资料从而获得正确的判断。

第四节 唾液腺显像

核素显像作为目前功能成像的重要手段,有着其他影像学不可比拟的优势。唾液腺显像(salivary gland imaging)是显示唾液腺摄取、分泌、排泄功能的重要方法。

一、原理和方法

1. 原理 唾液腺间叶内导管上皮细胞具有摄取和分泌高锝酸盐(^{99m}TcO$_4^-$)的功能。静脉注射的高锝酸盐随血流到达唾液腺。唾液腺小叶内的导管上皮从血液中摄取^{99m}TcO$_4^-$并积聚于腺体内,在受到一定的刺激时分泌出来,通过唾液腺导管逐渐分泌到口腔。唾液腺显像通过显示这一过程,了解唾液腺摄取、分泌、排泄功能及有无占位性病变。

2. 方法 患者检查前无需特殊准备,禁服过氯酸钾。应在腮腺X射线平片造影之前或在造影后数日再行唾液腺显像检查,以免影响唾液腺摄取^{99m}TcO$_4^-$的能力。

静脉注射^{99m}TcO$_4^-$洗脱液185~370 MBq(5~10 mCi)后行动态显像,30~60 s/帧,采集40~60 min。采集至20~30 min,嘱患者舌下含服维生素C片300 mg,继续采集20~30 min。勾画双侧腮腺、颌下腺ROI,获得唾液腺放射性药物摄取、分泌、排出的时间

放射性活度曲线（TAC）。

二、影像分析

1. 正常影像 正常情况下注射显像剂后，随时间延长，唾液腺显像逐渐清晰，20～30 min 时摄取达到高峰，以腮腺显像最为清晰，颌下腺和舌下腺的影像相对较淡。双侧唾液腺分布对称，双侧腮腺呈卵圆形，轮廓完整，显像剂分布均匀。酸性物质刺激后腮腺的放射性明显下降，口腔内出现大量放射性。40 min 后口腔内放射性明显高于腮腺。TAC 示双侧腮腺 20～30min 达峰值，口服维生素 C 后，曲线迅速下降（图 10-16）。

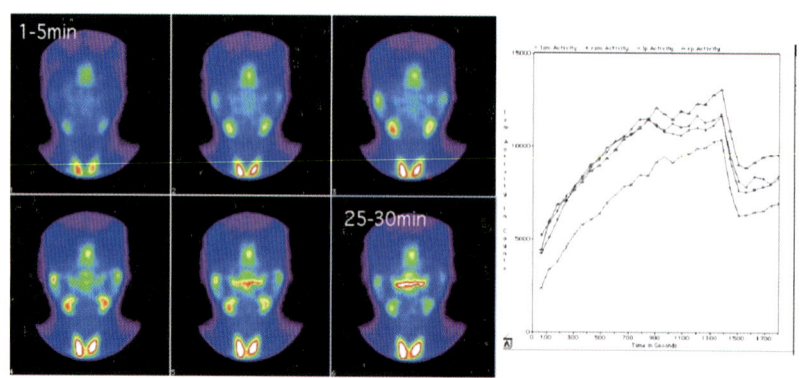

图 10-16 正常唾液腺显像

2. 异常显像 静态显像中的唾液腺出现不对称增大，腺内出现"冷区""热区"或肿块放射性与正常组织相同的区域（即"温区"），或动态显像出现唾液腺显像和口腔显像的放射性明显延迟、减淡，甚至显像结束唾液腺仍不显影，也不见口腔显影。唾液腺显影延迟、减淡提示腺体间质破坏，酸性物质刺激后的唾液腺放射性下降不明显甚至反有上升，口腔内未见显像剂聚集的明显增加，提示腺体的分泌功能受损或导管阻塞。当唾液腺功能受损时，唾液腺显像程度及分泌功能会呈现不同程度的改变，采用肉眼定性分析可分为轻度受损和重度受损。①轻度受损：指唾液腺显像较正常减淡，两侧基本对称，酸性物质刺激后唾液腺影减淡速度减慢，口腔内的显影剂聚集缓慢增加。②重度受损：指唾液腺显像显著减淡，酸性物质刺激后的唾液腺影无明显变化，口腔内的显影剂聚集不增加。

三、临床应用

1. 干燥综合征的诊断 口眼干燥是干燥综合征的重要表现之一。唾液腺显像是评估干燥综合征患者唾液腺功能是否受累的重要检查方法，除了辅助诊断外，也可对唾液腺功能受损程度进行评估。干燥综合征患者的唾液腺腺体肿大，但无肿块，常累及所有唾液腺，而非单个腺体受累。唾液腺显像早期多表现为酸刺激后双侧唾液腺排泌功能减低，口腔内放射性分布减少，后期逐渐出现腺体放射性摄取减少，甚至完全不显影。TAC 示双侧腮腺峰值下降，口服维生素 C 后曲线无明显下降（图 10-17）。

2. 唾液腺占位性病变 通过唾液腺显像，可对唾液腺内肿块的功能进行判断，从而辅助临床对肿块的定性诊断。淋巴瘤性乳头状囊腺瘤（沃辛瘤）可特征性表现为异常放射性浓聚

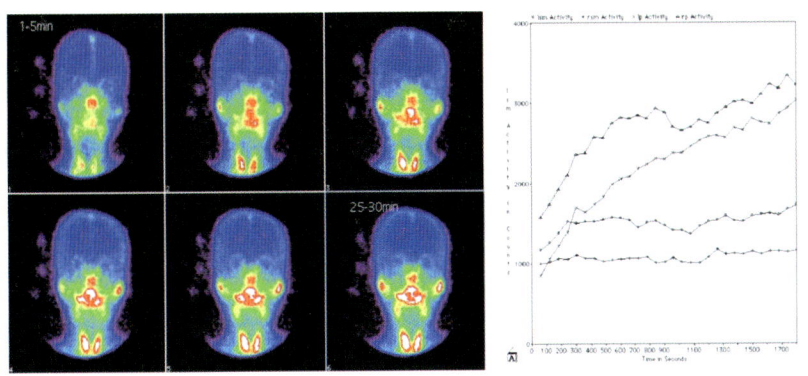

图 10-17 干燥综合征唾液腺显像

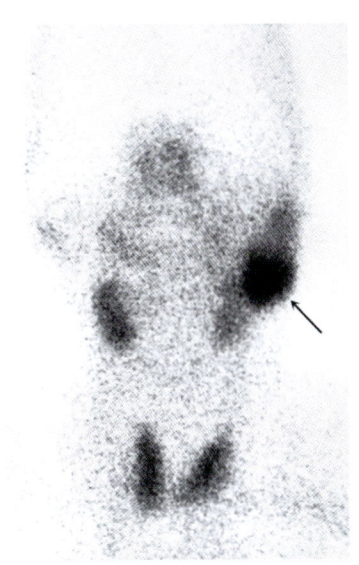

图 10-18 沃辛瘤唾液腺显像
左侧腮腺部位（箭头）可见明显异常放射性浓聚，提示沃辛瘤

灶，呈"热区"表现，有利于此类肿瘤的特异性诊断（图 10-18）。当肿块显示为放射性缺损减低区（"冷区"）时，若边缘光滑清晰，多属良性病变（如混合瘤、唾液腺囊肿、脓肿）；若边缘模糊不整齐，多为恶性肿瘤病变；若肿块显示为"温区"，多为混合瘤和单纯腺瘤。本方法还有助于腮腺导管阻塞、异位唾液腺等疾病的诊断和疗效观察。随着 CT、MR、超声等其他影像技术的发展，核素唾液腺显像由于对显示肿块解剖细节存在局限，诊断特异性不足，目前此应用较少。

第五节　上消化道功能测定和显像

核医学作为功能成像的重要手段，用于胃肠道功能测定和显像是在不干扰患者胃肠道生理功能的状态下，通过观察放射性标记的食物由食管到胃、肠的动态显像，分析其排空的时间和量，为临床提供有关食管、胃及肠道功能的生理信息，与其他影像学检查相比具有很大的优势。因此，核医学显像广泛应用于胃肠道动力障碍性疾病（disorders of gastrointestinal motility, DGIMs）的诊断和评估。

胃肠动力障碍是多种功能性和器质性胃肠道疾病的常见表现，在胃肠疾病中的意义越来越受到重视。以胃肠动力障碍为主要病因的一些疾病，包括胃食管反流病（gastroesophageal reflux disease，GERD）、贲门失弛缓症、弥漫性食管痉挛、Barrett 食管、功能性消化不良、肠易激综合征等称为胃肠动力障碍性疾病。无器质性疾病或生化异常的消化道功能性疾病称功能性胃肠病。这些疾病的发生除胃肠动力障碍外，可能与胃肠分泌功能、内脏感知、精神心理与应激、感染与炎症、神经与激素及免疫功能等有关。及早发现和明确这类患者的胃肠道动力障碍，有助于疾病的早期治疗和提高预后。

胃肠道功能测定和显像主要包括食管通过显像（esophagal transit imaging）、胃食管反流显像（gastroesophageal reflux imaging）、胃排空显像（gastric emptying imaging）及十二指肠胃反流显像（duodenogastric reflux imaging）等。

一、食管通过显像

临床多种病因可以造成食管动力障碍，产生临床症状。病因可分为原发性运动障碍，包括贲门失弛缓症、弥漫性食管痉挛、胡桃夹食管（nutcracker esophagus，NE）等；继发性运动障碍主要是全身性疾病累及食管造成的食管运动减低，如硬皮病、糖尿病。

各种疾病造成的食管动力障碍，既有食管上、下括约肌的改变，也可同时出现食管体部运动功能紊乱。食管通过显像无创、简便易行，并且可以获得其他方法难以定量检出的食管穿过时间和通过率，对食管运动障碍性疾病的诊断和疗效评价具有重要意义。

1. 原理和方法 食管通过显像是将放射性显像剂混入水中制成试验餐。对显像剂从吞咽到入胃的过程进行动态连续采集，从而获得试验餐由食管到胃的一系列影像，通过 ROI 技术计算出全食管及食管各段（上、中、下）通过时间和 5 min 内食管通过率，以此来评价食管运动功能的显像方法。

患者检查前禁食 4~12 h，坐位（或卧位），面向探头。采集视野包括食管全长。嘱患者将含有 ^{99m}Tc-SC 18.5~37 MBq（0.5~1 mCi）的 15 ml 溶液含入口中，做一次"弹丸式"吞咽的动作，同时启动 SPECT，0.5~1 s/帧，采集 60 s，然后每 30 s 吞咽一次，SPECT 同步采集，30 s/帧。共采集 8 帧，采集总时间 5 min。

应用 ROI 技术，勾画出全段食管及分段食管轮廓，计算出全食管及各段食管通过时间和 5 min 内食管通过率。

食管通过率（%）=（食管最大计数 − T 时食管计数）/ 食管最大计数 ×100%

2. 影像分析 正常人第一次吞咽自咽部起可见一条垂直向下的食管影像，5~10 s 后食管内就基本没有放射性而不显影（图 10-19）。食管通过时间：全食管 5.17~7.79 s，上段 2.75~3.99 s，中段 4.12~4.80 s，下段 4.90~5.98 s。总食管通过率＞90%。正常食管功能曲线表现为单峰后迅速通过型。

异常影像可以表现为食管穿通时间延长，食管内放射性滞留等表现。食管瘘存在时，可观察到溢出食管外的异常放射性浓聚。

3. 临床应用 食管通过显像是研究食管运动功能的简便易行的检查方法。可用于各类食管运动障碍疾病的诊断和鉴别诊断。除了可以早期发现各种原因所致的食管通过障碍外，同时也可以作为评估手段进行治疗后疗效观察。贲门失弛缓症是较为常见的食管动力障碍性疾病。食管神经肌肉运动障碍及食管体部蠕动不良，导致食管极度扩张，放射性滞留在食管下段，胃内无放射性，食管通过时间明显延缓，食管通过率明显降低（图 10-20）。

食管通过显像的特点是简单、易行、可定量。但是，此方法不能作为有食管症状患者的初筛检查，应首选内镜，造影等方法排除解剖结构异常及器质性病变。

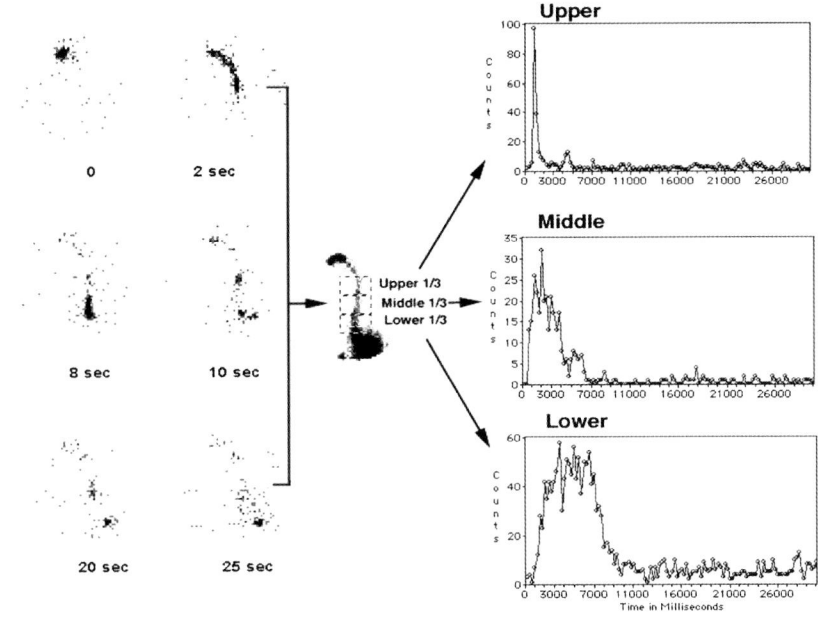

图 10-19　正常食管功能曲线

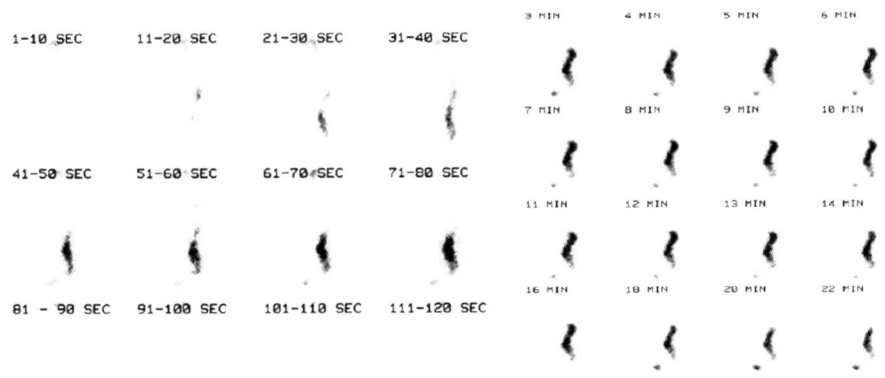

图 10-20　贲门失弛缓症食管通过显像
放射性在食管内滞留，穿通时间明显延长

二、胃食管反流显像

胃食管反流（gastroesophageal reflux，GER）是指胃内容物反流至食管，人群中发病率很高，可分为生理性和病理性两种。病理性反流是由于食管下括约肌的功能障碍和（或）与其功能有关的组织结构异常，以致食管下括约肌压力低下而出现的反流，引起一系列临床症状和并发症。生理性反流常见于婴儿期少量的胃食管反流。目前临床诊断 GER 常用的检查方法有 X 射线、内镜、食管测压、24 h 食管 pH 值监测、食管胆汁动态检测等。胃食管反流显像作为一种无创、直观、简便、易行的方法，是对上述手段良好的补充。

1. 原理和方法　胃食管反流显像是将不被食管和胃黏膜吸收的酸性显像剂引入胃后，在上腹部加压，根据食管下段是否出现放射性及放射性与压力的关系，判断有无胃食管反流及反流程度的显像方法。

常用显像剂是在 300 ml 酸性饮料中加入 37～74 MBq（1～2 mCi）的 $^{99m}Tc\text{-}SC$ 或 $^{99m}Tc\text{-}$

DTPA。成人需空腹 8 h 以上，48 h 内禁服影响胃肠道功能的药物，在 3 min 内饮入备好的酸性显像剂，再服 15～30 ml 的清水去除食管残留放射性。然后对食管下段和胃进行动态连续显像。如食管不出现放射性，可用腹带逐级加压，观察食管内有无放射性出现。2 min/帧，动态显像至 2 h。婴幼儿需将含显像剂牛奶鼻饲入胃，总活度 7.4～11.1 MBq（0.2～0.3 mCi），腹部不加压连续动态采集。必要时延迟显像，观察肺部有无异常放射性出现，除外肺吸入。

用 ROI 技术勾出不同压力时胃贲门上方轮廓，获得 TAC，并计算胃食管反流指数（gastroesophageal reflux index，GERI）。

$$GERI\ (\%) = [(E_t - E_B)/G_0] \times 100\%$$

上式中，G_0 为开始显像时胃内放射性计数；E_t 为不同 t 时食管内放射性计数；E_B 为食管本底计数。

2. 图像分析　正常人食管内无放射性浓聚影，腹部加压 0～13.3 kPa（0～100 mmHg）的影像上，贲门上方无放射性。腹压为 13.3 kPa 时，可测出微量放射性，GERI 为 2.7%±0.3%。TAC 上表现为显像 5 min 内，无放射性尖峰出现（0 级）或仅 2～3 个（I 级）尖峰出现。当患者有胃食管反流时，适当加压，食管下段即出现放射性，并随压力增大而增多（图 10-21）。GERI＞4%。TAC 出现异常尖峰。

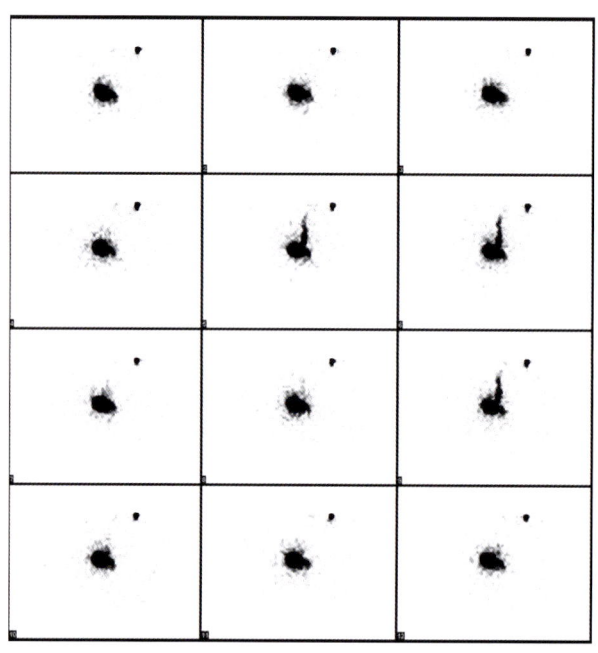

图 10-21　胃食管反流显像
腹部加压后可见食管出现放射性，提示胃食管反流

3. 临床应用
（1）诊断小儿胃食管反流及吸入性肺炎。
（2）诊断和鉴别诊断胃灼热和反酸症状的原因。
（3）检查行胃大部切除术后有无胃食管反流现象。

GER 主要表现为胃灼热和反流，目前已经发展成为一个综合疾病谱。部分胃食管反流病患者发生了反流性食管炎，其前期并发症包括食管狭窄，出现癌前病变，以致食管腺癌发病的概率增加。胃食管反流显像可从影像表现、GERI、TAC 尖峰多方面无创、直观地观察胃食管反流情况，灵敏度高于其他方法。尤其对婴幼儿及儿童患者有较大的优势。

三、胃排空显像

胃排空延缓指胃内容物滞留而未及时排空，造成临床一系列腹胀、腹痛、恶心、呕吐等胃排空不良症状。快速明确地判断是否存在胃排空延迟是临床明确诊断以及进一步治疗的重要依据。胃排空显像（gastric emptying imaging）作为一种便捷、无创和准确的方法，目前被广泛应用于胃动力的评价当中。

1. 原理和方法　胃排空显像是将不被胃黏膜吸收的放射性显像剂引入胃内，在胃蠕动作用下排入肠道中，通过连续动态显像的方法将这一过程显示出来。

显像剂可以分为液态和固态两种。将 ^{99m}Tc-DTPA 或 ^{99m}Tc-SC 37～74 MBq（1～2 mCi）与食物或饮料混合制成液态或固态试验餐。患者空腹 8 h 后，5 min 内吃完全部试验餐，并饮水至总量 500 ml。食用后患者坐位或卧位，采用 SPECT 在胃部进行连续动态显像，以每帧 1～2 min 的速度采集 1～2 h，并利用 ROI 技术勾画获得 TAC 曲线，计算胃内放射性排出 50% 所需的时间（半排时间）。

由于固体食物、液体食物及固液混合食物在胃内的排空速度不同，根据患者的不同情况，应选用不同的试验餐。由于胃排空受食物颗粒大小、物理性状以及蛋白质、脂肪、热量等多种因素的影响，各实验室应该建立自己的标准餐并获得正常的胃半排参数。

2. 图像分析　正常人胃轮廓清晰，随显像时间延长，胃影逐渐减淡、变小（图 10-22）。卧位固体食物在胃内的半排空时间为 45～110 min，液体食物为 12～65 min。多种原因导致的胃动力功能障碍常表现为胃排空迟缓（图 10-23）。

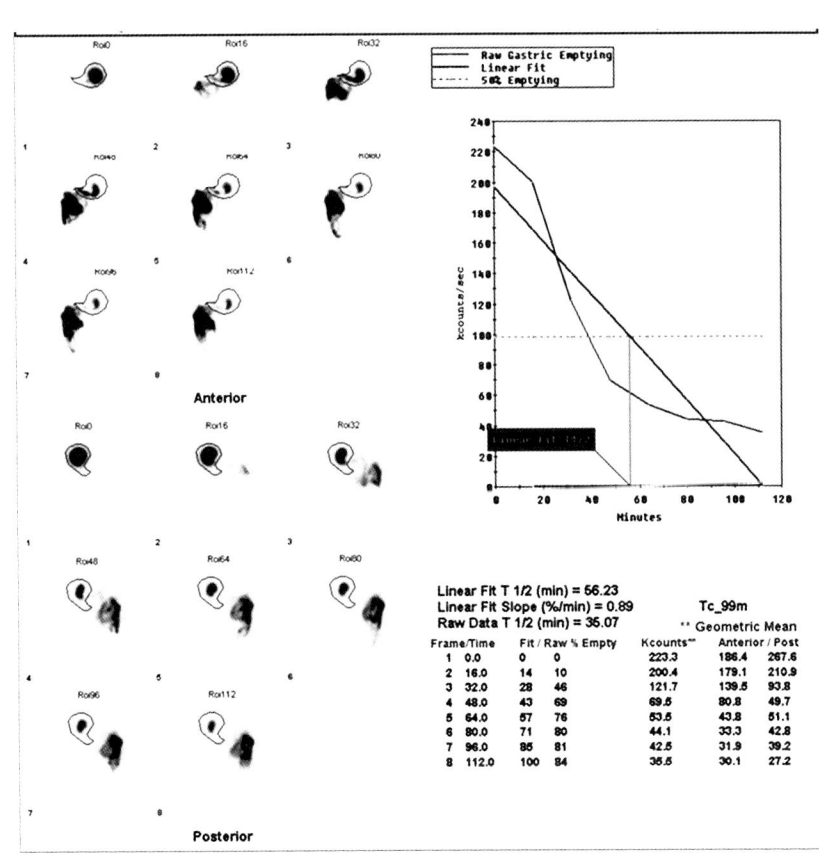

图 10-22　正常胃排空显像

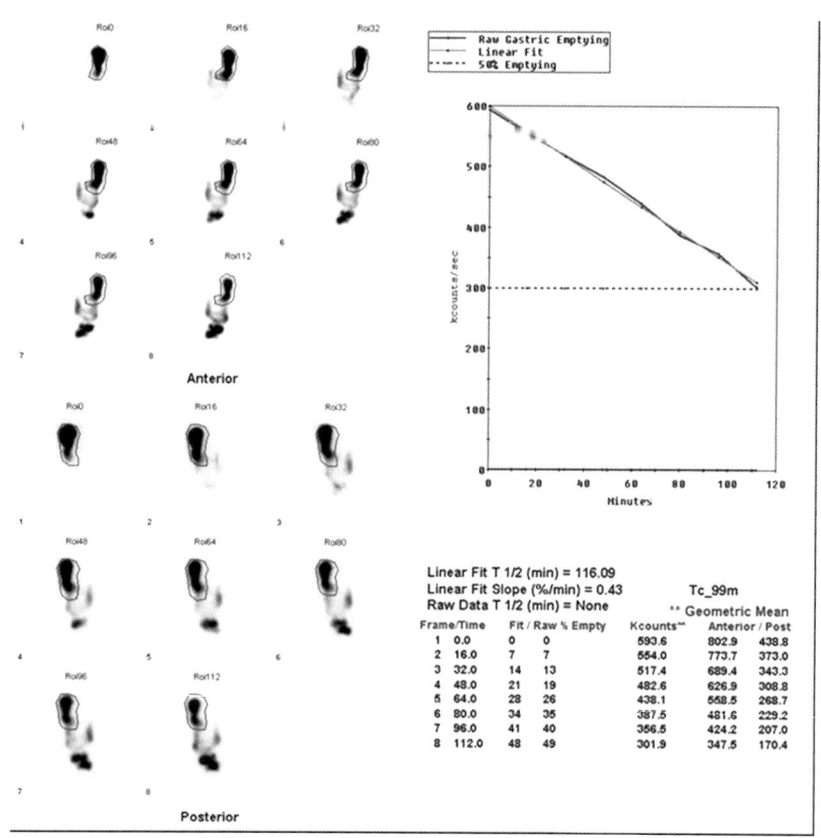

图 10-23　胃排空显像提示胃排空迟缓

3．临床应用　目前胃排空显像主要应用于对胃排空功能的评价。

多种原因均可导致胃排空功能异常。除胃手术后、十二指肠溃疡、胃泌素瘤、甲亢及激素药物等少数几种情况造成胃排空加快外，临床很多的疾病会导致胃排空延缓。可分为器质性梗阻和功能性胃动力不足两种。器质性梗阻常见于各类原因所致的幽门狭窄或梗阻。患者需通过初筛检查，包括 X 射线平片、超声、上消化道造影或内镜检查等，除外由肿瘤或其他解剖病理改变引起的机械性梗阻。如果仍不能解释患者的症状，应考虑功能性胃动力不足。临床上可见于特发性胃动力功能障碍、消化道疾病、胃食管术后、代谢性疾病、肌源性或神经源性疾病、结缔组织疾病、甲状腺功能减退、尿毒症、低钾血症、低钙血症及服用抗精神病和抗胆碱药物等。

尽管近年来各种胃排空检查技术不断出现，但由于核素的胃排空显像无创、简便易行，并且是在接近生理状态下进行，因此胃排空显像仍被认为是评价胃排空功能的首选方法。

四、十二指肠胃反流显像

十二指肠胃反流（duodenogastric reflux，DGR）是消化系统的常见疾病，是指十二指肠内容物、胆汁、胰酶及碱性肠内容物反流入胃内。它在消化道疾病手术后患者发病率较高。应用放射性核素肝胆显像剂，可以在生理条件下无创地测定有无反流并确定反流量。

1．原理和方法　正常情况下肝胆显像剂静脉注射后，迅速被肝多角细胞摄取和分泌，很快经胆道系统排至十二指肠。由于幽门括约肌的限制，已排入肠腔的显像剂不会进入胃内。当存在十二指肠胃反流时，显像剂随十二指肠内容物反流至胃内，胃区出现放射性。通过十二指肠胃反流显像可以动态、定量地观察这一过程。

使用的显像剂是肝胆显像剂 ^{99m}Tc-EHIDA 111～185 MBq（3～5 mCi）。受试者禁食 8h 以上，坐位或卧位于 SPECT 探头前，视野包括肝区及上腹部。静脉注射 ^{99m}Tc-EHIDA 后，即刻启动 SPECT 连续动态显像，2 min/ 帧，采集至 30 min，胆总管及十二指肠开始显影时，口服牛奶 300 ml 或煎鸡蛋 2 个后继续显像至 60 min。根据情况可适当延长显像时间。利用计算机勾画 ROI，可做出肠胃反流的时间-放射性曲线，并计算十二指肠胃反流指数（duodenogastric reflux index，DGRI）。

$$DGRI（\%）=（胃内最高放射性计数 / 全肝最高放射性计数）\times 100\%$$

2. 图像分析 正常人在十二指肠显影后，胃区（肝左叶尖端以左，十二指肠空肠曲以上）无放射性出现，口服脂肪餐后，胃区仍无放射性出现。当十二指肠胃反流时，显像剂随十二指肠液进入胃内，胃区出现放射性分布，甚至全胃显影（图 10-24）。

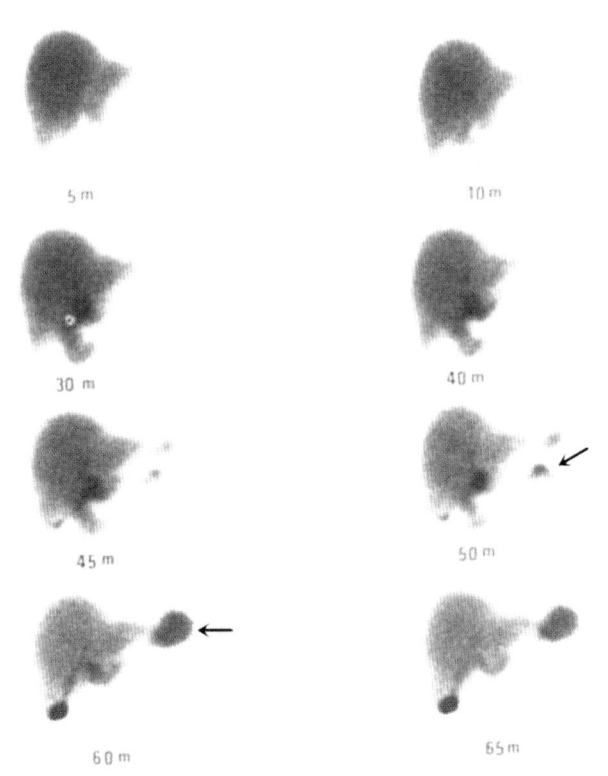

图 10-24　十二指肠胃反流显像

注入显像剂后 10min 肝显影清晰，随后肠道逐渐出现放射性。45min 胆囊显影，同时胃内逐渐出现放射性浓集。提示十二指肠胃反流

对于未做胃切除的患者可做 DGRI 分度：DGRI（%）＜5% 为Ⅰ度反流，一般脂肪餐后 40～50 min 出现少许放射性，临床意义不大；DGRI（%）5%～10% 为Ⅱ度反流，常在脂肪餐后 30～40 min 出现，胃区明显放射性，可持续至 60 min；DGRI（%）＞10% 为Ⅲ度反流，胃影可完整显示，有时可见液平，滞留 60 min 以上。

3. 临床应用 多种胃肠疾病可导致十二指肠胃反流的出现。继发于胃大部切除术后的胆汁反流性胃炎最为常见。其他如原发性胆汁反流性胃炎，胃溃疡、胃癌、反流性食管炎及功能性消化不良等都与 DGR 有关。本法无创、简单、灵敏度高，是 DGR 患者定性诊断和疗效观察的可靠手段。

第六节 与相关影像学检查比较

一、肝肿瘤显像

(一)肝癌

早期肝癌的动态 CT 和螺旋 CT 多期对比增强检查及 MR 扫描可见典型的影像表现,但需与其他疾病进行鉴别。CT 有较高的空间分辨率和密度分辨率,能有效地检出消化系统实质性器官的病变,肝癌、肝血管瘤等大多数病变在 CT 平扫中表现为低密度,钙化等少数病变表现为高密度。通过静脉注入对比剂(增强)后动态扫描还能反映出病变的血流灌注情况,如原发性肝细胞癌的早期强化、延迟期对比剂退出等特征性表现。MRI 由于具有较强的软组织分辨能力,通过多参数和多序列成像的方法反映出更多病灶的成分信息,对肝硬化再生结节及再生结节癌变的诊断具有独特的优势,优于 B 超和 CT。

超声检查因为方便、廉价在消化系统实质性器官的检查中被广泛应用,发现病变的灵敏度较高,但区分病变性质的能力较差。虽然彩色多普勒技术的出现提供了部分病灶的血流灌注情况,但是超声检查对肝内占位病变的定性能力仍不及 CT 和 MRI。当前超声检查是应用于较多的初诊或筛检中的影像工具。

核素肝显像方法无创性地反映了病灶部位的血流和功能代谢状况。如肝癌在血流灌注显像的动脉期显示为放射性异常浓聚灶,肝血池影像显示出病变区的放射性与周围正常肝组织相近,而肝实质影像则表现为病灶部位放射性减淡缺损区。但是,核素肝显像受仪器空间分辨率的限制,难以检出直径小于 2 cm 的病灶,因此检出灵敏度较低。目前,PET/CT 或 PET/MR 将功能与解剖结构影像进行多模态图像融合,使肝癌影像诊断的特异性、敏感性和准确性得到显著提高。

肝细胞肝癌是消化系统常见的恶性肿瘤。目前手术切除仍是大部分肝癌患者的首选治疗方法。然而,许多肝癌患者往往同时合并有肝硬化等不同程度的肝功能受损,肿瘤体积通常也较大,因此在术前对患者的肝功能储备进行准确的评估对预后尤为重要。过去曾用 CT 显像评价肝功能储备,通过 CT 三维成像计算剩余肝的体积,但仅通过单纯的形态学进行评估,其影响因素较多且准确率有限。无唾液酸糖蛋白受体(asialoglycoprotein receptor,ASGPR)显像是近几年提出来的一种核医学受体显像技术。ASGPR 是广泛存在于哺乳动物肝细胞表面的一种受体蛋白质,在肝炎、肝硬化等病理状态下其分布明显减少。利用放射性核素标记 ASGPR 的特异性配体,静脉注入体内后可以特异性地与 ASGPR 结合,通过 SPECT 显像能定量地显示其分布和功能状态,从而准确地评价肝功能储备。目前,研究较多的 ASGPR 配体显像剂主要有 ^{99m}Tc-氮芥苷酸(^{99m}Tc-nitro-glycoside acid,^{99m}Tc-NGA)、^{99m}Tc-新半乳糖人血清白蛋白(^{99m}Tc-GSA)和 ^{99m}Tc-新乳糖酰人血清白蛋白(^{99m}Tc-neolactosyl human serum albumin,^{99m}Tc-LSA),其中 ^{99m}Tc-GSA 是比较理想的一种,日本已广泛应用于临床,国内北京大学第一医院作为牵头单位完成Ⅲ期全国多中心临床试验并送国家药品监督管理局审批。^{99m}Tc-GSA 在临床上主要应用于评价肝功能储备。术前根据 ^{99m}Tc-GSA 显像计算获得的肝功能参数估计肝的剩余功能,从而预测手术切除范围,以保证术后有足够的肝功能,降低术后死亡率。^{99m}Tc-GSA 功能参数的计算方法主要包括简单的计算比值的半定量法、通过较复杂的药动学模型及其曲线拟合获得受体结合容量的精确定量法。北京协和医院建立了比较简单的二室药动学模型的摄取指数

(uptake index，UI）法，具有稳定、简单、可靠的优点，是目前较好的术前肝功能储备的评估参数。

（二）肝血管瘤

典型病例在动态 CT 扫描显像中有早期边缘强化的特点，增强 MR 动态扫描也可见此征象。采用 T2 加权 MR 使瘤灶信号更强，此为血管瘤的可靠证据。但是对于较大的血管瘤，因纤维化增多，瘤内间隔不规则增厚或有血栓形成、血流减少，与恶性肿瘤鉴别困难，而肝血池显像可见原肝实质影像放射性减淡缺损区呈明显放射性填充或过度灌注，其诊断的特异性高达 90%～100%，明显高于 CT 和 B 超。

二、胆道系统疾病的诊断

（一）急性胆囊炎

一般 X 射线平片显示多为阴性；在超声检查中，大部分典型病例可以确诊，而个别病例由于腹内气体过多造成干扰，仍需依靠 CT 进行诊断；CT 对胆囊窝液体潴留、胆囊穿孔或合并肝囊肿、气肿型胆囊炎等有较高的诊断价值，但 CT 不是常规的检查方法；MR 成像显示的信息并不比 CT 多，故临床不常用。绝大多数急性胆囊炎患者的胆道核素影像呈现为胆囊持续不显影，若 4h 延迟显像时胆囊仍不显影，则可确诊。

（二）胆道闭锁

超声和 CT 对胆道梗阻有较高的诊断价值，但因新生儿胆管极细，上述两种检查结果并不理想。内镜逆行性胰胆管造影术（endoscopic retrograde cholangiopancreatography，ERCP）和经皮肝穿刺胆管造影（percutaneous transhepatic cholangiography，PTC）亦有较大的诊断价值，可显示胆管扩张的部位、程度以及梗阻末端胆管的形态改变、有无结石或软组织肿块等，但在新生儿检查时成功率往往较低，而且具有创伤性。胆道系统内充盈的胆汁具有均匀声阻抗分布，在二维灰阶超声上表现为液性暗区，胆道内的病变因为表面及内部声阻抗的变化而产生较高的回声得以显示。超声应用于胆道系统的优点在于方便，成本低，缺点在于对操作人员的个人素质依赖性强，易产生假象致误诊和漏诊。

放射性核素肝胆显像表现为肝影清晰，注射显像剂 24 h 后肝内放射性仍然较多，而胆道系统和肠道均不显影，使用胆汁促排药后在肠道仍然无放射性出现。如果肠道内出现放射性，则可排除本病而考虑为新生儿肝炎。

（三）胆总管囊肿

在肝功能正常情况下，B 超和 CT 检查表现为典型的胆管扩张，但作为间接诊断方法而受肝功能的影响较大。PTC 或 ERCP 可作为直接诊断方法，二者均可发现充以对比剂扩张的胆总管，但为有创性检查，不适用于新生患儿，胆管先天性囊状扩张症的核医学胆道显像表现为胆总管扩张部位的放射性滞留浓集，影像形态近似于椭圆或梭形。上述影像在肝影、胆囊影像消退后，甚至在进餐后仍然残存。磁共振胰胆管成像（magnetic resonance cholangiopncreatography，MRCP）近年来越来越多地应用于胆道疾病诊治，磁共振的重 T2 加权成像对富含水的组织特别敏感，胆道及胰管内的液体在重 T2WI 上呈极高信号，利用最大密度投影（maximal intensity projection，MIP）技术可将胰胆管系统清晰完整地显示出来，配合多平面重建（multiplanar reconstruction，MPR）及横断面观察，可以充分显示胰胆管系统的病变特点，有利于做出准确的影像学诊断。

三、胃肠道疾病的诊断

内镜检查是上消化道出血诊断的首选检查，而直肠镜和结肠镜常用于直肠、乙状结肠等结肠病变的诊断。新近出现的 CT 仿真内窥镜（CT virtual endoscope，CTVE）是由二维的 CT 横断面图像经计算机后处理重建出三维的消化管道，并可以虚拟内镜的观察角度进行多角度观察，缺点是技术还不够成熟，不能有效区别肠道内容物和病变，同时受检者所受的电离辐射较多，对人体有一定的放射损伤。数字减影血管造影（digital subtraction angiography，DSA）可以用于判断胃肠道的出血部位，但对间歇性出血、出血量少、出血速度慢的病变不敏感，因此易漏诊，且为创伤性检查，一般只适用于出血量较大的急诊患者。核医学对胃肠道出血显像具有较大的优势，它对缓慢性、小量渗血及间歇性出血的定位诊断敏感性很高，并且相较于内镜和血管造影来说，具有操作简便，安全无创和准确性高的优点。缺点是本法特异性较差，不能针对病因做出诊断。

胃排空功能显像不仅可获得动态胃部形态影像，同时可计算出胃半排空时间等功能参数；胃部 X 射线平片等检查无法测定胃排空功能参数。纤维内镜能够直接观察胃食管反流和胃十二指肠反流，但具有创伤性也不符合生理条件，难以避免因胃镜的插入刺激而导致检查结果出现假阴性和（或）假阳性；而无创性的核医学消化道显像能够直接显示异常反流是否存在以及反流的程度，为诊断和治疗决策提供客观依据。

（崔亚利　武　军　赵梅莘）

思 考 题

1. 如何选用核医学的检查方法来鉴别诊断肝内占位的性质，核医学影像与其他影像相比有何优缺点？
2. 肝胆动态显像的原理、适应证和临床意义是什么？
3. 消化道出血显像的临床意义如何？有何优缺点？
4. 核医学方法在胃肠动力学研究方面意义及特点是什么？

第十一章

血液与淋巴系统及炎症显像

第十一章数字资源

第一节 血液系统疾病显像

血液系统由血液和造血器官组成。血液由血浆及悬浮在其中的血细胞（红细胞、白细胞及血小板）组成。出生后主要造血器官是骨髓、胸腺、脾和淋巴结。血液系统疾病是指发生在血细胞或者造血器官内的多种疾病，常见恶性肿瘤，包括淋巴瘤、骨髓瘤、白血病等。血液系统恶性肿瘤诊断包括病史及体格检查、病理诊断、实验室诊断及影像诊断。常用影像检查方法包括：CT、MRI、超声、PET/CT 及 SPECT/CT 等。在核医学显像中，以 ^{18}F-FDG PET/CT 显像为临床常用。

病例 11-1

患者，男性，79岁。患者2个月前无明显诱因出现乏力、腹胀、食欲缺乏，当地医院腹部CT提示腹腔多发肿大淋巴结，左腹股沟肿物切除活检提示侵袭性B细胞淋巴瘤，考虑淋巴瘤诊断明确。

问题：
1. 淋巴瘤的常见症状是什么？
2. 淋巴瘤最常见的分型是什么？
3. 淋巴瘤的治疗方法首选什么？

一、淋巴瘤

淋巴瘤（lymphoma）是起源于淋巴造血系统的恶性肿瘤，是我国常见的恶性肿瘤之一。淋巴瘤每年发病人数约为7.54万，发病率为4.75/10万，每年死亡人数为4.05万，死亡率为2.64/10万，而且地域之间、城乡之间的差异明显。淋巴瘤临床起病缺乏特异性，常为不典型的全身性淋巴结肿大、皮疹、肝脾大、发热等。由于淋巴瘤属于全身系统性疾病，几乎可以累及全身所有组织和器官。因此，淋巴瘤临床表现具有一定的共同特点，同时按照不同的病理类型、受侵部位和范围又存在着很大的差异。

淋巴瘤常分为霍奇金淋巴瘤（Hodgkin lymphoma，HL）、非霍奇金淋巴瘤（non-Hodgkin lymphoma，NHL）。NHL包括前体淋巴母细胞性肿瘤、成熟B细胞肿瘤、成熟T及NK细胞肿瘤。淋巴瘤具有高度异质性，治疗效果差别很大，不同病理类型和分期的淋巴瘤无论在治疗强度还是预后上都存在很大差别。侵袭性淋巴瘤治疗为以化疗为基础的综合治疗模式；惰性淋巴瘤的治疗需要根据治疗指征进行。早期有效全面评估，有利于指导淋巴瘤个性化治疗，实现精准医疗。

^{18}F-FDG PET/CT 能够同时提供恶性肿瘤的代谢活性及解剖位置的双重信息，具有较高的灵敏度和特异性，其作为淋巴瘤分期、疗效判定及预后评价的主要手段，已经写入美国国立综合癌症网络（National Comprehensive Cancer Network，NCCN）及中国临床肿瘤学会（Chinese Society of Clinical Oncology，CSCO）临床指南。

> **微整合**
>
> **基础回顾**
>
> ^{18}F-FDG 的肿瘤代谢机制
>
> ^{18}F-FDG 是葡萄糖类似物，被己糖激酶磷酸化后，成为 6-磷酸葡萄糖，由于结构的差异不能进一步代谢而滞留在细胞内，而多数肿瘤组织增殖活跃，肿瘤细胞缺氧加剧了其对 ^{18}F-FDG 的摄取，使其 ^{18}F-FDG 摄取高于邻近正常组织，呈 ^{18}F-FDG 浓聚状态，可反映体内糖代谢分布。

1. 诊断 淋巴瘤可累及人体的任何脏器，最常累及淋巴结、脾和骨髓。表现为全身多发肿大淋巴结，部分融合成团，脾及骨髓的受累可为灶状或弥漫受累。淋巴瘤细胞对 ^{18}F-FDG 摄取的高低与组织细胞学来源和细胞增殖活性有较大相关性，即细胞对 ^{18}F-FDG 代谢摄取越多，细胞的恶性程度越高，其增殖活性也越高。HL、弥漫大 B 细胞淋巴瘤（diffuse large B-cell lymphoma，DLBCL）、Burkitt 淋巴瘤、套细胞淋巴瘤（mantle cell lymphoma，MCL），以及滤泡性淋巴瘤（follicular lymphoma，FL）的病灶能中度及高度摄取 ^{18}F-FDG。一些惰性淋巴瘤，如边缘区淋巴瘤（marginal zone lymphomas，MZL）、慢性淋巴细胞性白血病/小细胞淋巴瘤（chronic lymphocytic leukemia/small lymphocytic lymphoma，CLL/SLL）以及浆细胞性淋巴瘤（lymphoplasmacytic lymphoma，LPL）等仅少量摄取 ^{18}F-FDG，故不积极推荐使用 ^{18}F-FDG PET/CT。

2. 分期 淋巴瘤临床分期采用 2014 版 Lugano 分期法（表 11-1），它根据肿瘤侵犯的范围和程度不同，分为局限期和进展期。^{18}F-FDG PET/CT 显像在分期和再分期中均具有较高的灵敏度和特异性，常上调分期（图 11-1）。但是，不推荐使用 ^{18}F-FDG PET/CT 对惰性淋巴瘤进行分期，在临床中仍推荐增强 CT 进行病灶检出及分期。评估分期时需鉴别结节病、感染、炎症等炎性疾病和生理性摄取。

表 11-1 2014 版 Lugano 分期标准

分期	病灶累及
局限期	
Ⅰ 期	仅侵及单一淋巴结或单一淋巴结区域（Ⅰ），或侵及单一结外器官不伴有淋巴结受累（ⅠE）
Ⅱ 期	侵及≥几个淋巴结区域，但均在膈肌同侧 [均在膈肌，可伴有同侧淋巴结引流区域相邻的局限性结外器官受累（ⅡE），例如甲状腺受累伴颈部淋巴结受累或纵隔淋巴结受累直接延伸至肺脏受累]
Ⅱ 期大肿块*	Ⅱ 期伴有大肿块

续表

分期	病灶累及
进展期	
Ⅲ期	侵及膈肌上下两侧的淋巴结区域，或侵及膈上淋巴结并伴有脾脏受累（ⅢS）
Ⅳ期	伴有淋巴结引流区域之外的非相邻的结外器官受侵（Ⅳ）

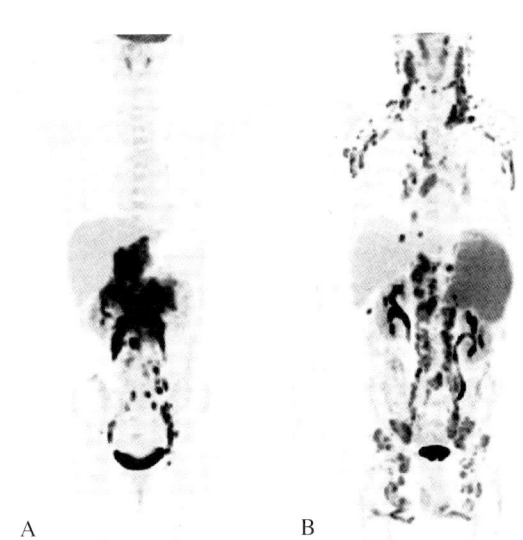

图 11-1　非霍奇金淋巴瘤 ^{18}F-FDG PET/CT 显像
A．Ⅱ期，累及膈同侧 2 个或 2 个以上淋巴结区；B．Ⅳ期，累及膈上下多发淋巴结区及臀部皮肤

3．疗效评价　^{18}F-FDG PET/CT 检查不仅能显示病灶形态及累及范围变化，而且能灵敏地检测出病灶代谢改变，已经用于淋巴瘤疗效评价中。淋巴瘤疗效评估方法为五分法（Deauville 标准，表 11-2）及 Lugano 标准。五分法是以纵隔及肝为基准，目测淋巴瘤病灶所得到评分。病灶评分大于≥4 分（病灶摄取＞肝摄取）为 ^{18}F-FDG PET/CT 阳性病灶，小于 4 分者为阴性病灶。

表 11-2　五分法（Deauville 标准）

评分	^{18}F-FDG PET/CT 扫描结果评判标准
1	病灶 FDG 摄取不超过背景放射性分布
2	病灶的 FDG 摄取≤纵隔血池
3	纵隔血池＜病灶的 FDG 摄取≤肝血池
4	任何部位病灶的 FDG 摄取相对于肝血池有轻度或中度增高
5	任何部位病灶的 FDG 摄取相对于肝血池有显著增高（SUV_{max}＞3 倍肝血池或者出现新发病灶）
X	新发病灶有 FDG 摄取，但与淋巴瘤无关

中期 ^{18}F-FDG PET/CT（interim ^{18}F-FDG PET/CT）是指治疗中进行的 ^{18}F-FDG PET/CT 显像，能及时判定疗效及预后，有助于指导制定进一步的治疗决策。对 HL 患者，一般推荐化疗 2 个周期后行 ^{18}F-FDG PET/CT 检查；对 NHL 患者，一般推荐化疗 4 周期后行 ^{18}F-FDG PET/CT 检查（图 11-2）。同时，^{18}F-FDG PET/CT 显像对淋巴瘤治疗过程化疗药物的副作用，如治疗相关肺损伤，也有较好的提示作用（图 11-3）。

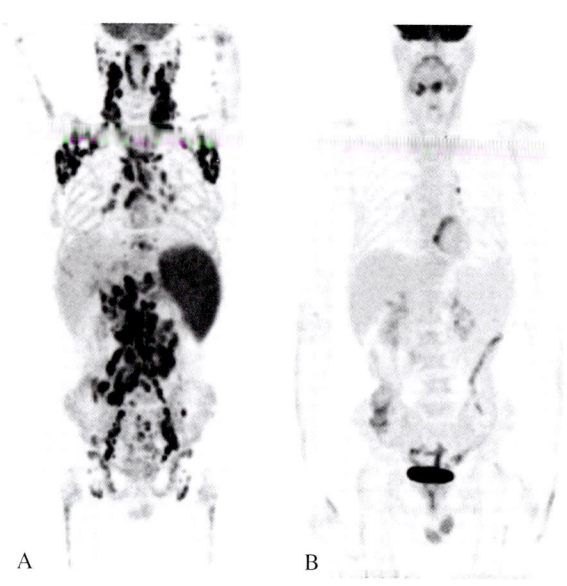

图 11-2　非霍奇金淋巴瘤
A．治疗前；B．治疗后

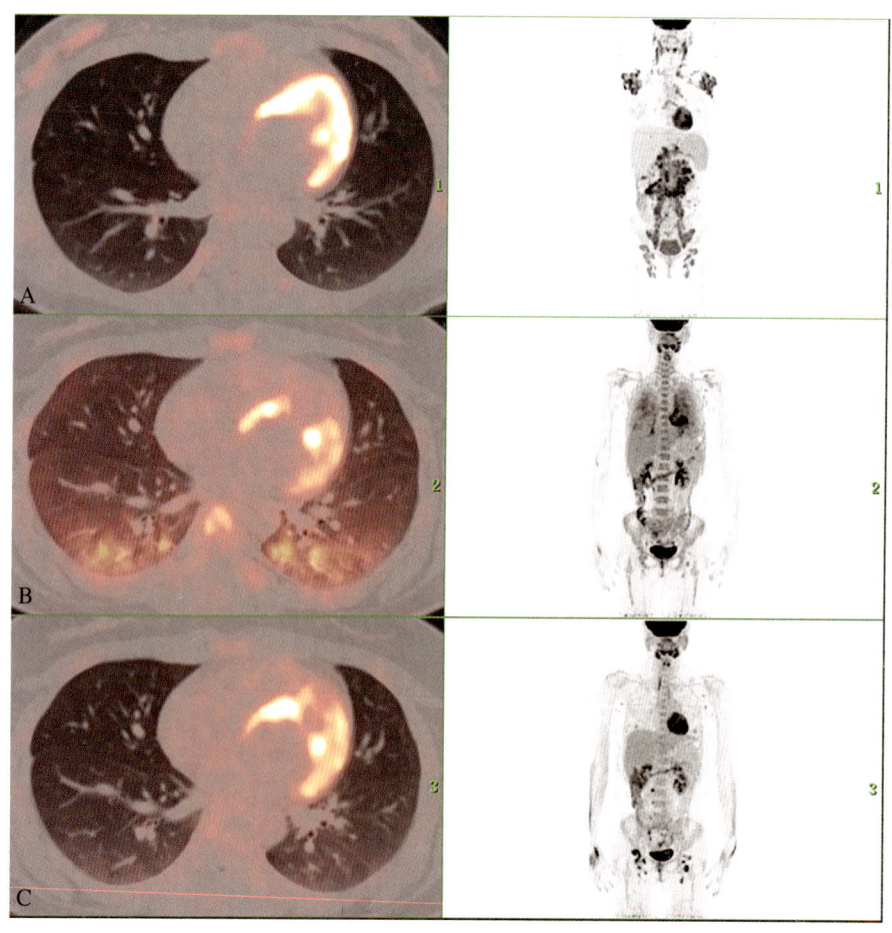

图 11-3　非霍奇金淋巴瘤治疗后免疫相关肺损伤
A．治疗前；B．治疗后；C．停药后复查

目前,淋巴瘤患者在完成常规化疗周期后,定期进行 ^{18}F-FDG PET/CT 复查已在临床上得到普及,以此来监测患者化疗后的预后情况,了解患者是否存在疾病复发。治疗后 ^{18}F-FDG PET/CT 通常在化疗后 6～8 周或放疗后 8～12 周进行,以最大程度减少治疗相关炎性反应。

4. 预后预测 通过中期 ^{18}F-FDG PET/CT 图像有无阳性病灶,可预测患者的预后,包括无进展生存(progression free survival,PFS)和总生存(overall survival,OS)。对 HL 患者,推荐采用五分法判断,中期 ^{18}F-FDG PET/CT 是 HL 患者独立预后因子,临床可根据其结果来调整患者治疗方案。对 NHL 患者,多项研究显示中期 ^{18}F-FDG PET/CT 是预测 NHL 的独立预后因子,推荐采用 △SUV$_{max}$ 法——以治疗前后 SUV$_{max}$ 缩减率为判定标准,缩减大于阈值为 PET 阴性,小于等于阈值者为阳性(PET-2 阈值推荐为 66%,PET-4 为 71%)。△SUV$_{max}$ 法为半定量评估,减少了假阳性的概率,但该法受诸多因素影响(如扫描机型、PET/CT 质控),界值也未得到前瞻性试验验证。近期研究显示,中期 ^{18}F-FDG PET/CT 预后评价指标也可采用定量 PET 法,即治疗后病灶 SUV 值与肝血池 SUV 值的比值法,比值大于阈值为中期 PET/CT 阳性。

5. 复发监测 目前不积极推荐使用 ^{18}F-FDG PET/CT 进行随访。HL 及侵袭性 NHL 淋巴瘤患者出现异常相关临床症状及实验室指标时,可使用 ^{18}F-FDG PET/CT 进行评估。

综上所述,^{18}F-FDG PET/CT 检查是淋巴瘤患者治疗过程中很重要的组成部分,可用于具有 ^{18}F-FDG 高摄取的淋巴瘤的病灶检出、分期、疗效评价。中期 PET/CT 是评估 ^{18}F-FDG PET/CT 摄取性淋巴瘤预后的最佳指标。中期 ^{18}F-FDG PET/CT 与 HL、DLBCL 的治疗预后相关,但尚不足以依据其结果调整治疗方案。

二、骨髓瘤

多发性骨髓瘤(multiple myeloma,MM)是以原发性恶性浆细胞在骨髓里没有节制地增殖并伴随单克隆免疫球蛋白的生成为特征的浆细胞恶性肿瘤,也被称为浆细胞瘤。它是仅次于非霍奇金淋巴瘤的第二大常见的血液系统恶性肿瘤,约占血液系统恶性肿瘤的 10%,占全身恶性肿瘤的 1%。MM 多见于老年患者。其临床表现有广泛的骨骼破坏、高血钙、肾功能损害、贫血和免疫系统损害,常反复感染,并有凝血障碍、淀粉样变等情况。其主要侵犯位置为患者的头颅、脊柱、肋骨、骨盆等,这是有利于影像学检查的特征。

全身骨显像对骨髓瘤的评估有限,不适用于骨髓瘤的筛查和诊断,但在对多发骨病灶的鉴别中需注意骨髓瘤的可能性。因为骨髓瘤骨破坏局部修补,部分可表现为骨显像中的浓聚灶,由于骨髓瘤伴发骨质疏松的患者容易继发骨折,全身骨显像对骨折的检测敏感性很高,加局部断层融合图像,可协助骨髓瘤患者骨痛的鉴别。

^{18}F-FDG PET/CT 因可显示细胞水平上的葡萄糖代谢情况而成为评估和监测 MM 病灶代谢变化的首选功能显像方法,且已被纳入国际骨髓瘤工作组(International Myeloma Working Group,IMWG)制定的 MM 诊断标准。

1. 诊断和分期 早期骨髓瘤在 ^{18}F-FDG PET/CT 显像可无明显异常表现。随疾病发展,骨髓瘤骨病灶呈穿凿样或溶骨性骨质破坏(图 11-4),多数骨病灶表现为 FDG 摄取增高,部分骨质破坏伴局部软组织肿物形成。溶骨性病灶的修复成骨可在全身骨显像上表现为局部缺损区或边缘浓聚灶。MM 患者病情的严重程度与骨髓浆细胞的浸润比例高度相关。一般来说,^{18}F-FDG PET/CT 结果为阴性的患者的骨髓浆细胞浸润比例较低。^{18}F-FDG PET/CT 显像对骨髓瘤骨病灶的检出率高于 X 射线,对骨外病灶的检出率高于 CT、MRI,灵敏度最高可达 96%。在一项纳入了 46 例 MM 患者的前瞻性研究中,患者同时进行了全身 MRI 和 ^{18}F-FDG PET/CT

检查，两者检出骨病灶的灵敏度分别为 91.3%、69.6%。

2．疗效评价 骨髓瘤治疗后好转的病灶，局部可伴骨质修复，^{18}F-FDG 摄取减少，故 ^{18}F-FDG PET/CT 显像也可用于骨髓瘤的影像学疗效评估，并可指导治疗方案的调整。^{18}F-FDG PET/CT 结果持续为阳性往往预示着疾病缓解较差。

3．预后预测 ^{18}F-FDG PET/CT 显示的局灶性病变、髓外病变、SUV_{max}、肿瘤代谢体积（metabolic tumor volume，MTV）和糖酵解总量（total lesion glycolysis，TLG）等可能是影响预后的主要因素。^{18}F-FDG PET/CT 结果显示，髓外病变（extramedullary disease，EMD）持续存在或未完全缓解的患者的生存情况较差。自体干细胞移植后 3 个月，^{18}F-FDG PET/CT 结果为阴性的患者的 4 年 PFS 率和 OS 率均高于 ^{18}F-FDG PET/CT 结果为阳性的患者。在淋巴瘤广为认可的 5-PS 也在骨髓瘤中应用并可用于预后预测，局部病灶及骨髓的评分＜4 分均提示复发率低和较好的远期生存。

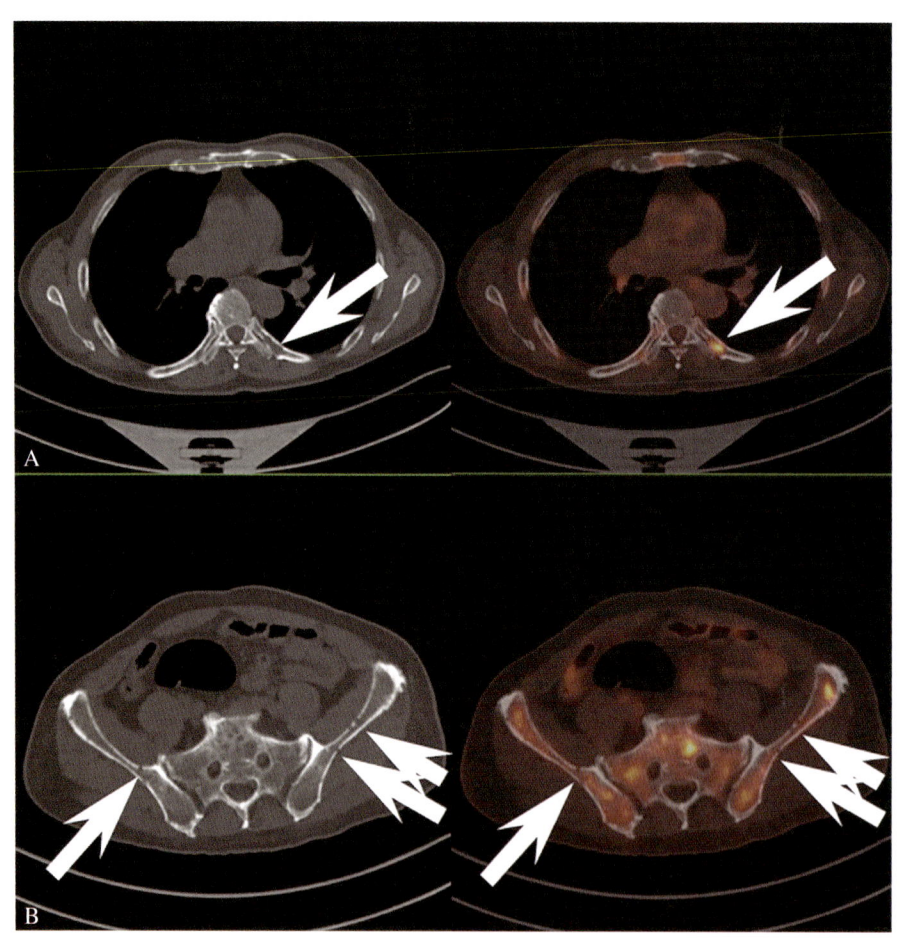

图 11-4　多发性骨髓瘤骨破坏
A．左侧后肋病灶；B．髂骨病灶

总之，^{18}F-FDG PET/CT 能准确诊断骨髓内外代谢活跃的浆细胞瘤，并确定病灶的位置、大小和代谢特性，进而预测患者的临床转归，并可评估治疗后肿瘤细胞的代谢变化以指导临床。^{18}F-FDG PET/CT 对 MM 的诊断、治疗决策的制定及疗效的评估有着较好的临床应用价值。但是，^{18}F-FDG PET/CT 对低代谢 MM、弥漫性 MM 诊断价值有限。

三、白血病

白血病是起源于骨髓造血干（祖）细胞的恶性克隆性疾病，急性白血病进展迅速，在骨髓和其他造血组织中，白血病细胞大量增生累积，使正常造血受抑制并浸润其他器官和组织，称为髓系肉瘤，是白血病常见的并发症，常常作为急性髓性白血病的髓外表现与髓外复发表现。

白血病的诊断主要是根据临床表现、血常规和骨髓象特点，一般不依赖影像学检查。^{18}F-FDG PET/CT 显像通常不用于白血病的诊断，对于淋巴结等其他髓外受累的患者（图 11-5），^{18}F-FDG PET/CT 显像可协助分期。多数急性白血病的髓外原发或复发病灶在 ^{18}F-FDG PET/CT 显像表现为明显代谢增高，特异性高于 90.0%，清晰显示髓外浸润灶的位置和范围，灵敏度和准确率高，有助于白血病髓外复发的诊断和病灶范围评估，有利于临床分期和治疗方案的选择。

白血病患者的骨髓显像内容见本章第三节脾显像与骨髓显像。

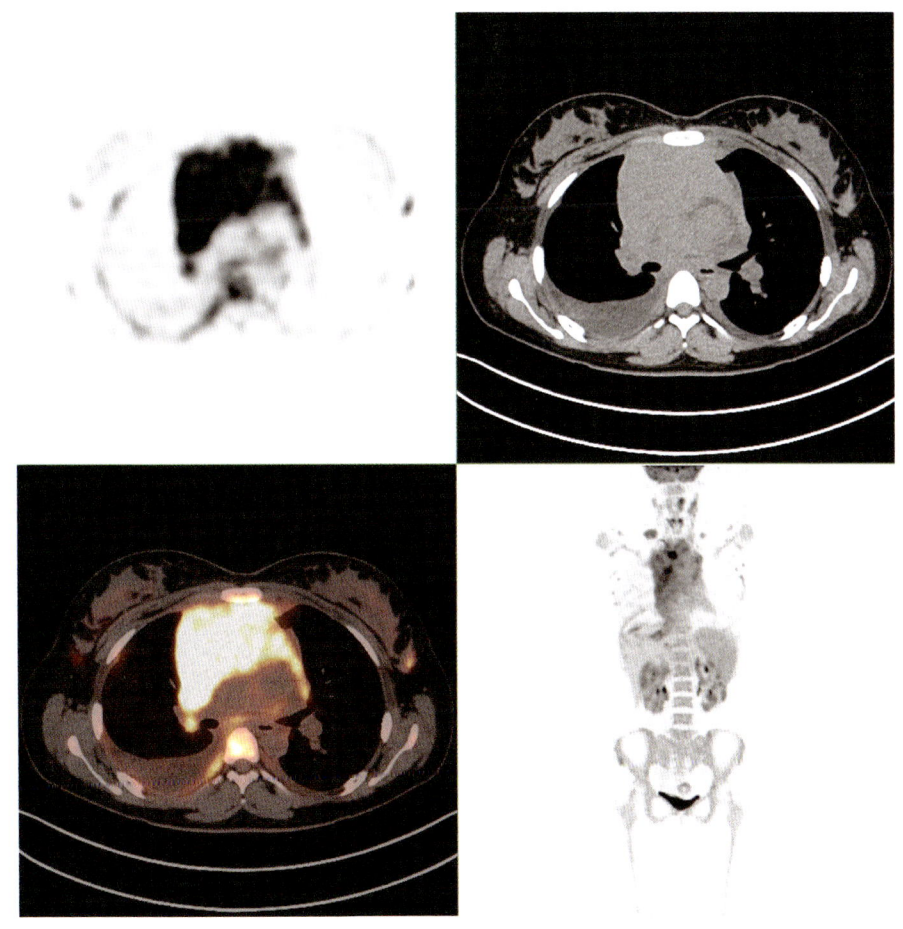

图 11-5　急性白血病累及纵隔淋巴结

四、嗜血综合征

嗜血综合征（hemophagocytic syndrome，HPS）是一组多因素引起的多种炎性细胞过度增生，分泌大量炎性因子而形成的高度炎症活动状态，会出现持续发热、进行性血细胞减少、肝脾大、肝功能损害、凝血功能障碍、神经功能减退、皮肤异常表现等一系列临床表现，分为原发性噬血综合征和继发性噬血综合征。

原发性噬血综合征属于染色体隐性遗传病，90%在2岁以内发病，^{18}F-FDG PET/CT显像应用价值有限。继发性噬血综合征常由感染、肿瘤、风湿性疾病等多病因引起，表现为肝大、脾大、累及脾、肝、骨髓等时病灶FDG摄取增高。^{18}F-FDG PET/CT表现虽然不具有特异性，但对于明确继发性噬血综合征病因，尤其是鉴别原发病变的良恶性，指导穿刺活检部位等诊断与鉴别诊断方面具有重要意义。

> **知识拓展**
>
> **趋向趋化因子受体4正电子显像**
>
> 部分惰性淋巴瘤^{18}F-FDG PET/CT显像上表现为低摄取，早期骨髓瘤在^{18}F-FDG显像上可无异常征象，应用^{18}F-FDG显像时易造成这部分病灶的漏诊、误诊。而趋化因子受体4（chemokine receptor-4，CXCR4）在许多肿瘤细胞表面高表达，分子探针^{68}Ga-Pentixafor在体内被表达CXCR4的病灶特异性地摄取，用于惰性淋巴瘤套细胞淋巴瘤、边缘区淋巴瘤时可显示出更多的病灶，灵敏度可达100%，且病灶的摄取值相对^{18}F-FDG PET/CT显像更高。初诊初治的多发性骨髓瘤患者的^{68}Ga-Pentixafor显像对病灶的检出灵敏度明显高于^{18}F-FDG显像，病灶对^{68}Ga-Pentixafor的摄取值与多项实验室指标呈正相关。

第二节 淋巴显像

淋巴系统主要由淋巴管道、淋巴组织和淋巴器官组成。在淋巴管和淋巴结的淋巴窦内含有淋巴液，简称淋巴。血液流经毛细血管动脉端时，一些成分经毛细血管壁进入组织间隙，形成组织液。组织液与细胞进行物质交换后，大部分（90%）经毛细血管静脉端吸收入静脉，小部分（10%）水分以及大分子物质进入毛细淋巴管形成淋巴液。淋巴液沿淋巴管道和淋巴结的淋巴窦向心流动，最后在静脉角流入静脉。

淋巴显像（lymphoscintigraphy）是研究淋巴系统走向和评价淋巴结状况的一种核素显像方法，具有安全、简单、无创、可重复检查的特点。淋巴显像不但可以显示淋巴结和淋巴管的形态变化，还可以反映淋巴液回流动力学的改变，属于功能性显像。一方面可了解某一区域或组织器官正常淋巴回流的生理分布，协助诊断良性淋巴疾病，如乳糜漏、淋巴水肿；另一方面可观察恶性肿瘤是否有淋巴转移、周边淋巴回流、淋巴组织受侵犯的情况。为恶性肿瘤患者制定治疗方案和疗效评估提供重要的依据。

一、原理

淋巴系统具有吞噬、转运大分子物质的功能。毛细淋巴管由很薄的内皮细胞构成，基底膜不完整，细胞间隙较大，其通透性较强，许多大分子物质可以经过淋巴系统的引流和（或）内皮细胞吞噬进入淋巴系统。淋巴显像就是利用该原理，在皮下或某一特定区域的组织间隙内，注射放射性核素标记的、大小适宜的胶体或大分子物质（分子量＞37 000或颗粒大小为

4～100 nm）。这些物质经毛细淋巴管吸收后，随淋巴液向心性回流到各级淋巴结区，一部分被淋巴窦内单核-巨噬细胞吞噬滞留在淋巴结，另一部分随淋巴液进入各级淋巴，最后汇入体循环，被肝脾内的单核-巨噬细胞吞噬清除。此时，利用SPECT/CT可以探测到各级淋巴的分布、形态及引流功能状态的影像。

当淋巴结受累时，可导致其结构破坏，淋巴结内的单核-巨噬细胞功能受到抑制，摄取显像剂的能力下降；或因淋巴管阻塞或流通不畅，淋巴液回流受阻，淋巴显像表现为淋巴结内放射性显影分布减少或缺损，阻塞近端显像剂滞留，放射性浓聚增加，远端淋巴链显像中断。

二、显像剂及显像方法

1. 显像剂 临床上最常用的淋巴显像剂为 ^{99m}Tc-硫化锑和 ^{99m}Tc-右旋糖酐。^{99m}Tc-硫化锑的颗粒大小适宜，在体内比较稳定，更容易被淋巴摄取；^{99m}Tc-右旋糖酐属于高分子聚合物，颗粒小，通过速度快，均相热力学稳定，适合动态显像。

目前，临床常用淋巴显像剂大致分为三类：胶体类、蛋白质类和高分子聚合物类。①胶体类有 ^{99m}Tc-硫胶体（^{99m}Tc-sulphide colloid）、^{99m}Tc-硫化锑（^{99m}Tc-antimony sulphide colloid）、^{99m}Tc-微胶体（^{99m}Tc-nanocolloid）、^{99m}Tc-植酸钠（^{99m}Tc-sodium phytate）；②蛋白质类有 ^{99m}Tc-人血清白蛋白（^{99m}Tc-human serum albumin，^{99m}Tc-HSA）、^{131}I-单克隆抗体（^{131}I-McAb）；③高分子聚合物类有 ^{99m}Tc-脂质体（^{99m}Tc-liposome）、^{99m}Tc-右旋糖酐（^{99m}Tc-dextran，^{99m}Tc-DX）。三类显像剂常用剂量及性质特点见表11-3。

表11-3 常用淋巴显像剂及特点

分类	显像剂	推荐用量（MBq/mCi）	颗粒大小（nm）	特点及射性种类
胶体类	^{99m}Tc-硫胶体	37～74（1～2）	100～1000	颗粒大小适宜，体内稳定
	^{99m}Tc-硫化锑	37～74（1～2）	5～15	局部清除慢，分子大小适宜
	^{99m}Tc-微胶体	37～74（1～2）	10	纯γ光子
	^{99m}Tc-植酸钠	37～74（1～2）	4～12	纯γ光子
蛋白类	^{99m}Tc-HSA	74～222（2～6）	6万mw	γ光子 移行快
	^{131}I-McAb	18.5～37（0.5～1）		γ光子/β⁻粒子
高分子聚合物类	^{99m}Tc-脂质体	37～74（1～2）	20	γ光子，不被肝摄取
	^{99m}Tc-DX	74～222（2～6）	6～7	移行快，适合动态

注：nm（纳米，nanometer），mw（分子量，molecular weight）。

2. 显像方法 根据全身淋巴循环的解剖生理规律，选择各部位淋巴回流起点的皮下、组织间隙或黏膜下注射。常用的淋巴显影区域及相应注射部位见表11-4。

注射显像剂前应回抽空针，无回血再注射，防止显像剂进入血液循环。要显示双侧对称分布的淋巴，两侧应相同剂量、相同体积、相同时间注射，以利于两侧对比分析。

淋巴显像可用动态、延迟或全身显像方式。按所用显像剂不同，一般在注药后开始做全身或局部平面显像。观察淋巴回流需动态显像，一般采集方法为注射后开始每帧1～3 min，共采集20～30帧。所需延迟显像部位在动态显像后进行，一般仰卧前位显像。为提高淋巴显像检出率可多体位显像、三维采集，前位观察腋淋巴显像时手臂保持90°，侧位显像时手臂保持135°～180°。注意患者保暖，按摩注射部位，以促进淋巴回流，避免检查部位放射性污染。

淋巴显像具有较高特异性，除淋巴系统外，肝、脾、膀胱可轻度显影，其他组织一般不显影。

表 11-4　常用淋巴显像注射部位

显影区域	注射部位	注射深度（cm）
颈淋巴	双耳后乳突	0.5～1
腋淋巴	双手Ⅰ Ⅱ指蹼	0.5～1
胸骨旁淋巴	剑突下1～2 cm中线旁3～4 cm腹直肌后鞘	2～4
腹股沟髂淋巴	双足Ⅰ Ⅱ趾蹼	0.5～1
盆内淋巴	肛周3，9点/肛—尾骨线中点	2～4
病灶引流区淋巴	病灶周围	0.5～1

三、图像分析

（一）正常影像

正常人淋巴系统的淋巴结数量、形态、大小、分布变异较大，在分析图像时，应密切结合显像部位淋巴系统的解剖学特点进行两侧对比分析，观察其走势、连贯性、放射性分布情况。正常淋巴显像通常具有以下特点：①淋巴链影像清晰，左右两侧大致对称；②淋巴链影像连贯，无断裂影像；③淋巴结呈圆形或卵圆形，放射性分布均匀（图11-6）。

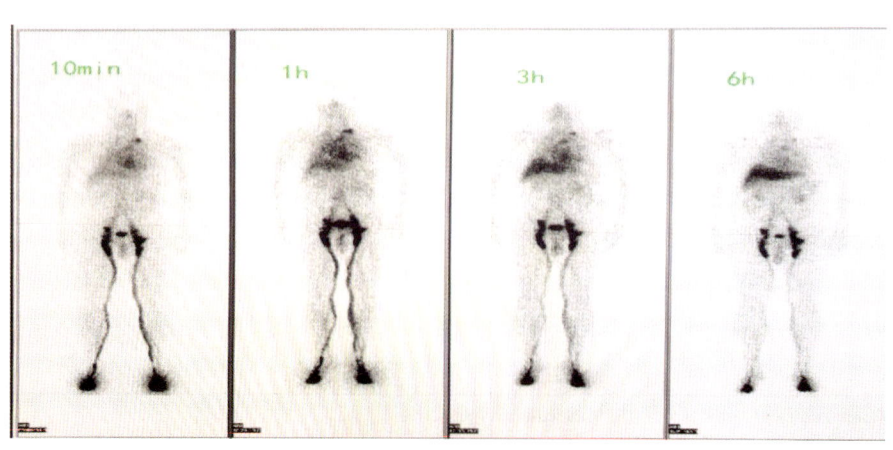

图 11-6　正常图像淋巴结显像

1. 颈部淋巴结　乳突注射点下方可见左右两侧颈浅和颈深两组淋巴链，每组2～7个淋巴结，两侧基本对称；侧位见耳后淋巴结下两条"人"字形淋巴链，颈深淋巴结位于内下方，沿着气管两侧分布，颈浅淋巴结位于颈外侧皮下向下延伸。

2. 腋窝及锁骨下淋巴结 前位像见两侧淋巴结群对称性从腋下向上延伸到颈根部，呈"八"字形分布；侧位见腋窝淋巴结呈棱形分布。

3. 胸廓内淋巴结 胸骨两侧 1～3 cm 处可见淋巴结上下呈链状分布，每侧约 3～7 个，约 20% 正常人两侧淋巴结间有交通支存在。注射技术正确者可见 1～2 个膈淋巴结。部分人可见位于胸骨中线的剑突淋巴结显影。注射点至肋弓水平可见膈淋巴结，此为注射是否成功的重要标志。

4. 腹股沟及腹膜后淋巴结 前位见自下而上依次排列着腹股沟浅深淋巴结、髂外、髂总及腹主动脉旁淋巴结，两侧向中线交汇，呈倒"Y"形。两侧淋巴结基本对称连贯，正常人乳糜池及胸内淋巴基本不显影。部分人左右腰干间有交通支。

5. 盆腔淋巴结 前位可见骶前、髂内外淋巴结显影，后位可见 1～2 个闭孔淋巴结或直肠旁淋巴结显影。但因盆内毛细淋巴管少，显像剂吸收差，故显影淋巴结数目较少，清晰度较差。

6. 其他局部淋巴结 依据局部淋巴结的解剖学对影像进行解释。

（二）异常影像

1. 两侧淋巴显影明显不对称。一侧淋巴管扩张、淋巴结增大或缺失。
2. 淋巴链明显中断。显像剂停留在局部或有明显的侧支淋巴结通路，淋巴管扩张、迂曲，提示淋巴结严重梗阻。
3. 淋巴结明显增大。一处或多处淋巴结肿大、显像剂分布降低。
4. 淋巴结显像缺失或减少。可见单处或多处淋巴结影像缺失或显像剂分布明显减少。
5. 淋巴结显影明显延迟。2～4 小时后仍不见明显的淋巴结或淋巴管显影，见于淋巴回流不通畅或阻断（图 11-7）。

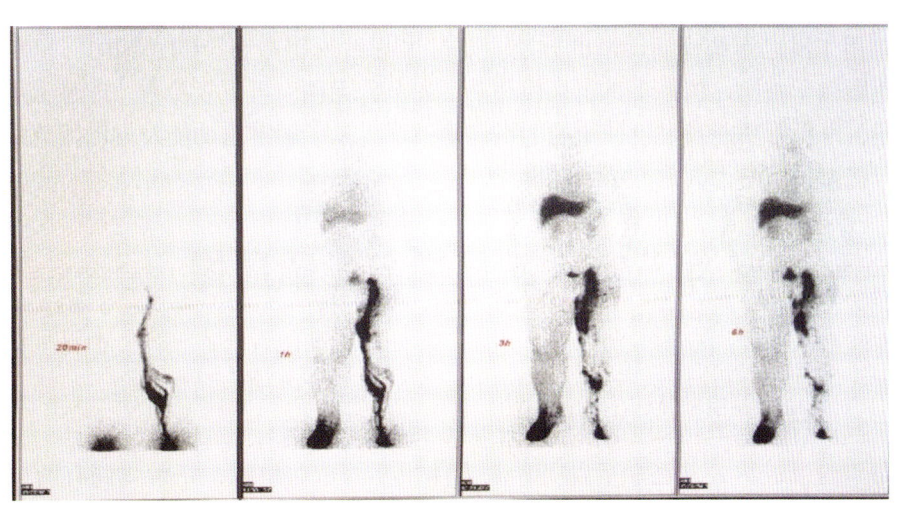

图 11-7 异常图像，下肢淋巴回流障碍

四、临床应用

1. 恶性肿瘤淋巴结转移的诊断 恶性肿瘤常通过淋巴结发生远处转移，皮肤、口腔、呼

吸道、消化道、生殖系统和腺体肿瘤多数伴淋巴转移。淋巴显像对肿瘤早期诊断、准确分期、治疗方案确定和预后评估都有重要价值。

恶性肿瘤淋巴结转移，淋巴显像可表现为肿大、放射性增高或缺失、淋巴结破坏、淋巴链中断、出现侧支反流影像。

2. 淋巴瘤的辅助诊断 受累淋巴结多表现为明显增大或数量增多，形态不规则，多个淋巴结相互融合，分界不清。中晚期显像剂摄取减少，呈明显显像剂分布稀疏或缺损性改变。淋巴显像可动态观察受累淋巴结数目、分布。随着新的诊疗技术不断发展，目前淋巴显像结合 ^{18}F-FDG PET/CT 显像或 ^{67}Ga 显像对淋巴瘤诊断更具有价值。

3. 良性淋巴疾病的诊断

（1）淋巴水肿：淋巴水肿是一种常见的良性淋巴疾病，以下肢淋巴水肿较为多见。原发性淋巴水肿是先天性淋巴畸形或发育不良，淋巴显像表现为水肿肢体淋巴管不显影。继发性淋巴水肿常由丝虫病、感染、手术或创伤、肿瘤、放射等引起。淋巴显像表现为淋巴水肿、肢体局部淋巴结引流缓慢或停止，淋巴管显影中断并多有扩张，可出现侧支淋巴管显影，深部淋巴管受阻时，可出现皮肤淋巴反流或水肿肢体淋巴侧支形成。

（2）乳糜瘘定位：乳糜瘘常为创伤、肿瘤、丝虫病、原发性淋巴系统发育不良等的并发症，临床常见的有乳糜胸、乳糜腹、乳糜尿等。淋巴显像可见显像剂漏出部位，胸腔、腹腔或输尿管膀胱见大量放射性浓聚，或见淋巴结构异常影像。

乳糜尿阳性时可行淋巴显像检查，乳糜尿阴性时可嘱患者食用高脂肪食物，发生乳糜尿时再检查，必须采用动态显像。动态显像见输尿管或肾盂显影比膀胱显像早或同时显影为乳糜阳性影像特征。判断乳糜瘘，必须在显像剂进入静脉前的早期行动态显像明确诊断，淋巴动态显像可提供有无乳糜尿症及乳糜尿来自何侧肾，为淋巴手术方案提供可靠的影像依据。

淋巴显像对乳糜胸、乳糜腹、乳糜尿的定性和定位诊断有重要价值，能为病因诊断提供线索，是检测乳糜瘘疗效最可靠的方法。

（3）淋巴管炎：淋巴显像可见炎性淋巴管扩张，放射性浓聚增多，淋巴回流加快，淋巴结肿大，与肿瘤、外伤等引起的淋巴管阻塞明显不同。

临床上用于淋巴系统疾病诊断的方法主要是X射线淋巴造影、CT、MRI、超声和淋巴显像。与其他影像学相比，核医学淋巴显像简单、安全、无创、可重复检查，能显示病变淋巴结分布、流向、淋巴管功能及淋巴回流的通畅性等情况，是了解淋巴功能及淋巴回流的动力学改变的重要方法，目前尚无其他方法可以取代。

第三节 脾显像与骨髓显像

脾具有滤血、免疫、贮血、造血四种功能。胚胎早期的脾有造血功能，但自骨髓开始造血后，脾逐渐变为一种淋巴器官，在抗原刺激下能产生大量淋巴细胞和浆细胞。但脾内仍含有少量造血干细胞，当机体严重缺血或某些病理状态下，脾可以代偿性造血。

骨髓位于骨髓腔内，从胚胎后期开始是人体主要的造血组织，正常骨髓有两种：红骨髓与黄骨髓。前者以血窦为主体，填充于骨小梁之间，承担造血功能，又称造血骨髓或中心骨髓；红骨髓退化后形成黄骨髓，主要由脂肪组织构成，无造血功能，又称外周骨髓。幼儿所有的骨骼都是具有造血活性的红骨髓，周岁时长骨中段的红骨髓开始退化，至5岁左右，红骨髓收缩至长骨骺端。12～18岁时红骨髓的分布接近成人，主要分布于轴心骨，如颅骨、躯干骨（包括脊椎骨、肋骨、胸骨、肩胛骨、骨盆等扁平骨）以及肱骨和股骨近心端1/4～1/3处（图11-8）。

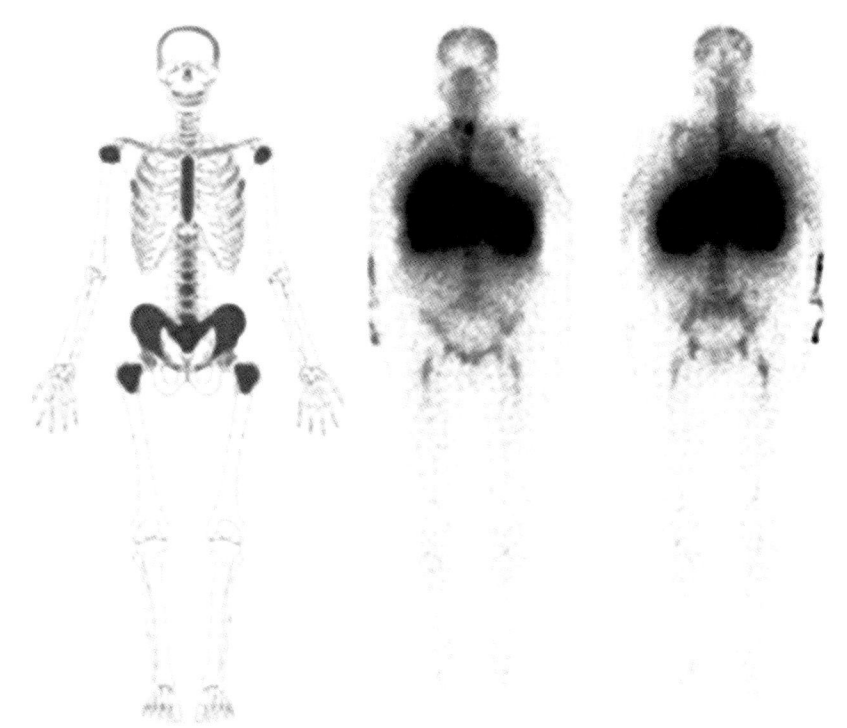

图 11-8　正常成人红骨髓分布情况示意图（左）及骨髓显像图（中：前位，右：后位）

一、原理和方法

1. 脾显像及骨髓显像　脾内存在大量巨噬细胞，可以吞噬胶体及变性红细胞，放射性核素标记的变性红细胞或胶体颗粒（如 ^{99m}Tc-植酸钠）经静脉进入体内后，被脾内的单核-巨噬细胞吞噬后滞留在脾内而致脾显像（spleen imaging）。脾显像与脾内所含单核-巨噬细胞数量及活跃程度有关，可反映脾的功能，但对解剖结构的显示明显弱于 B 超、CT 与 MRI。临床常用放射性标记变性红细胞，红细胞变性分为化学变性和热变性 2 种，以 ^{99m}Tc 标记热变性红细胞最为常用。

骨髓显像（bone marrow imaging）所显示的是有造血活性的红骨髓，根据所选用示踪剂作用的靶细胞不同，主要分专门显示造血组织的特异性显像（如红细胞生成类细胞）及显示单核-巨噬细胞系统的非特异性显像，本节主要介绍放射性胶体骨髓显像（显示单核-巨噬细胞系统）。对于正常人和大多数血液病患者，骨髓单核细胞的吞噬活性与骨髓造血功能相一致，将 ^{99m}Tc-硫胶体引入体内，骨髓间质中的单核-巨噬细胞能够吞噬放射性胶体，从而能够显示单核-巨噬细胞的分布情况，间接显示全身骨髓的分布情况及功能状态。骨髓显像的适应证包括：①再生障碍性贫血（再障）的诊断和鉴别诊断；②检测白血病患者全身骨髓分布与活性，观察疗效及随访；③急、慢性溶血性贫血的鉴别诊断及疗效观察；④真性红细胞增多症的鉴别诊断及疗效观察和骨髓增生异常综合征的辅助诊断；⑤选择最佳骨髓活检部位；⑥骨髓梗死、多发性骨髓瘤及骨髓转移瘤的定位诊断；⑦造血功能障碍性疾病的诊断与鉴别诊断。

2. 脾血池显像（spleen blood pool imaging）　主要用于脾血管瘤的诊断。

二、检查方法

1. 红细胞显像 ^{99m}Tc 标记热变性红细胞注射剂量为 111～185 MBq。取受检者新鲜抗凝血 5 ml 放入含氯化亚锡（1mg）的亚锡焦磷酸盐无菌瓶中，轻轻混匀后注入活度为 111～185 MBq 的新鲜 ^{99m}TcO$_4^-$，混匀后 40～50 ℃温育 30 min，回温后注入被检者静脉内，注射显像剂后 20～30 min 开始显像，一般采用静态显像，因脾比肝更靠近身体的后方，多体位显像有助于观察脾的结构及病灶摄取情况。病灶较小、与邻近器官距离近的病变或脾内结构显示不清时，可采用断层显像。脾血池显像时采用 ^{99m}Tc 标记正常 RBC 进行显像，以 2 ml 生理盐水溶解亚锡焦磷酸盐 1 支，自静脉注入，无须取血温育变性，15 min 后静脉注射活度为 555～740 MBq 的新鲜 ^{99m}TcO$_4^-$，25 min 后行前、后及左侧位静态显像。

2. 放射性胶体显像 受检者无须特殊准备，静脉注射 ^{99m}Tc-硫胶体（370～740 MBq）后 20～30 min 左右行全身或局部显像，全身采集速度不宜超过 20 cm/min，受检者仰卧位，探头应尽量贴近受检者体表，SPECT 仪器采用低能通用型或低能高分辨准直器，能峰 140 keV，窗宽 20%，Zoom 1.0，矩阵 256×1024。

三、影像分析与结果判断

1. 脾显像 脾位于左上腹偏后方，呈椭圆形，内缘凹陷。成人脾长 10～12 cm，宽 6～8 cm，厚 3～4 cm。儿童脾的长径随年龄变化，计算公式为：脾长径（cm）= 5.7 + 0.31× 年龄。脾内放射性分布均匀，正常脾/肝内放射性比值稍高于 1。

2. 骨髓显像判读 在婴幼儿及 1 周岁时，幼儿骨髓显像表现类似骨显像，全身骨髓均可清晰显影；5 岁时，放射性集中于轴心骨及长骨，骨放射性高于骨干；随年龄增长，外周骨髓呈向心性萎缩，5～10 岁胫腓骨及尺桡骨不显影或部分显影，10～18 岁肱骨、股骨下端开始不显影，20 岁左右呈成人型，显像时放射性集中于脊柱、扁骨及肱骨、股骨的近端 1/3，下位胸椎及肋骨、腰椎上段因与肝、脾影重叠，观察欠佳。余长骨本不显影（图 11-8）。通常将骨影像分为 0～4 级（表 11-5）。

表 11-5 骨髓活性水平分级及其临床意义

分级	骨髓显像程度	临床意义
0 级	骨髓未显影，中心骨髓放射性分布与周围软组织本底近似	骨髓功能严重抑制
1 级	骨髓隐约显像，轮廓不清晰，略高于周围软组织本底	骨髓功能轻、中度抑制
2 级	骨骼清晰显影，轮廓基本清晰	骨髓活性正常
3 级	骨骼清晰显影，轮廓清晰、摄取放射性增多	骨髓造血活性高于正常
4 级	骨髓显影十分清晰，与骨骼影像相似	骨髓造血功能活性明显增强

2. 骨髓显像异常图像

（1）中央骨髓及外周骨髓均不显影或显影不良，提示全身骨髓功能严重抑制，可见于再生障碍性贫血、白血病等。

（2）中央骨髓及外周骨髓显影均增强，甚至伴四肢骨髓向远心端扩张，提示骨髓增生活跃，可见于贫血、骨髓瘤及真性红细胞增多症。

(3) 中央骨髓显影不良，四肢远端骨髓显像剂摄取增多，提示中央骨髓抑制，外周骨髓活性代偿性增强，可见于贫血、骨髓增生异常综合征（myelodysplastic syndrome，MDS）、骨髓瘤、真性红细胞增多症等。

(4) 局灶性骨髓放射性摄取减低或增高，提示局灶性骨髓功能降低或增强。

(5) 骨髓显影不良而骨髓以外的部位，如肝、脾出现放射性摄取，常提示髓外造血，可见于珠蛋白生成障碍性贫血、镰状细胞贫血等。

四、临床应用

1. 脾的位置、形态、大小评估 正常情况下，B 超、CT 及 MRI 对脾的位置、形态、大小的观察要强于脾显像，脾显像主要用于副脾及异位脾的诊断，对判断腹腔、盆腔内软组织密度影的性质有帮助。

2. 脾功能状态评估协助血液系统疾病诊断 脾/肝比值明显＞1，提示脾吞噬功能增强，可伴或不伴脾大，见于血液系统良恶性病变。当脾几乎完全没有示踪剂摄取时，需确定循环红细胞中是否有 Howell Jolly 小体（成熟红细胞核碎片），后者多见于巨幼细胞贫血、溶血性贫血以及缺铁性贫血等。

脾显像可用于对肝硬化患者、化疗或放疗患者脾功能的评估，前者因伴发脾功能亢进表现为脾内放射性摄取增多，后者则因脾功能受损而表现为脾内放射性分布减少。

创伤后脾显像如观察到脾内放射性分布出现片状稀疏缺损区，即使 CT 未见结构改变，也可诊断为脾损伤，准确率为 95.5% ~ 97.0%，临床需重点观察此类患者，以防大出血的可能。创伤后脾区内见灶性放射性缺损时，还应考虑脾自切的可能。脾显像还可用于残存脾的功能评估，以利于手术及自体脾移植。脾显像需与局部胃肠出血相鉴别，方法是延长观察时间，胃肠出血患者的腹、盆腔内异常浓聚灶随时间的变化而移动，而脾破裂处浓聚灶位置相对固定。

脾显像还可用于移植脾的功能观察，普遍放射性摄取减低时，应考虑排异反应的可能。

3. 脾内占位病变性质的诊断 脾内占位病变的影像特征是局灶性放射性摄取减低，可以是浅表或深部，单发或多发。脾肿瘤良性多于恶性，良性肿瘤中脾囊肿（有报道认为是血管瘤）最为常见，恶性肿瘤中淋巴瘤多见。

脾显像可用于脾梗死的诊断，表现为楔形放射性分布减低区。脾显像与脾血池显像联合使用时，对脾血管瘤诊断的特异性和准确性较高。

4. 骨髓显像的应用 多种造血系统疾病均可利用骨髓显像评估造血功能的改变。

(1) 再生障碍性贫血（简称再障）：根据功能骨髓的分布情况及活性水平，可表现为 4 种类型，如图 11-9、表 11-6 所示。

表 11-6 再生障碍性贫血的骨髓显像特点

骨髓显像类型	显像特点	临床意义
荒芜型	全身骨髓不显影，仅肝、脾显影	骨髓功能弥漫严重抑制，属重度再障，预后极差
抑制型	全身骨髓活性低于正常，中央骨髓分布稀疏，显影不良	骨髓抑制程度与病情轻重一致
灶型	全身骨髓抑制背景下可见灶状放射性增高影或外周骨髓扩张，扩张的外周骨髓多见于股骨和胫骨中段，分布对称，界限明显	常见于慢性再障和青年再障患者，预后较好
正常型	病情轻的再障患者骨髓影像可正常	病情轻、预后佳

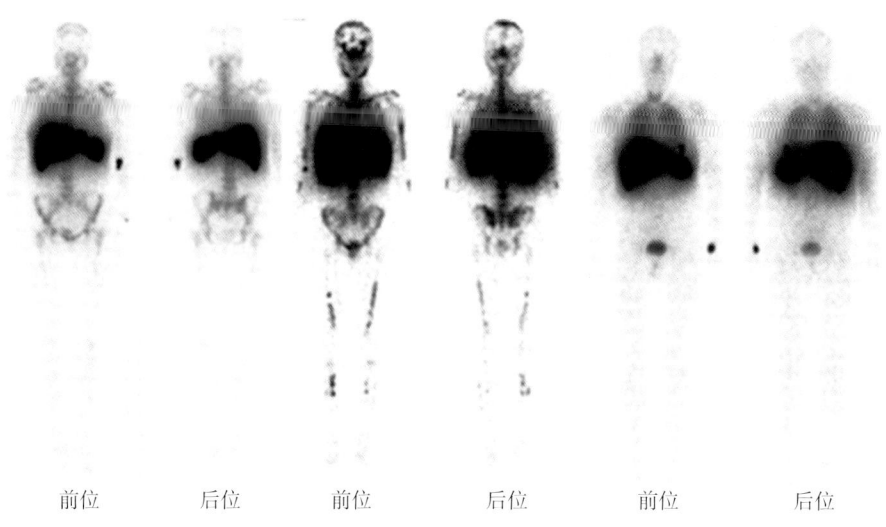

前位　后位　　前位　后位　　前位　后位

图 11-9　再生障碍性贫血骨髓显像（从左至右，抑制型、灶型及荒芜型）

（2）白血病：表现为中央骨髓明显抑制而外周骨髓扩张，中央骨髓抑制程度与骨髓内白血病细胞比例相关，外周骨髓扩张显影多见于膝关节、股骨和胫骨等部位。当慢性白血病晚期伴发中心骨髓纤维化时，外周骨髓扩张更明显。另外，部分患者可出现脾大，脾的大小及变化是白血病治疗过程中疗效判断的指标之一。

（3）多发性骨髓瘤：40%～50%的患者中央骨中可见多发灶性放射性缺损区，这种变化较 X 射线检查溶骨性改变早几个月出现。大多数患者伴有外周骨髓扩张，骨髓显像对多发性骨髓瘤诊断的敏感性高于骨显像。

（4）骨髓纤维化：早期表现为中心骨髓活性抑制，外周骨髓扩张，随病情发展外周骨髓活性也逐渐被抑制。

（5）其他造血系统疾病：真性红细胞增多症及骨髓增生异常综合征均表现为中央骨髓活性正常或增强伴外周骨髓扩张，类似骨显像；病程晚期，中央骨髓活性降低，外周骨骼扩张更明显。慢性溶血性贫血、失血性贫血及缺铁性贫血等则表现为中央骨髓活性增强，外周骨髓扩张及脾大。

第四节　血容量的测定、红细胞寿命测定及 ^{51}Cr 红细胞破坏部位测定

血容量的测定对于红细胞增多症、贫血、晕厥及失血等的临床评估及治疗有意义，根据临床需要可以测定红细胞容量、血浆容量及全血容量。由于白细胞和血小板所占比例极少（0.1%），因此全血容量可以看成由血浆容量及红细胞容量两部分组成。

一、原理

血容量测定（blood volume measurement）主要通过测定血液中某一种成分的容量，根据其在血液中所占的比例，间接推算出全血容量。通常采用示踪剂稀释法，即稀释前后总的放射性活度相等，将已知放射活度及容积的放射性示踪剂稀释到未知体积的容积内，混匀之后测定稀释液的放射性活度。

红细胞寿命测定（erythrocyte life measurement）是利用正6价的^{51}Cr能穿透红细胞膜并与血红蛋白的珠蛋白结合，同时它被还原为正3价^{51}Cr而滞留于红细胞中，正3价^{51}Cr不具备穿透红细胞膜的能力，因此当标记红细胞被破坏后，其释放出的正3价^{51}Cr很快从血液中被清除，红细胞被破坏得越多，血液中放射性下降越明显。因此，通过逐日测量标记红细胞在血液循环中的消失率，可推算出红细胞的半寿命期或半生存时间。同时，体表测定体内放射性分布情况，可以判断红细胞破坏的部位，为溶血性贫血的病因诊断提供信息。

二、方法及参考值

1. 红细胞容量测定 取足够量受检者血液，用 ^{99m}Tc 或 ^{51}Cr 标记红细胞制成混悬液，准确抽取 5 ml 混悬液回输受检者体内，其余混悬液留作标准源，10 min 后标记红细胞与全身红细胞混匀，从注射点对侧肘静脉抽取 14 ml 血液（肝素抗凝）。制成全血标准源、血浆标准源、全血样品和血浆样品，并测定标记血及样品血的比积及放射性计数。

$$红细胞容量 = [B_1 - P_1 \times (1 - Ht_1 \times f_1)] \times 注射量 \times Ht_2 \times f_2 / [(B_2 - P_2 \times (1 - Ht_2 \times f_1)]$$

式中，B_1 和 P_1 代表全血标准源及血浆标准源的净计数；B_2 和 P_2 代表全血样品及血浆样品的净计数；Ht_1 和 Ht_2 代表血标准源和血样的比积；f_1 代表血细胞之间黏附血浆的校正系数（0.96）；f_2 代表大血管与周围静脉血比积差的校正系数（0.91）。

2. 血浆容量测定（plasma volume measurement） 常用的示踪剂为 ^{131}I 标记人血白蛋白（^{131}I-human serum albumin, ^{131}I-HSA）。将 ^{131}I-HSA 稀释成 0.074 MBq/ml 的标准液，并准确抽取 5 ml 标准液注入受检者体内，注射后 10 min、20 min、30 min 各抽血一次。测定标准源及血浆样本的放射性计数，并绘于半对数坐标纸上，横坐标为时间，纵坐标为血浆放射性计数。纵坐标截距为血浆放射性计数，并计算血浆容量。

血浆容量（ml）= 标准源计数（ml）× 注入标准液量 × 稀释倍数 / 外推 "0" 时的血浆净计数（ml）

通常来说正常人的血容量在比较大的范围内波动，体重、身高、年龄及性别等生理状态与血容量密切相关，男性血容量一般高于女性，最主要是因为男性的红细胞血容量明显高于女性；肥胖者血容量一般低于正常体重者（表 11-7）。

表 11-7 血容量参考值（ml/kg）

性别	红细胞容量	血浆容量	血容量
男	36 ~ 44	24 ~ 32	60 ~ 76
女	35 ~ 43	22 ~ 28	57 ~ 71

3. 红细胞寿命测定（erythrocyte life measurement） 将 20 ml ^{51}Cr-RBC 混悬液静脉注入受检者体内，剩余悬浮液作为标准源。注射后 1 小时及第 1、2、4、6、8、10 天从另一静脉取血（抗凝），每次 4 ~ 5 ml。检查最后一天，测量标准源及所有血液标本，计算每次血中 ^{51}Cr 百分数 / 升全血。在半对数坐标纸上，以 ^{51}Cr 百分数 / 升全血为纵轴，时间（天）为横轴，纵轴截距为 100%，其半值（50%）所对应的时间即为红细胞的半生存时间。

$$^{51}Cr \text{ 百分数} / \text{升全血} = \frac{\text{血液样品计数} \times 1000 \times 100}{\text{标准源计数（ml）} \times \text{稀释倍数} \times \text{注入血量}}$$

正常人红细胞半生存时间是 23～29 天，该值是以血液循环中 ^{51}Cr-RBC 的放射性减少为依据，间接判断红细胞寿命，是 ^{51}Cr 物理衰变、衰老红细胞死亡清除以及 ^{51}Cr 从标记红细胞中析出等因素综合作用的结果。因此，所测得的红细胞半生存时间短于实际值。

4. ^{51}Cr 红细胞破坏部位测定 肝、脾及骨髓内的单核-巨噬细胞系统可以吞噬生理及病理因素导致结构异常的红细胞，肝、脾是灌注的重点脏器，同时测定心脏放射性，观察血本底变化。

静脉注射 ^{51}Cr 标记自身 RBC 3.7～7.4 MBq（0.1～0.2 mCi），24 h 后用 γ 计数器测定空气本底后，分别测定心前区（胸骨左侧第 3 肋间）、肝区（右锁骨中线肋缘上 2～4 cm）和脾区（左腋中线第 4 肋区）放射性计数，测定部位体表需标记定位。48～72 h 后重复测定本底及上述脏器（体表标记部位）的放射性计数，直至心前区放射性活度减半或 ^{51}Cr 红细胞寿命测定完成。

每次测得的心前区、肝区和脾区放射性减去空气本底后计算脾/心、肝/心、脾/肝比值，以时间为横坐标，各比值为纵坐标，绘出时间-比值动态曲线图，显示脏器内放射性活度随时间变化趋势。在正常情况下，红细胞破坏部位测定脾/心摄取比值小于 1.5，肝/心摄取比值小于 1.0，脾/肝摄取比值小于 2.0。

三、临床应用

1. 真性红细胞增多症 该病是自主性红细胞异常克隆增殖，主要表现为红细胞容量增加，血容量增加或正常，急性期骨髓显像可表现正常，随着病情进展，可表现为中央骨髓活性增强，外周骨髓扩张，后期发展为骨髓纤维化，中央骨髓活性抑制，外周骨髓扩张，从而进入贫血期。

2. 相对红细胞增多 相对红细胞增多可见红细胞量正常，血容量减少，从而使血细胞在全血中比容增加，烧伤、脱水、呕吐、腹泻为常见原因。

3. 继发性红细胞增多 继发性红细胞增多是指缺氧和（或）促红细胞生成素（erythropoietin，EPO）所致的单纯性红细胞增多，血容量正常或增加，常见原因包括慢性阻塞性肺疾病、动静脉瘘、先天性心脏病、血红蛋白病及部分恶性病变（如肝、肾、脑恶性肿瘤）。

4. 红细胞破坏部位测定 溶血性贫血是红细胞破坏速度超过红细胞生成所致的贫血，病因主要包括红细胞内在缺陷及外在因素损伤。内在缺陷主要表现为红细胞内酶及血红蛋白的异常，外在因素主要包括免疫因素（如输血）和非免疫因素（如脾功能亢进）。红细胞破坏部位的测定对溶血性贫血的病因诊断及治疗有所帮助。

第五节 炎症显像

炎症（inflammation）是具有血管系统的活体组织对各种损伤因子的防御性反应，包括感染性炎症和非感染性炎症。常规影像学检查对炎症性病变的早期诊断和鉴别诊断存在局限性。放射性核素炎症显像基于炎症的病理过程利用各种显像剂聚集于炎症病灶而成像，可为早期炎症病变诊断及鉴别诊断提供重要的信息，具有灵敏度高、早期诊断、全身成像的优点，广泛应用于临床。

一、显像剂

（一）^{18}F-FDG

当感染或炎症时中性粒细胞、单核细胞、巨噬细胞等细胞膜葡萄糖蛋白转运体明显增加，葡萄糖代谢需求量加强。静脉注射 ^{18}F-FDG（3～10 mCi）后 40 min，^{18}F-FDG 可被炎症细胞大量摄取聚集在细胞内，利用 PET/CT 显像可以快速、灵敏诊断炎症病灶。该技术具有灵敏度高、安全简便、定位准确、大视野全身显像的优点，近年来被临床广泛应用。

（二）^{67}Ga 枸橼酸

^{67}镓[^{67}Ga] 生物特性与铁相似，^{67}Ga 经静脉注射后与体内转铁蛋白结合形成复合物，通过通透性增加的血管壁进入炎症病灶，部分 ^{67}Ga 与白细胞溶解释放的乳铁蛋白及微生物产生的含铁血黄素颗粒结合，在病灶处浓聚。静脉注射 ^{67}Ga 74～185 MBq（2～5 mCi）后，6～8 h 及 24 h 进行全身显像，对疑诊部位可加做 48 h 或 72 h 局部或者断层显像。^{67}Ga 在肠道内、恶性肿瘤以及骨创伤内均能聚集显像，对炎症诊断的特异性不高。同时，^{67}Ga 半衰期长，临床较少使用。

（三）放射性核素标记白细胞

机体存在炎症病灶时，放射性核素标记白细胞进入体内循环后向炎症病灶迁移聚集。常用 ^{111}In-8-羟基喹啉（^{111}In-Oxine）和 ^{99m}Tc-六甲基丙二胺肟（^{99m}Tc-HMPAO）标记白细胞。抽取患者静脉血后，于体外完成白细胞的分离与标记。静脉注入体内的放射性核素标记白细胞在炎症介质的趋化作用下，穿出毛细血管壁，聚集于炎症病灶内。^{99m}Tc-HMPAO-白细胞显像在静脉注射 370MBq 显像剂 1～4 h、16～24 h 后进行。^{111}In-Oxine-白细胞显像在注射 5～37 MBq 显像剂 1～4 h、16～24 h、48 h 后进行。两种显像剂各有优势，^{99m}Tc-HMPAO-白细胞显像图像质量好、显像时间长，但对腹部感染病灶，白细胞在病灶的聚集可能需要数小时，此时 ^{111}In 则是更好的选择，探测感染（炎症）病灶的灵敏度和特异性很高，目前仍被认为是炎症显像的"金标准"。但 ^{111}In 显像剂的制备繁琐，图像质量较差，全过程需无菌操作，所以临床应用受到限制。

（四）放射性核素标记非特异性人免疫球蛋白（IgG）及其他

常用 ^{111}In 和 ^{99m}Tc 标记非特异性人 IgG。炎症局部血管通透性增加，血浆中 IgG 可漏出至细胞外间隙，从而导致 IgG 因聚合而沉淀于病灶。静脉注射 ^{99m}Tc-IgG 370～740 MBq 4 h 后显像；^{111}In-IgG 则在静脉注射 37～74 MBq 24 h 后显像，必要时还可行 48 h 及 72 h 延迟显像。

另外，放射性核素还可标记抗人粒细胞单克隆抗体，也可标记趋化性肽、细胞活素、广谱抗生素（环丙沙星）及脂质体、淋巴细胞等，多种炎症显像剂被用于临床研究中。

二、临床应用

各种炎症显像剂对不同的炎症或感染病变诊断的准确性不同，临床应用也有所不同，可以根据现有设备状况及疾病特征选择合适的显像剂。炎症显像在临床可用于以下疾病：

(一)不明原因发热及深部感染灶探测

不明原因发热(fever of unknown origin,FUO)指持续发热 2~3 周原因不明,临床常见,约 40% 是感染造成的,另外还有肿瘤或自身免疫性疾病造成的。尤其是深部隐匿性感染的诊断比较困难,用 ^{18}F-FDG PET/CT 炎症显像能快速、简便、灵敏、全身寻找炎症或感染病灶。^{18}F-FDG PET/CT 炎症显像已成为 FUO 病因筛查的常规检查方法,但在图像分析时要结合临床病史、辅助检查等与恶性肿瘤、淋巴瘤及自身免疫性疾病相鉴别。病程在 2 周内的急性炎症或感染性病变,可选择放射性核素标记白细胞或抗人粒细胞单克隆抗体、IgG 进行显像;而病程较长患者,则以选择 ^{67}Ga 标记显像为好。

(二)结核病

结核病(tuberculosis)是由结核分枝杆菌引起的肉芽肿性炎症性病变,在我国很常见。典型的结核性肉芽肿中央为干酪样坏死,伴周围增生的上皮样细胞和朗汉斯巨细胞及淋巴细胞和成纤维细胞围绕,活动性结核炎症细胞葡萄糖代谢高而导致 ^{18}F-FDG 高摄取,陈旧性或稳定期结核病灶可表现 ^{18}F-FDG 摄取少或不摄取。图像上呈多样性,多表现为斑片状,病灶放射性分布不均匀,边界较模糊,需要结合临床病史、CT 及其他辅助检查鉴别诊断。^{18}F-FDG PET/CT 还有助于结核性心包炎、腹膜结核、深部脓肿、脊柱结核等的诊断与鉴别诊断。

(三)结节病

结节病(sarcoidosis)是多系统、多器官受累的肉芽肿性疾病,肺、双侧肺门淋巴结受累常见,其次是皮肤、眼部、浅表淋巴结、肝、脾、肾、骨髓、心脏、神经系统等几乎每个器官均可受累。^{18}F-FDG PET/CT 图像表现为双侧肺门淋巴结对称性肿大伴 ^{18}F-FDG 摄取增高,受累组织器官淋巴结增大和 ^{18}F-FDG 摄取不同程度增高。^{18}F-FDG PET/CT 具有较高灵敏度,但特异性不强,需要结合临床病史和其他辅助检查与淋巴瘤或恶性肿瘤淋巴转移相鉴别。

(四)IgG4 相关性疾病

IgG4 相关性疾病(IgG4-related disease,IgG4-RD)是一种与 IgG4 相关,累及多器官、多组织的慢性进行性自身免疫性疾病。其病理特征多为组织及多个器官广泛的 IgG4 阳性淋巴细胞浸润,导致组织纤维化或硬化。IgG4-RD 累及胰腺最为常见,又称为自身免疫性胰腺炎,属于一种特殊型的慢性胰腺炎,影像学特征表现为胰腺弥漫性肿大、主胰管不规则狭窄、淋巴细胞炎性浸润、胰腺轮廓平直、常常有"腊肠样"外观改变。^{18}F-FDG PET/CT 上表现为胰腺实质弥漫性或局灶 ^{18}F-FDG 摄取增高,相应受累器官,如淋巴结、腹膜后、胆道、肾、肺、前列腺的组织器官 ^{18}F-FDG 摄取不同程度增高。血清 IgG4 升高是特异性指标,需要结合临床病史和其他辅助检查与胰腺癌或恶性肿瘤转移灶相鉴别。

(五)骨髓炎

^{18}F-FDG PET-CT 对慢性骨髓炎的诊断价值较高,但对急性骨髓炎虽然能够诊断,相比临床体检、实验室检查、核素骨三相扫描和 MRI 并不增加更多的诊断效能。可选用放射性核素标记 IgG,因为它在骨髓内无明显生理性摄取。也可选用 ^{67}Ga 显像,正常骨质可摄取 ^{67}Ga,当出现骨质修复或重塑过程时,出现 ^{67}Ga 摄取异常增加表现,结合骨显像结果分析有助于提高诊断的特异性。

（六）关节假体感染

人工关节感染常见，且诊断也比较困难，放射影像学和骨三相检查难以鉴别感染与人工关节松动。^{18}F-FDG PET/CT 诊断人工关节感染有很高的灵敏度，图像表征为 ^{18}F-FDG 沿着人工假体和骨髓的接触面呈现摄取增高。也可选择放射性核素标记白细胞、IgG 等显像。

（七）炎症性肠病

炎症性肠病（inflammatory bowel disease，IBD）为病因不明的慢性肠道炎症性疾病，包括溃疡性结肠炎和节段性回肠炎（克罗恩病），主要表现为反复腹泻、腹痛、黏液血便。^{18}F-FDG PET/CT 检查，常表现在回肠末端及邻近结肠、乙状结肠及肠段病变处 FDG 摄取增高且呈条状放射性浓聚，由于肠道存在生理性摄取或使用药物（二甲双胍）的影响，可通过临床资料和延迟相结合 MRI 和核素标记粒细胞扫描提高诊断的特异性。

（八）其他

免疫抑制患者的感染、腹部与盆腔感染、血管感染、非感染性血管炎性病变、假体瓣膜心内膜炎、糖尿病足、真菌感染、儿童感染、脊柱感染、血管移植感染、肺部感染、泌尿系统感染、腹膜后纤维化和新型冠状病毒感染等，可以选择 ^{18}F-FDG PET/CT 检查或其他核素（^{111}In、^{99m}Tc、^{67}Ga）标记相关探针进行检查，为临床诊断提供重要参考信息。

第六节　相关检查技术比较与进展

一、核素显像检查血液与淋巴及炎症显像的特点

由显像原理可知，核素显像是通过生物代谢、细胞功能改变或标记特定分子探针（炎症因子）探测血液与淋巴及炎症性病变。从分子或细胞水平来揭示疾病组织受体密度与功能变化、基因的异常表达、生化代谢变化及细胞信息传导等发生发展的规律，尤其是在疾病早期，病灶形态结构或组织密度还未发生明显变化（即形态及密度未改变之前）时经放射性核素显像而发现病灶的存在。具有灵敏度高、早期诊断、安全简便、全身显像（大视野）、可重复检查和无创伤的特点。例如，^{18}F-FDG PET/CT 可以灵敏地发现淋巴结或炎症病灶体积较小的病灶，且病灶与周围正常组织的 CT 值或 MRI 信号相同时，形态学影像也难以显示病变。放射性核素显像利用病变与正常组织在功能、代谢方面的差异，很容易将病灶显示出来。核素显像的高度灵敏性还体现在早期探测淋巴瘤或炎症的治疗反应，通过病灶对显像剂的摄取变化程度早期反映治疗效果的情况。不仅可以从影像上观察，还可以使用肿瘤病灶标准摄取值（SUV）进行半定量或定量分析。基于同样的原理，采用全身显像可以对淋巴瘤的播散范围、数目和位置做出准确判断，从而为制定治疗方案和评估预后提供依据。

二、相关影像学检查

近几年影像医学检查在血液与淋巴及炎症性疾病诊断方面没有更多新的进展，仍然主要靠传统的超声、CT、MRI、SPECT 和 PET 等医学影像技术。CT、MRI 是以精细、精确显示组

织器官解剖（空间）结构和组织密度变化为主的形态结构影像；SPECT 是以早期显示组织器官血流、功能和代谢变化为主的功能影像；PET 可以显示病变分子水平改变，由解剖、代谢、分子影像三部分组成。进入 21 世纪，融合影像技术及多模态（multiple modality）显像技术，如 SPECT/CT、PET/CT、PET/MR 在核医学临床工作中得到了越来越广泛的应用，有效地克服了放射性核素显像解剖分辨率不足的缺点。CT 可了解病变及毗邻组织的微细结构改变，而 MRI 可解决 CT 检查中的部分局限性，尤其是在脑神经及软组织病变中提供精细的解剖结构变化，同时还可提供丰富的形态学和功能信息。多模态融合显像技术克服了传统影像技术的缺点，既提高了疾病诊断及疗效评估的灵敏度，又克服了特异性不足的问题，做到优势互补。可从解剖结构到分子功能进行整体观察，从分子水平和细胞水平进行可视化显像（透明病理或活体病理），利用新型或不同类型的分子探针标记核素探测疾病，阐明病变组织细胞受体密度与功能变化、基因与报告基因的表达、生化代谢变化及细胞信息传导等，为临床诊断、疗效评估及预判复发等提供重要医学依据。

（王 攀 王雪鹃）

思 考 题

1. 血液系统恶性肿瘤常累及的造血组织是什么？^{18}F-FDG PET/CT 显像对常见的淋巴瘤、白血病、骨髓瘤等的鉴别诊断有何价值？
2. 淋巴结显像的原理是什么？有哪些常用显像剂和注射部位？
3. ^{18}F-FDG PET/CT 显像炎症显像原理和临床应用有哪些？

第十二章

放射性核素治疗

放射性核素治疗（radionuclide therapy）是利用放射性核素在衰变过程中发射的β粒子和α粒子作用于机体靶器官或组织，通过辐射生物效应抑制或破坏病变组织达到治疗疾病效果的一种治疗方法。自1936年Lawrence用^{32}P治疗白血病、1942年Hertz等采用^{131}I治疗甲亢、1943年Seidlin和Marinelli等用^{131}I治疗分化型甲状腺癌以来，经过近90年的不断研究与探索、临床实践与总结，放射性核素治疗已成为临床治疗学的重要方法之一，为通常临床难以治疗或不能获得满意疗效的多种疾病提供了较为有效的治疗手段。

随着科学技术的不断发展，新的放射性药物、治疗技术不断出现并临床转化应用，目前放射性核素治疗已经成为治疗多种临床疾病的重要方法，并已广泛地应用于许多临床学科，尤其是在甲状腺疾病、血液疾病、皮肤疾病和肿瘤等疾病的核素治疗方面已积累了较丰富的经验，成为临床上较为常规的治疗方法，发挥着重要的作用。

第一节 ^{131}I 治疗甲状腺疾病

一、^{131}I 治疗甲状腺功能亢进症

甲状腺功能亢进症是甲状腺毒症的一种，简称"甲亢"。临床特点是甲状腺合成和分泌甲状腺激素异常的增高。可发生在任何年龄，多见于30~50岁女性。弥漫性毒性甲状腺肿伴甲状腺功能亢进又称格雷夫斯病（Graves' disease，GD），约占80%~85%，GD每年发病率约为20~30/10万，高发年龄段是30~60岁。1942年Hertz等首次报告用^{131}I治疗甲亢，临床应用已有80多年的历史。

（一）原理

1. 碘体内代谢特点 碘是合成甲状腺激素的最主要物质之一，甲状腺组织具有高度选择性摄取和浓聚碘^{131}I的功能。因甲状腺滤泡细胞是通过钠/碘转运体（sodium/iodide symporter，NIS）摄取^{131}I，而甲亢患者的甲状腺滤泡细胞的NIS过度表达，因此对^{131}I的摄取明显高于正常甲状腺组织，所以使用含^{131}I的口服溶液或胶囊，^{131}I能迅速被甲状腺细胞靶向摄取，进行活体诊断和治疗。

2. ^{131}I 放射的物理特点

（1）释放β粒子：^{131}I的物理半衰期为8.04天，衰变过程中释放的β粒子占99%（最大能量0.61 MeV，平均能量0.192 MeV）可用于疾病的治疗；同时释放的γ光子（最大能量

0.364 keV）可用于疾病的诊断，^{131}I 是核医学践行诊疗一体化的典范。

（2）治疗增益比高：β 粒子射程短，平均 0.8 mm，几乎全部被甲状腺组织所吸收。一般不会影响甲状腺周围的正常组织（甲状旁腺和颈部皮肤等）。^{131}I 在甲状腺内的滞留时间适当，有效半减期为 3.5～4.5 天。

3. 治疗的靶向性好
（1）^{131}I 聚集在甲状腺组织内发射 β 粒子，靶向聚集照射导致甲状腺局部组织广泛损伤。
（2）不仅能减少甲状腺激素的合成和分泌，而且使甲状腺体积随之缩小，相当于部分"切除"甲状腺，即"不开刀和不流血的手术"，使其功能恢复并达到治疗目的。

4. 治疗后病理变化 大多数患者治疗后 2 周～3 个月或更长时间，甲状腺内开始有纤维组织增生，腺体实质有淋巴细胞浸润，小动脉管壁变厚并有透明变性，滤泡上皮脱落以致逐渐死亡。甲状腺细胞发生不同程度的破坏性变化，最终被结缔组织所代替。甲状腺中央部分已有明显破坏性变化，如基质水肿、变性、急性血栓性和出血性脉管炎、上皮细胞肿胀并有空泡形成、滤泡破坏。治疗后 1～3 年后甲状腺的正常结构完全为致密的纤维组织所代替。

（二）适应证与禁忌证

1. 适应证
（1）对抗甲状腺药物过敏、抗甲状腺药物疗效差、用抗甲状腺药物治疗后多次复发或手术后复发的青少年 Graves 病患者。
（2）下列甲亢合并疾病者：①甲亢合并白细胞或血小板减少的患者；②合并伴房颤的患者；③甲亢合并桥本氏病摄 ^{131}I 率增高的患者。

2. 禁忌证
（1）妊娠哺乳期患者：因胎儿甲状腺组织在妊娠 10～12 周时就已出现，放射性碘可将其破坏，可能会导致克汀病。
（2）甲亢伴有近期心肌梗死者。
（3）已确诊或临床怀疑伴有甲状腺癌的患者。
（4）中度至重度或危及视力的甲状腺眼病患者。

（三）治疗方法

1. 治疗前准备
（1）病情评估：①测定甲状腺摄 ^{131}I 率，当最高摄 ^{131}I 率 > 30% 时方可确定进行 ^{131}I 治疗。②通过甲状腺核医学显像、超声检查和触诊，确定甲状腺的重量。③血尿常规、肝肾功能和心电图等。④测定血清 TT_3、TT_4、FT_3、FT_4、TSH、TGAb、TPOAb、TRAb、Tg 等。⑤对于育龄期女性，应在使用放射性碘治疗前的 48 小时内确定妊娠试验结果为阴性。
（2）沟通宣教与知情：治疗前应与患者沟通，充分告知疗效、可能出现的反应、治疗前后的注意事项，以及可能出现的并发症和预防方法等。对患者进行辐射防护的安全指导。接受 ^{131}I 治疗的患者要签署知情同意书。
（3）低碘饮食：停服影响甲状腺摄取 ^{131}I 的食物（低碘饮食）和药物 2 周以上。
（4）β 受体阻滞剂的应用：心率过快或精神紧张的患者可用 β 受体阻滞剂（如普萘洛尔类）或镇静剂配合治疗。
（5）抗甲状腺药物的预防治疗：因 ^{131}I 治疗后可能出现"一过性"甲亢症状加重，因此对老年及重症甲亢患者，可考虑在 ^{131}I 治疗前应用抗甲状腺药物治疗 4～6 周，病情减轻后再进行 ^{131}I 治疗。如果甲亢合并周期性麻痹、心脏病、突眼等，应采取相应的对症治疗措施进行处理。

2. 治疗处方剂量的确定与修正

(1) 处方剂量的确定：确定甲亢患者 ^{131}I 治疗剂量的方法较多，以计算剂量法（个体化剂量方案）最常用。

① 个体化剂量方案：根据每个患者的甲状腺重量和甲状腺摄 ^{131}I 率计算治疗剂量的方法为计算剂量法（个体化剂量方案）。

$$\text{口服}^{131}\text{I 剂量（MBq）} = \frac{\text{计划剂量（MBq/g）} \times \text{甲状腺重量（g）}}{\text{甲状腺最高（或 24 h）摄}^{131}\text{I 率（\%）}} \tag{12-1}$$

式中，计划剂量指每克（g）甲状腺组织需要的 ^{131}I 剂量，其范围为 2.59～4.44 MBq（70～120 μCi）。

② 标准化剂量方案：在实际工作中，发现理论计算剂量法确定的 ^{131}I 治疗剂量的主要缺点是仅考虑了甲状腺的大小和甲状腺摄 ^{131}I 率，而没有考虑不同甲亢患者的具体情况，如年龄大小、病程长短、病情轻重等对 ^{131}I 治疗的敏感性因素。因此，在治疗中通常采用标准化剂量方案是先根据个体化剂量方案计算出应服 ^{131}I 的剂量，再根据临床情况将治疗剂量分为 3 个等级：低剂量为 111～148 MBq（3～4 mCi）；中剂量为 185～222 MBq（5～6 mCi）；高剂量为 259～296 MBq（7～8 mCi）。每次治疗间隔至少 3 个月以上，一般为 3～6 个月。这样可避免对 ^{131}I 敏感性高的患者发生永久性甲状腺功能减退症（简称甲减）。

③ 固定剂量法：过去 ^{131}I 治疗甲亢时给予固定剂量，不管患者甲亢情况如何，第一次治疗均给予 111～185 MBq（3～5 mCi）；若经过 3～6 个月未愈，则考虑第二次治疗。目前多采用给予较大固定剂量法，即 370～555 MBq（10～15 mCi），此法简单方便，一次治愈率高，但甲减的发生率也高。

(2) 处方剂量的修正

1) 甲状腺的大小、质地和重量：甲状腺越大越重，质地越硬，^{131}I 治疗所需剂量相应增加，反之应适当减少。确定甲状腺重量十分重要，主要方法有：

① 触诊法：判断甲状腺的质地和厚度，但有一定的主观性，且某些甲状腺触诊欠佳，如个别异位甲状腺甲亢。

② 超声法：对甲状腺重量的评估较准确，具有简便、无创和价廉的特点，不仅能较准确测量甲状腺体积，还能区分有无结节。不足之处是不能反映腺体功能，当甲状腺形态不规则和忽略峡部体积时，可导致估算体积与真实体积有一定误差。另外，易受超声医生诊查技术个体差异的影响。

③ 核医学显像法：计算甲状腺的面积；SPECT/CT 显像不仅直接反映腺体功能，而且准确反映甲状腺体积。测算依据三维影像数据进行，在衰减和散射校正后，SPECT 是甲状腺模型体积估算法里最准确的重量测算方法。

2) 甲状腺最高摄 ^{131}I 率和有效半减期：在治疗中，若甲状腺摄 ^{131}I 率高，有效半减期长，则 ^{131}I 治疗剂量应适当减少，反之则适当增加。

3) 甲亢症状的严重程度：随着甲亢严重程度的增加，甲亢患者所需 ^{131}I 治疗剂量也相应地增加。

4) 个体敏感性：患者的个体敏感性差异很大。一般认为年龄小、病程短、甲状腺不大、初次治疗或术后复发者对 ^{131}I 的敏感性较高，应适当减少治疗剂量。而年龄大、病程长、甲状腺大、长期抗甲状腺药物治疗效果差者对 ^{131}I 的敏感性差，应适当增加治疗剂量。

5) 甲状腺肿的类型：甲状腺有结节对 ^{131}I 敏感性差，应增加 ^{131}I 剂量。如果甲状腺核医学显像证实结节有摄 ^{131}I 功能，应优先手术治疗。

6) 甲亢并发症：伴有甲亢性心脏病、甲亢性肌病等严重并发症者应增加治疗剂量。

(3) 重复治疗处方剂量确定

1) 首次放射性碘治疗的失败率为 10%~20%。难治性 Graves 病患者在放射性碘治疗 6 个月后仍持续存在甲亢。如果疗效甚微且患者持续存在甲状腺明显肿大，可在治疗后 3~6 个月进行第二次 ^{131}I 治疗。

2) 第二次给予的 ^{131}I 的处方剂量计算方法同前，根据临床表现和个体敏感性可适当增加或减少剂量。第一次给药后症状明显好转但未痊愈的患者，可用抗甲状腺药物对症处理，当疗效不佳时可考虑行第二次 ^{131}I 治疗。

3. 给药方法 空腹（至少禁食 2 h）口服 ^{131}I，服药后应适量饮水，2 h 后方可进食。^{131}I 治疗剂量可一次全量给予（单次剂量法）或分次分量给予（分次剂量法）。两种给药方法比较，一次全量给药疗程短且疗效好，所需 ^{131}I 总剂量小，但甲减发生率相对较高。相反，分次分量给药想要达到破坏甲状腺滤泡的阈浓度较慢，且使甲状腺对射线的敏感性降低，因此疗程较长且疗效较差，但甲减发生率相对较低。

4. 治疗后注意事项

(1) 服药后至少禁食 2 小时，期间适量饮水。

(2) 服 ^{131}I 后近期内禁用含碘食物或含碘药物。

(3) 服 ^{131}I 后应注意休息，避免劳累和精神刺激，不要揉压甲状腺。

(4) 服 ^{131}I 后极个别患者可能出现甲亢危象，必须及时按内科治疗方法处理。

(5) 若服用 ^{131}I 剂量较大，应注意在 24~72 h 内将尿液单独处理。

(6) 接受放射性碘治疗的患者可能会通过唾液、尿液或身体发出辐射，因此在短期内（1~2 周）应避免与婴幼儿及孕妇的密切接触，例如避免共用杯具或餐具、避免与上述人员同睡一张床。

(7) 女性患者治疗后半年内不可怀孕，男性患者治疗后半年内应采取避孕措施。

(四) 临床应用及疗效

1. 临床应用 大多数甲亢患者服 ^{131}I 治疗 2~3 周后开始出现疗效，甲亢症状缓解，甲状腺体积缩小，2~6 个月后甲亢症状、体征明显改善或完全消失（图 12-1）。一次治疗的临床治愈率为 50%~80%，95% 以上患者出现疗效，即甲亢症状缓解。^{131}I 治疗甲亢的复发率为 1%~4%。首次治疗 3~6 个月后甲亢患者未愈、无效或病情加重可采用重复治疗。

2. 疗效评价 根据患者血清中甲状腺激素的变化及临床表现的改善情况，将 ^{131}I 治疗甲亢的疗效评价标准分为：

(1) 完全缓解：目前的 ^{131}I 治疗甲亢不属于"对因治疗"，因此不算是"临床治愈"，所以只能称之为"完全缓解"。随访半年以上，患者甲亢症状和体征完全消失，血清 TT_3、TT_4、FT_3、FT_4 和 TSH 恢复正常。

(2) 部分缓解：甲亢症状减轻，体征部分消失，血清 TT_3、TT_4、FT_3、FT_4 明显降低，但未降至正常水平。

(3) 无效：患者甲亢症状和体征无改善或加重，血清甲状腺激素水平无明显降低。

(4) 复发：^{131}I 治疗甲亢完全缓解之后，患者再次出现甲亢症状和体征，血清甲状腺激素水平再次升高。

(5) 甲减：^{131}I 治疗后患者出现甲减症状和体征，血清甲状腺激素水平低于正常，TSH 高于正常。

(6) 有效：(1)(2)(5) 均被认为 ^{131}I 治疗"有效"。^{131}I 治疗后绝大多数患者可以恢复正常，少数患者症状减轻。

3. 治疗格雷夫斯病合并症

（1）重症肌无力：在临床上较为少见，而且多数是女性。多数患者在甲亢缓解后，甲亢性肌病有不同程度减轻，但少数可无明显好转，应注意进一步确定是否存在甲亢以外因素所致的肌病。

（2）周期性瘫痪：在临床以男性较为多见，经 ^{131}I 治疗后，周期性瘫痪一般都能缓解，若同时补钾则缓解效果会更好。

（3）甲亢合并肝功能损害：甲亢本身可引起肝功能损害。无论是甲亢引起代谢障碍所致的肝功能异常，还是甲亢合并其他肝病（如慢性肝炎、肝硬化），经 ^{131}I 治疗后，绝大多数患者在甲状腺激素水平恢复正常后肝功能均有所改善或恢复正常。同时还应辅以保肝治疗。

（4）甲亢合并糖尿病：亦不少见，甲状腺激素有对抗胰岛素的作用，故可使血糖升高。^{131}I 治疗甲亢后，甲亢缓解从而能改善糖尿病患者的糖代谢，可使糖尿病好转。但由于糖尿病本身并没有得到根本的治疗，所以还应辅以相应治疗。

（5）甲亢合并白细胞减少：甲亢本身可引起白细胞减少，抗甲状腺药物也可导致白细胞减少且不易恢复，^{131}I 治疗后通常可恢复正常。由于 ^{131}I 大部分被亢进的甲状腺细胞摄取，对造血系统影响很小，因此不会导致血液系统异常。

（6）甲亢性心脏病：应用 ^{131}I 治愈后，心脏症状也随之缓解或恢复正常。心力衰竭经综合治疗也能获得满意的疗效。应注意甲亢患者有可能同时患有高血压心脏病、冠心病等，甲亢 ^{131}I 治疗痊愈后，有关症状也可以相应减轻。甲亢性心脏病患者宜尽早采取以甲减为目的 ^{131}I 一次性治疗，以尽快缓解甲亢，为心血管系统症状的恢复争取时间。

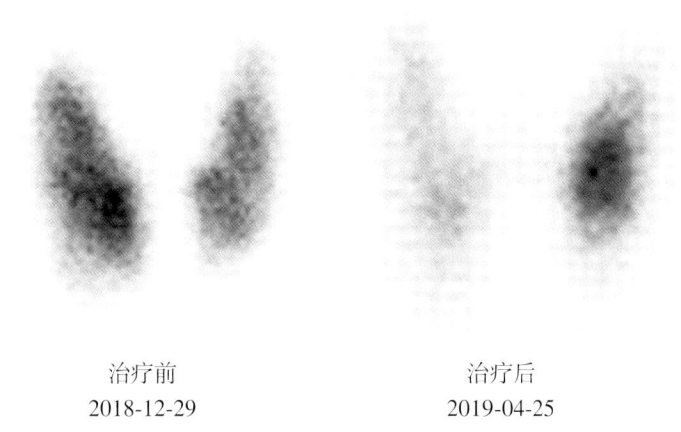

治疗前　　　　　　　治疗后
2018-12-29　　　　　2019-04-25

图 12-1　治疗 Graves 甲亢

^{131}I 治疗 5 个月，甲状腺体积缩小，放射性分布浓集程度明显减低

（五）治疗反应及处理

1. 早期反应　是 ^{131}I 治疗后 2 周内出现的反应。

（1）全身反应：少数患者服 ^{131}I 治疗后几天内即可出现乏力、食欲缺乏、恶心、皮肤瘙痒、甲状腺肿胀等反应。放射性碘治疗后的放射性甲状腺炎发病率最多 1%，很少见。一般无需特殊处理，多数可自行消失，也可进行对症处理。

（2）局部反应：在 ^{131}I 治疗后少数患者会出现放射性甲状腺炎，表现为甲状腺的水肿和炎症，如患者颈部轻度疼痛、不适、有压迫感。一般数日后可逐渐自行缓解，无需特殊处理。

（3）甲亢症状加剧：个别病情严重的患者或服 ^{131}I 后并发感染的患者，服 ^{131}I 后可引起甲亢症状加剧，但发生率为 1%。治疗中若出现心率加快（140～160次/分）、多汗、手颤、腹泻、高热等应考虑甲亢加重。

（4）甲状腺危象：

①诱因：炎症或情绪激动等。

②发生特点：多发生在治疗后一周，与 ^{131}I 治疗剂量的多少尚无明确关系，以甲状腺明显肿大者多见。

③症状：患者体温高于 39℃，心率大于 160 次/分，出现大汗淋漓、谵妄、昏迷、呕吐和腹泻等症状；或老年患者出现表情淡漠、嗜睡、低热、乏力，呈恶病质症状，心率慢、脉压小和突眼。

④处理：应按照内科常规治疗方法处理。

2．甲状腺功能减低（简称甲减）

（1）早发甲减

①临床特点：一般指在 ^{131}I 治疗 1～2 个月后发生的反应，主要为甲减。少数患者在 ^{131}I 治疗 2～6 个月后可出现甲减，称为早发甲减，多为暂时性甲减。

②机制特点：发生原因是射线对甲状腺细胞的直接破坏，虽然一般认为与服用的 ^{131}I 剂量及患者对射线的敏感性等因素有关，但是由于患者个体对射线的敏感性差异很大且很难掌握，目前对早发甲减的发生无法预测和避免，即使采用较低剂量的 ^{131}I 来治疗甲亢也不能保证甲减绝对不发生。

③暂时性甲减：少数患者（2%～5%）治疗后可发生暂时性甲减（早期甲减），一般可在 6～12 个月后自行缓解或经对症处理后恢复。

（2）晚发甲减

①临床特点：在 ^{131}I 治疗 1 年以后发生的甲减，称为晚发甲减，多为永久性甲减。晚发甲减的发生率较低。

②发病机制：晚发甲减发病率的高低与甲状腺接受 ^{131}I 的剂量大小并非完全相关。

③临床处理：^{131}I 治疗后一旦发生甲减，应及时给予甲状腺激素（如左甲状腺素）替代治疗。一部分患者的甲状腺功能可以恢复，但部分患者需长期治疗以维持甲状腺功能的正常。

3．甲状腺相关眼病

（1）临床特点：甲状腺相关眼病最常见的症状是眼球不同程度地突出，也是甲亢临床特征之一。常见的症状有眼内异物感、视物不清、畏光、流泪、复视、深部压迫感等，可以单眼球或双眼球突出。

（2）轻度突眼：轻度突眼病程一般呈自限性，不需要辅助治疗；不伴有突眼的甲亢患者在 ^{131}I 治疗后诱发突眼的概率极小，只有极少数出现眼病进展。甲亢 ^{131}I 治疗后，多数患者突眼症状消失、减轻或不适症状减少。

（3）突眼加重与预防

①机制：^{131}I 治疗引发放射性炎症致甲状腺相关抗原暴露并激发其相关免疫反应加重、甲状腺功能长期异常、促甲状腺素受体抗体（TRAb）水平较高、甲亢症状反复发作等因素可能导致眼病的恶化。吸烟可诱发或加重突眼，故格雷夫斯病眼病患者应戒烟。

②发病率：^{131}I 治疗前不伴有突眼的格雷夫斯病甲亢患者，治疗后发生突眼的概率较小，部分 ^{131}I 治疗前中、重度活动性突眼的患者，治疗后症状可能加重。中度至重度或危及视力的甲状腺眼病患者是 ^{131}I 治疗的禁忌证。

③预防：为了防止眼病的加重，^{131}I 治疗前有活动性突眼的患者应严格定期检测，尽快使甲状腺功能恢复正常并维持稳定至关重要。

④临床处理：及时应用左甲状腺素防止或纠正临床甲减或亚临床甲减，可有效地防止突眼发生或加重。必要时 ^{131}I 治疗合并使用糖皮质激素防止突眼加重。

（六）随访复查

近期随访：一般情况下 ^{131}I 治疗后 1 年内可在第 3、6、12 个月复查，随访内容包括临床症状、体征和血清 FT_3、FT_4、TSH 测定等。远期随访：甲亢治愈后，随访间隔时间可延长，1 年后每年应随访 1 次。随访内容同前。

（七）相关疗法及疗效分析

目前，甲亢治疗主要有以下 3 种方法，3 种疗法各有利弊。

1. 内科抗甲状腺药物治疗 抗甲状腺药物治疗效果已得到肯定，对于大多数患者有效、安全，妊娠者也可考虑应用，可以改善和缓解甲亢症状；但抗甲状腺药物有一定的副作用（如白细胞减少和肝功能损害），也有因对该类药物过敏而不能服用者。最大缺点是疗程长，一般需 1.5～2 年或更长时间，若长期巩固疗效较难，药物治疗治愈率低，复发率不低。

2. 外科甲状腺次全切除手术治疗 疗效明显、复发率低，但手术有一定的危险性，并有手术禁忌证和术后并发症（可能发生喉返神经或甲状旁腺损伤等），切除过多则易发生终生的甲减，切除过少则易甲亢复发。

3. 放射性核素 ^{131}I 治疗 是放射性核素治疗中应用最早、最成熟、最广泛的典范性治疗方法。具有疗效确切、见效快、简便安全以及复发率低等优点，^{131}I 治疗已成为成年格雷夫斯病的一线治疗方法。但部分患者晚发甲低，要终身服用甲状腺激素。

总之，治疗方法的选择，要根据患者的甲状腺体积大小、病程长短、病情轻重程度、是否有并发症、是否处于妊娠哺乳期、诊疗费用等因素综合考虑。

二、^{131}I 治疗自主性高功能甲状腺结节

自主性高功能甲状腺结节（autonomous hyperfunctional thyroid nodule），是由 H. Plummer 在 1913 年首次发现，因此称为 Plummer 病。某些不受促甲状腺激素（TSH）调控而自行摄碘、合成和分泌甲状腺激素的甲状腺结节是结节性甲状腺肿继发甲状腺功能亢进症的重要原因。自主性高功能甲状腺结节是由局灶性甲状腺滤泡细胞增生所致，此时甲状腺滤泡细胞的功能不受 TSH 调节。一些患者的部分结节存在 TSH 受体基因体细胞突变，引起自主性功能亢进。高功能结节极少为癌症。甲状腺核医学显像对诊断具有决定性的意义，自主性高功能甲状腺结节在治疗前必须得到明确诊断。

（一）原理

自主性高功能甲状腺结节具有很强的摄取 ^{131}I 的功能。当给予患者治疗剂量的 ^{131}I 口服溶液或胶囊时，自主性高功能甲状腺结节摄取大剂量 ^{131}I，使其能迅速聚集于甲状腺组织，^{131}I 衰变释放的 β 粒子对靶向组织的电离辐射能够产生治疗作用，达到破坏自主性高功能甲状腺结节的治疗目的；但被抑制的正常甲状腺组织不摄取或极少量摄取 ^{131}I，所以接受的照射剂量小，随后可恢复其功能。

（二）适应证和禁忌证

1. 适应证

(1) 自主性高功能甲状腺结节有手术禁忌证或拒绝手术治疗者。

(2) 甲状腺显像结节为"热"结节，结节外甲状腺组织完全或基本被抑制的患者。

(3) 伴有甲亢合并心血管病变，如心律不齐、心房纤颤者。

2. 相对适应证

(1)"热"结节周围甲状腺未能完全抑制者：这种情况 ^{131}I 治疗会损伤正常甲状腺组织而发生甲减，不宜用 ^{131}I 治疗。如果没有其他治疗方法，必须采用 ^{131}I 治疗时，则应在治疗前进行 TSH 抑制治疗至少 1 周，并经甲状腺显像证实"热"结节外甲状腺组织已被完全抑制，可考虑用 ^{131}I 治疗。

(2) 虽然存在巨大甲状腺肿（>80 g），但患者有手术禁忌证者，必要时可考虑用 ^{131}I 治疗。

3. 禁忌证

(1) 妊娠期和哺乳期患者，包括计划在 4~6 个月内妊娠的女性。

(2) "热"结节外甲状腺组织未被完全抑制，且在临床上又不适合将甲状腺激素作为 ^{131}I 治疗前后辅助用药的患者。

(3) 甲状腺显像"热"结节中有放射性缺损区，"热"结节内有出血、坏死或囊性变者。

(4) 怀疑或存在甲状腺有恶性病变的患者。

(5) 自主功能性结节摄 ^{131}I 率过低的患者。

(6) 不能遵从辐射安全指南的患者。

（三）治疗方法

1. 处方剂量的确定 自主性高功能甲状腺结节的治疗，没有统一的剂量模式，但共同的原则是结节的外甲状腺组织被完全抑制，再用大剂量 ^{131}I "切除"腺瘤。

(1) 标准剂量法：给药方法与 ^{131}I 治疗甲亢相同，但治疗自主性高功能甲状腺结节的 ^{131}I 剂量通常高于治疗甲亢者，一般视结节大小、摄取 ^{131}I 率的高低和有效半衰期长短而定。目前主要采用一次大剂量法（标准剂量法）治疗，以达到破坏结节的作用，疗效要比分次小剂量法好。通常结节直径小于 3 cm 者给予 555~740 MBq（15~20 mCi），大于 3 cm 者给予 740~1110 MBq（20~30 mCi）。

(2) 计算法：根据结节重量、^{131}I 摄取率和有效半衰期（T_{eff}）进行计算，使结节组织的吸收剂量达 200~300 Gy。

$$^{131}\text{I 剂量 (kBq)} = \frac{\text{cGy/g} \times \text{结节重量 (g)} \times 247}{T_{eff} \text{（天）} \times {}^{131}\text{I 摄取率（\%）}}$$

$$\text{结节重量 (g)} = 4/3\pi \times X \times Y^2$$

式中，$X = 1/2$ 结节长径；$Y = 1/2$ 结节短径。甲状腺组织密度一般取 1 g/cm^3 进行估算。

（四）临床应用

^{131}I 会广泛损伤组织，在 6~18 周内破坏腺瘤或自主功能病灶。其不仅可以缓解甲亢，还能缩小腺瘤。放射性碘治疗后残留的结节性甲状腺组织可能逐渐钙化。结节一般在 ^{131}I 治疗 2~3 个月后逐渐缩小，伴有的甲亢症状亦逐渐改善。治疗后 3~6 个月，可行甲状腺显像观察疗效（图 12-2）。

1. 热结节消失 被抑制的结节外甲状腺组织功能恢复，提示有效；本病经 ^{131}I 治疗后临床症状的改善先于甲状腺显像的改善，治疗的有效率很高。

2. 结节变小 周围甲状腺组织功能未完全恢复，这种情况应严密随访，如果 6 个月后还未痊愈，结合临床症状、体征及相关实验室检查结果，可以考虑再次行 ^{131}I 治疗。

3. 影响疗效的因素 靶组织的吸收剂量是最关键的因素。另外，^{131}I 治疗自主性高功能甲状腺结节的疗效以及疗效出现的时间均与 ^{131}I 的治疗剂量密切相关。

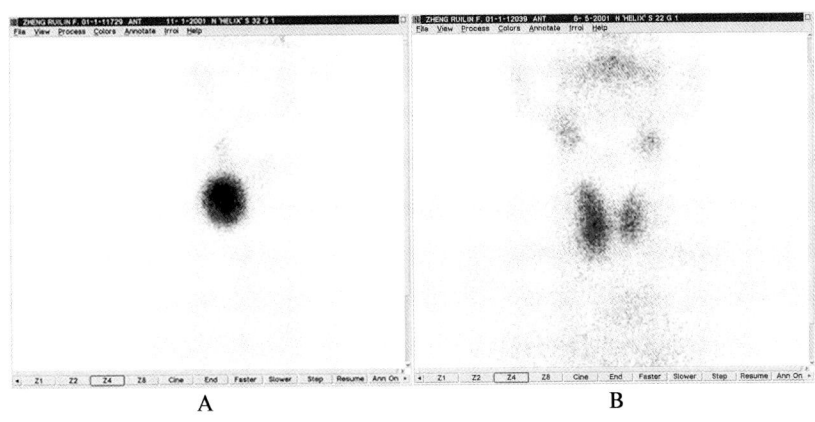

图 12-2　功能自主性甲状腺右叶腺瘤 ^{131}I 治疗前和治疗后甲状腺影像
A．治疗前；B．治疗后

（五）治疗后随访

1. 随访内容　自主性高功能甲状腺结节经 ^{131}I 治疗后，随访内容主要是观察患者的体征变化、结节缩小的情况，并在 ^{131}I 治疗后 3～4 个月进行甲状腺显像复查以及血清 FT_3、FT_4 及 TSH 等实验室检查，以观察疗效。

2. 甲减　极少发生甲减。若发生应给予甲状腺激素（如 L-T4）替代治疗。鉴于持续存在自主性甲状腺功能，甲状腺激素的剂量可能应低于完全替代治疗的剂量。确定 TSH 水平达到稳定状态后，应通过检测该指标来评估疗效。

3. 再次甲亢　极少数自主性高功能甲状腺结节患者会在放射性碘治疗后出现格雷夫斯病，发生率约为 4%。后续甲亢可能会较严重，可继续用放射性碘治疗。

（六）与相关治疗方法比较及疗效分析

自主性高功能甲状腺结节通常首选手术治疗；当患者有手术禁忌证或拒绝手术治疗时，则应采用 ^{131}I 治疗的疗效十分肯定，有效率很高。

三、^{131}I 治疗分化型甲状腺癌

甲状腺癌以其发病率逐年增高日益引人关注，根据国际癌症研究机构（IARC）2018 年的数据估计，全球甲状腺癌发病率约为 6.7/10 万，我国年发病率约为 6.56/10 万。分化型甲状腺癌（differentiated thyroid cancer，DTC）起源于甲状腺滤泡细胞，是该病中最常见的类型，主要包括乳头状甲状腺癌（papillary thyroid cancer，PTC）、滤泡状甲状腺癌（follicular thyroid cancer，FTC）、Hürthle 细胞癌和低分化甲状腺癌。甲状腺乳头状癌约占甲状腺癌的 85% 以上，虽然恶性程度不高，但易于出现淋巴转移，大部分患者确诊时即发生颈部淋巴结转移。滤泡状甲状腺癌的恶性程度略高于乳头状，易发生局部浸润和血行转移。DTC 的治疗方式首选手术，^{131}I 治疗及促甲状腺激素（thyroid stimulating hormone，TSH）抑制的综合治疗。^{131}I 治疗方法包括清甲和清灶治疗。

（一）原理

1. 由于绝大多数分化型甲状腺癌（DTC）细胞膜表面可表达钠/碘转运体受体（NIS），

NIS 具有主动摄碘的特征,因此在给予大剂量 ^{131}I 之后,NIS 将 ^{131}I 从血液中选择性地摄入到甲状腺癌细胞及残留的正常甲状腺滤泡细胞中。

2. ^{131}I 释放的 β 粒子(1~2mm)对 DTC 术后残留甲状腺组织及其转移灶等进行靶向内照射、放射治疗消融清除病灶,大多数乳头状甲状腺癌(PTC)和滤泡状甲状腺癌(FTC)对 ^{131}I 均敏感。^{131}I 清甲治疗能够清除 DTC 术后残留的甲状腺组织,^{131}I 清灶治疗可以清除手术不能切除的 DTC 转移灶、复发病灶。

3. 由于甲状腺癌细胞的转运体表达水平低于正常甲状腺滤泡细胞,甲状腺癌组织对 ^{131}I 摄取水平较低。必要时可以通过 TSH 刺激甲状腺组织摄取放射性碘。

4. 因 DTC 转移灶具有摄取 ^{131}I 的能力,虽然其摄取 ^{131}I 能力不如正常甲状腺滤泡细胞,但在 ^{131}I 清甲治疗后及高 TSH 刺激下仍能摄取足够的 ^{131}I,其释放的 β 粒子可杀伤或摧毁 DTC 病灶(包括局部淋巴结转移和远处转移),使患者的病情得到缓解或清除病灶。

(二)适应证和禁忌证

根据 DTC 手术病理特征、血清学及影像学诊断结果进行综合评估,是否存在:是否有周围组织侵犯、淋巴结转移或远处转移,以及患者是否知情同意。进行 DTC 术后复发风险分层,确定是否需要进行 ^{131}I 治疗。

1. 适应证 具有下列复发高危因素之一要进行 ^{131}I 治疗。

(1)肿瘤病灶直径 >1cm。

(2)肿瘤组织侵犯到甲状腺被膜外(如浸润甲状腺周围脂肪组织、包绕喉返神经)。

(3)肿瘤组织表现为高侵袭性病理亚型(如实体亚型、高细胞型),或伴有与侵袭性及不良预后密切相关的血管侵犯、BRAF 基因 V600E 突变等。

(4)伴颈部淋巴结转移或远处转移。

(5)血清 Tg 明显异常升高。

2. 禁忌证

(1)妊娠期和计划近期(4 个月内)妊娠的患者。因为 ^{131}I 可通过胎盘进入胎儿体内,胎儿甲状腺组织在 10~12 周时开始发挥功能,一旦胎儿甲状腺受到辐射引发的电离辐射生物效应将导致克汀病。

(2)哺乳期妇女:在雌激素化的乳腺组织中,钠碘转运体活性增强,使乳腺可以摄取 ^{131}I。

(3)未分化型甲状腺癌患者:甲状腺髓样癌、淋巴瘤或未分化癌患者的甲状腺癌组织不能聚集碘,因此应用 ^{131}I 治疗无效。

(4)肿瘤较小(≤1cm),且不具有下列情况者:周围组织的明显侵犯、淋巴结转移、远处转移及其他侵袭性特征。

(5)术后伤口创面未完全愈合者。

(6)不能遵守和执行辐射防护相关法规的患者。

(三)治疗方法

1. 治疗前准备

(1)DTC 患者 ^{131}I 治疗前必须行甲状腺全切或近全切除术。

(2)治疗前的评估:DTC 术后 ^{131}I 治疗前评估是辅助决策 ^{131}I 治疗的重要步骤,旨在明确 DTC 患者的复发及死亡风险,权衡 ^{131}I 治疗的利弊,优化 ^{131}I 治疗方案,使处于不同复发及死亡风险分层的患者能够实现个体化治疗。主要包括血清甲状腺激素、TSH、Tg、TGAb 水平,颈部超声、胸部 CT、血常规及肝肾功能等检查。必要时可进行诊断剂量的 ^{131}I 诊断性全身显像(diagnostic whole body scan,Dx-WBS)。

(3) 育龄期女性：应在使用放射性 ^{131}I 治疗前的 72 h 内确定妊娠试验结果为阴性，有手术绝育史者除外，妊娠者绝对禁行 ^{131}I 治疗。

(4) 辐射防护宣教：应向患者介绍治疗目的、实施过程、治疗后可能出现的不良反应及应对措施等，进行辐射安全防护指导，告知治疗期间及治疗后的注意事项。

(5) TSH 的准备：停服甲状腺激素 3~4 周，使 TSH 升高，治疗转移灶患者 TSH 应大于 30 mIU/L。升高 TSH 后可显著增加残余甲状腺滤泡上皮细胞或 DTC 细胞 NIS 蛋白对 ^{131}I 的摄取。因此，^{131}I 治疗前需升高血清 TSH 的水平至 30 mIU/L 以上。这是因为：放射性碘的摄取依赖于 TSH 产生充分刺激，而稳定碘过多会减少其摄取。因此，只要计划行 ^{131}I 治疗，就应指导患者至少在治疗前一个月严格禁服含碘食物、药物，停服甲状腺激素；治疗前 2 个月不能进行注射含碘对比剂的增强 CT 和增强 MRI 检查等。

(6) 低碘的准备：^{131}I 的疗效有赖于进入残留甲状腺组织和 DTC 内的 ^{131}I 剂量。为了减少体内稳定碘与 ^{131}I 的竞争，提高 ^{131}I 治疗的疗效，因个人体质及代谢等不同，具体还应结合患者的尿碘测定结果把握治疗时机。具体方法如下：①在 ^{131}I 治疗前 2 周应保持低碘饮食（< 50μg/d）；②禁用聚维酮碘、碘酒等含碘外用药物 4 周以上；③建议增强 CT 检查后至少 2 个月；④禁服胺碘酮等含碘药物 6 个月以上再行 ^{131}I 治疗。

(7) 辅助治疗准备：^{131}I 去除 DTC 术后残留甲状腺组织较多的患者，可给予泼尼松 1 周左右，以减轻辐射作用引起的局部反应。嘱患者多饮水，及时排空小便，减少对膀胱的照射。服 ^{131}I 后最好让患者含化维生素 C，促进唾液分泌，减轻辐射对唾液腺的损伤。

2. ^{131}I 的治疗方法

(1) 清甲治疗

① ^{131}I 处方剂量

a) 首次治疗：多采用固定剂量，即常规给予 3.70 GBq（100 mCi）的 ^{131}I。

b) 减少处方剂量：对于青少年、育龄妇女、高龄患者和肾功能轻中度受损的患者可酌情减少 ^{131}I 剂量。

c) 有功能性转移病灶者：处方剂量可增加至 5.55~7.40 GBq（150~200 mCi），清除残留甲状腺组织的同时发挥治疗转移灶的作用。

d) 清甲治疗同时兼顾清灶治疗：如颈部残留手术未切除的 DTC 组织、伴发颈部淋巴结或远处转移，但无法手术或患者拒绝手术的、全甲状腺切除术后不明原因血清 Tg 尤其是刺激性 Tg 水平升高者，^{131}I 处方剂量为 3.7~7.4 GBq（100~200 mCi）。

② 清甲后全身 ^{131}I 显像：服 ^{131}I 后 5~7 天行治疗后全身显像（post treatment whole body scan，Rx-WBS），Rx-WBS（SPECT/CT）显像比诊断剂量的 ^{131}I 诊断性全身显像（Dx-WBS）可更多发现 10%~26% 的转移病灶。

③ 清甲后治疗：通常在清甲治疗后 24~72 h 开始口服甲状腺激素，常规用药为 L-T4。如术后残留的甲状腺组织较多，可服用 ^{131}I 后 1 周给予甲状腺激素；如治疗前甲减症状和体征已明显，可于服 ^{131}I 后 24 h 开始给予甲状腺激素。

(2) 清灶治疗

① 相关准备与注意事项与前述 ^{131}I 清除 DTC 术后残留甲状腺组织相同。

② ^{131}I 处方剂量

a) 一般推荐给予甲状腺床复发或颈部淋巴结转移者 3.70~5.55 GBq（100~150 mCi）；

b) 肺转移者 5.55~7.40 GBq（150~200 mCi）；

c) 骨转移者 7.40~9.25 GBq（200~250 mCi）；

d) 弥漫性肺转移者可适当减少 ^{131}I 剂量，给药 48 h 后体内滞留量不超过 2.9 GBq（80 mCi），防止放射性肺炎及肺纤维化的发生。

③清甲后治疗：一般在 ^{131}I 清灶治疗后 24 h 应给予甲状腺激素，不仅起到替代作用，而且能够抑制体内 TSH 水平，进而抑制 DTC 细胞生长。

④清灶后全身 ^{131}I 显像：服用治疗剂量 ^{131}I 后 5~7 天行 Rx-WBS，有助于发现更多转移灶，为制定治疗方案提供依据。

3. 病房管理与放射防护

（1）健全的专科管理制度：建立健全放射性药物治疗病房"三级医师负责制"，建立值班、交班、会诊、查房、探视、防护检测、清除放射性污染的制度。

（2）核素病房设施：病房内应有专用卫生间，患者的衣物被褥应放置衰变处理和单独洗涤条件。

（3）告知与知情同意：如实向患者及家属交代放射性药物治疗的特殊性、优缺点、治疗注意事项、可能发生的不良反应、并发症以及相关的放射防护知识等，患者需签署治疗知情同意书。

（4）出院前患者评估：对病情进行全面评估的同时，尤其要检测或评估残留在患者体内的放射性活度。GB 18871-2002《电离辐射防护与辐射源安全基本标准》和 WS533-2017《临床核医学患者防护要求》中指导水平为 0.40 GBq，GBZ120《临床核医学卫生防护标准》中的指导水平为 1.11 GBq。因此，一般在服 ^{131}I 治疗 3~5 天后患者体内滞留 ^{131}I 剂量 ≤ 0.40~1.11 GBq（10.8~30 mCi）即可出院。

（四）临床应用

1. 清甲治疗

（1）辅助治疗隐匿的病灶

① DTC 的病理特点：常具有双侧、微小多灶性、局部潜伏及发展期长、复发率高的特点。乳头状癌术后残留甲状腺组织中高达 80% 以上有微小癌灶，滤泡状癌多中心癌灶比例为 13%~16%。残留甲状腺组织仍有摄取 ^{131}I 功能，口服大剂量的 ^{131}I 可清除残留的甲状腺组织。

②临床治疗意义：^{131}I 清甲治疗对术后可能残存的癌细胞有靶向清除作用，包括隐匿于术后残留甲状腺组织中的微小癌病灶、已侵袭到甲状腺以外的隐匿转移灶或因病情不允许或手术无法切除的潜在 DTC 病灶等，可明显降低复发率和转移率。

③辅助治疗的潜在益处：还可能包括破坏术后残留的亚临床镜下病灶、降低复发风险、改善疾病特异性生存率和改善无进展生存率。

（2）对治疗后随访复查有利：术后 ^{131}I 清甲治疗可清除手术残留或无法切除（如保护甲状旁腺、喉返神经等）的正常甲状腺组织，有利于对 DTC 患者进行血清 Tg 监测，并提高 Dx-WBS 影像诊断摄碘性 DTC 转移灶的灵敏度。

（3）对提高 ^{131}I 清灶疗效有利：清甲是术后清灶治疗的基础，有利于术后进一步 ^{131}I 清灶治疗。因为残余的正常甲状腺组织对 ^{131}I 摄取要高于 DTC 病灶，所以清甲的完成有助于提高 DTC 转移灶对 ^{131}I 更有效的靶向摄取，有利于 ^{131}I 治疗 DTC 转移灶。

（4）对再分期诊断有利：术后 DTC 患者清甲治疗后，进行 ^{131}I WBS 显像及 SPECT/CT 融合显像，可发现部分摄 ^{131}I 的颈部淋巴结转移，甚至远处转移灶，并能因此改变 DTC 的分期和复发危险度分层诊断，指导后续的 ^{131}I 清灶治疗及制订随访计划。

（5）清甲治疗成功的标准

DTC 清甲成功的判断标准：^{131}I 显像甲状腺床无放射性浓聚或停用 T_4 后刺激性 Tg < 1 μg/L。

DTC 术后 ^{131}I 清甲治疗完全缓解的标准为：①没有肿瘤存在的临床证据；②没有肿瘤存在的影像学证据；③清甲治疗后的 ^{131}I-WBS 没有发现甲状腺床和床外组织摄取 ^{131}I；④在无 TGAb 干扰时，甲状腺激素抑制治疗情况下测不到血清 Tg，TSH 刺激情况下 Tg < 1 μg/L；

⑤如清甲成功且未发现转移则每年随访 1 次，若发生转移，应尽早安排治疗（图 12-3）。

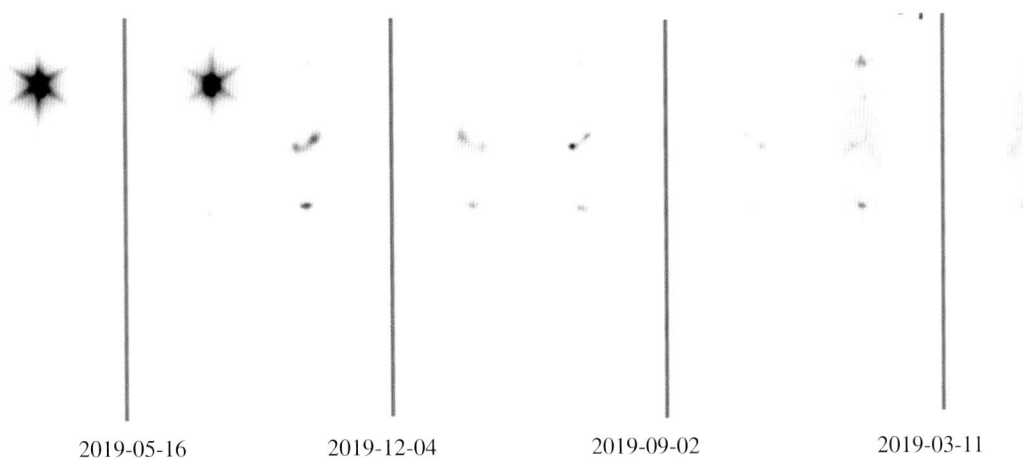

图 12-3　^{131}I 清甲治疗完全缓解

2．清灶治疗

（1）临床特点：随访中发现的转移灶可能是初次清甲治疗后的残留病灶，也可能是新发病灶。局部复发或转移可发生于甲状腺床、颈部软组织和淋巴结，远处转移可发生于肺、骨、脑等。

（2）疗法特点：由于 DTC 转移性病灶（包括局部淋巴结转移和远处转移）具有摄取 ^{131}I 的能力，^{131}I 发出的 β 粒子杀伤或摧毁 DTC 病灶，使患者的病情得到缓解或清除病灶（图 12-4）。

（3）疗法的比较与选择：① 优先考虑 ^{131}I 清灶治疗者：手术后复发的患者、手术未能完全切除病灶的患者和侵犯气道病灶、手术后仍残留的患者，均建议进行 ^{131}I 治疗清灶治疗。② 优先考虑手术者：已形成较大体积、实质性肿块的转移灶或合并骨质破坏的骨转移灶（尤其是脊髓压迫）的患者，即使病灶明显摄取 ^{131}I，也应优先考虑手术治疗，术后再根据病情辅以 ^{131}I 清灶治疗。

图 12-4　^{131}I 清灶治疗前后

左两图（2019-04-26）：颈前区摄碘灶，考虑残留甲状腺影像可能大；双肺野摄碘灶，肺转移；右两图（2019-09-18）颈前未见残留甲状腺组织，全身未见明显异常摄碘灶；双侧颈部小淋巴结，未见明显摄碘

(4) 影响清灶疗效的因素：①与转移灶摄取^{131}I的程度和^{131}I在病灶中的滞留时间直接相关；②转移灶的大小和部位，如脑、肝及肺部的小体积病灶易被清除；③病灶对^{131}I的辐射敏感性；④年龄，如年轻患者获得治愈的可能性较大。

(5) 临床价值：①主要治疗目标：破坏肉眼可见、但手术禁忌的明显病变（Tg水平异常或影像等异常）。^{131}I治疗残余灶和转移灶，可降低复发及死亡的风险。② DTC 肺转移：^{131}I治疗 DTC 肺转移的多发小结节疗效较好，大多数患者经过多次治疗后转移病灶消失，达到临床治愈。决定疗效的影响因素是：转移病灶的大小、摄碘能力和转移病灶的稳定性。③ DTC 骨转移：^{131}I治疗可使部分患者的转移病灶数量可减少或消失，虽然难以治愈转移灶，但可以缓解症状，提高生存质量。

（五）治疗反应及处理

1. 常见 治疗后早期患者出现全身乏力、食欲下降，少数患者尚有恶心、呕吐、口干、腹泻等放射性胃肠反应和病变部位疼痛等，常自行缓解，无需特殊处理，必要时经对症治疗后上述症状可消失。

2. 少见 骨髓功能抑制较少见，抑制程度多较轻微，出现白细胞和血小板数一过性减少，严重者需用增加白细胞药物或输血治疗。

3. 罕见 大剂量^{131}I治疗后的罕见并发症是放射性肺炎和肺纤维化。

4. 甲状腺素替代治疗 由于甲状腺已被完全消除，需终身服用甲状腺激素替代治疗。

5. 避孕 ^{131}I治疗后女性患者一年内、男性患者半年内应避孕。

（六）治疗后随访

1. 首次清甲治疗 治疗后 3~6 个月随访，评价疗效。若清甲不完全，为达到清甲目的，可进行再次清甲治疗。若清甲后发现 DTC 转移灶，应清灶治疗。

2. 首次清灶治疗 应在清甲后至少 3 个月后进行，随访应在清灶后 3~6 个月。

3. 再次清灶治疗 如果治疗后血清 Tg 仍持续升高或无明显下降，或影像学检查显示转移灶增大或增多，或 PET/CT 显像发现新增的高代谢病灶，应重新评估患者病情，再决定是否继续治疗。重复治疗的间隔为 6~12 个月，再次清灶治疗，直到转移灶消失。

（七）与相关治疗方法比较及疗效分析

1. 外科手术治疗 甲状腺癌原发灶应以手术切除为首选治疗方法，孤立的有症状骨转移灶宜考虑外科手术切除，中枢神经系统转移灶应首先考虑外科手术治疗，若不适合外科手术可考虑外照射治疗。

2. DTC 术后^{131}I治疗 疗效肯定，对 DTC 术后残留甲状腺组织及转移灶应采用放射性^{131}I清甲及清灶治疗，为抑制 DTC 细胞生长，还需采用甲状腺激素抑制治疗。与手术+TSH抑制治疗模式相比，手术+^{131}I清甲+TSH抑制治疗模式，能使 DTC 的复发率和病死率明显降低。

3. 药物化疗 ^{131}I治疗也有其局限性。有些高危 DTC 患者术后复发及转移灶发生失分化，导致病灶摄^{131}I功能下降，甚至丧失，失分化的难治性 DTC 可考虑使用靶向药物（如索拉非尼）治疗。

第二节 放射性核素治疗骨转移瘤

一、概述

中晚期恶性肿瘤可出现骨转移，以晚期前列腺癌、乳腺癌、肺癌等最为多见。病灶呈现多发病灶，甚至广泛性转移。临床上 50% 以上的骨转移患者表现为逐渐加剧的顽固性骨疼痛，骨痛主要是由于敏感性较高的骨内膜和骨外膜受到转移瘤生长所产生的张力或压力所致，骨膜受到肿瘤的直接侵犯也可引起骨痛。如果疼痛得不到缓解，可导致或加重患者的忧虑、失眠、食欲减退等症状，严重影响患者整体的生活质量，预后受到严重影响。骨转移性肿瘤还可能发生病理性骨折、脊髓和神经压迫以至截瘫、高血钙等骨相关不良事件。

骨转移性肿瘤患者目前可以选择的治疗手段有：化疗、内分泌治疗、外放射治疗、手术治疗、靶向治疗、双磷酸盐治疗、止痛药物治疗、放射性药物靶向治疗等。放射性核素治疗的药物能够在体内靶向浓聚在肿瘤病灶内，释放 β 粒子，对病灶产生辐射生物治疗效应，减轻疼痛且杀伤转移性病灶及原发性肿瘤细胞目前临床常用于治疗骨转移癌的放射性核素靶向药物是钐[^{153}Sm]-EDTMP、氯化锶（^{89}SrCl$_2$）、氯化镭（^{223}RaCl$_2$）。该类药物的特点是：主要靶向浓聚于骨转移灶、骨髓毒副作用很小、正常骨组织及其他器官放射性受照射剂量非常少。

二、靶向 β 粒子治疗恶性骨转移瘤

（一）原理

1. 氯化锶[^{89}SrCl$_2$]

（1）物理特性：是一种亲骨剂的放射性核素药物。锶的化学性质和代谢特点与钙相似，体内半衰期为 50.5 天，其发射的最大 β 粒子能量为 1.49 MeV，在人体组织内最大穿透能力（射程）为 8 mm。

（2）生物靶向机制：进入体内大多数药物主要被骨的病灶所摄取，^{89}Sr 对骨转移性癌灶亲和靶向性可达正常骨组织的 10 倍。

（3）体内代谢特点：其余未被吸收的药物 80% 经过肾排泄，20% 经过胃肠道系统排泄出体外。

2. ^{153}Sm-乙二胺四亚甲基膦酸（^{153}Sm-EDTMP）

（1）物化特性：是 ^{153}Sm 与依地四膦酸形成的螯合物，^{153}Sm-EDTMP 的物理半衰期为 46.3 h，发射的 β 粒子最高能量为 0.81 MeV，平均为 0.23 MeV，在组织内平均射程为 0.6 mm。

（2）靶向治疗机制：靶向药物与骨骼有较高的结合率，可浓聚于骨骼系统，其摄取程度与成骨活性正相关，因此骨转移性癌灶亲和靶向性也很高。

（3）靶向显像机制：靶向药物与活跃的成骨细胞（骨转移癌灶）亲和靶向性结合，伴随释放能量为 103 keV 的 γ 光子，因此可采用核医学 SPECT/CT 显像监测骨病灶的摄取情况。

（4）体内代谢特点：该药在血液中可以快速清除，当静脉注射该药物后 5 h，仅不足 1% 滞留于血液中，大约 65% 被骨骼所吸收。

（二）适应证与禁忌证

1. 适应证

（1）恶性骨转移瘤伴有骨痛，尤其是经放疗和化疗几次效果不佳，核医学全身骨显像示骨转移瘤有多发灶异常放射性浓聚者。

（2）原发恶性骨肿瘤未能手术切除或术后有残留癌灶、或骨内多发性转移且伴有疼痛者，核医学骨显像证实病灶有较高放射性浓聚者。

（3）患者需满足以下条件：①预期寿命长于 3 个月；②治疗前 6 周未使用有长效骨髓抑制作用的化疗药和（或）大野放疗；③骨髓造血储备功能正常（BCC：Hb > 90 g/L，WBC > 3.5×10^9/L，PLT > 100×10^9/L）；④肾功能：肌酐在 0.5 ~ 1.5 mg/ml。

2. 禁忌证

（1）妊娠期和哺乳期妇女；

（2）严重肾衰竭者；

（3）骨显像仅为溶骨性"冷区"，且呈空泡者；

（4）放化疗后出现严重骨髓功能障碍者；

（5）治疗前 6 ~ 8 周长效骨髓抑制化疗和（或）大野放疗者；

（6）脊柱破坏伴病理性骨折和（或）截瘫导致急性脊髓压迫者。

三、治疗技术方法

（一）患者准备

1. 治疗前 应有完整的病史记录，详细的体检资料（包括身高、体重），全身核医学骨显像、X 射线检查、CT，病理诊断，血常规，肝肾功能检查等。治疗前必须签署治疗知情同意书。

2. 注射前 需仔细核对并记录患者姓名、药名、放射性活度、放射性比度和药液体积等。

3. 注射时 应一次性全部静脉注入，不能溢出，最好使用三通管（注：由于通常药液体积较小，注入后还应用生理盐水将残留在管内的药液冲洗入静脉）。患者可以在门诊或住院进行治疗。

（二）治疗技术

1. 氯化锶 [$^{89}SrCl_2$]

（1）处方剂量与再次治疗：^{89}Sr 的单次剂量为 148 MBq 或者 1.5 ~ 2.2 MBq/kg。重复给药间隔应根据患者个人对治疗的反应情况、一般状态、血液检验诊断等制订治疗计划。要求至少间隔 90 天再进行重复治疗。

（2）治疗反应与处理

①发生时间：暂时性的骨髓抑制是 ^{89}Sr 治疗主要的副作用，通常发生在几周内，以 5 ~ 8 周最为明显，然后逐渐恢复。

②相关因素：与原发病灶、已接受过的治疗（如化疗、外照射治疗）情况、^{89}Sr 处方剂量等有关。

③处理：建议至少每 2 周检测 1 次血常规。

（3）注意事项：①在 ^{89}Sr 使用后的 12 周内，也应当避免该类具有骨髓抑制药物的应用。②除非患者需通过紧急的外照射治疗用来预防病理性骨折和脊柱瘫痪，否则要 ^{89}Sr 治疗后 2 ~ 3 个月应用外照射治疗。

2. ^{153}Sm-EDTMP

(1) 处方剂量与再次治疗：单次剂量为 18.5～92.5 MBq/kg。治疗剂量也可按病灶数目多少、大小来决定。一般 4 周一次，可重复给药，治疗次数可根据患者的血象和镇痛持续时间等情况决定。重复给药至少间隔 6～8 周后进行。

(2) 治疗反应与处理：相对安全并可耐受的。随着处方剂量的增加，最为显著的是骨髓抑制引起的血小板减少症和中性粒细胞减少症。一般在治疗 2～4 周可出现血小板及血细胞下降，但多数可恢复至治疗前水平。治疗期间应采用增加白细胞药物及高蛋白饮食等措施，以提高患者的免疫力。恶心和呕吐非常罕见，在弥漫性骨转移的患者中偶尔可观察到。

（三）临床应用

1. 氯化锶 [^{89}SrCl$_2$]

(1) 疗效特点：半衰期长、发射纯 β 粒子治疗效果好，药效持续时间长，副作用小。给药后患者疼痛可完全被缓解，也可部分被缓解，有效率达 80%；部分患者的生活质量明显提高；部分患者转移病灶缩小、变淡甚至消失（图 12-5）。通常缓解期在 4～15 周。

(2) 应用意义：主要用于治疗前列腺癌、乳腺癌等晚期恶性肿瘤继发全身多病灶骨转移瘤骨转移所致的骨痛，有利于减轻骨质溶解，修复骨质，达到止痛和降低血钙的作用，是目前临床治疗骨转移瘤应用较多、疗效好的一种放射性药物。

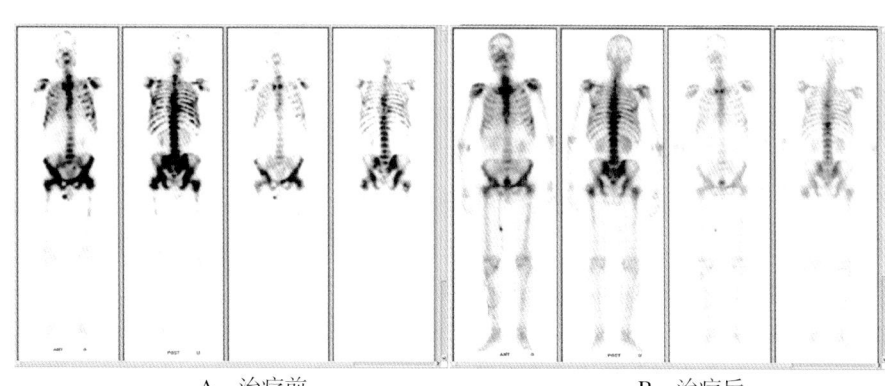

A. 治疗前　　　　　　　　B. 治疗后

图 12-5　^{89}Sr 治疗前列腺癌多发性骨转移瘤疗效

2. ^{153}Sm-EDTMP

(1) 疗效：临床适用于放射性核素骨扫描上增强的已确认的成骨性骨病变患者以缓解疼痛，可有效地缓解疼痛，有效率为 40%～95%。也用于经适形放疗、立体定向放疗或其他治疗后仍有持续性或复发性多灶性骨痛患者。疗效多发生在治疗后 1～4 周内，最多可持续 11 个月。

(2) 核医学显像：^{153}Sm-EDTMP 具有释放 γ 光子的特点，因此在治疗的同时还可进行全身、局部及断层 SPECT 或 SPECT/CT 骨显像，对观察 ^{153}Sm-EDTMP 药物在体内的靶向分布情况、疗效及预后判断具有重要临床价值（图 12-6）。

(3) 闪耀现象：部分患者 ^{153}Sm-EDTMP 治疗后 1 周左右反而疼痛加剧，称疼痛"闪烁现象"（flare phenomenon），通常预示有较好的治疗效果。由于这种疼痛是一过性的，所以不必做特殊处理，或仅对症处理即可。

(4) 疗法的比较：^{153}Sm 通常比 ^{89}Sr 起效快，给予 ^{153}Sm 后疼痛缓解可持续 2～4 个月，但给予 ^{89}Sr 后疼痛缓解可持续 3～6 个月。

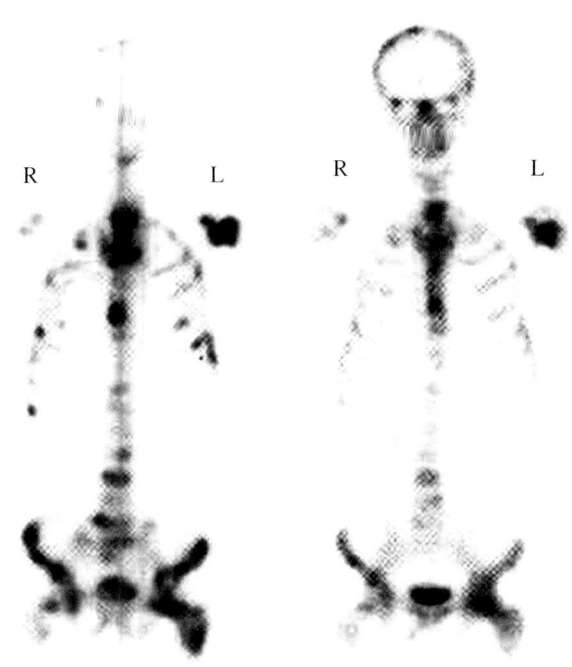

A．治疗前（前位显像）　　B．治疗后（前位显像）

图 12-6　^{153}Sm-EDTMP 治疗骨转移癌

前列腺癌广泛骨转移（A）^{153}Sm-EDTMP 治疗后 4 个月（B），骨转移病灶数明显减少，病变范围缩小

（5）同样在 ^{153}Sm-EDTMP 使用后的 12 周内，也应当避免该类具有骨髓抑制作用药物的应用。

总之，β 粒子靶向治疗对于成骨型或混合型（溶骨/成骨）转移患者的疼痛控制有益，主要用于前列腺癌、乳腺癌等晚期恶性肿瘤继发骨转移所致骨痛的缓解。其主要优点是快速、选择性地同时靶向作用于所有骨骼病变。约 70% 的患者接受单次 ^{89}Sr 或 ^{153}Sm-EDTMP 治疗后疼痛缓解，是治疗多发性转移癌性骨痛的有效疗法。但对溶骨性骨转移（42%）比成骨型（62.5%）或混合型（60%）骨转移的治疗反应差些。

二、靶向 α 粒子治疗恶性骨转移瘤

随着人口老龄化加剧，近年来前列腺癌在我国的发病率快速上升。对去势治疗耐受的前列腺癌的症状性骨转移患者，治疗伴有多病灶导致的症状性骨转移癌疼痛、功能受损甚至病理性骨折的患者，目前临床使用氯化镭（^{223}RaCl$_2$）治疗。

（一）原理

1．放射物理特点　^{223}Ra 是镭的同位素，放射性衰变产生 α 粒子，物理半衰期为 11.4 天。与 β 粒子相比，α 粒子（5.64 MeV）最主要的优点是具有较高的线性能量传递（linear energy transfer，LET）。

2．生物化学特点　镭与钙是同族元素，其活性部分模拟了钙离子，具有相似的生物学特性，具有"亲骨性"，因此可以选择性地积聚在骨中。

3．靶向治疗机制

（1）靶向聚集：^{223}Ra 不仅能够与骨骼中的羟基磷灰石（骨的无机基质）形成复合物，还

能与骨矿物质中轻磷灰石在骨转换增强区域（如骨转移区）形成复合物，尤其是在骨转移病理骨增生代谢活跃的区域，可选择性被骨转移灶显著摄取。

(2) 内照射放疗的效应强：因 $^{223}RaCl_2$ 放射的 α 粒子具有的高 LET（5.64 MeV）能，可在很短距离内聚集高能辐射，导致受照细胞引发高频率的 DNA 双链断裂，并对肿瘤转移灶内微环境/骨质（包括成骨细胞和破骨细胞）产生强效的细胞毒性破坏效应，因此具有明显的抗骨转移肿瘤的疗效。

(3) 正常组织损伤很小：^{223}Ra 发射的 α 粒子在生物组织中的射程小于 0.1 mm（相当于约 10 个细胞直径），因此对病灶周围的正常组织损伤效应极小，治疗增益比高。

(4) 体内代谢特点：$^{223}RaCl_2$ 在血液中的清除速率快，24 h 后仅剩不到 1%，胃肠道系统是其主要的排泄途径，经泌尿系统的排泄不到 5%。

（二）适应证与禁忌证

1. 适应证 治疗具有下列特点的前列腺癌骨转移患者：①症状性骨转移癌，可伴有弥漫性骨痛；②无已知的内脏转移；③有去势耐受；④全身核医学骨显像提示骨转移性癌灶的放射性显像剂分布异常增高。

2. 禁忌证 同"靶向 β 粒子治疗恶性骨转移瘤"内容。

（三）治疗技术方法

1. 治疗前 每次必须进行准确的再分期诊断；其他同"靶向 β 粒子治疗恶性骨转移瘤"内容。

2. 处方剂量 一般推荐剂量为每千克体重 55 kBq（1.49 μCi），每 4 周注射 1 次，全疗程共计注射 6 次。

3. 治疗技术

(1) 依照国家相关法规，得到监管机构的许可和监督。

(2) 在治疗的全过程，要具有放射工作资质的相关专业人员接收、使用和给药。其接收、保存、使用、运输及处置需按照相关法规条例执行。

(3) 执业机构及相关专业人员，在处理本核素治疗药品时，应该既能确保辐射安全，又能满足药品质量要求。并全程采取相应的放射性防护措施。

(4) 在正确的治疗时间窗（周期为 4 周）能够保证在个体化多模式治疗情况下完成 6 个周期 $^{223}RaCl_2$ 治疗。

4. 治疗反应及处理

(1) 常见的不良反应：（≥ 10%）为腹泻、恶心、呕吐和外周水肿等。

(2) 血小板减少症：可见，但发生 3 ~ 4 级骨髓毒性的概率非常小，最严重的不良反应为血小板减少症和中性粒细胞减少症。

（四）临床应用

1. 去势抵抗性前列腺癌（castration-resistant prostate cancer，CRPC）是指经去势治疗后病变复发或持续进展的前列腺癌。诊断去势抵抗性前列腺癌需符合两个条件：血清睾酮达到去势水平（< 50 ng/dl 或者 < 1.7 nmol/L）；间隔两周连续三次前列腺特异性抗原持续升高，升高幅度应在基础值以上 > 50%，且前列腺特异性抗原值应 > 2 ng/ml。转移性去势抵抗性前列腺癌（metastatic castration-resistant prostate cancer，mCRPC）是一种已经扩散到前列腺之外，是对药物去势和手术去势治疗均产生抵抗的恶性肿瘤，其中约 90% 有骨转移的影像学证据，如原有的骨转移病灶增大或出现新的病变，所导致的骨骼事件频率增加，及时治疗至关重要。

2. 发射 α 粒子的放射活性治疗药物 ^{223}RaCl$_2$ 能显著改善总生存期，同时延迟首次症状性骨骼事件的发生时间。治疗组不良事件的发生率与安慰剂组相似甚至更低，提示该药具有良好的安全性。此外，治疗组患者生活质量也得到显著改善。^{223}RaCl$_2$ 目前已经被中国国家药品监督管理局、美国 FDA 及欧洲药品管理局批准用于临床治疗伴症状性骨转移且无已知内脏转移的去势抵抗性前列腺癌（CRPC）患者。

总之，放射性核素靶向治疗是控制和缓解恶性骨转移瘤患者骨痛的有效的姑息疗法。对稳定骨骼结构或改善恢复功能、预防降低骨骼治疗骨相关事件的发生、控制肿瘤进展和提高生活质量等方面具有明确的临床价值。

第三节　放射性粒子植入治疗

近距离治疗（brachytherapy）是将含有放射性核素（如 ^{125}I 和 ^{103}Pd）的微型封闭粒子源，按照治疗计划通过腔内或器官间隙将放射粒子植入患者体内的放射治疗技术之一。^{125}I 作为使用最广泛的放射性密封源，可以向目标病灶内提供极高的处方剂量，导致肿瘤细胞停滞于静止期并不断地消耗肿瘤干细胞，使其失去增殖能力，而照射剂量在靶病灶外迅速下降，最大限度地减少病灶周围正常组织的暴露。这是用外照射放射治疗（external beam radiotherapy，EBRT）或立体定向身体放射治疗（stereotactic body radiation therapy，SBRT）无法实现的。

与 EBRT 相比，连续低剂量照射优势有：①低剂量率内照射放射治疗；②肿瘤干细胞的靶向毁伤效应。③能克服乏氧肿瘤细胞对放疗射线的抗拒性；④对周围危及器官照射剂量很低治疗增益比高。有研究发现，^{125}I 可通过辐射诱导的 DNA 甲基化上调细胞凋亡和细胞周期停滞相关基因来抑制体外细胞增殖并延缓肿瘤生长。此外，^{125}I 可诱导的肿瘤细胞凋亡并触发线粒体自噬，可能是潜在的靶向治疗的一种选择，在联合使用时可增强 ^{125}I 放射治疗的功效。此外，^{125}I 放射治疗通过上调 miR-338 以抑制 6-磷酸果糖激酶（phosphofructokinase，PFK）进而影响肿瘤细胞的糖代谢。

一、适应证与禁忌证

（一）适应证

1. 需要保留重要功能性组织，或手术将累及重要脏器的肿瘤患者，为缩小手术范围且保留重要组织，行局限性病灶切除与本疗法结合应用者。
2. 有根治手术或放疗禁忌者；拒绝手术或放疗者；有孤立的复发灶或转移灶失去手术价值者。
3. 预防肿瘤局部进展或扩散。

近距离放射治疗已在治疗脑癌、口腔/颌面癌、肺癌、肝癌、胰腺癌以及最常见的前列腺癌成功应用。近二十年来，越来越多的研究调查并证实了 CT 引导的 ^{125}I 近距离治疗（^{125}I-brachytherapy，^{125}I-BT）在头颈部、胸部、腹部、盆腔、脊柱原发癌甚至转移性癌症中的可能性和安全性。

（二）禁忌证

1. 主要器官功能障碍、急性或慢性感染和凝血功能障碍者。
2. 一般情况极差，预期寿命低于 3 个月，无法等待疗效出现者。

3. 肿瘤质脆，易致大出血者。
4. 肿瘤靠近大血管并有感染和溃疡者。
5. 合并局限性低危前列腺癌和非癌症相关性下尿路梗阻的患者。

二、治疗方法

（一）粒子植入引导方法

^{125}I 粒子植入的应用在过去几十年经历了重大变化，从超声引导、CT 引导、内镜引导、C 型臂 X 射线机引导演变至 SPECT/CT、PET/CT、PET/MR 以及新纳米靶向显像等协助靶区的确定和引导植入。随着 3D 打印模板、放射治疗计划系统和人工智能导航系统的创造性引入显著提高了 ^{125}I 放射治疗的准确性。其中 CT 和超声是临床最常用的引导方法，CT 引导借助于清晰的解剖结构图像，有利于进行制订治疗计划及植入后剂量学验证，术中可避开管腔结构（如血管和胰管），防止粒子随血迁移而造成的正常组织损伤或出现其他严重并发症。近年来，随着自膨式金属支架（self-expandable metal stents）在空腔器官肿瘤中的临床应用，^{125}I 能够治疗几乎所有肿瘤。

（二）制订治疗计划、实施植入治疗及随访

1. 勾画肿瘤靶区和危及器官 应用治疗计划系统（treatment planning system，TPS）设定处方剂量、限定危及脏器的放射性吸收剂量；确定植入导针数，调整导针和粒子的位置；计算靶区放射性总活度；并预期肿瘤靶区和正常组织的吸收剂量分布。

2. 治疗过程的质量控制（quality control，QC）与质量保证（quality assurance，QA） 根据吸收剂量分布选用均匀分布或周缘密集、中心稀疏的布源方法。植入中应依照治疗计划方案，检验核对靶区位置、导针路径、植入粒子的位置和数量，以保证植入的质量。

3. 术后验证 植入后必须进行包括粒子分布、剂量重建、粒子植入及定位确认、放射剂量优化计算和术后剂量学验证与治疗质量评估等，主要以影像学检查的信息为基础实施，做到个体化计划设计和治疗。手术结束后，立即进行另一次 CT 扫描，层厚为 5 mm。然后将图像传输到 TPS 以验证剂量分布。TPS 用于勾画目标体积，以及识别植入的种子。随后，确定等剂量线和 D_{90}、粒子数和剂量体积直方图（dose volume histogram，DVH）。

4. 评价与随访 随访 CT 图像和（或）超声图像用于研究病灶对近距离放射治疗的反应。完全缓解（complete response，CR）被定义为目标完全消失。部分缓解（partial response，PR）是指目标短轴至少缩小 50%。而病灶进展（progressive disease，PD）意味着目标的短轴至少增加 20%。当病灶缩小未达到 PR 或进展未达到 PD 时，定义为疾病稳定（stable disease，SD）。

三、临床应用

本疗法对恶性肿瘤的局部控制具有肯定的疗效，能在一定程度上提高患者的生存质量。粒子植入治疗的疗效通常与肿瘤的大小、局部接受的放射剂量等因素相关，临床一般通过术前、术后的影像学检查观察病灶变化。早期或急性放射反应和晚期放射反应，均采用美国放射肿瘤学研究中心和欧洲肿瘤放射学会最新公布的"主观症状、客观体征、处理措施和分析"的放射反应评价标准，评价所有照射体积以及可能因照射而受到损伤的各个组织和器官的反应。

1. 前列腺癌 与外科根治术和外照射治疗相比，植入放射性粒子治疗前列腺癌，随访 5 年结果显示，对 Gleason 评分＜7 的患者三者治疗效果无明显差异。但本疗法的优势是尿道刺激、尿道梗阻或会阴部肿胀症状多较轻微；少数出现放射性直肠炎，多能较快消失；性功能障碍、直肠溃疡或直肠瘘等非常罕见（图 12-7）。

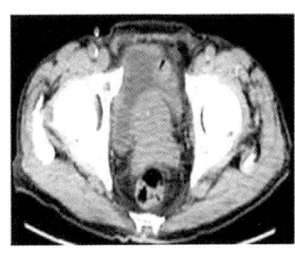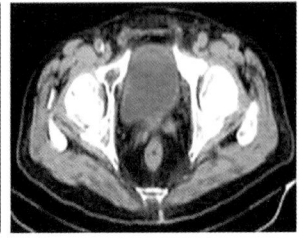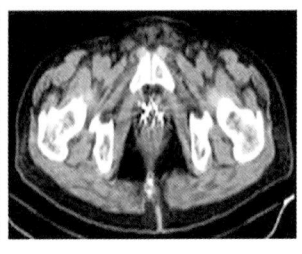

图 12-7 放射性粒子植入治疗前列腺癌
治疗前（左图）；治疗后 2 年肿瘤退缩（中图）；治疗后 2 年粒子的重新分布（右图）

2. 头颈部肿瘤 其复杂解剖结构使手术风险极高。同时，由于病变部位和组织类型不同，放化疗并不适用于所有头颈癌。^{125}I 放射治疗因其创伤小、疗效佳是一种合适的替代方案。床研究表明，^{125}I 放射治疗在各种头颈癌中表现异常出色，包括腮腺原发性黏液表皮样癌（10 年总生存期率为 95.8%）、腺样囊性癌包括颅底（3 年总生存期率为 62.6%，3 年无进展生存期率为 46.4%），以及唇颊黏膜唾液腺癌 [10 年局部控制率（local control rate at 10 years，LC）为 82.9%，10 年总生存期率为 77.8%]。近距离放射治疗具有更好的局部控制、总生存期和更低的辐射引起的吞咽困难、咽炎、声音嘶哑、黏膜炎、皮炎，以及一些晚期并发症。尽管如此，仍应进行进一步的大规模研究，以确定近距离放射治疗在头颈部肿瘤患者中的作用。

3. 肺癌 大多数肺癌患者在最初诊断时表现为晚期。因此，多模式治疗被认为是肺癌治疗的主要策略。由于放射学和技术仍在进步，CT 引导的 ^{125}I 放射治疗现已成为无法手术的肺癌的选择。局部控制效果明显，与其他疗法（如 EBRT）相比，毒副作用很小。然而，尽管 ^{125}I 放射治疗比标准姑息治疗更具优势，但 ^{125}I 放射治疗仍有局限性。首先，需要一项大型多中心研究来区分 ^{125}I 放射治疗、单独化疗、EBRT 联合化疗和单独 EBRT 的临床结果的差异。其次，应考虑将 ^{125}I 放射治疗与分子靶向治疗相结合进行研究，以提高长期疗效。最后，作为治疗肺癌局部复发的替代方案，需要 ^{125}I 放射治疗与消融治疗的对比研究。

4. 胰腺癌 胰腺癌对外照射治疗不够敏感，所以外照射放疗效果差。因放射性粒子对繁殖周期各时相的肿瘤细胞均有效，并能克服乏氧肿瘤细胞对射线的抗拒性，因此对胰腺癌具有局部控制和止痛的效果。1981 年，美国首次报道引导 ^{125}I 放射治疗用于胰腺癌。换言之，自近距离放射治疗发展的最早阶段起，就已开始在胰腺癌中使用。一项对照研究（66 例胰头癌患者）表明，与单独的胆道和胃旁路手术相比，手术旁路加 ^{125}I-近距离治疗（^{125}I-brachytherapy，^{125}I-BT）的无进展生存期（8 个月 vs.5 个月，$p < 0.001$）和总生存期（11 个月 vs.7 个月，$p < 0.001$）更具优势。鉴于目前治疗方式下胰腺癌的高死亡率和不良预后，^{125}I-BT 与其他疗法的结合是未来研究的热点。

5. 其他肿瘤 ^{125}I 组织间植入放射治疗在治疗其他类型肿瘤方面也取得了较大成功（图 12-8）。研究证实 ^{125}I 放射治疗不仅延长了原发性和复发性多发性脑肿瘤以及颅内转移患者的生存期，还提高了患者的生活质量。对于 EBRT 后复发的宫颈癌，^{125}I 被认为是初次 EBRT 后可靠的内照射补量放射治疗，具有临床补救治疗价值，可以减轻癌症相关疼痛。在肉瘤方面，一项纳入 93 名一线化疗失败后转移性软组织肉瘤患者的研究表明，应用 ^{125}I 放射治疗相比于化疗显著延长患者无进展生存期（7.1 个月 vs.3.6 个月，$p < 0.001$）。

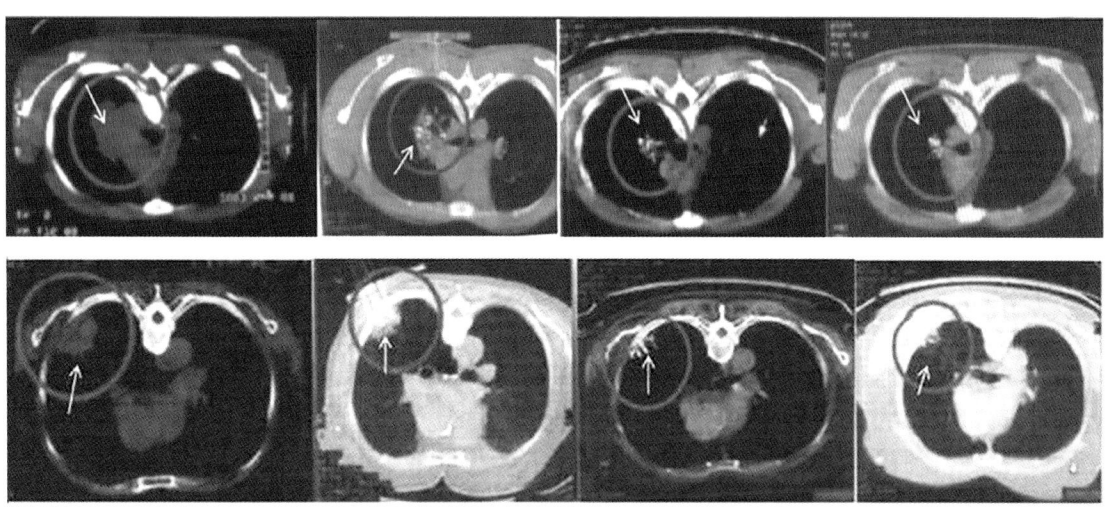

图 12-8　放射性粒子植入治疗非小细胞肺癌

第四节　放射免疫治疗与导向治疗

放射免疫治疗（radioimmunotherapy，RIT）是应用放射性核素标记特异性单克隆抗体靶向治疗肿瘤的方法，能使肿瘤靶区获得高剂量的放射治疗，而对周围正常组织/器官的放射性损伤效应很小。

2002 年，美国 FDA 批准了第一株用于肿瘤免疫治疗的放射性核素钇 [^{90}Y] 标记的完整鼠抗体 Zevalin 上市，主要用于淋巴瘤放射免疫治疗，取得较好疗效。随着多种 RIT 药物研发，RIT 不再限于淋巴瘤，亦应用于实体瘤中。

一、放射免疫治疗

（一）原理

放射免疫治疗是指用治疗型放射性核素标记特异性抗体，其与相应抗原特异性结合而聚集在肿瘤中，核素发射射线杀死肿瘤细胞，发挥治疗作用。RIT 主要用于治疗淋巴瘤、实体瘤术后残留病灶、复发转移亚临床微小病灶、全身广泛转移无法手术切除病灶等。

发射 β 粒子的常用核素有 ^{131}I、^{153}Sm、^{186}Re、^{90}Y、^{177}Lu 等；发射 α 粒子的核素有 ^{223}Ra、^{225}Ac、^{211}At、^{212}Bi 等；发射俄歇电子和内转换电子的核素有 ^{125}I 和 ^{123}I 等。β 粒子可通过电离辐射作用使细胞损伤，但是周围正常细胞亦可受到照射。α 粒子核素有优良电离特性，其在单位组织上传递更高的能量，最大射程更短，适用于体积较小的肿瘤和微小转移灶。研究显示，肿瘤的 RIT 吸收剂量一旦大于 20～150 Gy，就能达到较好的疗效。由于 RIT 为低剂量持续性照射，病灶吸收剂量应该比放疗外照射剂量高 20%。

（二）适应证及禁忌证

1. 适应证　RIT 主要适用于放化疗无效，手术禁忌，复发、术后残留的较小病灶，转移形成的亚临床微小病灶和全身较广泛转移的肿瘤患者。

2. 禁忌证 冷抗体皮试阳性或 HAMA 反应阳性、妊娠和哺乳的妇女以及肝肾功能严重障碍

(三) 临床应用

1. 治疗复发性或难治性晚期肺癌 肿瘤组织晚期坏死，细胞核变性降解，这种变性坏死与一般炎症导致的坏死具有显著差别，^{131}I 肿瘤细胞核人鼠嵌合单克隆抗体（^{131}I-chimera-tumor necrosis therapy，^{131}I-ch-TNT），商品名称：唯美生就是针对肿瘤坏死细胞核的单克隆抗体。注入体内的 ^{131}I-chTNT 能够识别并与肿瘤坏死组织结合，释放的 β 粒子杀死坏死区周围活的肿瘤细胞，受照射致死的肿瘤细胞可形成更大的坏死区，从而与更多的 ^{131}I-chTNT 结合，此种方式可不断循环蓄积 ^{131}I-chTNT，有利于达到治疗目的。

^{131}I-chTNT 适合用于放化疗不能控制或复发的晚期肺癌的放射免疫治疗。总体控制疗效肯定。与放化疗综合运用，疗效更好。每疗程用药 2 次，间隔 2~4 周。主要不良反应是骨髓抑制，全身和局部给药途径出现的所有严重不良反应均为骨髓抑制，对于局部给药途径来说发生率在 5% 以上的不良反应均为骨髓抑制。

2. 复发性或难治性滤泡非霍奇金淋巴瘤 CD20 抗原在前 B 细胞、成熟的 B 细胞及 90%以上的 B 细胞非霍奇金淋巴瘤上表达。放射性核素标记的抗 CD20 抗原单克隆抗体能够与非霍奇金淋巴瘤细胞中 CD20 抗原特异性结合，^{90}Y 或 ^{131}I-β 粒子可在靶细胞及其相邻细胞内产生自由基，从而杀伤肿瘤细胞。达到放射性核素药物靶向治疗的目的。^{90}Y-替伊莫单抗（^{90}Y-ibritumomab tiuxetan）为抗 CD20 单克隆抗体 ibritumomab 和连接螯合剂 tiuxetan 经硫脲共价键结合而成，连接螯合剂 tiuxetan 对 ^{90}Y 具有很高的亲和力。^{131}I-托西莫单抗（^{131}I-tositumomab）是一种偶联放射性碘-131 的鼠源抗 CD20 单克隆抗体。

^{90}Y-替伊莫单抗和 ^{131}I-托西莫单抗用于治疗表达 CD20 抗原的复发性或难治性低分度滤泡状或已变形的非霍奇金淋巴瘤患者，包括那些对利妥昔单抗无应答的难治性非霍奇金淋巴瘤患者，其缓解疗效较高，有一些患者病情能够得到很好的控制。而且与利妥昔单抗单药治疗相比，^{90}Y-替伊莫单抗治疗的缓解率更高。但本药不能用作 CD20 抗原阳性非霍奇金淋巴瘤患者的初始疗法。主要不良反应是对血液的影响，一般治疗后 7~9 周血细胞达到最低值，多不严重，可对症治疗。恶心、寒战、发热、乏力和腹痛等症状多为暂时性。

3. 治疗肝癌 ^{131}I-美妥昔单抗（^{131}I-metuximab）能够与肝癌细胞膜蛋白质中的 Hab18G 抗原结合，将其荷载的 ^{131}I 输送到肿瘤部位发挥治疗作用。

^{131}I-美妥昔单抗对不能手术切除或术后复发的原发性肝癌、不适宜进行 TACE 治疗或经 TACE 治疗后无效和复发的晚期肝癌患者有一定的疗效。一些研究成果显示对晚期原发性肝癌的控制率 [CR（complete remission，完全缓解）+PR（partial remission，部分缓解）+MR（minor regression，轻度缓解）+SD（stable disease，疾病稳定）] 超过 80%。一般晚期肝癌发展很快，其稳定期极少能超过一个月，由此判断 ^{131}I-美妥昔单抗对晚期肝癌具有一定的疗效。例如，四川大学华西医院研究团队完成一项无对照开放的 II 期临床多中心研究结果显示：在 103 例不能手术的原发性肝细胞肝癌初治和经治患者中进行，经过第一周期治疗，临床缓解率（CR+PR）为 4.85%，临床控制率（CR+PR+MR+SD）为 79.61%；第二周期 73 例患者完成了治疗，临床缓解率（CR+PR）为 8.22%，临床控制率（CR+PR+MR+SD）为 86.30%。

4. 治疗转移去势抵抗性前列腺癌

（1）常规治疗的难点：转移性前列腺癌患者经药物雄激素阻断治疗（androgen deprivation therapy，ADT）或手术去势后会经过 1~2 年的激素敏感期，之后绝大部分患者去势治疗效果逐渐下降，发展成为去势抵抗性前列腺癌（castration-resistant prostate cancer，CRPC）。患者在经过初次持续雄激素剥夺治疗后疾病仍然进展，血清中前列腺特异性抗原（prostate-specific antigen，PSA）会持续升高，并出现新发病灶，疾病最终进展为转移性去势抵抗性前列腺癌（metastatic castration-resistant prostate cancer，mCRPC）。

（2）治疗机制

1）近年来以前列腺特异性膜抗原（prostate specific membrane antigen，PSMA）作为治疗靶点的研究越来越受到关注。PSMA 在正常前列腺组织中低表达，但在大多数前列腺癌细胞表面高度表达；此外，在前列腺癌进展为 CRPC 的过程中，许多前列腺癌细胞可能丢失前列腺特异性抗原（prostate specific antigen，PSA），但 PSMA 仍然得以保留。

2）^{177}Lu-PSMA-617：经静脉注射与细胞膜 PSMA 膜外段特异性结合后经内吞作用在细胞内浓聚，达到细胞内照射治疗的作用。^{177}Lu-PSMA-617 在转移瘤中对高表达的 PSMA 亲和力高，可静脉重复给药以实现全身病灶的靶向放射性配体治疗。不同于传统的外照射，进入肿瘤细胞内的 ^{177}Lu-PSMA-617 会持续释放 β 粒子，形成交叉火力效应持续杀伤肿瘤细胞，均衡了因 PSMA 表达不均匀造成的细胞水平的放射性差异；辐射诱导的旁观者效应进一步增强了治疗效果，改善了预后情况。

（3）临床应用：尽管 mCRPC 患者有多重疾病延缓治疗手段，但其仍是不可治愈和致命的。mCRPC 患者 PSMA 高表达，是良好的靶向治疗靶点。^{177}Lu-PSMA-617 是一种放射性配体疗法，可向 PSMA 表达丰富的细胞和周围微环境传递 β 粒子。对于晚期 PSMA 阳性 mCRPC 患者，^{177}Lu-PSMA-617 靶向放射疗法可显著提高患者无进展生存率和整生存率。

RIT 对实体瘤的疗效并不尽如人意。其原因有可能为：①实体瘤的放射敏感性较淋巴瘤低，需要更高的药物靶剂量；②肿瘤对药物的吸收剂量与肿瘤半径成反比，实体瘤通常较大，故放射性分布不均匀，影响疗效；③全抗的相对分子量大，穿透能力弱，具有免疫原性。因此，基因工程抗体介导的 RIT 将更具研究及应用前景。

二、肿瘤放射免疫导向手术

（一）原理

肿瘤放射免疫导向手术（radioimmunoguided surgery，RIGS）是在肿瘤手术前把放射性核素标记过的特异性抗体引入体内，抗体在肿瘤部位聚集，术中使用手提式 γ 相机对可疑病灶区进行探测，快速而准确地判断肿瘤浸润及转移范围，进行手术切除病灶的技术。

（二）临床应用

肿瘤根治清扫范围多以临床医生的经验为基础，缺乏客观指征，清扫不足可造成肿瘤的复发转移，清扫范围过大易引起各种并发症，影响患者的生活质量。国外学者比较了 10 例进展期胰腺癌患者的常规剖腹探查术与 RIGS，RIGS 较常规探查多发现 4 处器官病灶和 38 个转移淋巴结。因此，RIGS 能够客观地指示肿瘤浸润及转移的范围，使手术更加合理与个体化，从而有利于延长患者的生存时间并改善生活质量。

（三）应用展望

随着多模态显像及分子探针的发展，近红外荧光（near infrared fluorescent，NIRF）显像/核医学靶向手术进入临床试验研究。该技术结合了核医学显像及 NIRF 显像的优势，它应用放射性核素的高穿透力，定位体内病灶，再应用 NIRF 可重复激发及高时间分辨率的特性，实时、可视化地进行肿瘤病灶的切除，是 RIGS 的未来发展方向。

第五节 其他核素治疗

一、生长抑素受体介导靶向治疗

神经内分泌肿瘤（neuroendocrine tumor，NET）是起源于交感神经胚胎细胞的一类肿瘤，比较少见，好发于胃肠道、胰腺、肺等多器官中的神经内分泌细胞，可以多年无症状，也有患者会由于体内激素的过度产生而出现症状，给患者的生命带来很大的不利影响。据估计一旦肿瘤出现分化并发生远处转移，5年生存率可低至35%左右。手术治疗是NETs首选治疗手段，但对于晚期NETs者，可辅助多种治疗方式，尤其是放射性核素治疗作为靶向治疗的一个重要组成部分，也可作为综合治疗的重要手段。肿瘤受体的表达特点：在肿瘤细胞变异分化过程中，细胞膜某些受体的表达可明显增高，如神经内分泌源性及一些非神经内分泌源性的肿瘤细胞表面均有生长抑素受体的高表达。这些过度表达的受体能成为放射性核素靶向治疗的结构和功能基础。利用放射性核素标记的特异性配体，通过配体与受体之间的特异性靶向结合，使大量放射性核素浓聚于病灶，达到持续性低剂量率内照射治疗的效果。目前临床常用的是生长抑素受体介导的核素靶向治疗。

肽受体放射性核素治疗（peptide receptor radionuclide therapy，PRRT）是利用放射性核素标记相关结合肽，与肿瘤细胞膜上某些高表达受体的特异性结合进行的近距离内照射治疗。因肽的分子量小和免疫原性低，故有一定生物学优势。

（一）原理

1. 生长抑素（somatostatin，SMS） 是存在于胃黏膜、胰岛、胃肠道神经、神经垂体和中枢神经系统中的肽激素。它通过特异性高亲和力的受体介导实现抑制胃分泌蠕动和抑制促生长素释放的生理功能。

2. 生长抑素受体（somatostatin receptor，SSTR） 是一种糖蛋白，在人体生长抑素受体多个亚型中，SSTR2在神经内分泌肿瘤的细胞表面过度表达。生长抑素与其受体结合后通过抑制G蛋白偶联受体通路中环腺苷酸形成发挥其生物学作用，并通过抑制内分泌及外分泌发挥其抗肿瘤生长作用。许多肿瘤细胞含有SSTR，如垂体肿瘤、脑膜瘤、乳腺癌、一些神经胶质瘤、嗜铬细胞瘤、小细胞肺癌以及产生激素的胃肠道肿瘤。

3. 生长抑素及类似物（analogues of somatostatin，SSA） 与肿瘤细胞膜上高表达的生长抑素受体特异结合，能够抑制环腺苷酸及基因转录、诱导细胞凋亡以及抑制表皮生长因子等的合成释放，从而达到抑制肿瘤增殖的疗效。另外，还可通过减少自分泌和（或）旁分泌激活生长因子的释放发挥间接抑瘤作用。

4. 放射性核素标记SMS、SSA SSTR与放射性核素标记的SMS、SSA的特异性结合力很大。将可发射β射线的放射性核素螯合在SSA等寡肽链上，将具有细胞放射毒性的核素靶向运载至特定肿瘤细胞内，通过内吞作用进入细胞溶酶体内，可进行受体阳性肿瘤显像和靶向内照射放射治疗。另外，发出的电子射线还可以杀伤邻近的SSTR阴性肿瘤细胞。

（二）核素介导治疗药物

天然SMS在体内迅速被酶所降解，且不易用放射性核素标记，因此人工合成一些SSA，具有以下特点：半衰期长、易于标记和不良反应少，在体内既能与SSTR特异性结合，又不会刺激机体产生抗体。目前，奥曲肽类配体在临床应用最为广泛，包括乙酸奥曲肽（Octreotate）以及 Tyr^3-乙酸奥曲肽。

1. 钇 [^{90}Y]（Yttrium-90，^{90}Y）标记的 SSA 只发射高能量的 β$^-$ 粒子，最大和平均 β 粒子能量分别为 2.28 MeV 和 0.934 MeV；核素物理半衰期为 64 h；组织穿透强且射程很长，最大和平均软组织穿透距离分别为 11mm 和 3.9 mm，适合体积较大肿瘤的治疗。

2. 镥 [^{177}Lu]（Lutetium-177，^{177}Lu）可以标记 SSA 奥曲肽类配体，^{177}Lu 可同时发射 β$^-$ 粒子和 γ 光子，最大和平均 β 粒子能量分别为 0.498 MeV 和 0.133 MeV；核素物理半衰期为 161 h；最大和平均软组织穿透距离分别为 1.7 mm 和 0.23 mm；同时发射的低能量 γ 光子，使其可进行核素治疗后显像、相关剂量及疗效的评估。适用于治疗体积相对较小的肿瘤。另外，利用放射性核素标记 SSA 对肿瘤进行生物治疗与核素内照射的联合治疗，以进一步提高治疗效果。有研究结果显示：^{177}Lu-Tyr^3-乙酸奥曲肽的抗肿瘤效应是未标记放射性核素奥曲肽的百余倍。^{177}Lu-DOTATATE 用于治疗生长抑素受体阳性的胃肠神经内分泌肿瘤，包括成人的前肠、中肠和后肠神经内分泌肿瘤。

（三）适应证

适用于 SSTR2 阳性，无法手术或已经出现远处转移的神经内分泌肿瘤，以及其他难治性 SSTR 阳性的实体瘤，至少在 1 个月前未接受化疗或放疗，或接受 PRRT 放疗后 2 个月，有充足的骨髓功能储备，SSTR 介导的放射性核素治疗有肯定的临床价值。

（四）临床应用

1. 胃肠胰腺神经内分泌肿瘤　美国 FDA 在 2018 年 1 月批准了 ^{177}Lu-DOTATATE（奥曲肽类配体）用于治疗生长抑素受体阳性的胃肠胰腺神经内分泌肿瘤，也是一种放射性核素治疗药物，能结合肿瘤细胞表面的生长抑素受体，并进入细胞，通过内照射放疗对肿瘤细胞造成损伤。这也是美国 FDA 批准的首款多肽受体介导核素治疗。

2. 奥曲肽难治的类癌　放射性标记的生长抑素类似物（奥曲肽类配体）可用于表达生长抑素受体类癌肿瘤的靶向照射，具有肯定的症状缓解疗效。

二、肾上腺素能受体介导靶向治疗

肾上腺素能肿瘤主要包括嗜铬细胞瘤、神经母细胞瘤、交感神经母细胞瘤和神经节瘤等。嗜铬细胞瘤多发于肾上腺髓质，少数可见于交感神经节、副神经节等嗜铬组织，分泌过多儿茶酚胺等导致高血压。神经母细胞瘤属高度恶性，也以肾上腺髓质多见，发病年龄小，多于 6 岁前出现症状，约 70% 患者确诊时已有广泛转移。交感神经母细胞瘤和神经节瘤是分化较好的肾上腺素能肿瘤，多见于儿童及青少年，常发生于胸椎旁后纵隔，预后较好。

（一）原理

1. ^{131}I-间磺苄胍　胍乙啶和溴苄胺均是神经元阻滞剂，其中的胍基和苄基能够与碘结合，生成间位碘代苄胍（meta-iodobenzyl guanidine，MIBG）。其化学结构与去甲肾上腺素相似，因此，MIBG 能被肾上腺髓质和一些富含肾上腺素能受体的肿瘤（如嗜铬细胞瘤、恶性嗜铬细胞瘤及其转移灶、神经母细胞瘤、甲状腺髓样癌和类癌）选择性高度摄取。MIBG 被摄取后储存于肾上腺髓质和肾上腺细胞的神经分泌储存囊泡中，也有少量与后突触受体结合。^{131}I-MIBG 与肾上腺素能神经递质受体特异结合。^{131}I 主要释放 β 粒子，通过电离辐射作用进行内照射治疗，杀伤肿瘤细胞，抑制和破坏肿瘤组织使肿瘤萎缩甚至消失，从而达到靶向治疗的效果。

2. **体内过程** ^{131}I-MIBG 在上述肿瘤中的生物半衰期为 6 天，静脉输入 ^{131}I-MIBG，注入量的 1/3 分布在肝，其他组织分布量很少。虽然在正常肾上腺分布很少，但单位重量的肾上腺髓质摄取 ^{131}I-MIBG 量却最高。肝和膀胱也是体内受辐射剂量最大的器官，因此肝和膀胱是 ^{131}I-MIBG 治疗的剂量限制器官。

（二）适应证和禁忌证

1. **适应证** 示踪剂量 ^{131}I-MIBG 显像证实病灶摄取放射性药物，不能手术切除或放化疗无效的嗜铬细胞瘤、恶性嗜铬细胞瘤、恶性神经母细胞瘤及其转移灶；术后残余的肿瘤病灶；能摄取 ^{131}I-MIBG 的其他神经内分泌肿瘤（如甲状腺髓样癌和类癌）；广泛骨转移灶引起剧烈疼痛者。

2. **禁忌证** 恶病质患者；妊娠期或哺乳期妇女；血象低于正常者；肝、肾功能不全者或肾衰短期需要透析者；预期存活不超 3 个月者（难以处理的骨痛患者除外）。

（三）方法

1. **治疗前准备**

（1）治疗前 7 天停服影响 ^{131}I-MIBG 摄取的药物：常见的有抗高血压及心血管药物、钙通道阻滞剂、三环抗抑郁药物、拟交感神经作用药物和其他药物（如胰岛素、可卡因、生物碱和 γ 神经元阻滞剂）。

（2）治疗前 3 天开始服用复方碘溶液：每次 10 滴（每天 3 次），持续至治疗后 2 周，旨在预防甲状腺功能减退症或治疗无效的发生。

（3）治疗前做肝、肾功能及血常规等检查：如有异常，应暂停治疗。

（4）治疗前测定 24 h 尿儿茶酚胺：以便判断疗效。

（5）计算每克肿瘤组织接受的辐照剂量：在治疗前应做诊断性 ^{131}I-MIBG 显像，每 24 h 测定肿瘤的摄取率，持续 7 天，并计算最高摄取率和有效半衰期，另外通过 X-CT 或 B 超检查，测定肿瘤的体积，计算肿瘤重量。

2. **治疗方法** 一般采用一次性固定剂量法，^{131}I-MIBG 用量在 3.7～11.1 GBq。要求放射性活度高达 1.48 GBq/mg。患者安置在放射性隔离室内治疗，治疗后一周作 ^{131}I-MIBG 全身显像，若治疗后肿瘤仍存在摄取 ^{131}I-MIBG 能力可考虑再次治疗。两次治疗时间间隔一般为 4～12 个月。治疗应以达到能消除所有摄取 ^{131}I-MIBG 的病灶为止。

3. **检测与防护** 滴注治疗过程中监测脉率和血压，必要时进行心电监护，通常无不适反应。要多饮水，多排尿。患者应注意隔离至少 5～7 天。

（四）治疗效果

1. ^{131}**I-MIBG** 首次治疗即可见到患者症状改善，顽固性高血压得到控制，给药后 3～5 天骨痛减轻，肿瘤体积缩小，总有效率一般可达 70%。对于大多数患者通过治疗有效控制肿瘤是很容易实现的目标，经多次治疗后，肿瘤体积能够明显缩小。但是对于有快速进展性肿瘤或以骨骼为主的广泛病变患者，即使 ^{131}I-MIBG 显像为阳性，化疗仍是首选。

2. **疗效** 与恶性嗜铬细胞瘤的体积关系密切。瘤体小且每克肿瘤组织治疗累积剂量达到 1000 cGy 以上，可达到肿瘤缩小甚至消失的疗效，瘤体大者疗效差，仅能达到控制血压和降低血尿儿茶酚胺的效果；对骨转移的疗效通常较差，仅起抑制及止痛作用。其他影响因素有发生部位、血浆或尿中儿茶酚胺水平、患者体质情况、瘤体摄 ^{131}I-MIBG 率及有效半衰期。

3. **提高疗效的方法** 钙离子拮抗剂和血管扩张剂可增加病灶的摄取。治疗前用利尿剂可提高肿瘤的摄取率，提高靶与非靶器官的放射性比值，治疗效果更佳。^{131}I-MIBG 治疗与其他方法相结合也是一种提高疗效的方法，如 ^{131}I-MIBG 治疗同时给予顺铂或异环磷酰胺等药物，疗效较好；^{131}I-MIBG 结合高压氧舱治疗时，体液细胞内氧含量增加，而肿瘤细胞的含氧量直接影响其放射敏感性，从而提高疗效；^{131}I-MIBG 与维 A 酸或干扰素相结合治疗，后者促使肿瘤细胞分化，也可提高摄 ^{131}I-MIBG 率并延长肿瘤内的滞留时间，钙通道阻滞剂也有此作用。

（五）不良反应

一般只有少数患者治疗后出现一过性白细胞减少、局限性脱发和带状疱疹等，但这些反应均可自行缓解和消失。个别病例在注射 ^{131}I-MIBG 后短时间内可出现恶心、呕吐、高血压甚至高血压危象。因此，在静脉滴注时要缓慢滴注。如甲状腺封闭不好，易引起甲状腺功能减退症。对骨髓有抑制，特别是长期连续用药。一般这种抑制是可逆性的，因此，在每次用药前必须做一次血常规检查，发现白细胞低于 3.5×10^9/L，血小板低于 10.0×10^{10}/L 应暂停用药，待恢复后再用药。

三、放射性核素敷贴治疗

放射性核素敷贴治疗应用于临床至今已有 40 余年的历史，是临床核医学应用较早、较普遍和成熟的治疗方法之一。本疗法只对皮肤病变组织产生治疗作用，规范治疗不会对周围正常组织造成损害。而且操作简便，患者依从性强，能取得满意疗效。

（一）原理

核素敷贴器是将发 β^- 射线的放射性核素 ^{32}P、^{90}Sr-^{90}Y 等制成专用的敷贴器，把敷贴器紧贴于病变皮肤的表面，对浅表病变进行近距离放射治疗。

^{32}P、^{90}Sr-^{90}Y 等 β^- 粒子能量高，对皮肤病变组织有 3～4 mm 的有效照射深度，接触照射的病变组织细胞发生辐射生物效应，使细胞生长和增殖受到抑制或者导致死亡，出现治疗效果。被照射的微血管可发生萎缩、闭塞等退行性改变。

β^- 粒子穿透能力弱，在组织内的射程仅几毫米，故绝大部分能量都在皮肤的浅层被吸收，不会损害邻近深部组织。病变组织对电离辐射的敏感性比正常组织高，邻近的正常组织所受到的损害较小。

（二）适应证和禁忌证

1. 适应证 皮肤毛细血管瘤、瘢痕疙瘩、顽固性湿疹、局限性神经性皮炎及牛皮癣等，口腔黏膜和女阴白斑，角膜和结膜非特异性炎症、溃疡、翼状胬肉、角膜移植后新生血管、腋臭等。

2. 禁忌证 过敏性皮炎，如日光性皮炎、夏令湿疹等，广泛性神经性皮炎、湿疹及牛皮癣等；各种开放性皮肤损伤与感染。

（三）方法

1. ^{32}P 敷贴器 化学形式是 $Na_2H^{32}PO_4$，^{32}P 半衰期为 14.3 天，是纯 β 发射体，β^- 粒子最大能量为 1.71 MeV，在组织内最大射程可达 8 mm。敷贴器容易防护，便于携带，易于自制成不同形状、大小、放射强度满足临床需要的敷贴器。缺点是使用期短，制作麻烦，需要每日校正剂量，故只在必须时自制应用。

2. ^{90}Sr-^{90}Y 敷贴器　由专业厂家生产，有皮肤科、眼科和耳鼻喉科应用的敷贴器，形状有圆形、正方形或长方形等。^{90}Sr 半衰期为28.5年，^{90}Sr 衰变为 ^{90}Y，^{90}Y 衰变发出能量为2.2 MeV 的 β^- 粒子，发挥治疗作用。其优点是 ^{90}Sr 半衰期长，使用过程中只需每年校正衰变一次。

3. 敷贴治疗剂量与疗程

（1）一次大剂量法：把敷贴器持续地放在病灶部位，一次完成疗程总剂量。剂量为5～25 Gy。此法简便，患者易于接受，疗效和反应取决于辐射剂量，低了不能达到治疗效果，高了可引起放射性皮炎等反应。如果治疗未愈或有复发者，可于2～3个月后再进行下一个疗程治疗。用本法近期治愈率可达70%～80%，有效率98%～100%。

（2）分次敷贴治疗法：一般情况下每日或隔日照射1次，每次给予1～3 Gy，总剂量5～25 Gy 为一疗程。在一个疗程中，开始剂量可偏高，视反应调整剂量。如果治疗未愈或有复发者，可于2～6个月后再进行下一个疗程治疗。

（3）注意事项：治疗时需注意对周围正常组织的保护，对患者充分告知治疗后可能出现的不良反应，少数皮肤病患者可出现短时间敷贴局部的皮肤发红、色素沉着、脱毛（发）、表皮脱落等。注意对已照射的局部组织要减少摩擦，保持皮肤的卫生。在治疗眼科疾病时，更要注意定位准确，剂量适中。

（四）疗效评价

1. 婴幼儿皮肤毛细血管瘤　核素敷贴治疗方法简便、无痛、治愈率高，疗效明显优于激光、冷冻、激素等疗法。婴幼儿血管瘤早期治疗效果好，且发生色素沉着等现象消失亦早。这是因为血管内皮细胞对射线的敏感性随年龄的增长而降低，一岁以下儿童毛细血管瘤一疗程治愈率达70%～80%。疗效最佳者2～6个月后血管瘤可消失。小儿的草莓状血管瘤（图12-6）可完全治愈。

2. 瘢痕、黏膜白斑和眼科良性病变　可完全治愈。瘢痕、顽固性湿疹和局限性神经性皮炎患者经照射后1周内可能出现痒感增加，再经1～3周后减轻或消失，以后皮肤变平、变软，最后恢复正常或留下暂时性色素沉着。

四、放射性核素 ^{99}Tc-MDP "云克" 治疗

（一）原理

1. 免疫调节　与调节人体免疫功能有关，锝在低价态时容易通过得失电子而清除人体内的自由基，防止免疫复合物的形成，保护超氧化物歧化酶（superoxide dismutase，SOD）的活力，抑制炎症因子如白介素-1的产生，促进抗炎细胞因子如 IL-10 的表达，从而调节人体免疫功能，避免自由基促进炎症发展和对组织的破坏。

2. 消炎镇痛　能抑制前列腺素的产生和组胺释放，并可抑制基质金属蛋白酶（包括胶原酶）的表达，具有较强的消炎镇痛作用，并防止胶原酶对软骨组织的破坏。

3. 骨保护作用　对骨生成区和有炎症的骨关节部位，具有明显的靶向亲和效应，它能抑制破骨细胞的活性，抑制骨吸收，而且能够促进成骨细胞分裂、增殖、活化和新骨形成，改善骨微结构和骨生物力学。

（二）临床应用

1. 治疗类风湿关节炎、强直性脊柱炎、骨关节炎等自身免疫疾病，主要表现为临床症状

的缓解，长期治疗可观察到部分患者关节骨组织的修复性改变等。

类风湿关节炎（rheumatoid arthritis，RA）是一种以侵蚀性关节炎为主要临床表现的慢性全身性自身免疫性疾病。发病机制尚未完全阐明，可能与遗传、感染和自身免疫等因素有关，缺乏特异性治疗方法。中华医学会风湿病学分会《风湿病诊疗规范》明确中国原研药物锝[^{99}Tc]亚甲基二膦酸盐（^{99}Tc-MDP）为类风湿关节炎治疗药物。^{99}Tc-MDP是亚甲基二膦酸盐及金属离子锝[^{99}Tc]的络合物，具有骨靶向特性，不仅有非甾体类抗炎药的抗炎、镇痛作用，而且有类似慢作用抗风湿药的调节免疫作用。

单独应用^{99}Tc-MDP治疗，起效稍慢，合理联用抗风湿药物（disease-modifying anti-rheumatic drugs，DMARDs）、激素类药物等常规治疗药物，则对疾病有更好的治疗效果，起效快，不良反应少。但仍然有患者疗效不佳，这可能与其对^{99}Tc-MDP吸收差、敏感性差或患有多种疾病等个体化差异有关。

2. 治疗股骨头坏死、原发与继发骨质疏松、肿瘤骨转移患者等骨破坏相关疾病。^{99}Tc-MDP具有消炎镇痛和免疫调节双重作用，能够有效缓解疼痛，改善骨代谢指标及提高骨密度等。

3. 对具有免疫功能亢进、免疫复合物增加的疾病，如甲亢伴浸润性突眼有一定治疗效果。^{99}Tc-MDP能缓解甲亢突眼患者眼胀、畏光、迎风流泪、异物感等症状，改善患者眼球突出度与活动度，对合并炎症的突眼效果较明显。

（三）禁忌证

妊娠、哺乳期妇女患者；严重肝、肾功能不全者；过敏体质或血压过低者。

（四）治疗前准备

1. 相关检查 肝肾功能、微量元素（钙、镁等）检查。如异常，评估后使用。

2. 特殊人群用药 育龄期妇女若近6个月内有备孕计划，则不建议使用该药。肝炎、结核患者均可正常使用。

（五）不良反应和注意事项

心功能不全者慎用。偶见恶心呕吐、食欲缺乏、乏力、皮疹、注射局部红肿或月经增多等不良反应。个别患者使用^{99}Tc-MDP后骨关节疼痛有暂时加重现象，这可能是由于血钙浓度降低过多引起，配合静脉滴注葡萄糖酸钙即可减轻疼痛。罕见全身水肿，严重时需停药处置。如药物发生变色或沉淀，应禁止使用。药物需临用前配置，配置后超过8小时不建议使用，避免影响疗效。

五、放射性核素介入治疗

放射性核素介入治疗（interventional radionuclide therapy）是利用穿刺、插管和植入等手段，经血管、体腔、囊腔、组织间质或淋巴收集区，以适当的载体将高活度放射性药物引入病灶内，利用辐射生物学效应对病变组织、细胞进行近距离放射治疗的一系列方法。放射性核素介入治疗可显著提高局部控制疗效，可避免或减少射线对全身或局部正常组织的照射，从而有效减少不良反应的发生。

（一）放射性核素选择性内放射治疗

1. 原理 通过动脉插管将放射性核素及其载体（微球等）经导管注入肿瘤的供血动

脉，在阻塞肿瘤营养血管的同时，还可以释放射线杀伤肿瘤细胞，达到近距离内照射治疗和阻塞血管的双重作用。目前，主要用于肝癌的放射性栓塞治疗，是基于经动脉化疗栓塞术（transcatheter arterial chemoembolization，TACE）治疗的技术理论基础，将高剂量的放射性微球送入肿瘤内部，针对肿瘤给予近距离高剂量放射性照射，也称为选择性内放射治疗（selective internal radiation therapy，SIRT）。

2. 适应证和禁忌证

（1）适应证：经标准治疗失败的不可手术切除的结直肠癌肝转移（nonsurgical liver metastasis of colorectal cancer，NLMCC）的适应证。

①中晚期肝癌因肿瘤体积过大，瘤体数目过多或合并门静脉栓子，不适合进行 TACE 治疗的患者。

② TACE 治疗失败或治疗效果不佳的患者。

③晚期肝癌患者有段或者叶级门静脉癌栓（portal vein tumor thrombus，PVTT），无肝外转移的患者。

④根据患者的肿瘤情况，评估后有可能经 SIRT 达到降期，从而能接受手术切除或者移植等根治性治疗的患者。

⑤对于全身或者局部治疗效果不佳的患者。

⑥肝癌术后复发患者且不适合消融的患者。

⑦因为位置特殊无法进行手术和消融治疗，肿瘤位置靠近毗邻器官的早期肿瘤患者。

⑧因胆管癌、结直肠癌肝转移患者。

（2）禁忌证

①一般情况差，体能评分＞2 分。无法通过导管技术纠正放射性核素微球流至消化道者。

②肝功能差，转氨酶水平超过基线 5 倍，肝功能 Child-Pugh 评分＞7 分。

③肾功能较差，血清肌酐水平超过正常值 2 倍。

④合并血液系统疾病，且评估不能耐受。

⑤玻璃微球单次治疗肺分流累积剂量超过 30 Gy，或多次治疗肺分流累积放射量超过 50 Gy，或树脂微球使用时存在肺分流，肺分流分数（lung shunting fraction，LSF）＞20%。

⑥合并有门静脉主干大范围血栓形成。

⑦怀孕及哺乳期患者。

3. 治疗方法

（1）药物：目前常用的有 ^{90}Y- 玻璃微球和 ^{90}Y- 树脂微球等。治疗前常规用导管经肝动脉灌注 ^{99}Tc-MAA 显像进行模拟分布，定位并观察有无异常分流和动静脉瘘，以及评估肿瘤和正常肝组织对核素的摄取能力。确认方案可行后再通过动脉导管，推注药物至肝癌病灶和其周围毛细血管床。

（2）剂量：应依据肿瘤的大小、性质以及治疗目的而定，通常应确保肿瘤组织的吸收剂量大于 100～120 Gy。正常肝组织的耐受上限为 70 Gy，超过这一上限将会导致放射性肝炎发生，故应该注意控制剂量。

4. 疗效评价和反应 本疗法可以诱导局部肿瘤组织坏死，且安全性可以接受。许多无法手术的患者经治疗后肿瘤明显缩小，从而获得了手术机会。^{90}Y- 树脂微球在国外批准上市后，已经临床应用 20 年，是目前全球唯一用于结直肠癌肝转移选择性近距离内照射放射治疗的项目。并被纳入多个权威指南。在 2022 年中国国家药品监督管理局批准了该药在国内上市，用于治疗经标准治疗失败的不可手术切除的结直肠癌肝转移。

目前报道显示可应用于放射性肝段切除、放射性肝叶切除、肝移植桥接治疗、晚期肝癌、结直肠癌肝转移的治疗。在治疗后的 1 年内，需每 2～3 个月进行 1 次肿瘤应答评估，可通过

CT、MRI、PET/CT 及甲胎蛋白等肿瘤标志物检查来评估肿瘤对治疗的反应，以及残肝的增生情况。本疗法的不良反应较轻，疗效持续时间较长，治疗后 2～3 周内可有轻度低热、恶心、呕吐或右上腹痛，多在 1～2 周后恢复正常。

（二）放射性核素组织间质介入治疗

1. 原理 将放射性胶体、玻璃微球等通过直接注入或在 CT、超声、腔镜引导下引入实质性肿瘤组织中，利用电离辐射生物效应直接抑制或杀伤肿瘤细胞，使肿瘤细胞繁殖能力丧失、代谢紊乱或凋亡，部分放射性胶体被吞噬细胞吞噬后进入转移的淋巴结还可起到内照射治疗的作用，该法使肿瘤组织本身受到足够剂量的照射而周围组织受照剂量很少。

2. 适应证及禁忌证
（1）适应证：恶性肿瘤无法用其他方法治疗或治疗效果不佳者；恶性肿瘤术后复发难以再手术者；术中为预防肿瘤局部扩散，增强根治性治疗效果，进行预防性核素介入治疗；术后或其他放射治疗后局部残留病灶；预计治疗后手术成为可能或可减轻手术难度者，恶性肿瘤浅表淋巴结转移不能用其他方法治疗者。

（2）禁忌证：肿瘤组织质脆、易致大出血者；肿瘤伴有感染和溃疡者；一般情况差、恶病质或不能耐受治疗者。

3. 治疗方法 ^{32}P、^{90}Y、^{198}Au 和 ^{186}Re 标记的放射性核素药物（胶体和玻璃微球）等，采用肿瘤周边多点注射或放射状注射。可根据具体情况反复治疗。治疗后需定期随访。

4. 疗效及并发症 经组织间质介入治疗后，肿瘤组织一般 2 周至数月后开始消退和纤维化，病情可缓解。^{32}P 胶体或玻璃微球治疗的并发症少、不良反应小，治疗效果好，可反复多次用于治疗。

（三）放射性核素腔内介入治疗

1. 适应证和禁忌证
（1）适应证：
1）病理学检查证实有胸、腹膜及心包转移或积液中查见癌细胞。顽固性、癌性的胸腔积液、腹水及心包积液，积液为渗出液，无包裹及粘连。且穿刺部位的体腔内无较大体积的肿瘤存在。或者腔内肿瘤切除后，为防止转移或复发而进行预防性治疗。预计生存期大于 3 个月。

2）难治性慢性滑膜炎、慢性关节炎和风湿性关节炎；耳郭软骨假性囊肿、闭合性良性颌骨囊肿、鼻前庭囊肿和颅咽管瘤；不适宜手术切除的膀胱多发性小乳头状瘤和弥漫性恶性乳头状瘤。

（2）禁忌证：病情严重，有明显恶病质和全身衰竭，明显贫血或白细胞减少；体积小的包裹性积液；腔内有局限性包裹、粘连、间隔不通等；或开放性伤口、支气管胸膜瘘等；各种非肿瘤因素，如心脏病、肝硬化、肺结核等病导致的胸腔积液、腹水。

2. 治疗方法 治疗前经超声、X 射线平片或向体腔注入少量放射性胶体进行显像等检查以明确有无粘连或包裹。行常规胸、腹或心包腔穿刺，应先尽量抽取积液，以免因注入放射性胶体后短期内停止抽液造成患者难以耐受的胀痛和气短，然后将治疗用放射性胶体注入胸腔、腹腔、心包腔、关节腔、囊肿腔或膀胱腔等。

3. 疗效与不良反应
（1）控制恶性积液：有效率可达 50%～70%，但生效缓慢，在治疗后 2 周至数月，病灶开始消退和纤维化。米粒样种植灶和积液内的癌细胞可消失，胸腔积液、腹水、心包积液可缓解。如渗出液重新出现，3～4 周后可重复治疗。一般无特殊的全身反应，乏力、恶心、呕吐和轻度腹痛等症状较少见，个别患者出现白细胞或血小板减少，多可自行恢复。

(2) 关节腔核素介入治疗：可减轻或消除关节滑膜炎症，导致滑膜硬化，达到"放射滑膜切除术"的目的，未发现有关节强直、活动不便等不良反应。核素介入治疗可抑制浆液分泌、使囊肿闭合。

(3) 膀胱癌：弥漫性或小的膀胱乳头状瘤核素介入治疗后可缩小和消失，膀胱黏膜几乎不吸收放射性胶体，故无全身反应，局部不适也较轻微。

（四）冠状动脉血管内放射性核素介入治疗

目前，虽然药物洗脱支架预防支架内再狭窄的效果较好，但在此治疗后的再狭窄也是临床要解决的问题。这种情况适合放射性核素血管内近距离放射治疗。

1. 原理 血管内放疗能够抑制球囊损伤后新生内膜的形成。射线集中靶向照射能使血管内皮细胞的分裂增殖能力下降或消失，对增殖旺盛的细胞治疗作用尤其显著，本疗法对邻近正常组织的影响很小。

2. 适应证与禁忌证

(1) 适应证：药物洗脱支架初始治疗失败后复发支架内再狭窄的患者。

(2) 禁忌证：预防单纯球囊血管成形术治疗新发病变后的再狭窄。

3. 临床应用 经皮冠状动脉腔内成形术（percutaneous transluminal coronary angioplasty，PTCA）是治疗冠心病的有效方法，但术后的血管造影再狭窄率为40%～50%，这明显地影响其远期疗效。冠状动脉内支架不但不能抑制平滑肌细胞增生反应，甚至可以刺激增殖支架内再狭窄。虽然药物（紫杉醇或西罗莫司）洗脱支架治疗支架内再狭窄有效性提高，可以作为大多数患者支架内再狭窄的初始治疗。但在采用药物洗脱支架作为初始治疗失败后复发支架内再狭窄时，中国国家药品监督管理局批准使用特征X射线和β粒子电离辐射内照射治疗技术，对减少手术后创伤愈合肉芽组织过多有益处，从而治疗支架放置后引发的再狭窄（图12-9）。但应注意中国国家药品监督管理局并没批准该疗法用于"预防单纯球囊血管成形术治疗新发病变后的再狭窄"的治疗。

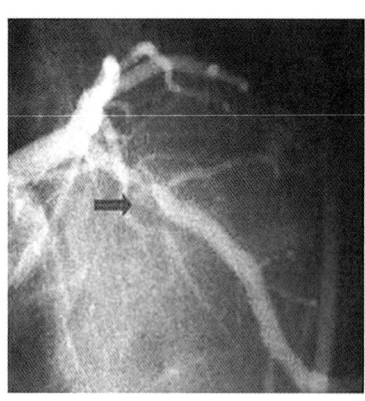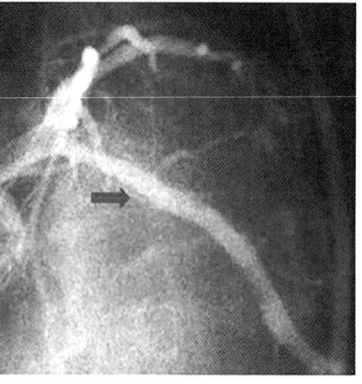

图12-9 放射性核素血管内近距离放射治疗
治疗前（左图），治疗后（右图）

六、^{90}Sr-^{90}Y 治疗前列腺增生

（一）原理

前列腺增生组织对射线敏感，^{90}Sr-^{90}Y 前列腺增生治疗器（直肠型或尿道型）是主要利用其发射的 β 粒子，以及少量的韧致辐射和多次散射的辐射电离生物学效应产生治疗作用，使增殖旺盛的前列腺细胞受到抑制、破坏、凋亡和微血管闭塞，进而使增生细胞萎缩或退行性变，减轻改善尿道的压迫或阻塞症状。具有简便、微创、有效的特点。

（二）适应证及禁忌证

1. 适应证 无前列腺手术史，血 PSA 水平正常，符合下列情况者：经系统性药物治疗效果欠佳，前列腺增生重量 ≥ 40 g，伴有尿道刺激症状；前列腺增生重量 ≤ 40 g，但合并尿道梗阻，膀胱残留尿 > 60 ml，最大尿流率 Q ≤ 10 ml/s 合并夜尿增多；国际前列腺症状评分（I-PSS）> 8，生活质量评分（quality of life score，QOLS）> 3，直肠指检提示前列腺体积 Ⅱ 度以上。

2. 禁忌证 有严重的心、肺、肝和肾疾病者；急性传染病和凝血机制差的患者；膀胱、尿道、前列腺和直肠等急性炎症期患者；尿道、肛门及直肠狭窄不能置入治疗器者；神经源性膀胱患者、逼尿肌功能障碍患者、小膀胱者和严重包茎者（禁用尿道型治疗器）。

（三）治疗方法与疗效

疗效可根据主观症状和客观指标的变化进行判断。常用的客观指标有最大尿流率、膀胱残留尿量、前列腺体积（B 超测定）等。临床研究显示，尿道型治疗的有效率为 90% 以上，直肠型治疗的有效率为 80%～90%。

七、^{131}I 治疗脊髓空洞症

脊髓空洞症是脊髓的一种慢性、进行性的病变。特点是脊髓（主要是灰质）内形成管状空腔以及胶质（非神经细胞）增生，累及周围的神经组织而引起相应部位的分离性感觉障碍、运动和营养障碍。最基本的病理改变是脊髓炎，最常见于颈膨大，常向胸髓扩展，多先侵及灰质前连合，然后向后角扩展，以后侵及前角，继而压迫白质。常好发于颈部脊髓。与下列因素有关：先天性脊髓神经管闭锁不全、脊髓血液循环异常以及机械性压迫（如先天性因素致第四脑室出口梗阻）。另外，脊髓肿瘤囊性变、损伤性脊髓病、放射性脊髓病、脊髓梗死软化、脊髓内出血、坏死性脊髓炎等也是病因。因此，在明确诊断后应优先采取手术治疗，对病变区域进行减压分流，解除内在压迫因素；处理存在的畸形和其他病理因素，消除病因，预防病变发展与恶化。对手术禁忌和疗效差的患者可以采用 ^{131}I 治疗，因为脊髓空洞症的部分胶质细胞具有聚集 ^{131}I 的能力，^{131}I 治疗可能使部分患者疼痛减轻，感觉及营养障碍有所改善，据认为 ^{131}I 射线对病变部位照射，能使空洞缩小、神经元受压减轻和炎性浸润消散，从而阻止病情的发展。早期患者疗效较好，经过 2 个以上疗程治疗后，可见到疼痛症状消失或明显减轻，同时，感觉障碍范围缩小，个别病例患者可恢复正常体力劳动，但是病程长者疗效较差。

（李小东　付　巍）

思 考 题

1. 试述 ^{131}I 治疗甲状腺功能亢进症的原理、适应证与禁忌证。
2. 试述 ^{131}I 治疗分化型甲状腺癌（DTC）术后残留及转移灶的原理、适应证与禁忌证。
3. 试述 DTC 术后 ^{131}I 清甲治疗的临床价值。
4. 试述放射性核素治疗恶性骨转移瘤的原理、适应证与禁忌证。
5. 试述放射性粒子植入治疗肿瘤的临床价值。

第十三章

放射体外分析

放射体外分析（in vitro radioassay）是指在体外的条件下，以放射性核素为标记物，结合特异性的反应方式，以放射性测量为手段，对采集的患者血液、体液或离体组织里的各种微量生物活性物质（如激素、蛋白质、肿瘤抗原、病毒抗原和药物）进行定量分析的核医学检查方法，是核医学的重要组成部分。

放射体外分析自 20 世纪 50 年代放射免疫分析（radioimmunoassay，RIA）建立以来，被广泛应用于临床的微量物质检测，为医学和生命科学的发展做出跨时代的贡献。体外分析技术也从核素标记扩展到非核素标记免疫反应，放射性标记物也从标记抗原、标记抗体发展到标记其他配体，如受体配体、激素、氨基酸、微生物，这些微量分析技术都具有灵敏度高、特异性强以及测量精确的特点，已成为现代医学诊断和研究的重要手段（图 13-1）。

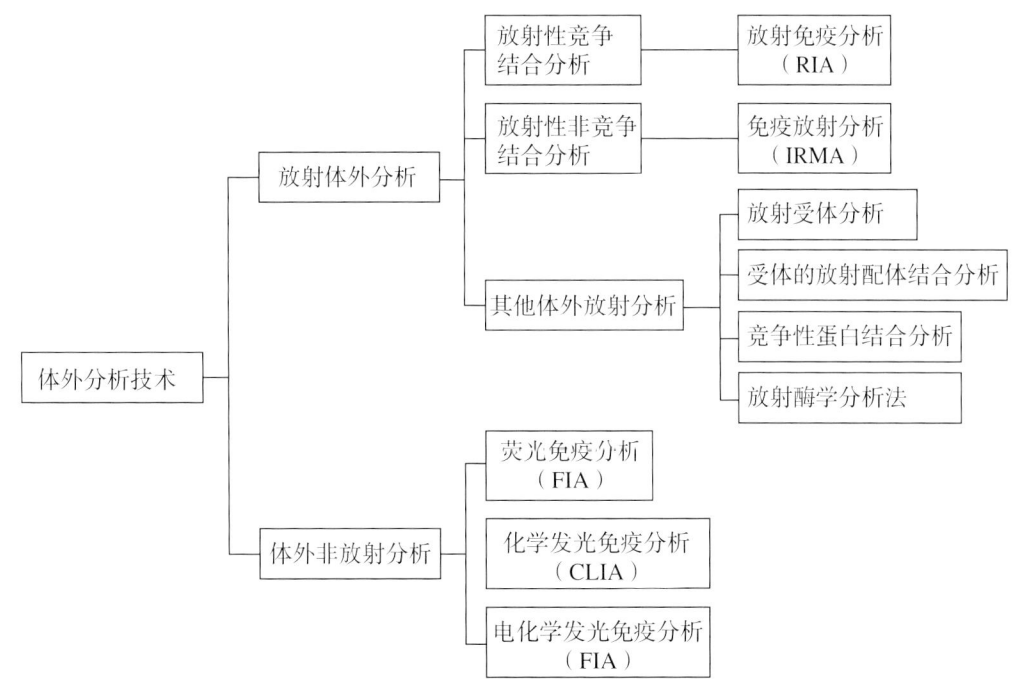

图 13-1　放射体外分析主要内容

第一节　放射免疫分析

1959 年，生物学家 Yalow 和 Benson 创立了放射免疫分析方法，他们应用放射性核素标记抗原作为示踪剂,通过竞争性免疫结合反应成功测定胰岛素含量。这是分析方法学早期的重大突破,其主要贡献是把放射性测量的高灵敏度和免疫学反应的高特异性相结合,解决了当时难以测定的微量生物活性物质的检测难题,极大地推动了现代医学的发展,有人说它引发了生物医学的一场革命,为此 Yalow 于 1977 年获得诺贝尔生理学或医学奖。随着单克隆抗体技术的进步以及标记和分离技术的不断发展,放射免疫分析这种超微量分析技术使通常生化检验量级的 10^{-3} g 跃居至 $10^{-18} \sim 10^{-9}$ g,检测物质种类也达到数十万,因而在医学上的应用范围不断扩大。RIA 是体外放射分析中建立最早、应用最广,也最具代表性的临床检查方法。

一、RIA 的基本原理

RIA 的基础是放射性核素标记的抗原和非标记抗原(被测抗原或标准抗原)同时与限量的特异性抗体进行竞争性免疫结合反应,具有灵敏、特异、精确等特点,其竞争结合反应可用下式表示:

$$Ag + Ab \rightleftharpoons Ag\text{-}Ab + Ag$$
$$+$$
$$^*Ag$$
$$\rightleftharpoons$$
$$^*Ag\text{-}Ab + ^*Ag$$

式中,Ag 为非标记抗原;Ab 为特异性抗体;Ag-Ab 为非标记抗原-抗体复合物;*Ag 为标记抗原;*Ag-Ab 为标记抗原-抗体复合物。

由于 Ag 与 *Ag 两者的免疫活性相同,对 Ab 有同样的亲和力。当 Ag、*Ag、Ab 三者处于同一反应体系中时,由于 *Ag 和 Ab 为恒定量,且 Ag 和 *Ag 的总量大于 Ab 上的有效结合位点,Ag 和 *Ag 分别与 Ab 之间的结合形成竞争关系,*Ag-Ab 的形成量随着 Ag 量的增加而减少,未结合或游离的 *Ag 则随着 Ag 量的增加而增加(图 13-2)。

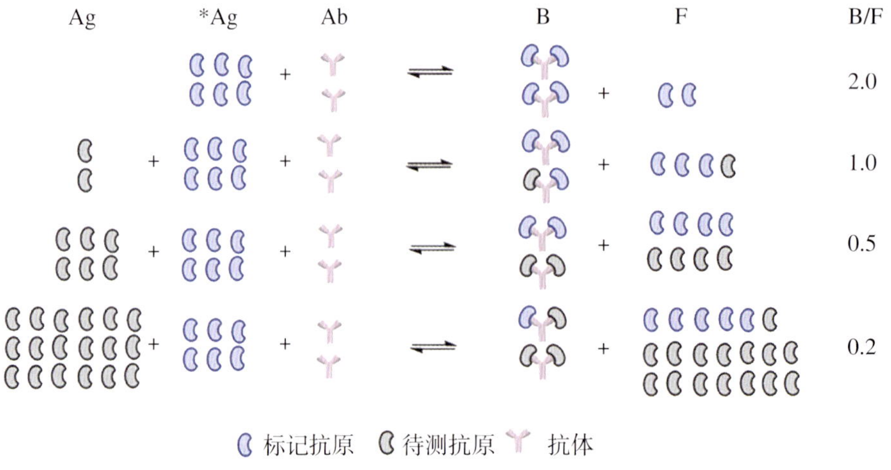

图 13-2 RIA 竞争反应原理示意图

当反应达到平衡后，测定 *Ag-Ab 或 *Ag 即可计算出被测 Ag 量。这种 *Ag-Ab（因变量）与 Ag（自变量）之间的竞争性抑制数量关系是 RIA 的定量基础，可以由标准竞争抑制曲线或称剂量反应曲线，简称标准曲线（standard curve）来显示。

标准曲线的制作：先配制一系列已知浓度的标准 Ag（即标准品），分别向其中加入定量的 *Ag 和 Ab，待反应平衡后，分离抗原的结合部分和游离部分，用放射性测量仪测定 *Ag-Ab（B）或游离 *Ag（F）的放射性，计算出 B% [B% = B/(B + F) × 100%，称结合率]，或其他指标，如 B/B_0%（B_0 表示不含非标记 Ag 管的最大结合放射性）、B/F、F%、Logit 值 {Logit 值 = Log [B/B_0%/(1 − B/B_0%)]} 等。以 B% 或 B/B_0% 等为纵坐标，标准 Ag 的浓度为横坐标，绘制出 B% 或 B/B_0% 等随 Ag 量变化的曲线（半对数图或全对数图等），即标准曲线（图 13-3）。按照同样方法测得被测样品的 B% 或 B/B_0% 等，就可从标准曲线上查出样品中被测 Ag 的浓度。

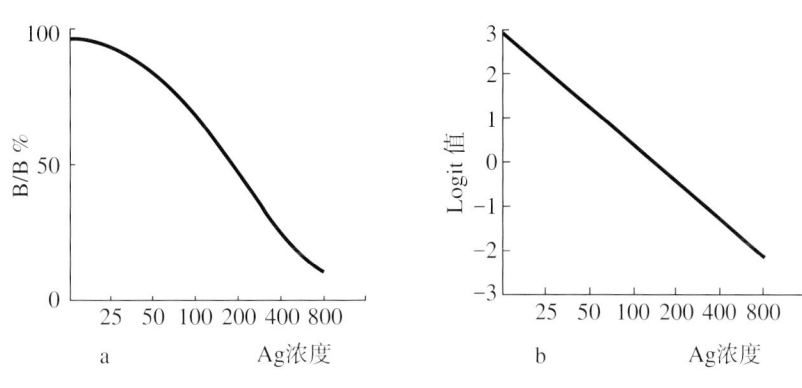

图 13-3　标准曲线

二、RIA 的基本试剂

（一）特异性抗体（specific antibody）

以被测物质为抗原注入动物体内，一定时间之后在动物血清中即可出现能与该抗原特异结合的抗体，而含有该抗体的血清称为抗血清。在免疫过程中，分子量越大，免疫原性越强。分子量 > 10 000 的大分子蛋白质容易产生抗体，而分子量 < 5000，如小分子肽类、类固醇、甲状腺激素则需要与载体蛋白结合方能产生抗体。此外，通过杂交瘤技术也可以制备高特异性的单克隆抗体。免疫动物产生的抗血清并不一定都适合 RIA 测定，应选择亲和力大、特异性强且浓度适当的抗血清使用。

1. 亲和力（affinity）　亲和力指特定抗原与抗体之间的结合能力及结合的牢固程度。亲和力大者反应中结合速度快、解离度小。亲和力的大小用亲和常数 K_a 值来表示，一般要求 K_a 值在 10^{10} ~ 10^{12} L/mol 之间。

2. 特异性（specificity）　特异性指抗体分别与相应抗原和抗原结构类似物的结合能力的比较，表示抗体区别特异抗原和抗原结构类似物的能力。抗体与抗原结构类似物的结合称交叉反应（cross reaction），交叉反应越小，特异性越好。抗体制备后必须检查其交叉反应的大小，以判断有无临床应用价值。

3. 滴度（titer）　滴度是评价抗血清质量的一个重要指标，以免疫反应中所需抗血清稀释度的倒数来表示，稀释倍数越高，滴度也越高，但所含有的抗体量越少。实际测定中抗体要稀释到适当的浓度才能使用，抗体的量多，与标记抗原的结合量就多，但灵敏度会有所下降；相反随着抗体的稀释灵敏度会增加，但由于抗原-抗体复合物的形成减少，会使测定范围变窄（图13-4）。所以要综合分析系统对灵敏度的要求，找出抗血清的最适宜稀释度。方法是将抗血清稀释成不同浓度，分别加入一定量标记抗原，在反应达到平衡后，分离B与F，计算不同稀释度抗血清的B%，以抗体稀释度为横坐标，B%为纵坐标，绘制抗血清稀释度曲线（图13-5）。一般选用B%为30%~50%时所对应的抗血清的稀释度作为抗血清的最适稀释度，用这个稀释度的抗血清做出的RIA标准曲线斜率大，灵敏度高，测定范围宽。

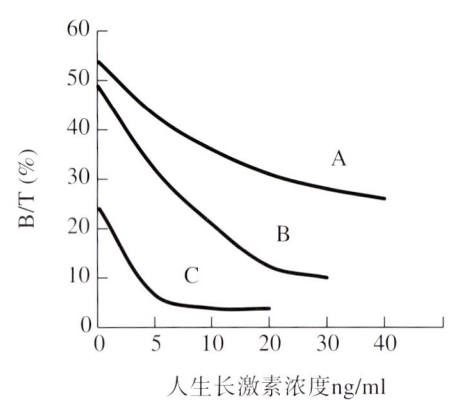

图13-4 抗体稀释效果

生长激素RIA测定时，抗体稀释度分别为A（1∶50 000）、B（1∶100 000）、C（1∶500 000）时制作的标准曲线之间的比较

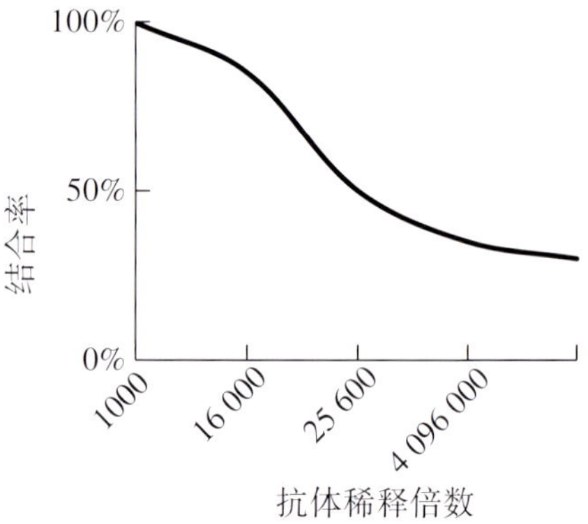

图13-5 抗体稀释曲线

（二）标记抗原

用于标记抗原（labeled antigen）的放射性核素主要有 ^{125}I、^{14}C 和 ^{3}H。临床上应用最多的是 ^{125}I，其 γ 光子能量为 35.5 keV，半衰期为 60.2 天。它的优点包括：①γ 光子用固体闪烁测量简单方便；②能量低，外照射防护可不考虑；③中短半衰期有利于临床测量应用。

被标记的抗原要满足 RIA 要求，重要的条件是放射性比活度和放射化学纯度高以保证分析的灵敏度，有良好的免疫活性和稳定性，半衰期不能太短以保证完成运输、保存和分析过程以及不能改变抗原本身特性。

1. 放射性比活度（specific activity） 放射性比活度是指单位质量的抗原所含有放射性活度，常用 kBq/μg、MBq/μg、nmol/μg 等表示。RIA 的定量范围一般在 $10^{-9} \sim 10^{-12}$ mol 水平，标记物的用量应等于或略低于被测物的最小量。反应体系中所用标记物化学量越少，分析的灵敏度越高，但同时还需使每一反应管中有足够的放射性计数，以减少测量误差，故标记抗原要求有较高的比活度。但也应注意比活度受标记方法的限制，每一分子标上过多的标记原子会影响标记物的免疫活性和稳定性。

2. 放射化学纯度（radiochemical purity，Rp） Rp 指具有免疫活性的标记抗原的放射性占总放射性的百分率。一般要求大于95%。放射性杂质多会影响测定的准确性。

3. 免疫活性（immune activity） 在标记或储存过程中，由于外界条件的变化而造成标记抗原的损伤，使其活性下降，与抗体反应的能力减弱甚至丧失。蛋白质分子上标记过多的碘原子也可引起免疫活性的改变，一般以每个蛋白质分子上只标 1~2 个 ^{125}I 原子为宜。检验标记抗原免疫活性的方法有剂量反应曲线比较法、抗血清稀释度曲线比较法和最大结合百分率

(B_0%）测定法。若测定结果与以往使用的已知免疫活性完好的标记抗原相同或基本一致，说明标记抗原的免疫活性无损伤。

4. 稳定性（stability） 稳定性是指要求所标记抗原具有良好的稳定性。多方面因素（如标记方法、化学环境、储存温湿度）均可影响标记抗原的稳定性。

（三）标准品（calibration standard）

标准品即标准抗原，是 RIA 中样品定量的基础，它的质和量的变化会直接影响样品的测定值。对标准品的要求是：①与被测物属同一种物质，其化学结构及免疫活性相同；②在与结合剂发生反应时，应与被测物有相同的亲和力；③高度纯化，不含有影响分析的其他物质；④定量一定要精确。

三、RIA 的分离技术和测量仪器

（一）分离技术

在 RIA 中，分离技术（separation technique）的目的是当放射免疫反应达到平衡状态后，将同存于反应液中的 B 与 F 进行分离，再分别测定其放射性。选择合适的分离技术将直接关系到分析结果的精密度和准确性。理想的分离技术应使 B 与 F 的分离既完全又快速，所得成分便于检测，不易受外界因素的干扰，分离试剂价廉易得，操作简便，重复性好。以下介绍几种常用的分离技术。

1. 双抗体法（double antibody method） 用抗原免疫动物产生相应的抗体作为第一抗体，然后以第一抗体为抗原再免疫另一种动物，所产生的抗体为第二抗体。当反应完成后，于反应液中加入第二抗体，第二抗体则与含有第一抗体的免疫复合物相结合形成第二抗体复合物，其分子量比第一抗体复合物大，便于离心分离。此方法应用普遍，优点是 B 和 F 分离较完全，非特异性结合低，使用方便；缺点是反应时间长，第二抗体用量多，易受反应环境中蛋白质及盐含量的影响。

2. 沉淀法（precipitation method） 在水溶液中蛋白质分子表面因具有电荷层及水化层而不发生沉淀，本法是使含有 B 与 F 反应液的 pH 处于 γ 球蛋白的等电位点，再加入适当浓度的聚乙二醇（polyethylene glycol，PEG）或碱金属中性盐（如硫酸铵），夺取其周围的水分子，使它失去水化层，从而将 γ 球蛋白（包括 B）沉淀下来，并与 F 分离。该方法操作简便，分离速度快，价格低廉，但分离效果易受 pH 值、离子强度和温度的影响，非特异性结合较高。

3. 双抗体法 + 沉淀法 它兼顾了前两者各自的优点，克服了双抗体法分离时间长和沉淀法非特异性结合较高的缺点，并且使第二抗体和 PEG 的用量大为减少，在常温下加入分离剂后，无须温育，直接离心可获得满意的结果，故应用广泛。

4. 吸附分离法（absorptive separation method） 应用经过特殊处理的吸附剂，将游离的小分子抗原或半抗原吸附，经过离心，随着吸附剂的沉淀将 F 沉淀下来，而 B 仍保留在上清液中。此法简便快速，廉价易得，缺点是非特异性结合偏高，干扰因素多。

5. 固相分离法（solid phase separation method） 将抗体或抗原通过特殊技术联结在固相载体上，免疫反应在固相载体上完成，反应达到平衡后形成固相的抗原 - 抗体复合物，移取反应液即可与 F 分离。固相材料的种类很多，如聚苯乙烯、聚氯乙烯、纤维素、聚丙烯酰胺，可做成试管、颗粒等不同形状。此方法操作简便、迅速，分离效果好，非特异性结合低。在分析过程中要严格控制洗涤次数和洗涤液用量，以保证分离效果的重复性。

6. 葡萄球菌 A 蛋白（staphylococcal protein A，SPA）分离法 这是一种生物分离方法，葡萄球菌 A 蛋白是某些金黄色葡萄球菌细胞壁的一种成分，与免疫球蛋白（immunoglobulin，IgG）的 Fc 片段有高度的亲和力，可以利用 SPA 替代双抗体法中的第二抗体作为结合部分的沉淀剂，结合速度较第二抗体快且通用性强。

（二）放射性测量仪器

用 ^{125}I 做标记时，使用 γ 井型计数器对 γ 光子进行放射性测量；用 ^{14}C 或 ^{3}H 做标记时，则用液体闪烁计数器对 β 粒子进行放射性测量。配以计算机系统可对样品自动地进行测量、数据处理并打印检测结果。

四、RIA 的质量控制

RIA 是一种高灵敏度、高特异性的体外微量分析，极易受各种因素（如仪器的性能、试剂的质量、操作和检测的方法）影响而使检测结果有误差，因此严格的质量控制（quality control，QC）就显得非常重要。质量控制的目的是：①通过对同一批测定结果的评价，按照要求决定结果的取舍；②通过对不同批测定结果的评价，发现误差原因，改善实验方法，提高检测质量，保证结果可靠性。

质量控制使用质控样品来监控分析的质量。质控样品也称质控血清（quality control serum，QCS），即已知浓度的抗原，在日常检测中与待测抗原一起进行测定，评价测定值与标示值之间的符合程度。QCS 可以设高、中、低 3 种浓度，高、低两个浓度，或一个浓度水平。

（一）质量控制指标

评价一种放射免疫分析试剂盒是否能够应用于临床检测，常用的质量控制指标有：

1. 精密度（precision） 又称重复性（repeatability），指同一样品在多次重复测定中所得结果的一致程度，可用下列参数来表示：①变异系数（coefficient of variation，CV）。一般要求批内 CV < 5%，批间 CV < 5% ~ 10%。②反应误差关系（reaction error relationship，RER）。CV 仅表示一个测定值的重复性，而 RER 是评价 RIA 整批误差的综合指标，RER= 平行管计数误差的均值 / 全部反应管计数的均值。RER 应 < 0.04。③精密度图。常用的精密度图是以 CV 为纵坐标，相应的剂量为横坐标的反应曲线，按实验要求，通常采用 CV ≤ 10% 的部分作为可测范围。

2. 准确度（accuracy） 指测定值与已知真实值在数量上的符合程度，可用回收率（rate of recovery）来表示（回收率 = 测定值 / 真实值 ×100%）。一般要求达到 90% ~ 110%。

3. 灵敏度（sensitivity） 指测定方法的最小可检出量，即从生物样品中能够检出某物质的最小浓度。

4. 特异性（specificity） RIA 法的特异性主要取决于抗体的特异性，用交叉反应表示，交叉反应越小，特异性越好。

5. 稳定性（stability） 试剂盒在合理保存条件下，在规定的时间内（有效期内）保持其原有性能不变的能力。

6. 健全性（perfectly） 试剂盒能够达到实验的某一具体目标的有效程度。为此，它应获得合理的正常值及正常范围，且正常与异常之间有良好的界限，交叉重叠现象应尽量减少；标准品与被测样品应具有相同的免疫活性，以保证分析方法的可靠性。

（二）质量控制方法

质量控制包括实验室内部质控（internal quality control，IQC）和实验室外部质控（external quality control，EQC）。

1. IQC IQC 保证从收集样品开始到发出报告为止的全过程中能及时发现检测过程中出现的各种误差，分析产生原因，找出纠正办法，以确保检测质量，是 EQA 的基础。它侧重于方法精密度分析，包括以下内容：

（1）零标准管结合率（$B_0\%$）：即最高结合率，指不加非标记抗原时标记抗原与抗体的结合率，一般要求在 30%～50%。它主要用来反映标记抗原与特异性抗体的质量，应在整个有效期内保持稳定。

（2）非特异性结合率（non-specific binding rate，NSBR%）：指不加抗体时标记抗原与非特异物质的结合率，一般要求 < 5%。NSBR% 高表示分离效果差，可导致测定结果的假阳性率增高。

（3）最低浓度管结合率和最高浓度管结合率之差应大于 30%。

（4）标准曲线直线回归的参数：截距 a、斜率 b 和相关系数 r 是标准曲线的主要质控指标，要求 a、b 值稳定，$r > 0.99$。标准曲线可用部分斜率越大，灵敏度越高，但测量范围变小。

（5）ED_{25}（或 ED_{20}）、ED_{50}、ED_{75}（或 ED_{80}）：指标准曲线的结合率在 25%（或 20%）、50% 和 75%（80%）时对应的抗原浓度值，它反映标准曲线的稳定性，有助于批间结果的比较。

（6）质控品（quality control materials）：是指专门用于质量控制目的的标本或溶液，不能用于校准，分为定值和不定值两种。其应具备的特性包括：①人血清基质；②无传染性；③瓶间差异性小；④添加剂和抑菌剂少；⑤冻干品复溶后定性好。

2. EQC EQC 是指在权威机构（如各级临床检验中心）领导下，使用相同质控血清，按照统一的评价方案和方法，对各实验室之间的测定结果进行比较分析，发现误差，找出原因，提出改进方法，以提高各实验室之间所得结果的可信性和可比性。

第二节　免疫放射分析

免疫放射分析（immunoradiometric assay，IRMA）是 Miles 和 Hales 于 1968 年在 RIA（竞争性 RIA）基础上建立的一种放射性核素标记免疫分析技术。与 RIA 区别在于，IRMA 是以放射性标记过量抗体与待测抗原进行非竞争性免疫结合反应，以实现对待测抗原的定量分析，其灵敏性和可测范围均优于 RIA，操作较 RIA 简单。

一、IRMA 的原理

用放射性核素标记抗体（*Ab），以过量标记抗体与待测抗原进行非竞争性免疫结合反应，待反应平衡后，将标记抗体抗原复合物（Ag-*Ab）与未结合标记抗体进行分离，测量复合物放射性计数，即得待测抗原含量，复合物放射性计数与待测抗原含量成正比。

这是 IRMA 的最基本原理，称单位点法，可用下式表示：

$$Ag + {}^*Ab \rightleftharpoons Ag\text{-}{}^*Ab + {}^*Ab$$

式中，Ag 为待测抗原，*Ab 为标记抗体，Ag-*Ab 为标记抗体抗原复合物。

IRMA 数据处理除数学模型外，都与 RIA 相仿，同样需要用不同梯度浓度标准抗原制作标准曲线，将待测抗原结合率与标准曲线比较，求出待测抗原含量。

二、IRMA 的方法

单位点法存在一些缺陷,如将标记抗体抗原复合物与游离标记抗体进行分离难度较大,许多适用于 RIA 的分离方法都不理想。随着特异性较高单克隆抗体和生物素-亲和素系统的应用,以及固相分离技术的进步,IRMA 技术日趋完善,目前常用实验方法如下:

1. 双抗体夹心法(double antibody sandwich method) 又称双位点 IRMA,是先用非标记固相抗体(分离试剂)与待测抗原反应结合,然后再用过量标记抗体(分析试剂)与已结合在固相抗原的另一抗原决定簇结合,经适宜反应条件,形成固相抗体-抗原-标记抗体复合物(Ab-Ag-*Ab),洗弃未结合标记抗体,测定固相的放射性。

2. 标记第三抗体法(labeled third antibody method) 又称标记双抗法,与双抗体夹心法比较,是将 ^{125}I 标记在第三个抗体上,而标记的第三抗体则是针对双抗体夹心法中相当于分析试剂的抗体,即分析抗体的抗体。一般分析抗体是鼠源性的,用该抗体作为抗原去免疫兔(或羊)而得到第三抗体。采用这样的设计无须标记每一个特异性抗体,只需标记第三抗体,即可作为通用的示踪剂。

3. 其他方法 IRMA 进一步改进主要针对提高方法灵敏性及缩短分析时间。

(1)双标记抗体法(double labeled antibody method):双标记抗体法要求待测抗原上有 3 个以上抗原决定簇,制备至少 3 个特异性 McAb,其中 1 个涂饰在固相上,其余 2 个分别进行 ^{125}I 标记,这样的复合物比活度高,提高了灵敏度和精密度。

(2)生物素-亲和素系统(biotin-avidin system,BAS):BAS 是一种 20 世纪 70 年代末发展起来的生物反应放大系统,可以与 IRMA 检测系统偶联。在 BAS-IRMA 中,用生物素标记的抗体代替 ^{125}I 标记的抗体,而且每一个抗体分子可以连接几十个分子的生物素,生物素又能结合 ^{125}I 标记亲和素,因此该系统具有放大效应,明显提高了分析稳定性、灵敏性并缩短了分析时间。

三、IRMA 的特点

IRMA 具有以下优点:反应速度快、灵敏度高、特异性强、稳定性好。缺点:主要限于蛋白质和多肽抗原的测定,要求待测抗原至少有两个抗原决定簇,应用主要局限在蛋白质和多肽,很多小分子半抗原和短肽还不能应用,而 RIA 则不受此限制。

IRMA 与 RIA 同属放射性标记免疫分析技术,在方法学上各具特点,二者的比较代表了标记免疫分析技术中竞争与非竞争结合方法特点的比较(图 13-6)。

1. 标记物 RIA 是以放射性核素标记抗原,抗原有不同种类,标记时需根据抗原理化和生物学特性,选用不同方法;IRMA 则是标记抗体,各种抗原诱导生成抗体结构相似,标记方法基本相同。

2. 反应速率 在 IRMA 反应中,标记抗体为过量,且抗原与抗体结合为非竞争性,故反应速度比 RIA 快。

3. 分析灵敏性 在 IRMA 反应中,抗原与抗体结合属非竞争性,微量抗原可与抗体充分结合;而 RIA 反应中,标记抗原与待测抗原竞争限量抗体导致结合不充分,故 IRMA 测定的灵敏性高于 RIA10 倍以上。

4. 分析特异性 IRMA 采用针对不同抗原决定簇的双抗体与抗原结合,受交叉反应物干扰较仅用单一抗体的 RIA 小,故测定特异性高。

5. 检测范围 由于 IRMA 是非竞争结合反应，且标记抗体为过量，待测抗原可与抗体充分结合，特别是检测抗原含量较低标本时，克服了 RIA 检测的不确定性，因此可测定的剂量范围宽，结果也较 RIA 好（表 13-1）。

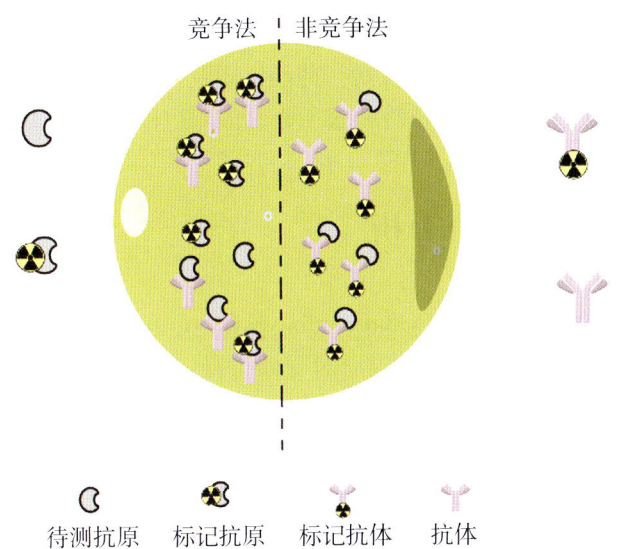

图 13-6　标记免疫分析技术中竞争与非竞争结合方法的比较

表 13-1　RIA 与 IRMA 的比较

项目	RIA	IRMA
原理	竞争性结合	非竞争性结合
标记物	抗原	抗体
加入的抗体量	限量	过量
标准曲线	负相关，可用范围小	正相关，可用范围大
反应的平衡时间	慢	快
可测定范围	窄	宽
检测对象	大、小分子	大分子

第三节　其他放射体外分析

其他放射体外分析都以放射性核素标记物为示踪剂，通过待测物对试剂的竞争结合，或酶对底物的催化实现待测物的定量分析。

一、放射受体分析

放射受体分析（radioreceptor assay，RRA）设计原理和方法与 RIA 基本相同，应用放射性核素标记配体，利用标记配体和非标记配体与限量的特异性受体竞争性结合，其在一定条件下结合成配体-受体复合物。与 RIA 不同的是以特异性受体蛋白取代了抗体，利用被测配体与特异性受体结合的原理进行测定，所得结果代表被测物质的生物活性。在反应体系中限量标记

配体 [L*] 和变量的非标记待测配体 [L] 与定量的特异受体 [R] 发生竞争结合反应，通过测定 [LR]* 复合物的放射性来计算出待测非标记配体的量。

$$L^* + L + R \rightleftharpoons [LR]^* + [LR]$$

RRA 方法特异性及灵敏度虽然均不及 RIA 技术，但其可以检测配体的生物活性；RRA 通过测定配体的生物活性所反映的量测定激素、神经递质及药物等活性物质，所以在筛选生物活性物质方面具有重要意义。因其试验条件要求所限，应用范围不如 RIA 广泛。

二、受体的放射配体结合分析

受体的放射配体结合分析（radioligand binding assay of the receptors，RBA）利用放射性核素标记的配体与受体间的特异性结合反应而对受体进行定性、定量分析，测定受体的亲和常数、解离常数、受体结合位点数等受体动力学参数，用于药物设计、药物作用机制、疾病发病机制等研究。

完成 RBA 的主要技术条件要求：标记配体具有生物活性，化学纯度和放射性活度高、稳定性好；具备含有受体的组织制剂；对游离与结合配体进行有效分离的方法。受体与配体的结合反应遵守质量作用定律。

三、竞争性蛋白质结合分析

竞争性蛋白质结合分析（competitive protein binding assay，CPBA）是以血浆或组织中的特异性蛋白质为结合剂，如利用甲状腺结合球蛋白（thyroxine-binding globulin，TBG）测定甲状腺激素，肾上腺皮质激素结合球蛋白（adrenal corticosteroid binding globulin，ACBG）测定肾上腺皮质激素等。CPBA 虽然具有方法简单，结合剂来源多等优势，但其特异性和灵敏度均较差，所测种类仅限于几种激素，现已少用。

四、放射酶学分析法

放射酶学分析法（radioenzymatic assay，REA）是以酶催化反应为基础，放射性标记底物向放射性标记产物转化，通过定量分析产物的放射性来反映酶的活性，可分为酶活性放射分析、酶的底物放射分析及酶的激活剂或抑制剂放射分析 3 种方法。

1. 酶活性放射分析　酶加速化学反应的能力为酶的活性，测定酶促反应速度即可以表达酶的活性。因为此方法具有灵敏度高、特异性强的特点，可用于微量酶样品的分析测定；通过对酶活性检测而应用于临床与酶活性相关疾病的诊断与鉴别诊断。

2. 酶的底物放射分析　分为竞争性与非竞争性酶底物放射分析两种方法。在竞争性酶底物放射分析中，定量标记底物和变量待测底物竞争与限量酶发生酶促反应，放射性产物生成速度与待测底物含量相关，放射性产物计数率与待测物含量成反比。在非竞争性酶底物放射分析中，标记底物和非标记底物之间在酶促反应中不存在竞争关系。

3. 酶的激活剂或抑制剂放射分析　测定原理与酶活性放射分析大致相同。

第四节 非放射性标记免疫分析

非放射性标记免疫分析根据其示踪物的不同而分为三大类,主要包括荧光免疫分析、化学发光免疫分析、电化学发光免疫分析3种技术。与体外放射分析相比,均有灵敏度高、精密度高和准确性好的特点,且具有试剂稳定、测定简便、自动化程度高等明显的优越性。近年来非放射性标记免疫分析已被广泛应用于各种激素、肿瘤标志物、药物浓度及其他微量生物活性物质的测定。

一、荧光免疫分析

荧光免疫分析(fluorescence immunoassay)是利用荧光检测技术与抗原抗体免疫反应相结合而建立的一种非放射性标记免疫分析技术。除流式细胞术外,主要分为以下3种技术类型:

1. 时间分辨荧光免疫分析(time-resolved fluoroimmunoassay) 是一种利用镧系元素标记抗原或抗体,与时间分辨测定技术相结合的微量分析方法。镧系元素螯合物荧光寿命较长,在短寿命荧光安全衰变后再测定镧系元素离子螯合物的特异性荧光信号,可有效降低本底荧光的干扰,即时间分辨。该分析技术具有分析范围宽、灵敏度高、有效期长、标记结合稳定性强、测定快速、易自动化、无放射污染等优点;其缺点是易受环境影响、试剂和容器的镧系元素离子污染、成本较高。

2. 荧光偏振免疫分析(fluorescence polarization immunoassay) 是利用荧光素标记抗原与待测抗原同抗体发生竞争反应,其中待测抗原含量与偏振光强度为反比关系,由此测定待测抗原含量的分析技术,常用于测定小分子物质。该分析技术具有荧光素标记结合物稳定、使用寿命长、方法重复性好、快速且易自动化、试剂盒专属性强等优点。

3. 荧光酶免疫分析(fluorescence enzyme immunoassay) 应用酶(常用碱性磷酸酶等)标记抗体(或抗原)与待测抗原(或抗体)反应,并通过酶促反应生成稳定且高效的荧光物质,测定其荧光强度可获得待测抗原或抗体含量。

二、化学发光免疫分析

化学发光免疫分析(chemiluminescence immunoassay,CLIA)是一种利用能产生化学发光的化合物为标记物与免疫反应相结合以检测微量抗原或抗体的新型标记免疫分析技术。常用的直接发光化合物为吖啶酯(acridinium ester,AE),还可用化学发光反应中的催化剂,如碱性磷酸酶。化学发光免疫分析技术可以达到RIA方法的灵敏度,且该技术无放射性污染,广泛应用于临床实验诊断和医学研究工作中。依据其反应原理及标记物不同可分为以下两种类型:

1. 直接化学发光免疫分析(direct chemiluminescence immunoassay) 是以化学发光剂(如吖啶酯)直接标记抗体(抗原)与待测样本中抗原(抗体)发生免疫反应形成复合物,通过测定复合物中发光剂单位时间内产生的光子积分计算待测抗原含量。直接化学发光反应具有灵敏度高、反应简单快速、标记稳定等特点。吖啶酯发光为瞬间发光,持续时间短,因此,对信号检测仪的灵敏度要求比较高。

2. 电化学发光酶免疫分析(chemiluminescence enzyme immunoassay,CLEIA) 是利用参与催化化学发光反应的酶(如碱性磷酸酶)标记抗体(抗原)与待测样本中抗原(抗体)

发生免疫反应形成固相包被抗体-待测抗原-酶标记抗体复合物，经洗涤后，加入底物（发光剂），酶催化H分解底物发光。化学发光酶免疫分析方法具有标记结合稳定、发光持续时间长、有利于测定等优势和特点。

三、电化学发光免疫分析

电化学发光免疫分析（electrochemiluminescence immunoassay，ECLIA）是以三联吡啶钌标记抗体（抗原），以三丙胺（tripropyl amine，TPA）为电子供体，以磁性微粒为固相载体包被抗体（抗原），与待测标本中抗原产生免疫反应形成复合物，在电场中因电子转移而发生特异性化学发光反应（图13-7）。电化学发光免疫分析方法具有信号持续时间长、测定容易、标记稳定、灵敏度高等特点。

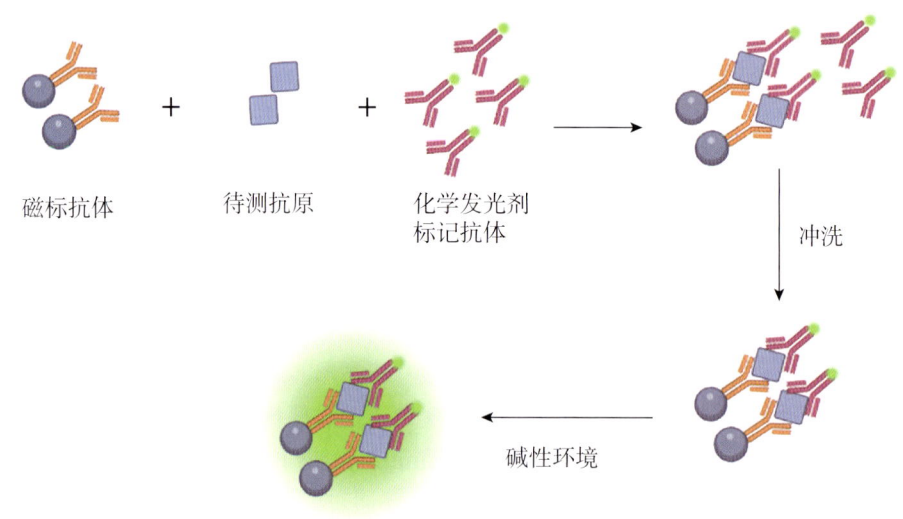

图13-7　电化学发光免疫分析技术流程

第五节　ISO15189质量控制体系

放射体外分析在疾病的筛查、诊断、疗效和预后判断方面发挥重要的作用。放射体外分析实验室检测的全面质量控制（quality control，QC）、质量保证（quality assurance，QA）和实验室的精细化管理十分重要。实验过程的严密性、管理程序的科学性、检验结果的准确性等每一个环节，都直接影响临床对疾病的诊治决策；另一方面，实验室的规范化、标准化，以及检验结果的互认也备受关注。国际标准化组织（International Organization for Standardization，ISO）相继颁布了ISO15189《医学实验室——质量和能力要求》和《医学实验室执行ISO15189指南》两个文件，以推动全球医学实验室的标准化、规范化建设，进行更科学、更严谨的管理，建立健全质量和安全管理体系，提高质量和安全管理水平。因此，体外放射分析实验室必须以ISO15189为质量管理标准，ISO15189的一个重要特点就是循证，要求对整个管理过程和检测过程都要形成记录，要求实验室的所有活动都要形成文件，这样有利于发现检测过程中出现的问题和查找出现问题的原因，也有利于临床对检验结果质疑时提供证据。

一、质量控制

使用质控样品来监控分析的质量,质控样品也称质控血清。常用的质量控制指标有:

1. 准确度(accuracy)　是测量结果中系统误差与随机误差的综合,表示测量结果与真实值的一致程度。

2. 精密度(precision)　表示测量结果中随机误差大小的程度。是指在一定条件下进行多次测定时,所得测定结果之间的符合程度。

3. 灵敏度(sensitivity)　是指实验方法能检出最小量分析物的能力。

4. 特异性(specificity)　也称专一性,是指特定实验条件下分析试剂,只对待测物质起反应,而不与其他结构相似的非被测物质发生反应。

ISO15189 质量控制包括实验室内部质控(internal quality control,IQC)和实验室外部质控(external quality control,EQC)。

二、实验室内部质量控制

目的是控制本实验室各检测系统的精密度,并监测其准确度的变化,提高常规检测工作的批间或批内样本检测结果的一致性。适用范围为实验室开展的检测项目、室内质控操作、质控数据分析、失控结果处理。科室质量负责人负责批准实验室室内质控规则和检验全过程的质量控制程序,提供解决质量难题技术指导;各专业组长负责制定(或修订)本专业组室内质量控制标准操作程序(standard operating process,SOP),参加每月质控总结,及时提供质量改进及解决质量难题的技术指导。各专业组质量监督员全面负责本组室内质量控制:复溶分装室内质控品;每日查看各检测系统的质控结果;审核、监督"室内质控失控处理记录"的填写报表;分析、处理仪器操作人员提出的质量问题,不能处理时报告组长;负责室内质控结果的月总结及周期性评价。质量保证监督组组长负责室内质控总结的审核签字。各岗位仪器操作人员负责执行质量控制方案,并负责每日室内质控品的复溶、准备、测定,按照制定的质控规则判断结果是否失控,如有失控及时寻找原因并处理,同时填写"室内质控失控处理记录",不能处理时报告组长。

1. 制定室内质量控制程序　可参照 GB/T 20468—2006《临床实验室定量测定室内质量控制指南》,内容包括:使用恰当的质控规则,检查随机误差和系统误差;质控品的类型、浓度和检测频度;应通过实验室实际检测,确定质控品的均值和标准差;更换质控品批号时应重新设定质控品的均值和标准差。目的是控制本实验室各检测系统的精密度,并监测其正确度的变化,提高常规检测工作的批间或批内样本检测结果的一致性。实验室开展的检测项目、室内质控操作、质控数据分析、失控结果处理。在开始室内质控时,首先要建立质控图的中心线(均值)和标准差。实验室应对新批号的质控品的各个项目自行确定均值和标准差。均值必须在实验室内使用自己现行测定方法进行确定。定值质控品的给定值只能作为确定中心线(均值)的参考。

2. 将质控物的均值和控制限设定在 Lis 系统的质控程序中,见《检验信息系统管理和数据控制程序》,将每日质控结果传入 Lis 系统,可绘制 Levey-Jennings 控制图(单一浓度水平)或将不同浓度水平绘制在同一图上的 Z-分数图,月末打印原始数据和质控图并保留。

3. 绘制室内质控图,可使用 Levey-Jennings 质控图和(或)Z-分数图。质控图应包括质控结果,质控品名称、浓度、批号和有效期,质控图的中心线和控制限,分析仪器名称和唯一标志，方法学名称，检验项目名称，每个数据点的日期和时间，干预行为的记录，质控人员、审核人员、管理人员的签字等。

定量检测项目：

1_{2s} 规则：1 个质控品测定值超过 $X±2s$ 质控限，设为警告界限；

1_{3s} 规则：1 个质控品测定值超过 $X±3s$ 质控限，判定为失控；

2_{2s} 规则：在同一批检测的 2 个水平质控品测定值同时同方向超过 $X+2s$ 或 $X-2s$，或者同一水平质控结果连续两次同方向超出 $X±2s$ 的界限，提示系统误差，判定为失控；

R_{4s} 规则：当日同一项目一个水平质控结果超过 $X+2s$，另一个水平质控结果超过 $X-2s$，判定为失控。

4. 各室组长、质量监督员负责质控图、质控失控记录审核，核对失控次数、处理 / 未处理次数与实际次数是否相符，以及未处理原因。组长和质量监督员应对当月室内质控数据的平均数、标准差、变异系数及累积变异系数进行评价，也要查看以往各月的平均数之间、标准差之间、变异系数之间是否有明显变化。如发现有，应查找原因，分析总结 SD、CV 是否合理，月均值波动是否在控等。质控图、质控失控记录如有不符合文件规定或不完善处，应返回仪器岗位人员重新整理打印上交。

三、室间质量评价

包括室间质量评价（external quality assessment，EQA）计划的制订，室间质量评价项目的确定，质评样品的接收、分发、检测、结果报送、结果回报后室间质量评价结果的分析以及不合格项的处理等，保证检验结果的准确性。参加室间质量评价的频次及要求：每个项目每年至少参加 2 次室间质量评价（EQA）/ 能力验证（proficiency testing，PT）活动。优先选择参加获认可的能力验证提供者（如国家卫生健康委员会临检中心）的 EQA/PT 计划。当无获认可提供者提供的能力验证计划时，优先参加医药卫生系统权威机构（省部级、市级临检中心）提供的实验室间比对（省、市级室间质评）。

室间质量评价结果回报后由各室组长接收，并组织人员分析、总结，编写室间质量评价小结，制定不合格项目处理措施。若结果明显偏于一侧，提示存在系统误差，需根据实际情况观察或校准仪器，调整校准参数。重做原始质量评价样品，或校准品进行验证。由质量负责人审核后签字，保存在各检验室，年底整理后交文档管理员存档。各室专业组长负责本检验室室间质量评价年度总结报告，质量保证监督组长审核，上报质量负责人批准。质量监督员监督本检验室质量评价样品的接收、分发、检测、结果报送、质量评价报告总结、整改等全过程。

（一）室间质评结果分析方法

标准化评估室间质评结果，以 "Z 比分数"，即 SDI（标准差指数，standard deviation index）来表示。

1. **计算方法** SDI =（本室测定值 – 同组的均值）/ 同组的标准差。
2. **评估** $0<|SDI|<2$，室间质评结果满意；

   $2<|SDI|<3$，室间质评结果有问题；

   $3<|SDI|$，室间质评结果不满意，必须查找问题根源，以采取适当的纠正措施。
3. **调查后无法解释的原因** 随机误差（random error）：在排除所有可确定来源误差后，单个不合格结果可能属于随机误差，特别是在重复分析结果为可接受时。在这种情况下不应采取纠正措施，因为这种措施可能实际上增加进一步不可接受结果的概率。

系统误差（systematical error）：在对个别不可接受结果重复分析后仍为不可接受时，该结果不可能属于随机误差。如果两个或两个以上结果是不可接受的，两个结果以相同方向偏移，则可能为系统误差。对分布在平均值两侧的重复不可接受结果表示实验室方法不够精密。以相同方向偏移的多个不可接受结果表示系统误差，其与方法问题（如校准、设备设置不正确）或干扰物质有关。

（二）EQA 结果帮助判断系统误差或随机误差

1．应用质量控制多规则（$X1.5SDI$、$R3SDI$、$5X+150\%TEA$）来分析评价 PT 结果是否存在系统误差或随机误差。

2．EQA 质量控制多规则的解释及意义：

$X1.5SDI$：5 份 EQA 样本平均 SDI 的绝对值超过 1.5，提示系统误差；

$R3SDI$：5 份 EQA 样本任何 2 份样本 SDI 之差 > 3，提示随机误差；

$5X+150\%TEA$：5 份 EQA 样本测定结果在均值一侧，其中 1 份结果的偏差超过 TEa 的 50%，提示系统误差。

（三）利用 EQA 结果选择室内质控规则

1．利用 6Σ 规则来选择室内质控规则。

2．计算方法 $\Sigma = [TEa - Bias] / CV$。

注：TEa 指本室该项目允许总误差；Bias 指 5 个室间质评样本绝对偏差的均值；CV 指该项目累积 CV（3 个月或 6 个月）。

3．评价标准

≥ 6Σ：分析系统能很好地控制，室内质控的质控规则可以采用 $1_{3.5S}$。

4Σ ~ 6Σ：分析系统相对能较好地控制，室内质控的质控规则可以采用 1_{3S} 和 2_{2S}。

3Σ ~ 4Σ：分析系统要求统计与非统计质量控制相结合，室内质控的质控规则可以采用多质控规则 1_{3S}、2_{2S}、R_{4S}。

≤ 3Σ：分析系统较难控制，可能需要更换试剂或进一步调整。

（四）室间质评结果分析评价应注意的问题

EQA 有一定局限性，EQA 方案仅侧重于分析过程（测量程序），而不是实验室分析前或后的过程。EQA 不能检出实验室所有分析问题。各专业组可根据具体情况选择是否使用上述规则。EQA 不能作为实验室质量评估的唯一方法，它只是实验室质量控制的一部分。单个不合格检测结果并不完全表示实验室就存在问题。

第六节 放射体外分析的临床应用

放射体外分析技术用于检测一般化学方法难以准确定量的激素、酶、神经介质、配体、受体、药物以及核酸、蛋白质等人体内极微量的生物活性物质。目前检测项目已经超过千种，临床中常用的检测项目及其临床意义见表 13-2。由于每个临床实验室所用的方法、仪器、试剂不尽相同，正常参考值也会随之改变，故本附表未附正常参考值范围，临床医生根据各个检测项目的实际情况进行分析评价。

表 13-2　放射体外分析常用的检测项目及其临床意义

项目	缩写	临床意义
甲状腺激素及甲状腺相关抗体测定		
三碘甲状腺原氨酸	T_3，TT_3	甲状腺功能亢进症的诊断和治疗监测；甲状腺功能减退症的诊断和治疗监测；非甲状腺疾病引起的低 T_3、T_4 综合征
甲状腺素	T_4，TT_4	同 T_3，对轻型和早期甲状腺功能亢进不如 T_3 灵敏，对甲状腺功能减退的早期诊断优于 T_3；易受其他蛋白质及某些药物影响
游离三碘甲状腺原氨酸	FT_3	同 T_3，不受血中甲状腺球蛋白（TBG）浓度的影响，比 T_3、T_4 更准确反映甲状腺功能；应用糖皮质激素、苯妥英钠、多巴胺等药物治疗时可出现 FT_3 降低
游离甲状腺素	FT_4	同 FT_3，对甲状腺功能减退的早期诊断优于 FT_3；重症感染发热、危重症患者可见 FT_4 升高，部分肾病综合征患者可见 FT_4 降低
反三碘甲状腺原氨酸	rT_3	升高见于甲状腺毒症、低 T_3 综合征、营养不良、重症肝炎、肾病，部分老年人、饥饿、应激状态也可升高；降低见于原发于垂体的甲状腺功能减退
甲状腺球蛋白抗体	TGAb	升高常见于甲状腺功能紊乱的患者，如慢性淋巴细胞浸润性甲状腺炎患者（病程监测和鉴别诊断），Graves 病患者，亦可见于非甲状腺自身免疫性疾病，如 1 型糖尿病、艾迪生病、恶性贫血、部分甲状腺瘤、甲状腺癌及健康个体
甲状腺过氧化物酶抗体	TPOAb	升高见于慢性自身免疫性甲状腺疾病，但阴性结果不能排除该病。绝大多数的慢性淋巴细胞浸润性甲状腺炎或先天性黏液腺瘤患者、Graves 病患者，少部分分化型甲状腺癌患者及健康个体
促甲状腺激素受体抗体	TRAb	监测 Graves 病治疗、复发及停药的指标；自身免疫性甲状腺功能亢进症的诊断、毒性结节性甲状腺肿的鉴别诊断
甲状腺球蛋白	Tg	增高见于所有类型的甲状腺功能亢进症、部分甲状腺结节患者；监测甲状腺癌复发、亚急性甲状腺炎的辅助诊断。降低见于甲状腺缺如、发育不全等
肿瘤标记物检测		
癌胚抗原	CEA	各种消化道肿瘤、肺癌、肝癌、乳腺癌、泌尿系统及妇科恶性肿瘤的诊断、复发、预后判断和疗效观察；还见于良性肿瘤、炎症、退行性疾病及吸烟者
甲胎蛋白	AFP	原发性肝癌的诊断、疾病监测和疗效评价；升高还见于生殖系统的非精原细胞瘤；内胚层分化器官的良性疾病，如肝炎、肝硬化、肠炎、遗传性酪氨酸血症等；胎儿患病的孕妇
肿瘤相关抗原 125	CA125	上皮性卵巢癌与子宫内膜癌的诊断及疗效监测；升高还见于乳腺癌、消化道肿瘤、恶性肿瘤引起的腹水及卵巢囊肿、子宫内膜异位症、肝脏良性疾病
糖类抗原 19-9	CA19-9	升高主要见于胰腺癌、胆管癌、结肠癌、胃癌等恶性消化系统肿瘤；升高还可见于卵巢上皮性肿瘤、卵巢黏液性囊腺瘤、子宫内膜癌及宫颈管腺癌等恶性疾病，以及胰腺炎、胆结石、肝炎、肝硬化等良性疾病
癌抗原 15-3	CA15-3	乳腺癌的诊断及复发监测；升高还见于肺癌、卵巢癌、结肠癌、肝癌等恶性肿瘤，及部分乳腺良性疾病及卵巢非肿瘤性疾病
癌抗原 72-4	CA72-4	对胃癌具有较高的敏感性和特异性；升高还见于结直肠癌、黏液性卵巢癌以及风湿病、卵巢囊肿等良性疾病

续表

项目	缩写	临床意义
细胞角蛋白19片段	CYFRA21-1	主要用于非小细胞肺癌监测，联合CEA可进一步提高诊断符合率；升高还见于宫颈癌、膀胱癌、乳腺癌及部分慢性肾功能衰竭患者
神经细胞特异性烯醇化酶	NSE	升高见于神经内分泌肿瘤，特别是小细胞肺癌和神经母细胞瘤，还可见于嗜铬细胞瘤、胰岛细胞瘤、甲状腺髓样癌、黑色素瘤等
总前列腺特异性抗原	TPSA	用于前列腺癌的筛查、诊断、预后及疗效监测，前列腺增生或随年龄增长及前列腺损伤均可增高
游离前列腺特异性抗原	FPSA	用于前列腺良恶性疾病鉴别诊断；前列腺癌患者的FPSA/TPSA比值较前列腺增生患者更低
前列腺酸性磷酸酯酶	PAP	用于前列腺癌的疗效监测及预后判断
人附睾蛋白4	HE4	可辅助卵巢癌的早期诊断、鉴别诊断、疗效监测及预后评估，升高还见于子宫内膜癌和呼吸系统肿瘤
β2微球蛋白	β2-MG	肾小球功能受损、部分恶性肿瘤（如原发性肝癌、肺癌、骨髓瘤等）、自身免疫性疾病（如系统性红斑狼疮、溶血性贫血）等
胃泌素释放肽前体	Pro-GRP	升高见于神经内分泌肿瘤，如小细胞肺癌、类癌、甲状腺髓样癌等，肾功能异常时也可增高
鳞状细胞癌抗原	SCC	升高见于鳞状上皮癌，如来源于宫颈、肺、食道、头颈、皮肤的鳞癌
糖类抗原50	CA50	用于上皮类恶性肿瘤的诊断及疗效监测，如肺癌、肝癌、卵巢癌、子宫癌、胰腺癌、胆囊癌等
糖类抗原242	CA242	在腺癌中检出率较高，如胰腺癌、胆管癌、结直肠癌、乳腺癌、肺癌等
组织多肽抗原	TPA	升高主要见于恶性肿瘤，如肺癌、膀胱癌、前列腺癌、乳腺癌、卵巢癌等，还见于急性肝炎、胰腺炎等良性疾病
降钙素	CT	用于甲状腺髓样癌、小细胞肺癌、异位降钙素综合征、甲状腺发育不全及重度甲状腺功能亢进症的诊断
性腺激素		
促卵泡激素	FSH	常与LH联合判断下丘脑-垂体-性腺轴的功能状态，二者均高见于卵巢早衰、性腺发育不全、垂体促性腺激素细胞腺瘤、性早熟等；降低见于男性无精症
黄体生成素	LH	同上，随月经周期变化；月经中期快速增高刺激排卵，达高峰后14-28小时排卵
雌二醇	E2	检测下丘脑-垂体-性腺轴的指标之一，主要用于青春期前内分泌疾病、卵泡成熟度评价、监测排卵等。增高多见于肾上腺皮质增生或肿瘤、睾丸肿瘤、卵巢肿瘤、正常或异常妊娠、无排卵功能性子宫出血、男性乳腺增生症、肝硬化等；降低多见于下丘脑病变垂体功能减退、原发或继发性卵巢功能障碍、皮质醇增多症等
孕酮	PRO	升高见于葡萄胎、轻度妊高征、妊娠期糖尿病、多胎妊娠、卵巢颗粒细胞瘤等；降低见于黄体酮生产障碍或功能不良、多囊卵巢综合征、无排卵型功能失调、妊娠期胎盘功能不良等疾病
睾酮	TES	男性升高见于先天性肾上腺增生症、睾丸良性间质细胞瘤及下丘脑-垂体-睾丸轴功能异常；女性升高见于雄激素综合征、多囊卵巢综合征、间质泡沫增生症、先天性肾上腺增生症、卵巢肿瘤等；男性减低见于生殖功能障碍、垂体功能障碍、高泌乳素血症、肝硬化等

续表

项目	缩写	临床意义
游离睾酮	F-TES	同上
泌乳素	PRL	升高见于下丘脑疾病、甲状腺功能减退、肾衰竭等病理状态，也可见于产后和新生儿生理性增高；多种药物也可导致PRL增高
游离雌三醇	FE3	检测胎盘功能、监护高危妊娠等
总人绒膜促性腺激素β亚单位	β-HCG	诊断早孕的常用指标，也可辅助诊断胎盘滋养细胞和生殖细胞肿瘤、睾丸肿瘤；升高还见于葡萄糖、绒毛膜癌、肝毛细胆管癌、卵巢癌、睾丸癌、胰腺癌和精原细胞癌等
硫酸脱氢表雄酮	DHEA-S	用于库欣综合征、肾上腺疾病、高泌乳素血症、多囊卵巢综合征的辅助诊断
性腺结合球蛋白	SHBG	升高见于老年男性、甲状腺功能亢进、肝硬化、妊娠期、口服避孕药或抗癫痫药物等；减低见于甲状腺功能减退、多囊卵巢综合征、库欣综合征、高泌乳素血症、多毛症等
骨代谢		
骨钙素	N-MID	升高主要见于儿童生长期、骨质疏松症、原发性或继发性甲旁亢、Paget病、畸形性骨炎、骨转移癌、肾功能不全等；减低见于甲状旁腺功能减退、甲状腺功能减退、长期应用肾上腺皮质激素治疗等
β胶原降解产物	β-CTx	β-CTx血清浓度升高提示骨骼处于高代谢状态，破骨细胞活动的增强，常见于骨质疏松症、Paget病等
总Ⅰ型胶原氨基段延长肽	PINP	反映Ⅰ型胶原的沉积情况，是新骨形成的特异性指标，升高常见于儿童发育期、骨质疏松症、原发性或继发性甲旁亢、骨转移癌等
总25-羟基维生素D	25-OH-Vitamin D Total	升高主要见于维生素D中毒。降低主要见于佝偻病、骨软化症、骨质疏松、肾性骨病、继发性甲状旁腺功能亢进症等
细胞因子		
白细胞介素-1β	IL-1β	免疫调节作用，增高时诱导肝脏急性期蛋白合成，引起发热和恶病质；降低时协同刺激APC和T细胞活化，促进B细胞增殖和分泌抗体
白细胞介素-6	IL-6	具有调节免疫应答、急性期反应以及造血等功能。升高主要见于自身免疫性疾病、器官移植排斥反应、急性感染、淋巴瘤、艾滋病、酒精性肝病等疾病
白细胞介素-8	IL-8	有很强的促血管生成作用。白细胞介素-8在小支气管炎、囊性纤维化的发病中起重要作用
白细胞介素-10	IL-10	机体重要的免疫调节因子。升高主要见于多种自身免疫性疾病、器官移植排斥反应、严重感染性疾病、部分肿瘤等
肿瘤坏死因子	TNF	具有介导抗肿瘤及调节机体的免疫等功能，同时也是炎症反应介质之一。升高主要见于脓毒败血症及感染性肺炎等严重炎性疾病、自身免疫性疾病、移植排斥反应、肿瘤等
糖代谢		
胰岛素	INS	糖尿病分型、治疗及预后判断；胰岛细胞瘤的诊断
胰岛素抗体	INS-Ab	用于糖尿病和低血糖的诊断、鉴别诊断及疗效监测
胰高血糖素	GLU	增高见于糖尿病、饥饿状态、急性胰腺炎、高渗透压状态、AMI、低血糖反应、外科手术、应激状态、肝硬化、肾功能不全。降低见于胰腺摘除、重症慢性胰腺炎、垂体功能减低症、不稳定型糖尿病、胰高血糖素缺乏症

续表

项目	缩写	临床意义
胰岛素原	Pro-INS	增高见于糖尿病、胰岛β细胞瘤、家族性高胰岛素血症、慢性肾功能不全、甲状腺功能亢进患者
肝纤维化		
透明质酸	HA	主要在肝内代谢,是反映肝病变程度和肝纤维化程度最敏感、最可靠的指标。增高见于:急性肝炎、慢性迁延性肝炎轻度增高;慢性活动性肝炎显著增高;肝硬化极度增高;肝癌、肺癌、慢性肾炎及慢性肾功能不全也可增高
层粘连蛋白	LN	血清 LN 水平常于Ⅳ型胶原、HA 等相平行,在肝纤维化尤其门脉高压诊断方面有重要价值。另外还发现 LN 与肿瘤浸润转移、糖尿病等有关
Ⅲ型前胶原	PⅢP	与肝炎症,坏死和肝纤维化有关,肝硬化患者明显升高
Ⅳ型前胶原	PⅣP	增高程度与肝硬化的程度相关
肾上腺和肾		
血管紧张素Ⅰ	AⅠ	高血压疾病机制研究。增高主要见于肾性高血压;降低主要见于醛固酮增多症
血管紧张素Ⅱ	AⅡ	同上
皮质醇	COR	判断肾上腺皮质功能、垂体功能。增高见于库欣综合征、肾上腺肿瘤、应激、妊娠、服用避孕药等;减低见于肾上腺皮质功能减退症等
促肾上腺皮质激素	ACTH	升高见于原发性肾上腺皮质功能减退症、先天性肾上腺皮质增生、肿瘤等异源性分泌、库欣综合征等;降低见于继发性肾上腺皮质功能减退症、肾上腺皮质肿瘤、医源性 ACTH 降低等
直接肾素	Ren	增高主要见于继发性醛固酮增多症、艾迪生病、低钠饮食及利尿剂管理、慢性肾衰、原发性高血压、低钾血症、巴特氏综合征、肾动脉狭窄等;降低主要见于原发性醛固酮增多症、抗利尿激素治疗等
醛固酮	ALD	增高主要见于原发性醛固酮增多症,肾性高血压,肾病综合征等;降低主要见于希恩综合征、艾迪生病等
垂体		
人胎盘催乳素	HPL	增高主要见于闭经-溢乳综合征、垂体病变、甲状腺功能亢进、库欣综合征、双卵双胎、巨大儿、过期妊娠、恶性肿瘤等;减低主要见于原发性不孕症、过期妊娠先兆流产、多囊卵巢综合征、功能性子宫出血、全垂体功能低下、胎盘老化、死胎、葡萄胎、绒毛膜癌等
促红细胞生成素	EPO	降低见于肾性贫血患者;增高见于再生障碍性贫血和骨髓造血功能不全患者
生长激素	HGH	内源性垂体生长激素分泌不足而引起的生长障碍、躯体矮小的侏儒症、矮小病患儿。尚可用于治疗烧伤、骨折、创伤、出血性溃疡、肌肉萎缩症、骨质疏松等疾病
风湿免疫系统		
血清免疫球蛋白 G	IgG	升高见于结缔组织病(如系统性红斑狼疮、类风湿关节炎、硬皮病等)、IgG 型多发骨髓瘤、原发性单克隆丙种球蛋白血症、慢性病毒性活动性肝炎、隐匿性肝硬化、传染病(如结核、麻风、传染性单核细胞增多症、淋巴肉芽肿等)、白塞病、肾炎、过敏性紫癜等;降低见于肾病综合征、恶性淋巴瘤、慢性淋巴细胞白血病等

续表

项目	缩写	临床意义
血清免疫球蛋白 A	IgA	升高见于系统性红斑狼疮结节病、类风湿关节炎、湿疹、血小板减少症、门脉性肝硬化等；降低见于遗传性毛细血管扩张症、多发骨髓瘤、吸收不良综合征、反复呼吸道感染、输血反应、自身免疫性疾病、肾病综合征、霍奇金病等
血清免疫球蛋白 M	IgM	升高见于巨球蛋白血症、系统性红斑狼疮、类风湿关节炎、硬皮病、急慢性肝病、传染性单核细胞增多症等；降低见于原发性无丙种球蛋白血症、霍奇金病、慢性淋巴细胞白血病、蛋白丧失性胃肠病等
补体 C3	C3	升高见于部分急性炎症或传染病早期，如风湿热急性期、心肌炎、心肌梗死、关节炎等；降低常见于慢性活动性肝炎、肝硬化、活动性红斑狼疮、急性肾小球肾炎早期及晚期、严重类风湿关节炎、大面积烧伤、儿童营养不良性疾病等
补体 C4	C4	升高见于风湿热急性期、结节性动脉周围炎、皮肌炎、心肌梗死、Reiter 综合征和各种类型的关节炎等；降低常见于狼疮性肾炎、自身免疫性慢性活动性肝炎、系统性红斑狼疮、多发性硬化、类风湿性关节炎、肾病、亚急性硬化性全脑炎等
抗链球菌溶血素 "O"	ASO	用于 A 族链球菌感染的诊断，含量可反映感染的严重程度；风湿热、急性肾小球肾炎、结节性红斑、急性扁桃体炎、猩红热可明显增高，结缔组织病、少数肝炎、结核病及多发性骨髓瘤也可增高
类风湿因子	RF	升高见于自身免疫性疾病（如类风湿关节炎、系统性红斑狼疮、干燥综合征、皮肌炎、硬皮病等）、急性病毒感染（如单核细胞增多症、肝炎、流行性感冒等）、慢性细菌感染（如结核病、细菌性心内膜炎等）、寄生虫感染等；
超敏 C 反应蛋白	hsCRP	是一种非常敏感、非特异性、全身性炎症、组织损伤、感染的标志物
抗核抗体谱	ENA	见于多种风湿病患者，系统性红斑狼疮、类风湿关节炎、进行性全身性硬化症、皮肌炎等
抗双链 DNA 抗体	dsDNA	是系统性红斑狼疮的特异性抗（60%～90%），疾病活动性的标志
脱氧核糖核酸抗体	DNA-Ab	用于系统性红斑狼疮、结缔组织病等自身免疫性疾病的辅助诊断
抗脱氧核糖核蛋白抗体	DNP-Ab	用于 SLE 的诊断及疗效观察
抗核抗体	ANA	辅助诊断自身免疫性疾病，如系统性红斑狼疮、混合性结缔组织病（检出率都可达 100%）、干燥综合征、进行性全身性硬化症（检出率可达 70%-85%），类风湿性关节炎、多发性肌炎及皮肌炎、慢性活动性肝炎、溃疡性结肠炎、桥本甲状腺炎、重症肌无力、多发性动脉炎等患者也可能检出 ANA
抗环瓜氨酸肽抗体	CCP	类风湿性关节炎的特异性指标，可辅助早期诊断，降低致残率
抗中性粒细胞胞浆抗体	ANCA	对系统性血管炎、炎症性肠病等疾病的诊断与鉴别诊断具有重要意义
抗平滑肌抗体	SMA	升高主要见于自身免疫性（狼疮样）肝炎，急性病毒性肝炎、支原体肺炎、传染性单核细胞增多症、麻风、干燥综合征、类风湿性关节炎等也可检出

续表

项目	缩写	临床意义
抗组蛋白抗体	AHA	辅助诊断药物（普鲁卡因胺，肼酞嗪以及其他药物）诱导性红斑狼疮及类风湿性关节炎
抗核小体抗体	AnuA	用于早期诊断系统性红斑狼疮的早期，并且特异性较高
其他		
肝胆酸	GC	增高见于急性肝炎、慢性活动性肝炎、原发性肝癌、肝硬化、慢性迁延肝病患者
胃蛋白酶原 I	PG I	检测胃泌酸腺细胞功能的指标，胃酸分泌增多 PGI 升高，分泌减少或胃黏膜腺体萎缩 PGI 降低
胃蛋白酶原 II	PG II	与胃底黏膜病变的相关性较大（相对于胃窦黏膜），其升高与胃底腺管萎缩、胃上皮化生或假幽门腺化生、异型增殖有关
胰岛素样生长因子 -1	IGF-1	增高主要见于卵巢癌、结直肠癌、前列腺癌等肿瘤；减低主要见于糖尿病、肝硬化、蛋白性营养不良、骨质疏松、创伤应激性反应、AIDS 等
甲状旁腺激素	PTH	升高见于原发性甲状旁腺功能亢进及继发性甲状旁腺功能亢进
叶酸	FA	巨幼细胞性贫血、溶血性贫血、白血病时减低
维生素 B_{12}	Vit B_{12}	减低见于巨幼细胞性贫血
降钙素原	PCT	是严重细菌性炎症和真菌感染的特异性指标、脓毒症和炎症活动有关的多脏器衰竭的可靠指标，升高见于严重休克、全身性炎症反应综合征和多器官功能紊乱综合征
铁蛋白	SF	升高见于原发性血色病、溶血性贫血、肝癌、肺癌、胰腺癌、白血病、多发骨髓瘤、甲状腺功能亢进症、肝炎、急性心梗早期等；降低见于铁缺乏，如缺铁性贫血、营养不良、全身性红斑狼疮、干燥综合征、妊娠和哺乳期等

（陆 陟 赵 倩）

思 考 题

1. 放射免疫分析的原理是什么？
2. 放射免疫分析需要哪些基本试剂？
3. 体外放射分析的临床应用都有哪些？

主要参考文献

[1] 安锐,黄钢. 核医学 [M]. 4版. 北京:人民卫生出版社,2024.
[2] 北京协和医院. 核医学科诊疗常规 [M]. 北京:人民卫生出版社,2012.
[3] 韩建奎,王荣福. 核医学 [M]. 北京:人民卫生出版社,2009.
[4] 卢倜章,秦明秀. 放射性核素治疗学 [M]. 天津:天津科学技术出版社,1994.
[5] 马寄晓,刘秀杰,何作祥. 实用临床核医学 [M]. 3版. 北京:中国原子能出版社,2012.
[6] 黄钢. 核医学与分子影像临床操作规范 [M]. 北京:人民卫生出版社,2014.
[7] 黄钢,李亚明. 核医学 [M]. 北京:人民卫生出版社,2016.
[8] 黄钢,左书耀,陈跃. 影像核医学 [M]. 北京:人民卫生出版社,2015.50-89.
[9] 黄钢,申宝忠. 影像核医学与分子影像 [M]. 3版. 北京:人民卫生出版社,2016.
[10] 黄钢,王辉. 住院医师规范化培训核医学科示范案例 [M]. 上海:上海交通大学出版社,2016.
[11] 金刚. 临床放射性核素治疗学 [M]. 哈尔滨:黑龙江科学技术出版社,1998.
[12] 潘中允. 放射性核素治疗学 [M]. 北京:人民卫生出版社,2006.
[13] 潘中允,屈婉莹,周诚,等. PET/CT诊断学 [M]. 北京:人民卫生出版社,2009.
[14] 潘中允. 实用核医学 [M]. 北京:人民卫生出版社,2014.
[15] 尚红,王毓三,申子瑜. 全国临床检验操作规程 [M]. 4版. 北京:人民卫生出版社,2015.
[16] 谭天秩. 临床核医学 [M]. 3版. 北京:人民卫生出版社,2013.
[17] 王荣福. PET/CT:分子影像学新技术应用 [M]. 北京:北京大学医学出版社,2011.
[18] 王荣福. 核医学 [M]. 4版. 北京:北京大学医学出版社,2018.
[19] 王荣福,李少林. 核医学临床和教学参考书 [M]. 2版. 北京:人民卫生出版社,2015.
[20] 王荣福,安锐. 核医学 [M]. 9版. 北京:人民卫生出版社,2018.
[21] 田梅,石洪成. 核医学 [M]. 10版. 北京:人民卫生出版社,2024.
[22] 王治国,临床检验质量控制技术 [M]. 2版. 北京:人民卫生出版社,2008.

中英文专业词汇索引

α 衰变（alpha decay） 39
β⁻ 衰变（beta⁻ decay） 40
β⁺ 衰变（beta⁺ decay） 40
γ 光子（γ-photon） 2
γ 衰变（γ decay） 41
γ 相机（γ camera） 9
¹⁸F- 二氢睾酮（¹⁸F-dihydrotestosterone，¹⁸F-FDHT） 75
¹⁸F- 氟代脱氧葡萄糖（¹⁸F-fluorodeoxyglucose，¹⁸F-FDG） 57
¹²³I/¹³¹I- 间位碘代苄胍（¹²³I/¹³¹I-metaiodoenzylguanidine，¹²³I/¹³¹I-MIBG） 76
¹²⁵I 近距离治疗（¹²⁵I-brachytherapy，¹²⁵I-BT） 308

A

吖啶酯（acridinium ester，AE） 335
阿尔茨海默病（Alzheimer's disease，AD） 127
癌胚抗原（carcinoembryonic antigen，CEA） 60
奥曲肽（octreotide） 72

B

靶心图（bull's eye plot） 96
靶与非靶组织（target and non-target tissue，T/NT） 23
靶组织（target tissue，T） 130
膀胱输尿管反流（vesicoureteral reflux，VUR） 216
报告基因（reporter gene） 33，85
报告基因显像（reporter gene imaging） 28，85
北美放射学会（Radiological Society of North America，RSNA） 28
贝可勒尔（Becquerel，Bq） 43
比活度（specific activity） 43
边缘区淋巴瘤（marginal zone lymphomas，MZL） 268
变黑靶心图（blackout bull's eye plot） 97
变异系数（coefficient of variation，CV） 330
标记化合物（labeled compound） 1

标记抗原（labeled antigen） 328
标准差（standard deviation，SD） 194
标准曲线（standard curve） 327
标准摄取值（standard uptake value，SUV） 58，130
表观扩散系数（apparent diffusion coeficient，ADC） 169
表面渗透性（permeability of surface，PS） 169
不典型腺瘤样增生（atypical adenomatous hyperplasia，AAH） 62
不可手术切除的结直肠癌肝转移（nonsurgical liver metastasis of colorectal cancer，NLMCC） 320
不明原因发热（fever of unknown origin，FUO） 286
部分可逆性缺损（partial reversible defect） 99

C

肠促胰岛素（incretin） 75
肠道排泄相（intestine excretion phase） 244
超级骨显像（super bone scan） 175
超级影像（super scan） 175
超声（ultrasound，US） 2
超声心动图（ultrasound cardiogram，UCG） 121
超氧化物歧化酶（superoxide dismutase，SOD） 318
成纤维细胞激活蛋白（fibroblast activation protein，FAP） 34
程序性死亡受体 1（programmed death protcin-1，PD-1） 33，76
程序性死亡受体配体 1（programmed death-ligand 1，PD-L1） 33
传能线密度（linear energy transfer，LET） 43
传输控制协议/互联网络协（transmission control protocol/internet protocol，TCP/IP） 17
床旁超声心动图（bedside echocardiography） 241
垂直长轴（vertical long axis） 95
磁共振成像（magnetic resonance imaging，MRI） 2，29
磁共振肺血管造影（magnetic resonance pulmonary angiography，MRPA） 239，241

磁共振胰胆管成像（magnetic resonance cholangiopncreatography，MRCP） 265
促甲状腺激素（thyroid stimulating hormone，TSH） 150，297
存活心肌（viable myocardium） 102
痤疮（acne） 189

D

达峰时间（time to peak，TTP） 145
代谢显像（metabolism imaging） 28，31
代谢性骨病（metabolic bone disease） 182
单光子发射计算机断层显像/计算机断层显像（single photon emission computed tomography/computed tomography，SPECT/CT） 2
单光子发射计算机断层显像（single photon emission computed tomography，SPECT） 2
单光子吸收测定法（single photon absorptiometry，SPA） 193
单光子显像（single photon imaging） 22
单克隆抗体（monoclonal antibody，McAb） 80
胆管排泄相（bile duct excretion phase） 244
胆囊收缩素（cholecystokinin，CCK） 242
低电压差分信号（low-voltage differential signaling，LVDS） 17
低动力（hypokinesis） 109
地塞米松抑制试验显像（dexamethasone suppression test scintigraphy） 164
癫痫（epilepsy） 126
电化学发光免疫分析（electrochemiluminescence immunoassay，ECLIA） 25，336
电离探测仪（ionization detector） 9
电离（ionization） 43
电子（electron） 38
电子对生成（electron pair production） 45
电子俘获（electron capture，EC） 40
定量超声（quantitative ultrasound，QUS） 193
冬眠心肌（hibernating myocardium） 102
动脉期（artery section） 249
动态显像（dynamic imaging） 22
短暂性脑缺血发作（transient ischemic attack，TIA） 126
断层显像（tomography） 22
顿抑心肌（stunned myocardium） 102
多巴胺转运蛋白（dopamine transporter，DAT） 134
多层螺旋CT肺动脉造影（computed tomographic pulmonary angiography，CTPA） 239
多电压阈值（multi-voltage threshold，MVT） 15
多发性骨髓瘤（multiple myeloma，MM） 271
多模态（multiple modality） 90，288
多排CT（multi-detector row CT，MDCT） 121
多平面重建（multiplanar reconstruction，MPR） 266
多肽受体靶向放射性核素治疗（peptide receptor radionuclide therapy，PRRT） 71
多药耐药（multi-drug resistant，MDR） 85

E

俄歇电子（Auger electron） 41

F

发射（emission） 13
乏氧显像（hypoxia imaging） 28
乏氧显像指导调强放疗（hypoxia imaging guided intensity modulated radiation therapy，HIG-IMRT） 71
反射性交感神经营养不良综合征（reflex sympathetic dystrophy syndrome，RSDS） 189
反相位（opposed phase） 169
反向再分布（reverse redistribution） 99
反义显像（antisense imaging） 28，33，85
反应误差关系（reaction error relationship，RER） 330
反中微子（antineutrino，$\bar{v}$） 40
放射化学（radiochemistry） 38
放射酶学分析法（radioenzymatic assay，REA） 334
放射免疫分析（radioimmunoassay，RIA） 25
放射免疫导向手术（radioimmunoguided surgery，RIGS） 313
放射免疫分析（radioimmunoassay，RIA） 2，3，25，80，325
放射免疫显像（radioimmunoimaging，RII） 33
放射免疫治疗（radioimmunotherapy，RIT） 33，311
放射受体分析（radioreceptor assay，RRA） 333
放射体外分析（in vitro radioassay） 325
放射性核纯度（radionuclide purity） 8
放射性核素（radionuclide） 1
放射性核素发生器（radionuclide generator） 5
放射性核素介入治疗（interventional radionuclide therapy） 319
放射性核素示踪技术（radionuclide tracer technique） 26
放射性核素输卵管显像（radionuclide salpingography） 218
放射性核素显像（radionuclide imaging） 1，42
放射性核素治疗（radionuclide therapy） 289
放射性坏死（radionecrosis） 67
放射性活度（radioactivity） 4，8，44
放射性胶体显像剂（radiocolloid imaging agent） 247

放射性浓度（radioactive concentration）43
放射性气溶胶（radioactive aerosol）225
放射性衰变（radioactive decay）39
放射性药物（radiopharmaceuticals）3
放射性自显影技术（autoradiography，ARG）27
飞行时间（time of flight，TOF）15
非靶组织（non-target tissue，NT）130
非霍奇金淋巴瘤（non-Hodgkin lymphoma，NHL）267
肥大性肺性骨关节病（hypertrophic pulmonary osteoarthropathy，HPO）188
肺动脉高压（pulmonary hypertension，PH）231
肺动脉造影（pulmonary arteriography，PA）239
肺分流分数（lung shunting fraction，LSF）320
肺灌注显像（pulmonary perfusion imaging）220
肺减容术（lung volume reduction surgery，LVRS）230
肺栓塞（pulmonary embolism，PE）220
肺通气和肺灌注显像（ventilation/perfusion scintigraphy，V/Q）220
肺通气显像（pulmonary ventilation imaging）220
肺血栓栓塞症（pulmonary thromboembolism，PTE）228
肺原位腺癌（pulmonary adenocarcinoma in situ，PAIS）62
分化型甲状腺癌（differentiated thyroid cancer，DTC）37，168，297
分离技术（separation technique）329
分子核医学（molecular nuclear medicine）1，26
分子生物学技术（molecular biological technique）2
分子探针（molecular probe）5，27
分子影像（molecular imaging）28，90
氟间羟胺（^{18}F-metaraminol，FMR）118
辐射危害（radiation hazard）7
辐射自分解（radio autolysis）4
负荷显像（stress imaging）23
复合式显像（multimodality imaging）22
傅立叶分析（Fourier analysis）110

G

肝胆显像（hepatobiliary imaging）242
肝动脉灌注显像（hepatic artery perfusion imaging）248
肝脾胶体显像（colloid liver spleen imaging）247
肝实质相（liver parenchyma phase）243
肝细胞癌（hepatocellular carcinoma，HCC）66
肝血池显像（hepatic blood pool imaging）248
感兴趣区（region of interest，ROI）23，106，197
高峰充盈率（peak filling rate，PFR）110
高峰射血率（peak ejection rate，PER）110
个体化医疗（personalized medicine）36
个体化治疗（personalized theraphy）28
功能磁共振成像（functional magnetic resonance imaging，fMRI）146
骨创伤（trauma of bone）185
骨肥厚（hyperostosis）189
骨矿物质含量（bone mineral content，BMC）192
骨矿物质密度（bone mineral density，BMD）192
骨缺血性坏死（avascular necrosis）186
骨软化症（osteomalacia）183
骨髓显像（bone marrow imaging）279
骨髓炎（osteomyelitis）189
骨显像（bone scintigraphy，bone scan）171
骨质疏松症（osteoporosis）183
固定性缺损（fixed defect）98
冠状动脉血流储备（coronary flow reserve，CFR）94
冠状动脉造影（coronary angiography，CAG）99
冠状面（coronal）223
灌注 - 代谢不匹配（perfusion-metabolize mismatch）105
灌注 - 代谢匹配（perfusion-metabolize match）105
光电效应（photoelectric effect）45
光声成像（photoacoustic imaging，PAI）29
光阴极（photocathode）11
硅光电倍增管（silicon photomultiplier，SiPM）15
国际标准化组织（International Organization for Standardization，ISO）336
国际骨髓瘤工作组（International Myeloma Working Group，IMWG）271
过度灌注（luxury perfusion）126

H

核磁共振波谱（magnetic resonance spectroscopy，MRS）56
核化学（nuclear chemistry）38
核科学技术（nuclear science and technology）38
核素（nuclide）38
核物理（nuclear physics）38
核医学（nuclear medicine）1
核医学分子影像（molecular imaging of nuclear medicine）28
黑胡征（black beard sign）183
横断面（transversal）221
红细胞寿命测定（erythrocyte life measurement）283
胡桃夹食管（nutcracker esophagus，NE）258

滑膜炎（synovitis） 189
化学发光免疫分析（chemiluminescence immunoassay，CLIA） 2, 25, 335
化学性质（chemical property） 26
坏死心肌（necrosis myocardium） 102
活化分析（activation analysis） 27
活性（viability） 92
霍奇金淋巴瘤（Hodgkin lymphoma，HL） 267

I

IgG4 相关性疾病（IgG4-related disease，IgG4-RD） 286

J

基态（ground state） 11, 38
基因表达显像（gene expression imaging） 84
畸形性骨炎（osteitis deformans） 183
激发态（excited state） 11, 38
激发（excitation） 43
急性骨髓炎（acute osteomyelitis） 185
疾病稳定（stable disease，SD） 309
己糖激酶（hexokinase） 57
计算机断层成像（computed tomography，CT） 2
剂量当量（equivalent dose，$H_{T,R}$） 46
剂量体积直方图（dose volume histogram，DVH） 309
甲状旁腺功能亢进症（hyperparathyroidism） 160, 183
甲状腺刺激抗体（thyroid-stimulating antibody，TSAb） 151
甲状腺功能减退（hypothyroidism） 150
甲状腺功能亢进（hyperthyroidism） 36, 150
甲状腺过氧化物酶抗体（thyroid peroxidase antibody，TPOAb） 150
甲状腺结合球蛋白（thyroxine-binding globulin，TBG） 150, 334
甲状腺球蛋白（thyroglobulin，Tg） 149, 150
甲状腺生长刺激免疫球蛋白（thyroid growth stimulating immunoglobulin，TgSI） 151
甲状腺生长抑制免疫球蛋白（thyroid growth inhibitory immunoglobulin，TgII） 151
甲状腺素（thyroxine，T_4） 149
甲状腺微粒体抗体（thyroid microsome antibody，TMAb） 150
间位碘代苄胍（meta-iodobenzyl guanidine，MIBG） 118, 166, 315
浆细胞性淋巴瘤（lymphoplasmacytic lymphoma，LPL） 268
交叉反应（cross reaction） 327

交叉性小脑失联络（crossed cerebellar diaschisis） 126
结核病（tuberculosis） 286
结节病（sarcoidosis） 286
介入显像（interventional imaging） 23
近红外荧光（near infrared fluorescent，NIRF） 313
近距离治疗（brachytherapy） 308
经动脉化疗栓塞术（transcatheter arterial chemoembolization，TACE） 320
经颅多普勒超声（transcranial doppler，TCD） 144
经皮肝穿刺胆管造影（percutaneous transhepatic cholangiography，PTC） 265
经皮冠状动脉腔内成形术（percutaneous transluminal coronary angioplasty，PTCA） 100, 322
经食管超声心动图（transesophageal echocardiography，TEE） 241
经胸超声心动图（transthoracic echocardiography，TTE） 241
精氨酸-甘氨酸-天冬氨酸（arginine-glycine-aspartic acid，RGD） 74
精准医疗（precision medicine） 28
竞争性蛋白质结合分析（competitive protein binding assay，CPBA） 334
静脉期（vein section） 249
静脉肾盂造影（intravenous pyelography，IVP） 169, 206
静态显像（static imaging） 22
静息显像（rest imaging） 23
居里（Curie，Ci） 43
局部脑葡萄糖代谢率（local cerebral metabolic rate of glucose，LCMRglu） 129
局部室壁运动分析（regional ventricular wall motion analysis） 109
局部显像（regional imaging） 23
聚乙二醇（polyethylene glycol，PEG） 329

K

卡托普利试验（Captopril test） 199, 207
康普顿效应（Compton effect） 45
抗癌胚抗原（carcinoembryonic antigen，CEA） 80
抗风湿药物（disease-modifying anti-rheumatic drugs，DMARDs） 319
抗体（antibody） 3
抗原（antigen） 3
可测性（measurability） 26
可逆性缺损（reversible defect） 98
克罗恩病（Crohn disease，CD） 254

L

类风湿关节炎（rheumatoid arthritis，RA） 319

离散定位电路（discretized positioning circuit，DPC）15

立体定向身体放射治疗（stereotactic body radiation therapy，SBRT）308

利尿试验（diuretic test）207

利妥昔单抗（rituximab）82

临床核医学（clinical nuclear medicine）1

淋巴瘤（lymphoma）267

淋巴显像（lymphoscintigraphy）274

磷酸糖蛋白（phosphoglucoprotein，Pgp）85

磷脂酰丝氨酸（phosphatidylserine）34

鳞状细胞癌（squamous cell carcinoma，SCC）60

镥[177Lu]标记前列腺特异性膜抗原（177Lu-prostate specific membrane antigen，177Lu-PMSA）26

滤波反投影方法（filtered back-projection，FBP）12

滤泡性淋巴瘤（follicular lymphoma，FL）268

滤泡状甲状腺癌（follicular thyroid cancer，FTC）297

"卵石路"征（pebble road sign）223

M

MDR 相关蛋白（multidrug resistance-associated protein，MRP）85

MR 波谱分析（magnetic resonance spectroscopy，MRS）144

MR 灌注加权成像（perfusion weighted imaging，PWI）144

MR 弥散加权成像（diffusion weighted imaging，DWI）144

MR 血管造影（magnetic resonance angiography，MRA）144

慢性淋巴细胞性白血病/小细胞淋巴瘤（chronic lymphocytic leukemia/small lymphocytic lymphoma，CLL/SLL）268

慢性血栓栓塞性肺动脉高压（chronic thromboembolic pulmonary hypertension，CTEPH）232

慢性阻塞性肺疾病（chronic obstructive pulmonary diseases，COPD）220，230

酶标记免疫分析（enzyme immunoassay，EIA）25

每秒计数（counts per second，CPS）21

美国国立综合癌症网络（National Comprehensive Cancer Network，NCCN）268

美国核心脏病学会（American Society of Nuclear Cardiology，ASNC）105

门静脉癌栓（portal vein tumor thrombus，PVTT）320

门控断层显像（gated tomography）108

弥漫大 B 细胞淋巴瘤（diffuse large B-cell lymphoma，DLBCL）63，268

弥散加权成像（diffusion weighted imaging，DWI）58，169

米老鼠征（mickey mouse sign）183

免疫放射分析（immunoradiometric assay，IRMA）331

免疫球蛋白（immunoglobulin，IgG）330

N

钠/碘转运体（sodium/iodide symporter，NIS）289

脑池显像（cisternography）139

脑磁图（magnetoencephalography，MEG）144

脑脊液（cerebrospinal fluid，CSF）141

脑脊液漏（cerebrospinal fluid leakage，CSFL）139

脑室显像（ventriculography）139，140

脑血流灌注显像（cerebral blood flow perfusion imaging）123

脑氧代谢率（cerebral metabolic rate of oxygen，$CMRO_2$）129

内镜逆行性胰胆管造影术（endoscopic retrograde cholangiopancreatography，ERCP）265

内转换电子（internal conversion electron）41

能力验证（proficiency testing，PT）338

"牛角"征（bulls horn sign）189

脓疱病（pustulosis）189

P

配体（ligand）32，72

脾显像（spleen imaging）279

脾血池显像（spleen blood pool imaging）279

平衡法门控心室显像（equilibrium method gated ventricular imaging）108

平衡期（balance section）249

平均通过时间（mean transit time，MTT）169

平面显像（planar imaging）22

葡萄糖转运体（glucose transporter，Glut）57

Q

前列腺癌（prostate cancer，PCa）77

前列腺特异膜抗原（prostate specific membrane antigen，PSMA）5，33

前列腺特异性抗原（prostate specific antigen，PSA）60，313

前列腺特异性膜抗原（prostate specific membrane antigen，PSMA）77，313

前哨淋巴结（sentinel lymph node，SLN）81

前哨淋巴结活检（sentinel lymph node biopsy，SLNB）81

前位（anterior，ANT）221

羟基麻黄碱（hydroxyephedrine，HED）118

亲合体（affibody）80
曲妥珠单抗（trastuzumab）80
去甲肾上腺素（norepinephrine，NE）117
去势抵抗性前列腺癌（castration-resistant prostate cancer，CRPC）307，312
全身显像（whole body imaging）23

R

人工智能（artificial intelligence，AI）1，27
人抗鼠抗体（human anti-mouse antibody，HAMA）80
人类表皮生长因子受体 2（human epidermal growth factor receptor-2，HER2）80
人绒毛膜促性腺激素（human chorionic gonadotropin，HCG）9
韧致辐射（bremsstrahlung）45
韧致辐射显像（bremsstrahlung imaging）22
乳头状甲状腺癌（papillary thyroid cancer，PTC）297

S

三碘甲状腺原氨酸（triiodothyronine，T_3）149
散射（scattering）44
闪烁探测仪（scintillation detector）9
闪烁现象（flare phenomenon）180，305
神经核医学（nuclear neurology）123
神经内分泌肿瘤（neuroendocrine tumor，NET）6，72，314
神经肽 Y（neuropeptide Y，NPY）76
肾动态显像（dynamic renal renography，DRG）197
肾静态显像（renal static renography）214
肾上腺皮质激素结合球蛋白（adrenal corticosteroid binding globulin，ACBG）334
肾上腺皮质显像（adrenocortical imaging）164
肾上腺髓质显像（adrenal medullary imaging）164
肾图（renogram）203
肾小球滤过率（glomerular filtration rate，GFR）199
肾有效血浆流量（effective renal plasma flow，ERPF）201
肾指数（renal index，RI）205
生长抑素（somatostatin，SST）72
生长抑素受体（somatostatin receptor，SSTR）72，170
生长抑素受体显像（somatostatin receptor scintigraphy，SRS）170
生物学行为（biological behavior）26
生物制品（biologics）1
十二指肠胃反流（duodenogastric reflux，DGR）262
十二指肠胃反流显像（duodenogastric reflux imaging）258

十二指肠胃反流指数（duodenogastric reflux index，DGRI）263
时间-活度曲线（time-activity curve，TAC）197，204
时间分辨荧光免疫分析（time-resolved fluoroimmunoassay，TRFIA）25
时相分析（phase analysis）110
时相图（phase image）110
时相直方图（phase histogram）111
实验核医学（experimental nuclear medicine）2
实验室内部质控（internal quality control，IQC）331
实验室外部质控（external quality control，EQC）331
食管通过显像（esophagal transit imaging）258
矢状面（sagittal）223
使用放射性气体（radioactive gas）225
示踪剂（tracer）5
世纪分子（molecule of the century）32
世界卫生组织（World Health Organization，WHO）193
室间质量评价（external quality assessment，EQA）338
嗜血综合征（hemophagocytic syndrome，HPS）273
收缩末期容积（end-systolic volume，ESV）94
首次通过法心血管显像（first pass method cardiovascular imaging，FPCI）106
受体（receptor）71
受体的放射配体结合分析（radioligand binding assay of the receptors，RBA）334
受体显像（receptor imaging）28，32，71
舒张末期（end of diastole，ED）108
舒张末期计数（end-diastolic counts，EDC）110
舒张末期容积（end-diastolic volume，EDV）94，110
数字减影血管造影（digital subtraction angiography，DSA）266
衰变常数（decay constant）42
衰减（attenuation）13
衰减校正（attenuation correction，AC）4，13
双光子吸收测定法（dual photon absorptiometry，DPA）193
"双轨"征（double track sign）188
双能 X 射线吸收测定法（dual energy X-ray absorptiometry，DEXA）193
双探头符合线路 SPECT（coincidence circuit SPECT）14
水平长轴（horizontal long axis）95
随机误差（random error）338
缩胆囊素 2 型受体（cholecystokinin type Ⅱ receptor，CCK2）76

T

TSH 结合抑制免疫球蛋白（TSH binding inhibitory immunoglobulin，TBII） 151
TSH 受体抗体（TSH-receptor antibody，TRAb） 150
肽受体放射性核素治疗（peptide receptor radionuclide therapy，PRRT） 314
糖酵解总量（total lesion glycolysis，TLG） 272
糖类抗原 199（carbohydrate antigen 199，CA199） 60
套细胞淋巴瘤（mantle cell lymphoma，MCL） 268
特征 X 射线（characteristic X-ray） 41
梯度回波（gradient echo，GRE） 169
体内（in vivo） 2
体外（in vitro） 2
同位素（isotope） 39
同位素示踪方法（isotopic indicator trace method） 26
同相位（in phase） 169
同一性（identity） 26
同质异能素（isomer） 39
同质异能跃迁（isomeric transition，IT） 42
统计参数图（statistical parametric mapping，SPM） 130
透射（transmission） 13
图像融合（image fusion） 3
图像融合技术（imaging fusion technique） 15
唾液腺显像（salivary gland imaging） 255

W

瓦博格效应（Warburg effect） 57
外照射放射治疗（external beam radiotherapy，EBRT） 308
完全代谢反应（complete metabolic response，CMR） 64
完全缓解（complete response，CR） 309
微浸润腺癌（minimally invasive adenocarcinoma，MIA） 62
伪影（artifact） 13
胃肠道动力障碍性疾病（disorders of gastrointestinal motility，DGIMs） 257
胃泌素释放肽（gastrin releasing peptide，GRP） 74
胃排空显像（gastric emptying imaging） 258，261
胃食管反流（gastroesophageal reflux，GER） 259
胃食管反流病（gastroesophageal reflux disease，GERD） 258
胃食管反流显像（gastroesophageal reflux imaging） 258
胃食管反流指数（gastroesophageal reflux index，GERI） 260

稳定核素（stable nuclide） 39
无进展生存（progression-free survival，PFS） 271
无唾液酸糖蛋白受体（asialoglycoprotein receptor，ASGPR） 264
物理半衰期（physical half life，$T_{1/2}$） 2

X

X 射线（X-ray） 2
吸收（absorption） 45
吸收剂量（absorbed dose） 2
吸收剂量（absorbed dose） 46
系统误差（systematical error） 339
细胞凋亡显像（cell apoptosis imaging） 28，34
细胞角蛋白 19 片段抗原 21-1 重组蛋白（recombinant cytokeratin fragment antigen 21-1，CYFRA21-1） 60
细针穿刺活检（fine needle aspiration biopsy，FNAB） 167
先天异位胃黏膜（ectopic gastric mucosa） 253
显像剂（imaging agent） 5，27
现场可编程门阵列（field programmable gate array，FPGA） 17
线性能量传递（linear energy transfer，LET） 6，306
相关成纤维细胞（cancer-associated fibroblasts，CAFs） 69
相角程（phase peak width） 111
消化道出血显像（gastrointestinal bleeding imaging） 251
心肌灌注显像（myocardial perfusion imaging，MPI） 92
心肌血流量（myocardial blood flow，MBF） 94
心室容积曲线分析（ventricular volume curve analysis） 109
心血管磁共振成像（cardiovascular magnetic resonance imaging，CMRI） 121
心血管核医学（cardiovascular nuclear medicine） 92
心脏淀粉样变（cardiac amyloidosis，CA） 112
新生儿缺氧缺血性脑病（hypoxic-ischemic encephalopathy，HIE） 127
选择性内放射治疗（selective internal radiation therapy，SIRT） 320
血管活性肠肽（vasoactive intestinal peptide，VIP） 76
血管紧张素 Ⅱ（angiotensin Ⅱ） 210
血管紧张素 Ⅰ（angiotensin Ⅰ） 209
血管紧张素转化酶抑制剂（angiotensin-converting enzyme inhibitor，ACEI） 210
血流灌注相（blood flow phase） 243
血流量（blood flow，BF） 169

血容量（blood volume，BV） 169
血容量测定（blood volume measurement） 282

Y

湮灭辐射（annihilation radiation） 40，44
延迟显像（delay imaging） 23
炎症（inflammation） 284
炎症性肠病（inflammatory bowel disease，IBD） 254
氧摄取分数（oxygen extraction fraction，OEF，OEF = $CMRO_2/CBF$） 129
液体闪烁计数器（liquid scintillation counter） 20
医用放射性核素活度计（medical radionuclide activity meter） 20
医用回旋加速器（cyclotron） 30
胰高血糖素样肽-1（glucagon-like peptide-1，GLP-1） 75
移植骨（grafted bone） 189
乙酰胆碱（acetylcholine，ACh） 117
以生长抑素受体（somatostatin receptor，SSTR） 37
阴囊显像（scrotal imaging） 217
荧光免疫分析（fluorescence immunoassay） 335
影像基因组学（image genomics） 30
影像组学（radiomics） 30
右侧位（right lateral，RL） 221
右冠状动脉（right coronary artery，RCA） 97
右后斜位（right posterior oblique，RPO） 221
右前斜位（right anterior oblique，RAO） 221
原发性骨肿瘤（primary bone tumor） 180
原子核（nucleus） 38

Z

再分布（redistribution） 93
早期显像（early imaging） 23
"炸面圈"征（doughnut sign） 186
照射量（exposure） 46
诊断核医学（diagnostic nuclear medicine） 1
诊断性全身显像（diagnostic whole body scan，Dx-WBS） 298
诊断用放射性药物（diagnostic radiopharmaceutical） 5
振幅图（amplitude image） 110
整合素（integrin） 74
正电子发射断层显像/磁共振成像（positron emission tomography/magnetic resonance imaging，PET/MRI） 2，56
正电子发射断层显像/计算机断层成像（positron emission tomography/computed tomography，PET/CT） 2，56
正电子发射断层显像（positron emission tomography，PET） 2，40，80
正电子显像（positron imaging） 22
质控血清（quality control serum，QCS） 330
质量保证（quality assurance，QA） 309，336
质量控制（quality control，QC） 309，330，336
质量数（mass number） 38
质子（proton） 38
治疗核医学（therapeutic nuclear medicine） 1
治疗计划系统（treatment planning system，TPS） 309
治疗用放射性药物（therapeutic radiopharmaceutical） 6
中国临床肿瘤学会（Chinese Society of Clinical Oncology，CSCO） 268
中微子（neutrino，v） 40
中子（neutron） 38
肿瘤代谢体积（metabolic tumor volume，MTV） 272
肿瘤淋巴结转移（tumor node metastasis，TNM） 79
重复性（repeatability） 330
蛛网膜下腔显像（subarachnoid space imaging） 139，140
专用集成电路（application specific integrated circuit，ASIC） 15
转移性去势抵抗性前列腺癌（metastatic castration-resistant prostate cancer，mCRPC） 6，307，313
自膨式金属支架（self-expandable metal stents） 309
自主性高功能甲状腺结节（autonomous hyperfunctional thyroid nodule） 295
总生存（overall survival，OS） 271
棕色瘤（brown tumor） 183
最大标准摄取值（maximum of standardized uptake value，SUV_{max}） 64
最大密度投影（maximal intensity projection，MIP） 265
左侧位（left lateral，LL） 221
左后斜位（left posterior oblique，LPO） 221
左旋支（left circumex，LCX） 97
左前降支（left anterior descending branch，LAD） 97
左前斜位（left anterior oblique，LAO） 221
左心室射血分数（left ventricular ejection fraction，LVEF） 94